看護学テキスト NiCE

成人看護学
急性期看護II
クリティカルケア

改訂第4版

編集 佐藤まゆみ 林 直子

南江堂

執筆者一覧

編 集

| 佐藤まゆみ | さとう まゆみ | 順天堂大学大学院医療看護学研究科 |
| 林　　直子 | はやし なおこ | 聖路加国際大学大学院看護学研究科 |

執 筆 (執筆順)

佐藤まゆみ	さとう まゆみ	順天堂大学大学院医療看護学研究科
中田　　諭	なかた さとし	聖路加国際大学大学院看護学研究科
伊藤　真理	いとう まり	川崎医療福祉大学保健看護学部
森山　幹夫	もりやま みきお	聖マリア学院大学大学院看護学研究科
林　　直子	はやし なおこ	聖路加国際大学大学院看護学研究科
高梨奈保子	たかなし なおこ	船橋市立医療センター看護局
渕本　雅昭	ふちもと まさあき	東邦大学医療センター大森病院救命救急センター
吉田　澄恵	よしだ すみえ	東京医療保健大学千葉看護学部
井上　昌子	いのうえ しょうこ	東北大学病院看護部
澤田　美和	さわだ みわ	名古屋市立大学大学院看護学研究科
丸谷　幸子	まるたに さちこ	名古屋市立大学病院看護部
北村　直子	きたむら なおこ	岐阜県立看護大学看護学部
西塔依久美	さいとう いくみ	順天堂大学大学院医療看護学研究科博士後期課程
緒方久美子	おがた くみこ	福岡大学大学院医学研究科看護学専攻
比田井理恵	ひだい りえ	千葉県救急医療センター看護局
菅沢　直美	すがさわ なおみ	千葉県救急医療センター看護局
小安　麻子	こやす あさこ	千葉県救急医療センター看護局
藤野　秀美	ふじの ひでみ	東邦大学看護学部
齊藤伊都子	さいとう いつこ	順天堂大学医学部附属浦安病院看護部
後藤　順一	ごとう じゅんいち	河北総合病院看護部
苑田　裕樹	そのだ ゆうき	令和健康科学大学看護学部
増山　純二	ますやま じゅんじ	令和健康科学大学看護学部
奥田　晃子	おくだ あきこ	大同病院救急センター
角　由美子	すみ ゆみこ	日本赤十字社愛知医療センター名古屋第二病院看護部
平野美佐子	ひらの みさこ	千葉県こども病院看護局
三木佳奈子	みき かなこ	千葉県救急医療センター看護局
工藤　利香	くどう りか	千葉県救急医療センター看護局
今関加奈子	いまぜき かなこ	千葉県救急医療センター看護局

医学監修 (第XII章)

| 小林　繁樹 | こばやし しげき | 自動車事故対策機構千葉療護センター |

はじめに

　このたび『看護学テキスト NiCE 成人看護学　急性期看護Ⅱ クリティカルケア（改訂第4版）』を刊行する運びとなりました．わが国では2020年初めごろから新型コロナウイルス感染症が問題になり，現在もまだその流行は続いております．この間，人々の命を救う砦として集中治療・救急医療に大きな注目が集まり，患者や家族に寄り添い，医師とともに懸命にケアを行う看護職に大きな期待が寄せられました．高齢化の進展とも相まって，集中治療・救急医療への国民のニーズはますます高まるといえます．看護基礎教育課程にある学生には，こういった医療の変化に対応するための基礎的な知識・技術の習得が求められます．

　第4版は，初版以来の編集方針である「看護基礎教育課程にある学生にとって必要な内容を厳選」「丁寧でわかりやすい記述」「救急外来からICUへなど臨床の実際の流れに即した事例展開」を引き継ぎつつ，内容のさらなる充実を図りました．

　まず第3版から構成を大きく変更しております．本書は救急看護とクリティカルケアが1つのテキストのなかで学べることが長所ではありますが，本書をご利用いただいている教育機関の皆様から「救急看護とクリティカルケアで，共通の内容で書かれている箇所と，どちらか一方の内容で書かれている箇所があり，初学者にとっては構成がわかりにくい」といった意見をいただきました．そこで，第4版では救急看護の大部分がクリティカルケアに包含されると考え，書名を「救急看護・クリティカルケア」から「クリティカルケア」に変更するとともに，クリティカルケアを主軸に構成を再編成しました．

　具体的には，第1部に「クリティカルケアとは何か」の章を設け，クリティカルケアの定義やクリティカルケアと救急看護，周手術期看護それぞれとの関係を整理しました．また，第2部では，ICU入室患者の「特徴（Ⅴ章）」「アセスメントと看護の実際（Ⅵ章）」，救急患者の「特徴（Ⅴ章）」「アセスメントと看護の実際（Ⅶ章）」と章立てし，それぞれの理解が深まる構成としました．特に，ICU入室患者にも救急患者にも共通する急性重症患者のアセスメントの内容を「ICU入室患者のアセスメント」として示し，「救急患者のアセスメント」を救急患者に特化した内容にしぼることで，2つのアセスメントの特徴を明確にしました．

　さらに，「ICU入室患者に対するアセスメント」「看護の実際」および救急外来での「感染対策」は，新型コロナウイルス感染症流行の影響をうけて内容の充実を求める声も多く，大幅に加筆を行いました．その他，昨今の社会情勢・医療情勢をふまえて「多職種連携によるチーム医療」「ICUにおける臨床推論・臨床判断」「救急外来における臨床推論」「救急外来から関連部署への看護の継続」の項を新設いたしました．また，好評の第Ⅻ章「事例で考えるクリティカルケア」は，最新の内容になるよう，本書の特長である関連図も含め全体にわたって確認し，改訂しました．第4版も学生の皆さん，ならびに教員の方々のお役にたてることを願っています．

　最後に第Ⅻ章に関して，第2版，第3版に引き続き医学監修を行っていただいた自動車事故対策機構千葉療護センターの小林繁樹センター長に心より感謝を申し上げます．

2023年1月

佐藤まゆみ
林　　直子

初版の序

　急病や事故，災害などにより健康状態が急激に悪化した人々を救うこと—それはまぎれもなく「医の原点」であり，救急医療は，人々が自分の，そして大切な人の命を託す最終的な拠り所です．そのような救急医療の一部に位置づけられる救急看護には，緊急度・重症度を基軸に急性の状態にある患者の病態を適切に評価し，処置や治療に迅速に対応できる能力，また，患者や家族の心理的危機状態に対応し，治療優先になりがちな状況下で彼らの自律性を最大限に尊重できる能力などが求められます．そしてこれらの能力は，救急患者が時と場所とを選ばずに突然発生することを考えると，すべての看護職者にとって必要な能力であり，看護基礎教育課程にある学生には，これらの能力の基盤となる基礎的な知識・技術を身につけることが求められます．

　今回刊行される『急性期看護Ⅰ，Ⅱ』の2巻では，看護基礎教育課程の学生が，急性の状態にある人とその家族の特徴をふまえた看護を実践するための基礎知識を習得することを目標としています．そこで，この目標に到達するために，まず，急性の状態にある人とその家族の特徴を理解し，急性期看護とは何かを理解する「急性期看護概論」を柱におき，そしてその各論として，急性の状態を引き起こす状況の特徴から「周手術期看護」と「救急看護」を配置し，これらの3つの柱から，急性期看護を実践するための基礎知識を習得できるよう構成しました．本書『急性期看護Ⅱ—救急看護』はそのうちの「救急看護」の内容を収載したものです．したがって，急性の状態にある人とその家族の特徴，急性の状態にある患者とその家族に対する原則的看護などについては，本書とともに『急性期看護Ⅰ—概論・周手術期看護』をあわせて活用することをお奨めします．

　本書『急性期看護Ⅱ—救急看護』は大きく9つの章から構成されています．第Ⅰ章では，救急医療における歴史，体制，関連法規，倫理的課題などについて概説し，看護学生にとってとかく施設内で行われるイメージの強い救急医療を，広い視野から理解できるようにしました．そしてそれをふまえ，第Ⅱ章では救急医療において救急看護が果たす役割について概説しました．続く第Ⅲ章と第Ⅳ章では，図表や写真をふんだんに使い，救急患者に対するアセスメント方法および救命救急処置方法をわかりやすく解説しています．第Ⅴ章～第Ⅶ章では，救急外来，集中治療室，病棟という場所に注目し，それぞれの場で特徴的に行われる救急看護について概説しました．また第Ⅷ章では，救急患者の家族に対する看護のあり方について概説しました．第Ⅸ章は事例編であり，救急患者における主要病態8つを，救急搬送事例7つ，入院患者の急変事例1つから学習できるよう構成しています．とくに，救急搬送事例では，診断がついていない状態から，緊急的な処置や検査が行われるなかで診断がつき，治療が開始されICU入室となる—このような現実の流れのなかで，救急看護の原則が，患者の個別性を反映させつつどのように展開されるのかをわかりやすく解説しました．

　本書が，急性期看護についての理解を促し，救急看護の学習をさらに深めようとする学生の役に立つことを願っています．最後に，第Ⅸ章に関して，医学的側面から貴重なアドバイスをしていただいた，東京医科大学救急医学講座　太田祥一教授に心から感謝の意を表します．

2010 年 7 月

佐藤まゆみ

林　　直子

目　次

第Ⅲ章　救急医療の現状 ･･･････････････････ 23

第Ⅳ章　集中治療・救急医療における倫理　　林　直子 …………………… 47

第2部　クリティカルケアの実際

第Ⅴ章　ICU・救急外来で治療を受ける患者と家族の特徴 ……… 53

第Ⅶ章　救急外来における看護 …………… 117

『急性期看護I —概論・周手術期看護（改訂第4版）』主要目次

第1部

クリティカルケアとは

クリティカルケアとは
何か

1 クリティカルケア/クリティカルケア看護の歴史

　「クリティカル（critical）」という言葉は，英和辞典[1]によれば「危機の，（局面を左右する）重大な，決定的な，（生きるか死ぬかの）危篤の」という意味がある．このことから考えると，**クリティカルケア**とは「生命の危機的状態にある患者のケア」といえる．

　クリティカルケアという考え方は，"急性かつ生命を脅かす疾患／外傷の患者は，病院内のある1ヵ所に集めて管理したほうが，彼らのニーズをより満たすことができる"という認識から生じたとされる[2]．そのルールは1950年代にポリオ（急性灰白髄炎）の患者を特別なユニットでケアしたことに始まり，1960年代になると術後患者をケアするための回復室や心臓に問題を抱える患者をケアするためのケアユニットが設立された．そして，これらのユニットでケアを受けた患者のアウトカムが改善したことから，院内の1ヵ所に重症患者を集めて治療するという集中治療の考え方が普及した．

　新しい治療法・治療技術，とくに1950年代に開発された人工呼吸器は，これらの治療を必要とする患者への集中治療を推し進め，それに伴い，こういった集中治療をうける重症患者を適切に管理しケアを行う看護師の重要性が認識されるようになった．そして，米国においては1970年代に，新しい専門分野として**クリティカルケア看護**（critical care nursing）が組織された[3]．

　日本においてはクリティカルケア／クリティカルケア看護という用語の歴史は浅く，寺町[4]は，「クリティカルケアという用語は1990年代から使われだし，2000年に，日本看護系大学協議会の認定によるクリティカルケア看護専攻教育課程の開設をきっかけに定着した感がある」としている．

▌引用文献▌

1) 小西友七編：フレッシュジーニアス英和辞典，第3版，p.321，大修館書店，1991
2) Urden LD: Critical Care Nursing Practice. Critical Care Nursing: Diagnosis and Management, 8th Ed（Urden LD, Stacy KM, Lough ME, eds），p.1, ELSEVIER, 2018
3) Sole ML, Whitcomb J, Morata L: Overview of Critical Care Nursing. Introduction to Critical Care Nursing, 8th Ed（Sole ML, Klein DG, Moseley MJ, eds），p.2, ELSEVIER, 2021
4) 寺町優子：日本におけるクリティカルケア看護の歴史と現在．日本クリティカルケア看護学会誌1(1)：7-13，2005

2 クリティカルケア看護とは

A. クリティカルケア看護の定義

　米国クリティカルケア看護師協会（American Association of Critical Care Nurses：AACN）は，クリティカルケア看護を，「顕在的あるいは潜在的な生命を脅かす問題に対する人間の反応について取り扱う看護の専門分野」[1]と定義している．さらにSoleら[2]は，人間の反応には身体的反応だけではなく，心理的な反応も含まれ，また，患者のみならず，その家族も対象となり，さらに，救命（cure）と同じく予防にも焦点をあてるとしている．

　池松[3]は，クリティカルケア看護を「急性の健康障害のために生命危機状態に陥り，器械や薬剤による補助を受けながら治療を受けている患者の生命を守り，その状況でも最高の生活の質（QOL）を目指した援助を行うことである」としている．また，寺町[4]は，クリティカルケア看護を「生命危機状態にある，あるいは，危機的状態が予測される患者に対し，急性期，回復期，慢性期，終末期などの各病期の時期的区分を越えて行われる包括的看護」と位置づけ，現に生命危機状態にある患者のみではなく，危機的状態が予測される患者もその対象としている．そして，井上[5]は，クリティカルケア看護を「あらゆる治療・療養の場，あらゆる病期・病態にある人々に生じた，急激な生命の危機状態に対して，専門性の高い看護を提供することで，生命と生活の質（QOL）の向上をめざす」と定義している．

　これらの定義を概観すると，クリティカルケア看護とは，場所や時期を問わず，急性の生命危機状態にある患者，あるいは，危機的状態が予測される患者に対し，患者の生命を守るとともに，生活の質（QOL）の向上をめざす看護であると考えることができよう．

B. クリティカルケア看護と関連諸領域の看護との関係

1 ● 急性期看護との関係

　「急性期」という用語は，①疾病の経過における特定の時期，という視点でみるか，②健康状態の変動，という視点でみるかによって意味は異なってくる（『NiCE 急性期看護Ⅰ 概論・周手術期看護』，p.2 参照）．「急性期看護」を①の視点でみた場合，池松[3]は，クリティカルケア看護と急性期看護の関係について，「急性期看護は健康障害の経過という切り口で分類されているのに対して，クリティカルケア看護は健康障害の度合いという切り口で分類されており，重複する部分は交差する形で存在する」とした（図Ⅰ-2-1）．また，井上[5]も，クリティカルケア看護を「急性期から，回復期を経て慢性期に至る過程のすべてに及び，疾病の種類を問わず，終末期にある人々をも含む，極めて死に近い状態に対し

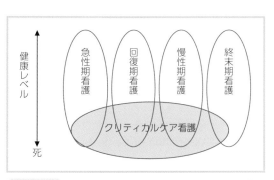

図Ⅰ-2-1　クリティカルケア看護と経過別看護との関係

［池松裕子：クリティカルケア看護の特徴と看護者に求められる能力. 看護教育41（4）：306-311, 2000より引用］

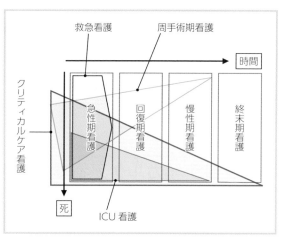

図Ⅰ-2-2　クリティカルケア看護の図式化

［井上智子：蓄積から挑戦へ. 日本クリティカルケア看護学会誌1（1）：15-19, 2005より引用］

てのケア」と説明している（**図Ⅰ-2-2**）.

　疾病の急性期とは健康状態が急激に悪化し迅速な医療処置を必要とする時期である. その時期にある多くの人は「生命の危機状態にある患者」であり, クリティカルケア看護の対象であるといえる. しかし, **図Ⅰ-2-2**に示されるように, 疾病の急性期にあっても健康レベル（縦軸）の比較的良好な部分はクリティカルケア看護と重なってはいない. つまり, 急性期看護とクリティカルケア看護はイコールという関係ではなく, 疾病の急性期にある患者のうち, 生命の危機的状態にある患者への看護がクリティカルケア看護であるといえる.

　一方, 治療が効を奏して回復期に至っても健康状態が急変することはあり, 慢性疾患の急性増悪により健康状態が急変することもある. こういった状態の患者は「生命の危機状態にある患者」であり, クリティカルケア看護の対象である. さらに, 終末期がん患者に急激に発生した消化管閉塞・穿孔など, 終末期であっても, 治療やケアを受けることによって状態が改善し, 引き続き良好なQOLを保ちながら残された時間をすごすことが期待できるときはクリティカルケア看護の対象となる. また, 上記のような終末期がん患者は消化管閉塞・穿孔の危機を脱すればクリティカルケア看護の対象からははずれるものの, 急激に生命危機状態に陥り, いかなる医療処置を行っても奏効せず, 終末期の段階に至りエンドオブライフケアの対象となる患者はクリティカルケア看護の対象といえよう. これらの患者に対しては, その人らしく人生の最期を生き抜くことができるよう, 質の高いエンドオブライフケアが提供される.

2●救急看護との関係

　救急看護とは, 救急の処置を必要とする患者への看護といえよう. 救急処置を必要とする患者の中には生命の危機的状態の患者が含まれ, それらの患者はクリティカルケア看護

の対象である．しかし，救急患者の中には，緊急の処置は必要とするものの，生命の危機には直結しない患者もいる．そういった患者はクリティカルケア看護の対象にはならない．**図Ⅰ-2-2** においても救急看護の一部である，健康レベルの比較的良好な部分はクリティカルケア看護と重なってはいない．救急処置を必要とする患者のうち，生命の危機的状態にある患者への看護がクリティカルケア看護であるといえる．

3 ● 周手術期看護との関係

　周手術期看護とは，手術の実施が決定したときから手術が終了して退院し外来通院に至るまでの一連の期間に行われる看護をさす（『NiCE 急性期看護Ⅰ　概論・周手術期看護』，p.48 参照）．手術直後の患者は，手術・麻酔侵襲により呼吸・循環・代謝等の機能が障害され急性の生命危機状態にあるが，集中的治療が生体の治癒力を支えることで，生命を維持し回復に向かう．そのため，術後の生命危機状態にある間の患者はクリティカルケア看護の対象である．また，前述したように，クリティカルケア看護は「予防」にも焦点があり，生命の危機的状態が予測される患者も対象としている．そのため，手術・麻酔侵襲のリスク低減のための治療・ケアが行われる術前期の患者もクリティカルケア看護の対象であるといえよう．

　周手術期にある患者のうち，術後の生命危機状態にある患者，および生命危機状態に陥ることが予測される術前期の患者への看護がクリティカルケア看護の範疇であるといえる．

C.　クリティカルケア看護の場

　クリティカルケア看護が提供される場としては，集中治療室，三次救急医療施設（救命救急センター），術後回復室などがイメージしやすいが，生命の危機的状態にある患者が存在する可能性のある場と考えると，病棟，外来，地域包括ケア病棟／回復期リハビリテーション病棟，高齢者施設，在宅，災害現場なども該当する．急性期を過ぎ回復期リハビリテーション病棟で療養していたとしても急変し生命危機状態になればクリティカルケア看護の対象となり，在宅で人工呼吸器をつけながら療養している患者への看護はクリティカルケア看護ととらえることができる．重要なのは，「場」という考え方ではなく，患者の状態，すなわち生命危機状態にある患者への看護であるかどうかということである．

第Ⅰ章　学習課題

1. 急性の生命危機状態にある患者の例をあげ，定義を踏まえて，どのような看護がクリティカルケア看護となるのか考えてみよう．
2. クリティカルケア看護と急性期看護，救急看護，周手術期看護の関係についてそれぞれ説明してみよう．

引用文献

1）　American Association of Critical-Care Nurses: Scope of Practice for Acute and Critical Care Nursing, p.6,〔https://my.pba.edu/ICS/icsfs/scopeandstandardsacutecriticalcare2015.pdf?target=52a93384-d0fd-40c7-8c20-d26d41c3f1df〕（最終確認：2022年3月28日）
2）　Sole ML, Whitcomb J, Morata L: Overview of Critical Care Nursing. Introduction to Critical Care Nursing, 8th Ed（Sole ML, Klein DG, Moseley MJ. eds）, p.2, ELSEVIER, 2021
3）　池松裕子：クリティカルケア看護の特徴と看護者に求められる能力．看護教育 41（4）：306-311，2000
4）　寺町優子：日本におけるクリティカルケア看護の歴史と現在．日本クリティカルケア看護学会誌1（1）：7-13，2005
5）　井上智子：蓄積から挑戦へ．日本クリティカルケア看護学会誌1（1）：15-19，2005

第Ⅱ章

集中治療の現状

学習目標

1. 日本における集中治療の歴史と動向について理解する.
2. 集中治療にはどのような種類があるか理解する.
3. ICUの人的・物的環境の特徴を理解する.
4. ICUにおける多職種連携によるチーム医療の概要を理解する.

1　集中治療の歴史と動向

A. 集中治療の成り立ち

　集中治療／集中治療医学は，外科系および内科系疾患を問わず，呼吸，循環，代謝，脳神経系などの重篤な機能障害により生命の危機状態にある患者に対して，強力かつ集中的な治療とケアを行うことで機能を回復させ救命することを目的としている．**集中治療室**（intensive care unit：**ICU**）には，集中治療を行うためのモニタリング装置や生命維持装置など高度な診療機器が配備されており，診療科にとらわれずさまざまな重篤な患者が入室する．

　集中治療の始まりは不明な部分もあるが，1950年代のヨーロッパにおけるポリオ大流行時に活躍したデンマークの麻酔科医イプセン（Ibsen B）が1953年にコペンハーゲンの市民病院に設立したICUが，世界で初めて全診療科の患者を受け入れるICUであったとされている（**表Ⅱ-1-1**）．米国ではボルチモア市立病院において専従の医師が24時間常駐するICUが発足し，その後欧米では急速に多くの病院でICUが設立されたといわれている[1]．

　1960年代に入ると米国の多くの施設で冠動脈疾患集中治療室（coronary care unit：**CCU**）が設けられ，抗不整脈薬や除細動器などを用いた集中治療を行うことで冠動脈疾患患者の死亡率を著明に低下させると，それに倣って急性期脳卒中の集中治療の場が求められるようになった．1970年代にCT検査装置が臨床応用されるにいたり，集中監視下に脳卒中治療を行う脳卒中集中治療室（stroke care unit：**SCU**）が，北米に散見され始めた[2]．

　日本で初めてICUが開設されたのは，1964年，順天堂大学医学部附属順天堂医院である[1]．1968年には東北大学医学部附属病院（現東北大学病院）にもICUが開設された．1974年に日本ICU研究会が発足し，1979年に日本集中治療医学会へと改称された．また，1978年に診療報酬でICU入室患者に対する管理加算が認められるにいたった[1]．以降，疾病構造や医療を取り巻く環境に対応し，さまざまな機能を有した集中治療室が設置されている（p.14，**表Ⅱ-2-1**参照）．

B. 集中治療の質の向上のための取り組み

1 ● 集中治療室の設置基準と安全対策

　集中治療室は，医師や看護師の配置，病室面積，常備すべき医療機器，看護の内容および電源設備や検査体制，空調設備など厚生労働省の基準に則って設計，運用されてきた．しかし，厚生労働省の基準は集中治療施設が備えるべき最低条件の規定であり，新しい治療法や医療機器の開発・進歩に対応できないため，2002年に日本集中治療医学会は，「集

表Ⅱ-1-1　集中治療の歴史

1953年（昭和28年）	・コペンハーゲンの市民病院に世界で初めてのICUが開設
1958年（昭和33年）	・ボルチモア市立病院に米国で初めてのICUが開設
1964年（昭和39年）	・順天堂大学医学部附属順天堂医院に日本で初めてのICUが開設
1968年（昭和43年）	・東北大学医学部附属病院にICUが開設
1972年（昭和47年）	・第1回米国集中治療医学会がロサンゼルスで開催
1974年（昭和49年）	・日本ICU研究会発足
1978年（昭和53年）	・ICU入室患者に対する管理加算が認められる
1979年（昭和54年）	・日本ICU研究会から日本集中治療医学会に変更
1994年（平成6年）	・集中治療専門医制度が制定（日本集中治療医学会）
1997年（平成9年）	・救急看護認定看護師誕生（日本看護協会）
1999年（平成11年）	・集中ケア認定看護師誕生（当時の名称は重症集中ケア認定看護師）（日本看護協会）
2002年（平成14年）	・集中治療部設置のための指針（日本集中治療医学会）
2004年（平成16年）	・CCU設置のための指針（日本集中治療医学会）
2005年（平成17年）	・急性・重症患者看護専門看護師誕生（当時の名称はクリティカルケア看護専門看護師）（日本看護協会）
2006年（平成18年）	・集中治療に携わる医師の倫理綱領（日本集中治療医学会）
2007年（平成19年）	・小児集中治療部設置のための指針（日本集中治療医学会）
2011年（平成23年）	・集中治療に携わる看護師の倫理綱領（日本集中治療医学会）
2012年（平成24年）	・日本版敗血症診療ガイドライン（日本集中治療医学会）
2014年（平成26年）	・日本版・集中治療室における成人重症患者に対する痛み・不穏・せん妄管理のための臨床ガイドライン（日本集中治療医学会） ・救急・集中治療における終末期医療に関するガイドライン～3学会からの提言～（日本集中治療医学会，日本救急医学会，日本循環器学会） ・特定行為に係る看護師の研修制度の創設
2015年（平成27年）	・人工呼吸器離脱に関する3学会合同プロトコル（日本集中治療医学会，日本呼吸療法学会，日本クリティカルケア看護学会）
2016年（平成28年）	・AKI（急性腎障害）診療ガイドライン（日本集中治療医学会） ・ARDS診療ガイドライン（日本集中治療医学会） ・日本版重症患者の栄養療法ガイドライン（日本集中治療医学会） ・集中治療に携わる臨床工学技士の倫理綱領（日本集中治療医学会）
2017年（平成29年）	・集中治療における早期リハビリテーション ～根拠に基づくエキスパートコンセンサス～（日本集中治療医学会）
2019年（平成31年） （令和元年）	・PADISガイドライン（成人ICU患者に対する鎮痛・鎮静・せん妄管理ガイドライン改訂版日本語版）（Society of Critical Care Medicine・日本集中治療医学会）
2020年（令和2年）	・新型コロナウイルス感染に関連した治療，感染対策，人工呼吸器・ECMO療法，看護ケアなどのガイドや報告が学会・官公庁から公表 ・日本版敗血症診療ガイドライン2020（J-SSCG2020）（日本集中治療医学会）
2021年（令和3年）	・集中治療室における安全管理指針（日本集中治療医学会）

　中治療部設置のための指針」を発表した．またこの頃，病院全体において多くの医療事故が報告されるようになり，2003年，厚生労働省から，医療事故を防止し，国民が安心して医療を受けることができるよう，「厚生労働大臣医療事故対策緊急アピール」が出された．これに基づき，日本集中治療医学会の中で「集中治療室（ICU）における安全管理指針検討作業部会」が発足し，現状の把握や安全管理の指針の検討を開始した．

　さらに日本集中治療医学会は，2004年に「CCU設置のための指針」，2007年には「小児集中治療部設置のための指針」を発表し，同年厚生労働省の安全管理指針検討作業部会は「集中治療室（ICU）における安全管理について」の報告書を発表した．2021年，日本集中治療医学会は医療システムの進歩や多職種連携の推進など，医療制度を取り巻く環境の変化に対応した「集中治療室における安全管理指針」を発表している．これらの指針や診療報酬の改定などにより，集中治療を受ける患者の安全対策の標準化が進められている．

2● ガイドライン等の整備

　集中治療では，生命維持装置の使用や脳死など生命倫理にかかわる問題が生じやすく，医療従事者には倫理的な判断や行動が求められる．そこで，日本集中治療医学会は，「集中治療に携わる看護師の倫理綱領」（2011年）や「集中治療領域における終末期患者家族のこころのケア指針」（2011年）を，また，日本集中治療医学会と日本救急医学会，日本循環器学会の合同で「救急・集中治療における終末期医療に関するガイドライン～3学会からの提言～」（2014年）を作成した．

　また，これまでのエビデンスをもとに，集中治療室の重症患者に対する痛み・不穏・せん妄管理や，人工呼吸器離脱，栄養管理，早期リハビリテーション等の指針やガイドラインが作成され，臨床現場で活用されている．とくに2020年以降は，新型コロナウイルス感染症のまん延と患者の重症化に対応するため，新型コロナウイルス感染症の治療，感染対策，人工呼吸器・ECMO療法，看護ケアなどのガイドや報告が多くの学会・官公庁から公表されている（**表Ⅱ-1-1**）．

3● 診療データベース事業

　集中治療室における医療の質の評価・向上には，集中治療室における診療データの収集や分析が必要である．日本集中治療医学会は，2014年に多施設が共同し，「日本ICU患者データベース（Japanese Intensive care Patient Database：**JIPAD**）」事業を開始した．これは集中治療室に入室した患者の疾病や重症度，入室の経路，集中治療室における治療内容，そしてその転帰といった医療情報を収集し，各施設間での比較を行うことによって，医療の質の向上および集中治療医学の発展をめざすことを目的にしている[3]．今後，多面的な医療評価の検討や大規模臨床試験の基礎データとしての活用が期待される．

C. 集中治療における看護の専門性

　生命の危機状態にある患者およびその家族の看護には専門的な知識や技術が必要となる．日本看護協会は1994年に専門看護師制度，1996年に認定看護師制度を発足させ，集中治療領域では1997年に救急看護認定看護師，1999年に集中ケア認定看護師（当時の名称は重症集中ケア認定看護師），2005年に急性・重症患者看護専門看護師（当時の名称はクリティカルケア看護専門看護師）が誕生した．

　また，看護師がその役割をさらに発揮できるよう，新たな制度として2014年に「特定行為に係る看護師の研修制度」が創設された．研修を受けた看護師が，医師の指示と手順

書のもと，高度で専門的な知識・技能がとくに必要とされる「特定行為」を行うものであり，38 ある行為（2022 年 8 月時点）のうち，「侵襲的陽圧換気の設定の変更」，「経皮的心肺補助装置の操作及び管理」など集中治療での実施が想定される行為が多数ある．

▌引用文献▌

1) 日本集中治療医学会：集中治療専門医テキスト電子版，第 2 版，p.3，総合医学社，2015
2) 豊田一則，古賀政利（編著）：SCU グリーンノート，p.1，中外医学社，2016
3) 日本集中治療医学会ウェブサイト，JIPAD とは，〔https://www.jipad.org/who〕（最終確認：2022 年 8 月 1 日）

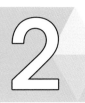

集中治療の種類と場の特徴

A. 集中治療の種類

1 ● PPC による分類

　内科系疾患や外科系疾患といった疾患の種類ではなく，患者の病状（重症度）とケアの必要度によって患者を分けて医療・看護を提供する方式を PPC（progressive patient care）方式という．より重度な患者は集中治療室（ICU），中等度の患者は高度治療室（high care unit：HCU），それ以外の患者は一般病棟というように分類される．このシステムでは ICU に集中的に医師や看護師，モニタリング機器や生命維持機器を投入できるため，重症患者の治療効果や医療経済効率が高まるなどの利点がある．日本の病院は PPC による管理を

表Ⅱ-2-1　ICU の種類と対象患者

種　類		対象患者
全般	ICU：intensive care unit 集中治療室	内科系外科系を問わず重篤な急性機能不全の患者や手術後の状態観察が必要な患者
	SICU：surgical ICU 外科系集中治療室	主に全身麻酔による外科手術直後で状態が安定するまでの患者
	EICU：emergency ICU 救命集中治療室	救命救急センターなどを受診した患者のうちとくに重篤な生命の危機状態にある患者
特定の疾患の患者を対象とするもの	CCU：coronary care unit 冠動脈疾患集中治療室	心筋梗塞や狭心症などを急性発症した患者
	SCU：stroke care unit 脳卒中集中治療室	脳卒中を急性発症した患者
	NCU：neurological ICU 脳神経集中治療室	脳神経疾患や脳外科手術後の患者
	KICU：kidney ICU 腎疾患集中治療室	急性腎不全などの患者，腎障害を合併した重症患者
	RICU：respiratory care unit 呼吸器疾患集中治療室	急性呼吸不全，慢性呼吸不全の急性増悪，喘息の重積発作などの患者
周産期・小児期の患者を対象とするもの	MFICU：maternal-Fetal ICU 母体・胎児集中治療室	妊娠中の妊娠中毒症，多胎妊娠，胎盤位置異常，切迫流産，合併症を有する妊婦およびその胎児
	NICU：neonatal ICU 新生児集中治療室	未熟児，高度の先天奇形，分娩時の障害，合併症などを有する生後間もない病的な新生児
	GCU：growing care unit 移行期（回復期）室	急性期治療が終了または集中治療を要しない新生児
	PICU：pediatric ICU 小児集中治療室	重症あるいは手術後の小児患者

［一般社団法人日本医療福祉建築協会：医療福祉施設 計画・設計のための法令ハンドブック，p.47，中央法規出版，2018 を参考に作成］

軸にしながら，次にあげる患者の発達段階や特定の疾患で分類した集中治療室に分けて管理されていることが多い．

2 ● 患者の発達段階や特定の疾患で分類した集中治療室

患者の治療とケアを患者の発達段階（成人か小児か）や疾患によって分け，治療効果，安全性，経済効率を高めるという考えで発達したのが，冠動脈疾患集中治療室（CCU）や脳卒中集中治療室（SCU），**新生児集中治療室**（neonatal ICU：**NICU**）や**小児集中治療室**（pediatric ICU：**PICU**）などである[1]（**表Ⅱ-2-1**）．

3 ● クローズド ICU とオープン ICU

クローズド ICU（closed ICU）とは集中治療専門医が ICU に専従し，すべての患者の治療にあたる ICU のことである．一方，オープン ICU（open ICU）は，各診療科の医師が担当する患者の治療にあたる ICU をいう．クローズド ICU ではケアの標準化が容易で治療効果が高まる可能性があり，クローズド ICU はオープン ICU に比べて人工呼吸器管理期間や ICU 在室時間が短く，死亡率を下げる効果があることが報告されている[2-4]．

B. 集中治療の場の特徴

集中治療室（ICU）は，重篤な状態の患者を集中的に治療する場であるため，一般病棟とは異なる設備や構造，環境となっている．以下に，具体的に説明する．

1 ● ICU の構造・物理的環境

a. ICU に必要な設備と医療機器

ICU には，救急カートや除細動器などの救急蘇生物品のほか，生体情報を得るためのモニタリング機器，薬剤や輸液を持続的に投与するための輸液・シリンジポンプ，人工呼吸器や補助循環装置などの生命維持装置，血液ガス分析装置やポータブル X 線撮影装置などの検査機器などがいつでも使用できる状態で管理されている．

患者のベッドサイドには多くの医療機器を置くスペースが必要となるため，1 ベッドあたりの面積の基準が一般病棟と比べて広くなっている．また，室内の清浄度を確保するための空調設備，停電時でも瞬時に電源が確保できる非常用電源などを備えなければならないとされている．日本集中治療医学会が示している ICU の設置基準の一部を**表Ⅱ-2-2**にまとめる．

b. オープンでプライバシーが保たれにくい空間

一般病棟の構造はカーテンなどの仕切りのある大部屋もしくは個室が通常であるが，ICU の構造は，さまざまなモニタリング機器や生命維持装置を配置するスペースの確保，患者や機器の搬入・搬出の利便性，患者の急変に気づきやすいといった理由から，個室ではなく，隣のベッドとの間に仕切りのないオープンなスペースとなっていることが多い．そのため，患者のプライバシーが保たれにくく，プライバシーの保護に留意を必要とする場面が多い．

表Ⅱ-2-2　集中治療室の医療機器や環境

集中治療部内に常備されている医療機器

①生体情報監視装置（心電図，観血式／非観血式血圧，パルスオキシメーター，カプノグラフ，体温，心拍出量，混合静脈血酸素飽和度など），②搬送用モニター，③救急蘇生器具（気管挿管器具，困難気道用器具，用手人工呼吸バッグなど），④侵襲的人工呼吸器，⑤非侵襲的人工呼吸器，⑥搬送用人工呼吸器，⑦高流量酸素療法システム，⑧輸液ポンプ，⑨経腸栄養用輸液ポンプ，⑩シリンジポンプ，⑪心電計，⑫除細動器，⑬体外式心臓ペースメーカー，⑭超音波診断装置，⑮血液ガス分析装置，⑯簡易血糖測定器，⑰小外科手術器具（気管切開，胸腔・腹腔穿刺など），⑱無影灯，⑲気管支内視鏡，⑳間欠的空気圧迫装置（深部静脈血栓症予防）

集中治療部内にあることが望ましい医療機器

①血液浄化装置，②体温管理システム（冷却加温装置），③体外式膜型人工肺（extracorporeal membrane oxygenation：ECMO），④大動脈内バルーンパンピング（intra-aortic balloon pumping：IABP），⑤脳波計，⑥体重計，⑦血液加温装置，⑧ポータブルX線撮影装置

集中治療室の環境と患者のプライバシー保護とアメニティ

　集中治療室内は，睡眠障害やせん妄予防，快適性の向上のために，騒音や配色，病室環境について次のような項目が推奨されている．
・患者に警報音を聞かせないための工夫や静穏性の高い医療機器の選択を行い，騒音レベルは45 dB以下が望ましい．
・配色は環境条件を考慮し色彩心理学や快適性工学などに基づいて最適な色彩調整をはかり，全体をソフトイメージの室内環境にできるものにしなければならない．
・患者は個室に入室することが望ましい．その場合は，生体情報の中央監視を可能とし，同時に室外にアラーム作動を示す視聴覚表示を設置する．
・意識のある患者に社会的ならびに個人的情報を提供するために，テレビ回線，電話回線，インターネット回線（病院情報システムとは別系統）などを備えることが望ましい．

［一般社団法人日本集中治療医学会：集中治療部設置のための指針2022年 改訂版，
〔https://www.jsicm.org/publication/pdf/ICU-kijun2022.pdf〕（最終確認：2022年8月1日）より抜粋して作成］

c. 音・光環境

　ICUでは，医療機器の作動音やアラーム音のほか，医療者が会話する声や作業の音，医療用電話の着信音など昼夜を問わない騒音がある．騒音計を用いたICUの環境音に関する調査では，ピーク時で電車内の音量に匹敵する80 dB*を超えることもあるとされ，世界保健機関（WHO）が推奨する「病棟では昼夜を通して30 dBA*以下，夜間ピーク時40 dBAを超えない」という指標を大きく逸脱しているとされている[5]．また，光は人間のサーカディアンリズムに影響を与えることが知られているが，ICUでは昼夜を問わず処置が行われたり，緊急入院に対応したりするため，夜間でも明かりをつけざるをえないことも多く，患者の睡眠への影響がみられる．

　身体的な侵襲や鎮静薬の使用が睡眠障害やせん妄を引き起こすことが知られているが，このようなICUにおける音や光の環境が患者の睡眠にさらに悪影響を与え，患者の回復にも影響を及ぼす．

2●ICUの人的環境

　ICUでは，生命の危機状態にある患者に対して24時間集中的なモニタリングと高度な医療が提供されており，患者の安全・安楽や重症化の回避，早期の回復を促すために医師，

---

*dB（デシベル）：音の大きさを表す単位で，騒音計を用いて測定した場合は補正値としてdBAで表される．

看護師のみならず臨床工学技士や理学療法士, 薬剤師, 医療ソーシャルワーカー（MSW）などがチームを組み医療を提供している.

　特定集中治療室管理料の算定には, 専任の臨床工学技士の常時勤務が必要となっている. また, ICU における多職種による早期離床・リハビリテーション加算の算定には, ①集中治療の経験を5年以上有する専任の医師, ②集中治療に関する経験5年以上および適切な研修を修了した専任の常勤看護師, ③特定集中治療室等を届け出ている病院において5年以上の経験を有する専任の常勤理学療法士または専任の常勤作業療法士から構成されるチームを設置することが要件とされ, 専門の教育に加え, 集中治療における専門的な経験が必要とされている.

引用文献

1) 日本集中治療医学会：集中治療専門医テキスト電子版, 第2版, p.7, 総合医学社, 2015
2) Multz AS, Chalfin DB, Samson IM, et al: A "closed" medical intensive care unit(MICU)improves resource utilization when compared with an "open" MICU. Am J Respir Crit Care Med **157**(5P+1): 1468-1473, 1998
3) Pronovost PJ, Angus DC, Dorman T, et al: Physician staffing patterns and clinical outcomes in critically ill patients: a systematic review. JAMA **288**: 2151-2162, 2002
4) Treggiari1 MM, Martin DP, Yanez ND, et al: Effect of intensive care unit organizational model and structure on outcomes in patients with acute lung injury. Am J Respir Crit Care Med **176**: 685-690, 2007
5) 長友香苗：日記, 耳栓, メンタルケア, 音楽療法. INTENSIVIST **10**(1)：163-168, 2018

3 多職種連携による チーム医療

　ICU には，心臓血管外科，消化器外科，脳外科，循環器内科，呼吸器内科など，実に多くの診療科の患者が入室する．そのすべての患者の治療を麻酔科医（集中治療医）が担うことは困難であり，主病態の専門家（主治医）と集中治療の専門家によるチームプレーはきわめて重要である．また，重症患者の回復のためには，医師，看護師，臨床工学技士，薬剤師，理学療法士，管理栄養士など，多職種による総力戦が効果を発揮する．ICU におけるチーム医療は今や必要不可欠となっている．

A. 関連する職種

1 ● ICU における多職種連携の背景

　COVID-19（新型コロナウィルス）パンデミックにより，日本の ICU 病床数が少ないことを実感した国民は少なくないだろう．ICU 等の病床に関する国際比較（**表Ⅱ-3-1**）によると[1]，人口 10 万人あたりの ICU 等の病床数は，日本は 13.5 床でドイツの半分以下である．「ICU 等の病床数」とは，①ICU 病床数に，②ICU に準ずる病床数を加えた数であり，日本における数は（2021 年 4 月時点），①が 7,015 床，②が 13,003 床である[2]．

　さらに，日本の ICU 看護配置は 2 対 1（患者 2 名に対して看護師 1 名）であるが，ICU に準ずる治療室になると看護配置が 4 対 1（患者 4 名に対して看護師 1 名）程度となる．すなわち，少ない ICU 等病床数とマンパワーを有効に活用するためには，多職種が連携し，重症患者がすみやかに回復できる質の高い集中治療が不可欠である．

　2009 年に厚生労働省がチーム医療推進に関する検討会を設置し，チーム医療を推進し始めた[3]．その後，ICU における多職種連携が，国民の健康回復に貢献する医療サービスを生み出すと認められ，診療報酬として評価されるようになった．すなわち，「ICU チーム医療」というサービスに報酬がつくことになった．診療報酬の具体例としては，2014 年度から専任の**臨床工学技士**の配置，2016 年度から専任の**薬剤師**の配置，2018 年度から専任の**専門性の高い看護師**（認定看護師や専門看護師など，集中治療看護に係る 600 時間以上の研修を修了した者）および，専任の**理学療法士**または**作業療法士**の配置，2020 年度から専任の**管理栄養士**の配置が要件となった[4]．近年は，**早期離床・リハビリテーション加算**や**早期栄養介入管理加算**というように，単に多職種を配置するだけでなく，何を目的に介入するかを明確にしたチーム医療サービスに報酬がついている．

　米国集中治療医学会は，2012 年に**集中治療後症候群**（post intensive care syndrome：PICS）という重要な概念を提唱した．PICS とは，集中治療室滞在中あるいは集中治療室退室後，さらには退院後に生じる身体機能・認知機能・精神の障害で，重症患者の長期予後

表Ⅱ-3-1　ICU等の病床数の国際比較

	ICU等合計病床数	人口10万人あたり ICU等病床数
米　国[*1]	77,809[*2]	34.7[*3]
ドイツ[*4]	23,890	29.2
イタリア[*4]	7,550	12.5
フランス[*4]	7,540	11.6
スペイン[*4]	4,479	9.7
英　国[*4]	4,114	6.6
日　本[*5]	17,034[*5]	13.5

[*1], [*2], [*3]：米国集中治療医学会が作成した資料(U.S. Resource Availability for COVID-19(2020年3月)および，その根拠となるDavidらの原著論文〔Crtical Care Bed Growth in the United States(2015年2月)〕からの引用．なお，当該論文では，分母となる人口を20歳以上としているため，全人口とした場合は，さらに小さくなると考えられる．
[*4]：ドイツ，イタリア，フランス，スペイン，英国については，日本集中治療医学会の理事長声明(2020年4月1日)で引用されているRhodesの論文(2012年)から一部を抜粋．なお，当該論文では，ICU病床数として，各国の公式情報等を元に作成したとの記載があるが，それぞれの病床の定義は明確になっていない．ただし論文中に，「新生児集中治療病床(NICU)，小児集中治療病床(PICU)，冠疾患治療病床(CCU)，脳卒中集中治療病床(SCU)，腎疾患治療病床は除いた」との記載がある．このため，日本の病床数を計算する際には，それぞれの病床数は，含めずに計算を行った．
[*5]：日本については，特定集中治療室管理料(5211床)，救命救急入院料(6411床)　ハイケアユニット入院医療管理料(5412床)の合計数を記載．
　以下の厚生労働省資料より抜粋して作成．
〔厚生労働省医政局：ICU等の病床に関する国際比較について〔https://www.mhlw.go.jp/content/10900000/000627782.pdf〕（最終確認：2022年10月11日）〕

に影響を及ぼす病態である[5](p.56, 59参照)．集中治療室に入室した呼吸不全またはショック患者を対象とした観察研究[6]によると退院1年後に身体機能・認知機能・精神のいずれかに障害があった患者の割合は56％にも及ぶ．集中治療によって救命率が上がったとしてもその後の暮らしにおいて後遺症で苦しむ人が増えるのなら，それは大きな社会問題である．このPICSの予防・対策においても**多職種による多角的介入**が求められている．

2●ICUで働く多職種チームのメンバー

　典型的なチームメンバーは，主治医／集中治療医，看護師，臨床工学技士，薬剤師，理学療法士，管理栄養士などである．救命救急センターでは，自殺未遂患者や向精神薬の過量摂取患者，心理的危機状態にある患者家族に迅速な対応ができるよう，精神科医や臨床心理士がチームに入っている場合もある．主な職種の役割を**表Ⅱ-3-2**にまとめた．

B. 多職種チーム

1●新しいチーム医療

　新たなチーム医療／真のチーム医療として，インタープロフェッショナル・ワーク（interprofessional work：IPW）という用語が世界共通認識となってきた[7]．IPWは，よりよい健康のための専門職間の協働実践であり，「協働」という概念を重要視している[6]．

表Ⅱ-3-2　ICUに携わる各専門職の役割

職　種	主な役割
主治医	・担当する患者の治療における責任者 ・外科医は術式や術後起こりうる合併症をチームメンバーに情報提供し，全員で予防管理に取り組めるように推進する役割がある．
集中治療医	・重症患者管理のエキスパート医師であり，呼吸・循環・代謝などの急性臓器不全に対して集中的な治療を担う． ・鎮痛・鎮静管理など，術後患者，重症患者の緩和ケアも担う．
看護師	・心電図や血圧，体温，SpO_2に代表される生体情報のモニタリング，血液ガス検査の実施とデータの解釈，水分出納バランスの管理，身体診察によるフィジカルアセスメント，重症患者の体位変換，気道管理，鎮痛・鎮静管理，睡眠ケア，清拭や離床などの日常生活援助全般を担う． ・患者・家族の不安の緩和や回復意欲の促進など，精神的支援も重要な役割である．
臨床工学技士	・人工呼吸器，補助循環装置，低体温維持装置，生体情報モニター機器，輸液ポンプなど，さまざまな医療機器の操作・点検にとどまらず，臨床工学という専門的な視点から治療への提案も積極的に行っている．
薬剤師	・抗菌薬，循環作動薬，鎮痛鎮静薬，せん妄治療薬など，さまざまな薬剤の適正使用について確認し，医師や看護師へ助言・提案を行う． ・配合禁忌薬に注意しながら薬剤投与ルートを管理し，薬剤の副作用観察も担っている．
理学療法士	・ICU患者の肺理学療法や早期離床への援助を担う． ・手術の前から継続して同じ理学療法士が担当している場合もあり，普段の暮らしぶり，ADLをよく理解している．全人的ケアにおいて看護師のよきパートナーである．
管理栄養士	・ICU患者の栄養状態の評価，投与エネルギー量の算出．下痢や便秘，嚥下状態などの情報を看護師と共有し，栄養剤の投与方法や栄養剤の変更提案などを行う．

医師がチームリーダーとしてメンバーに指示・命令を出す従来型のチーム医療ではなく，お互いが対等で尊敬し合う関係性を基盤とし，多職種で意思決定を行っていく．患者自身も自分の体を最もよく知る専門家であり，家族や介護者も患者を最もよく知る支援者である．つまり，IPWでは**患者と家族がチームメンバーとして主体的に治療・ケアに参加する役割**が求められている．

2●集中治療にかかわる医療チーム

集中治療にかかわる医療チームは多数ある．最も代表的なチームはRRT（rapid response team）と呼ばれる**急変時対応チーム**である．麻酔科，救急科，循環器内科等の医師を中心にクリティカルケアにかかわる専門看護師，認定看護師，特定行為研修を修了した看護師，臨床工学技士などで構成され，院内急変，とくに心停止を未然に防ぐために活動している．また，一般病棟で人工呼吸器を装着している患者のサポートを行う**呼吸ケアチーム**（respiratory-care-support-team：RST）を編成している病院も多い．呼吸ケアチームは，麻酔科医，呼吸器内科医，ICU看護師，臨床工学技士，理学療法士，歯科衛生士等で構成されており，人工呼吸器を装着したままICUを退室した患者の継続的支援を担っている．

外科系ICUでは，手術を受ける患者を外来の時点からサポートする**周術期管理チーム**と協働するケースが増えている．周術期管理チームは，外科医，麻酔科医，歯科医，歯科衛生士，看護師（手術室看護師，ICU看護師，外来看護師，病棟看護師），薬剤師，理学療法士，管理栄養士，メディカルソーシャルワーカーなど多くの職種が協働する大きなチー

ムである．このチームは，在院日数短縮化に伴う手術への準備不足を解決するため，術前の外来時点から患者に介入を始めている．たとえば，栄養状態が悪い患者への食事療法を手術の1ヵ月以上前から開始する．肺活量が少ない患者への呼吸リハビリテーションを外来通院時から開始し，肺活量が増えた時点で手術を行う．手術前に口腔ケアを徹底し，術後肺炎を予防する．手術によって失われる機能や形態の変化などについて，生活の視点で看護師が説明し，患者は納得した状態で手術に臨む．このように，手術前にやるべきことは山積みであり，これらの介入によって術後の回復が促進されている．

　病院内を組織横断的に活動しているチームがICU患者のケアのためにラウンドするというケースも多い．**緩和ケアチーム**（palliative care team：**PCT**）が重症患者のエンドオブライフケアに助言・提案をする，**せん妄・認知症ケアチーム**が術後せん妄状態にある患者へのケアに助言・提案をする，**栄養サポートチーム**（nutrition support team：**NST**）が重症患者の栄養剤の選択や投与方法の提案をするなど，複数のチームが重層的にICU患者のケアに参加している．多くのチームがかかわる弊害として，患者の治療・ケアの方向性が決めにくいということも生じるが，麻酔科医やICUのリーダー看護師が声をあげ，多職種カンファレンスをタイムリーに開催するように心掛けている．

　以上のように，今となっては集中治療の現場に多職種チーム医療は欠かせない存在になっている．看護職はより一層自分たちの専門性を磨き，互いに尊敬し合える関係性の構築に貢献する存在でありたい．

第Ⅱ章　学習課題

1. 日本における集中治療の歴史について説明してみよう．
2. 集中治療にはどのような種類があるか説明してみよう．
3. 集中治療の人的・物理的環境の特徴について説明してみよう．
4. ICUではさまざまな医療職が，どのようなチーム医療を組んでいるのか説明してみよう．

引用文献

1) 厚生労働省医政局：ICU等の病床に関する国際比較について
　〔https://www.mhlw.go.jp/content/10900000/000627782.pdf〕（最終確認：2022年10月11日）
2) 日本集中治療医学会：各都道府県別ICUおよびICUに準ずる治療室のベッド数
　〔https://www.jsicm.org/news/upload/icu_hcu_beds.pdf〕（最終確認：2022年10月11日）
3) 厚生労働省：チーム医療推進について（チーム医療推進に関する検討会報告書），平成22年3月19日．
　〔https://www.mhlw.go.jp/shingi/2010/03/dl/s0319-9a.pdf〕（最終確認：2021年8月9日）
4) 河合佑亮，西田　修：ICU-AW予防のための看護ケア・家族ケア・多職種連携．ICUとCCU 44（5）：257-284，2020
5) 日本集中治療医学会：日本版敗血症ガイドライン2020，S363，2020
6) Marra A, Pandharipande PP, Girard TD, et al:Co-Occurrence of post-intensive care syndrome problems among 406 survivors of critical illness. Crit Care Med 46（9）: 1393-1401, 2018
7) 田村由美：新しいチーム医療　看護とインタープロフェッショナル・ワーク入門，p3，看護の科学社，2012

第Ⅲ章

救急医療の現状

学習目標

1. 日本における救急医療の歴史と動向を理解する.
2. 救急医療に関連する法律を理解する.
3. 救急医療の現場において，看護師，医師，救急救命士がそれぞれ法律上どのようなことができるかを理解する.

1 救急医療の歴史と動向

A. 日本における救急医療対策の始まり

　日本における救急医療対策は，1963年の消防法の改正，続く1964年の「救急病院等を定める省令」の公布に始まる（**表Ⅲ-1-1**）．1963年，交通事故や労働災害の増加を背景に消防法が改正され，消防機関の業務として，事故や災害による傷病者の搬送が義務づけられた．そして翌年，厚生省（当時，2001年より厚生労働省）は，これらの救急患者の搬送先を確保するために「救急病院等を定める省令」を出し，要件を満たした医療施設の中で救急医療に参加する意思をもつ病院・診療所が，救急告示医療機関（救急病院・救急診療所）として指定された．

　救急医療機関告示制度は，24時間365日救急患者を拒否することなく受け入れる診療の提供を目標としたので，市民に対する恩恵は少なからぬものがあった[1]．しかし，救急告示医療機関の多くは中小規模の外科系医療機関であったため，非外傷患者や重症患者に十分に対応できず，その結果，いわゆるたらい回し現象が各地でみられるようになった．この問題を解決するために，1977年に厚生省から「救急医療対策事業実施要綱」が発表され，救急医療機関を，**初期**，**二次**，**三次**の3つに分け，傷病者の重症度に応じて対応するという救急医療の階層化体制が打ち出された．そして，三次救急医療体制の中核を担う施設として救命救急センターの整備が開始された．また，1987年には，消防法改正により救急搬送の対象が疾病による急病患者まで拡大され，これを受けて厚生省も，救急告示医療機関の施設基準を内科系疾患にも対応できる基準となるよう改正した．このような対策により，当初のたらい回し現象は一応終焉した[2]．なお，救急医療機関告示制度と初期・二次・三次救急医療体制が併存していることについては，1997年の救急医療体制基本問題検討会の中で，都道府県が作成する医療計画に基づきそれらの一元化を図るよう提言がなされ，そしてこの提言により翌1998年に「救急病院等を定める省令」の一部改正が行われた．しかし，現在にいたるまでこの一元化は実現していない．

B. 救命率の向上に向けた取り組み

1 ● 救急救命士によるプレホスピタルケアの充実と安全対策

　このように救急医療体制は確実に整備されてきたものの，わが国の来院時心肺停止患者の救命率は欧米諸国に比べると格段に低かった．1963年の消防法改正で，救急隊の業務として傷病者の搬送が義務づけられたが，それはあくまでも傷病者の"搬送"であった．また，1986年の消防法改正では，搬送中の応急手当が救急業務に含まれることが明記さ

表Ⅲ-1-1　救急医療の歴史と動向

1963年（昭和38年）	・消防法改正（事故や災害による傷病者の搬送が消防機関の救急業務に位置づけられる）
1964年（昭和39年）	・救急医療機関告示制度の開始
1977年（昭和52年）	・「救急医療対策事業実施要綱」（初期・二次・三次救急医療体制の確立/救命救急センターの整備開始）
1986年（昭和61年）	・消防法改正（搬送中の応急手当が"やむをえない行為"として救急業務に位置づけられる）
1987年（昭和62年）	・消防法改正（救急搬送対象が疾病による傷病者まで拡大される） ・救急医療機関告示制度の改正
1991年（平成3年）	・救急救命士法の制定
1993年（平成5年）	・「応急手当の普及啓発活動の推進に関する実施要綱」
1997年（平成9年）	・「救急医療体制基本問題検討会報告書」（救急医療機関告示制度と初期・二次・三次救急医療体制を一元化することが提言される）
1998年（平成10年）	・消防法施行令改正（救急搬送手段として消防防災ヘリコプター搬送が明文化される）
2000年（平成12年）	・「病院前救護体制のあり方に関する検討会報告書」（メディカルコントロール体制の整備） ・「AHA心肺蘇生と救急心血管治療のための国際ガイドライン2000」の提唱
2001年（平成13年）	・ドクターヘリ事業開始
2004年（平成16年）	・「非医療従事者による自動体外式除細動器（AED）の使用のあり方検討会報告書」
2005年（平成17年）	・「AHA心肺蘇生と救急心血管治療のための国際ガイドライン2005」の提唱
2007年（平成19年）	・救急医療用ヘリコプターを用いた救急医療の確保に関する特別措置法の制定 ・救急搬送における医療機関の受入状況等に関する実態調査が開始される
2009年（平成21年）	・救急安心センター事業（♯7119事業）のモデル事業の開始 ・消防法改正（「傷病者の搬送及び受入れに関する実施基準」の策定の義務づけ）
2010年（平成22年）	・「AHA心肺蘇生と救急心血管治療のための国際ガイドライン2010」の提唱
2011年（平成23年）	・一般市民向け応急手当Web講習（e-ラーニング）を開始
2015年（平成27年）	・「AHA心肺蘇生と救急心血管治療のための国際ガイドライン2015」の提唱
2017年（平成29年）	・全国版救急受診アプリ「Q助」の提供開始
2020年（令和2年）	・「救急救命士の資質活用に向けた環境の整備に関する議論の整理」 ・「AHA心肺蘇生と救急心血管治療のための国際ガイドライン2020」の提唱
2021年（令和3年）	・救急救命士法の改正（救急救命士の業務の場の拡大）

れたが，それは"やむをえない行為"という位置づけであった．救命率の向上に向けて，プレホスピタルケア（p.34 参照）の充実が叫ばれるようになり，1991 年に「救急救命士法」が成立，救急救命士制度が開始された．これにより，救急救命士は，医師の具体的な指示の下に高度な救命処置を傷病者の搬送途上で実施できるようになった．そして 2000 年に病院前救護体制のあり方に関する検討会で，プレホスピタルケアの質を確保することにおけるメディカルコントロール（p.37 参照）の重要性が報告され，これによって，メディカルコントロール体制が確立されるようになった．

2●ドクターヘリによる救急搬送

　1995 年の阪神・淡路大震災時に倒壊した建物などによって道路が閉鎖され救急車による搬送ができなくなってしまったことを契機に，ヘリコプター搬送の必要性が明確化し，1998 年の消防法施行令の改正により救急搬送手段として消防防災ヘリコプターが明記された．さらに，1999 年から**ドクターヘリ**（救急医療機器を装備したヘリコプターに医師

と看護師が搭乗して現場に出動し，現場や搬送途上で高度な救命処置・治療を施しながら高度医療機関に搬送する）の試行事業が開始され，2001年より国および自治体の正式な事業として運航が開始されている．ドクターヘリを用いた救急医療は，医師や看護師による現場での初期治療の開始とすみやかな医療機関への搬送により，傷病者の救命や後遺症の軽減などに大きく貢献したが，全国的に配備されるにはいたらなかった．そのためドクターヘリを用いた救急医療を全国的に確保することを目的に，2007年に「救急医療用ヘリコプターを用いた救急医療の確保に関する特別措置法」が成立し施行された．2022年4月現在，47都道府県に56機のドクターヘリが配備されている[3]．

3 ● 市民による一次救命処置の普及

　一般市民に対する一次救命処置の普及活動としては，1993年制定の「応急手当の普及啓発活動の推進に関する実施要綱」に基づき，消防機関による応急手当普通講習（普通救命講習など）および応急手当指導員養成講習が行われてきた．現在は，中学校，高等学校の各学習指導要領に応急手当の方法が発達段階に応じて盛り込まれ，また，大型免許，中型免許，普通免許，大型二輪免許，普通二輪免許，大型第二種免許，中型第二種免許，普通第二種免許を受けようとする者には応急救護処置に関する講習の受講が義務づけられている．また，2011年8月，消防庁は，「一般市民向け応急手当WEB講習」を開設し，座学講習（自宅などでe-ラーニングにより学ぶ）と実技講習（消防署で実技のみの短縮講習を受ける）を分割した救命講習を新設した．

　一方，2004年7月には，「非医療従事者による自動体外式除細動器（AED）の使用のあり方検討会報告書」が出され，医師，医師の指示を受けた看護師もしくは救急救命士以外の者による自動体外式除細動器（AED）の使用が認められるようになった．これによって，一般市民による除細動が可能となった．

　市民が目撃した心肺機能停止者のうち，市民により応急処置が実施されている件数は年々増加し（2020年は14,974件で全体の58.1%[4]），少しずつ普及活動の成果が現れている．

4 ● 救急医療体制のさらなる充実に向けて

　このように，救命率向上に向けたさまざまな取り組みが行われてきた一方で，救急搬送の受け入れ先が見つからずに妊婦が死亡してしまったり死産となってしまったりしたケースが新聞で大きく取り上げられるなど，救急搬送における受入医療機関の選定困難事案が社会問題となった．こうした事態を受け，消防庁と厚生労働省は，2007年より，救急搬送における医療機関の受入状況等に関する実態調査を開始した．そして，それらの調査結果に基づき，2009年に消防法が改正され，都道府県に対し，「傷病者の搬送及び受入れの実施に関する基準」（以下，実施基準とする）の策定や，実施基準を協議するための協議会の設置が義務づけられた．実施基準の実効性を確保するために，消防機関は傷病者の搬送を行う際には実施基準を遵守することとされており，医療機関が傷病者を受け入れる際には実施基準を尊重するよう努めるものとされている．現在，すべての都道府県に救急搬送・受入に関する協議会が設置され，実施基準が策定されている．

　一方，増加する救急需要に対する取り組みも行われている．また，2009年には，救急車

を呼ぶべきか否か迷う場合に電話相談できる「救急安心センター事業（#7119事業）」が開始され，全国展開が推進されている．さらに2017年5月からは，病気やけがの際に住民が行う緊急度判定を支援し，利用できる医療機関や受診手段の情報を提供する「全国版救急受診アプリ（Q助）」の提供が開始された．高齢化の進展等により救急車による救急出動件数の増大が見込まれる中，限りある搬送資源を緊急性の高い傷病者のもとに適正に到着させる取り組みが行われている．

　また，2014年2月には，これまでの救急医療体制の整備状況や昨今の救急医療をとりまく現状，および，社会が今後超高齢社会へと進展することを見据えて，「救急医療体制等のあり方に関する検討会報告書」が取りまとめられ，救急患者の搬送・受入体制の機能強化をはじめ，二次救急医療機関や救命救急センターといった救急医療機関・救急医療体制のあり方，ドクターヘリの運用や高次医療機関からの転送といった救急患者の搬送のあり方，小児や妊産婦，精神疾患を有する患者における救急医療体制などについて，今後検討すべき事項と方向性が示された．

　さらに，2018年4月からは，「救急・災害医療提供体制等の在り方に関する検討会」が開催され，同年7月には，今後方向性を検討すべき論点として，広域災害・救急医療情報システム（EMIS）のあり方，救急医療機関の機能分化・連携，救急救命士の業務を行う場，救急医療分野の人材育成・人材確保，ドクターヘリの効率的な運用など10項目が明示され，検討が進められている．そして，2020年3月には「救急救命士の資質活用に向けた環境の整備に関する議論の整理」において，救急医療の現場で救急救命士の資質を活用する方策が提案された．その結果，救急救命士法が改正され，2021年10月より，傷病者の発生現場および搬送途上に加えて救急外来（医療機関に到着し入院するまでの間/入院しない場合は帰宅するまでの間）においても救急救命処置を行うことができるようになった．

┃ 引用文献 ┃

1）太田宗夫（編著）：救急医療体制の潮流．EMERGENCY CARE 2009年新春増刊号—保存版 救急医療 救急医・救急看護師・救急救命士必須の知識と実際：8-27，2009
2）小濱啓次：あなたは救命されるのか—わが国の救急医療の現状と問題解決策を考える，p.18，へるす出版，2009
3）認定NPO法人救急ヘリ病院ネットワーク：ドクターヘリを知る　拠点．〔https://hemnet.jp/know-base〕（最終確認：2022年12月24日）
4）消防庁：令和3年版 消防白書．p.148，2022

2 救急医療体制

　日本の救急医療体制（emergency medical service system：EMSS）は，都道府県が作成する医療計画に基づき，いつでも，どこでも，誰でも適切な救急医療を受けられることをめざして整備が進められてきた（**表Ⅲ-2-1**）.

　救急診療（救急医療施設），救急搬送，救急情報は，救急医療体制の3要素といわれ，これら3つが有機的に連携することによって効果的な救急医療の提供が可能となる.

A. 救急医療施設

　救急医療施設は，救急医療体制の中で，傷病者の命を救うための専門医療機関として中核的な役割を果たす. 救急医療施設は，傷病者の重症度に応じて，**初期，二次，三次**といったピラミッド状の構造となっている（**図Ⅲ-2-1**）. しかし，この整備基準が打ち出された時代と比べ，現在は，高齢化の進展など社会経済構造が大きく変化している. そのため，この変化に対応できる良質で効率的な救急医療体制の構築に向けて，現在救急医療施設の機能分化・連携についての検討が進められている.

1 ● 初期救急医療施設

　一般の外来診療が行われていない時間の救急医療を担う施設であり，入院治療の必要が

表Ⅲ-2-1　救急医療体制の基本的条件

1. **住民にも救急隊にもわかりやすく利用しやすい救急医療体制**
   救急時に患者が混乱することなく適切かつ迅速に救急医療を受けることができる体制，また救急隊が迅速に患者を救急医療機関に搬送できる体制であること
2. **地域単位（二次医療圏単位）での救急医療体制**
   救急医療機関の機能分担を明確にし，原則として日常生活圏である二次医療圏単位＊で，初期，二次，三次の救急医療体制を完結すること
3. **地域の実情に即した救急医療体制**
   地域の医療資源を効果的に活用し，地域住民が利用しやすく，地域の実情に即したものであること
4. **社会の変化に対応できる救急医療体制**
   少子化，高齢化，疾病構造の変化といった大きな社会変化に伴うさまざまな需要に的確に対応できる体制であること
5. **大量患者発生時に対応できる救急医療体制**
   大量の傷病者が発生した場合にも，十分に対応できる体制であること

＊医療圏とは，都道府県が医療計画を立てるときに単位とする地理的区域のことである. 二次医療圏とは，主として病院における入院医療（特殊な医療を除く）の提供体制を整備することがふさわしいと認められる区域をいう. 地理的条件や日常生活圏，交通事情などの諸条件を考慮して設定される. 一般的には都道府県内をいくつかのエリアに分けて，複数の市町村を1つの単位として設定される.

［厚生省：救急医療体制基本問題検討会報告書，平成9年12月，〔http://www.mhlw.go.jp/wwwl/shingi/s1211-3.html〕を参考に作成］

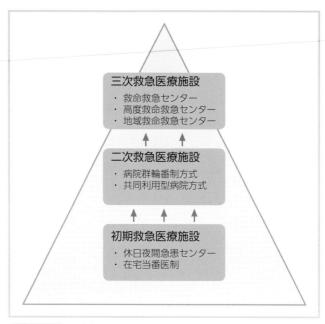

図Ⅲ-2-1　救急医療施設

なく，外来診療によって対応できる救急患者を担当する．初期から三次までの救急医療施設の中で最も数が多い．発熱や腹痛，軽い外傷などを主訴とする患者への対応がほとんどである．

a. 休日夜間急患センター

　休日夜間急患センターとは，区市町村といった地方公共団体が設置主体となり，休日または夜間における急病患者の診療を行うことを目的としている医療施設をいう．休日夜間急患センターは，原則として，人口5万人以上の市に1ヵ所およびこれに準ずる市町村に1ヵ所設置する計画となっている．

b. 在宅当番医制

　地方公共団体の委託などを受け，地区医師会（郡市医師会・指定都市の区医師会）ごとに，開業医などが在宅当番制で，休日または夜間における急病患者の診療を行う制度である．

2 ● 二次救急医療施設

　入院治療を必要とする重症救急患者の医療を24時間体制で担当する医療施設である．24時間体制で患者を受け入れる救急病院や救急診療所のほか，病院群輪番制方式や共同利用型病院方式などによって24時間体制を整えている地域もある．二次救急医療施設は，原則として二次医療圏ごとに，地域の実情に応じて整備され，重症度に関する救急隊のトリアージを経た搬送患者および初期救急医療施設からの転送患者を受け入れる．

a. 病院群輪番制方式

　地域内にある複数の病院が共同連帯し，休日・夜間の二次救急診療を輪番制により実施する方式である．

b．共同利用型病院方式

拠点となる病院が，病院の一部を開放し，地域の医師の協力により休日・夜間の二次救急診療を実施する方式である．

3 ● 三次救急医療施設

二次救急医療施設では対応できない重症および複数の診療科領域にわたる重篤な救急患者に対し，高度な医療を総合的に提供する医療施設である．三次救急医療施設では，初期救急医療施設および二次救急医療施設からの転送患者を含めたすべての重篤な救急患者を原則として24時間体制で必ず受け入れ，高度な救急医療を24時間体制で提供することとされている．

a．救命救急センター

救命救急センターは，心筋梗塞，脳卒中，頭部損傷などの重篤救急患者の救急医療を担う施設である．このため，循環器科や脳神経外科などの医師により常時救命医療に対応できる体制がとられている．また，看護師など，重篤救急患者の診療体制に必要な医療従事者が常時確保されている．

救命救急センターは，人口約100万人に1ヵ所の割合で設置する計画となっており，2022年7月1日現在300施設[1]が認可されている．

b．高度救命救急センター

高度救命救急センターは，救命救急センターのうち，広範囲熱傷，指肢切断，急性中毒などの特殊疾病患者の救命医療を担う施設である．2022年7月1日現在46施設[1]が認可されている．

c．地域救命救急センター

地域救命救急センターとは，救命救急センターを小規模（専用病床が10床以上20床未満）にした救命救急センターであり，人口約30万人に1ヵ所の割合で整備が開始されている．人口が少ない地域ではあるが，重篤救急患者が発生したとき，地理的条件などのために最寄りの救命救急センターに搬送するためには長時間を要するような地域に設置し，

コ ラ ム

ER型救急医療

ER型救急医療とは，本来は，北米型救急医療モデルのことであり，①重症度，傷病の種類，年齢によらずすべての救急患者をER（emergency room．救急室あるいは救急外来を意味する）で診察する，②救急医がすべての救急患者を診療する，③救急医はERでの診療のみを行い，入院診療を担当しない，などの特徴をもつ．日本では，これらの特徴の一部を満たす診療形態をER型救急医療とよんでいる．

日本の救急医療施設は，救急患者の重症度に応じて階層的に整備されている．しかし，患者側からすると自分が軽症なのか中等症なのかわかりづらく，また，自分は軽傷だと思って来院した患者が重症である可能性があっても，必ずしも高次救急医療施設が引き受けてくれるとは限らない．このような理由から，重症度などにかかわらず，すべての救急患者を受け入れ診療を行うER型救急医療が現在注目されている．

［日本救急医学会：「医学用語解説集」「ERシステムFAQ」を参考に作成］

重篤救急患者の初期診療を担う．2022年7月1日現在18施設[1]が認可されている．

B. 救急搬送

　救急搬送業務は，消防法における救急業務として市町村単位で行われている．1963（昭和38）年の法制化当初は事故や災害などによる傷病者のみが搬送の対象とされたが，1987年の消防法改正により，事故以外の急病者の搬送も救急業務に含まれることが法律上明確にされた．さらに1991年に救急救命士制度が創設され，これにより，救急現場および搬送途上における救命処置が充実し，救命率の向上に寄与することとなった．2021年4月1日現在で，全市町村の98.3%にあたる1,690市町村で救急搬送業務が行われており，全国民の99.9%がカバー[2]されている．

　1998年3月の消防法施行令の改正を受け，ヘリコプターによる傷病者の救急搬送が増加しているものの，救急搬送のほとんどは救急車によって行われる．傷病者の発生から救急医療施設到着までの一般的な流れは**図Ⅲ-2-2**に示したとおりである．①傷病者が発生すると119番通報により救急車が要請される．119番通報は各自治体の消防本部につながる．②消防本部の通信指令室は，通報者からの情報を得て，所轄の消防署に出動指令を出す．なお近年では，通信指令員が通報者であるバイスタンダーに口頭指導し，心肺蘇生法や異物除去法の実施を促す機会が増加している．③所轄の消防署から救急車が出動し，現場にかけつけた救急隊は，都道府県が策定する「傷病者の搬送及び傷病者の受入れの実施に関する基準」を活用してただちに傷病者に対して応急処置を施す．一方，④消防本部お

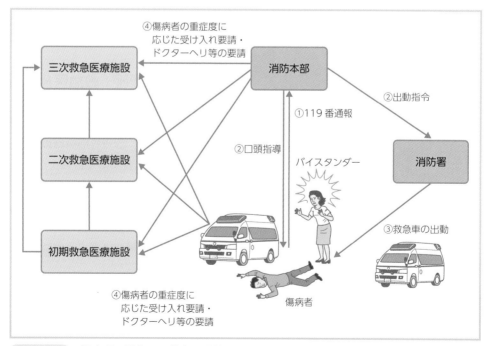

図Ⅲ-2-2　傷病者の発生から救急医療施設到着までの流れ

および救急隊は，傷病者の重症度に応じて初期から三次までの救急医療施設に傷病者の受け入れを要請する．また，傷病者の状態によってはドクターヘリなどの出動要請を行う．そして，受け入れ可能な施設に傷病者を搬送する．とくに，救命救急センターと救急隊は専用電話回線（ホットライン）で結ばれており，救急隊（救急救命士）は，救命救急センターの医師からの直接的な指示・指導・助言などを受けて傷病者に高度な救命処置を施しながら搬送を行う．搬送先の救急医療施設では必要な治療が開始されるが，患者の重症度やその後の病状の変化によっては，より高次の救急医療施設に患者を転送することもある．

なお，近年，高齢化社会の進展や核家族化，さらには救急車をタクシー代わりに使用するといった住民意識の変化などにより救急需要が拡大している．このため，救急車の現場到着までの所要時間は遅延傾向にあり（2020年中の現場到着時間は平均8.9分[3]），深刻な社会問題となっている．

C. 救急情報

救急診療（救急医療施設）や救急搬送が円滑に行われるためには，救急情報が適切に機能することが重要である．

1 ● 急病時の受診のための救急情報

多くの地方公共団体は，日常の医療情報提供の一部として，地域の救急医療情報をホームページなどで公開しており，休日夜間急患センターや在宅当番医（初期救急医療施設）のほか，救急車利用マニュアルや救急蘇生法などが掲載されている．また，「全国版救急受診アプリ（Q助）」につながるようになっていたり，「#7119（救急安心センター事業）」が案内されていたりするなど，人々が急病時に医療機関を受診しようとするときに効率よく情報を取得できるよう工夫されている．

2 ● 消防機関および医療機関のための救急情報：救急医療情報システム

都道府県ごとに，県全域を対象とした救急医療情報センターが整備され，救急医療情報の収集と提供を行っている．救急医療情報専用端末などを利用して，休日夜間急患センター，二次救急医療施設，救命救急センターなどから，診療科別医師の在否，診療科別の手術および処置の可否（とくに，緊急度の高い傷病に対する手術および処置の可否），病室の空床状況といった情報を収集し，消防機関および医療機関が共有・活用する．

いくつかの地方公共団体においては，タブレット型情報通信端末等を各救急車に搭載し，医療機関が入力した受入可否情報を確認するとともに，搬送実績にかかわる情報（搬送時刻，受入可否など）を入力・閲覧することにより医療機関の選定・円滑な搬送の確保に努めている．

3 ● 広域災害救急医療情報システム（EMIS）

広域災害救急医療情報システム（emergency medical information system：EMIS）とは，災害発生時に，被災地を含めた全国の指定医療機関に，被害状況や患者の受入可否情報な

どの情報を入力してもらうことで，災害医療にかかわる情報を全国の医療機関，中央官庁，地方自治体，消防機関，保健所などが把握・共有することが可能となる情報システムであり，迅速かつ的確な医療・救護活動の体制づくりの支援を目的としている．収集・提供する情報には，医療機関の稼働状況（入院病棟倒壊の有無，水や電気などライフライン供給の有無など），医師や看護師などスタッフの充足状況，医薬品などの備蓄状況，患者の転送要請，受け入れ可能な患者状況（手術患者，人工透析患者など），災害派遣医療チーム（disaster medical assistance team：DMAT）の活動状況などがある．

　広域災害救急医療情報システムは，各都道府県の救急医療情報システム（前述）と連動して機能するが，災害発生時に各都道府県の情報システムがダウンした場合にも，国内2ヵ所に設置された広域災害バックアップセンター（東センター・西センター）に直接接続することで災害医療情報の収集・提供が可能になる．

▌引用文献▌
1）日本救急医学会名簿・施設一覧 全国救命救急センター設置状況．〔https://www.jaam.jp/about/shisetsu/qq-center.html〕（最終確認：2022年12月24日）
2）消防庁：令和3年版 消防白書．p.140，2022
3）消防庁：令和3年版 消防白書．p.139，2022

3 プレホスピタルケア

A. プレホスピタルケアとは

　傷病者が発生したときに，その現場に居合わせた人をバイスタンダー（by stander）という．傷病者が発生すると，バイスタンダーによって119番通報がなされ，救急車が出動する．現場にかけつけた救急隊は，ただちに傷病者に対して応急処置を施し，傷病者の重症度に応じた救急医療施設に傷病者を搬送する（**図Ⅲ-2-2**, p.31参照）．プレホスピタルケア（病院前救護）とは，傷病者の発生から救急医療施設に到着するまでに行われる救護活動をいう．

　プレホスピタルケアの充実が問題となるのは，とくに，傷病者が心肺停止状態にある場合であろう．心臓停止，呼吸停止，多量出血が起きてからの経過時間と死亡率との関係を表した「カーラーの救命曲線」（**図Ⅲ-3-1**）によれば，心臓が止まってから約3分で，呼吸が止まってから約10分で，多量出血してから約30分で，約50％の人が命を失う．しかし日本では119番通報を受けて救急車が現場に到着するまでの時間は遅延傾向にあり，2020年中の現場到着時間は全国平均で8.9分[1]となっている．このような心肺停止状態の傷病者の救命率を上げるためには，バイスタンダーができるだけ早く一次救命処置を開始することがなによりも重要であり，そしてできるだけ早く二次救命処置に引き継ぐことが重要となってくる．

　近年は，比較的高度な医療処理を施すことのできる装備を搭載したドクターカーやドクターヘリにより，救急医療に精通した医師や看護師などが救急現場に出動し，高度な救命医療を救急現場から開始することで，救命率の向上や後遺症の軽減に大きな成果をあげている．

B. 救命の連鎖

　心停止や窒息という生命の危機的状況に陥った傷病者や，これらが切迫している傷病者を救命し社会復帰に導くためには，「**救命の連鎖**（chain of survival）」の考え方が重要となる．JRC（Japan Resuscitation Council，日本蘇生協議会）が提唱する救命の連鎖は，①心停止の予防，②心停止の早期認識と通報，③一次救命処置（心肺蘇生とAED），④二次救命処置と心拍再開後の集中治療，の4つの要素から構成され[2]（**図Ⅲ-3-2**），これらの要素がつながってはじめて救命・社会復帰が可能となるという考え方である．

　心停止の予防は，心停止や呼吸停止を未然に防ぐことである．たとえば，小児では交通事故などによる不慮の事故を防ぐことであり，成人では急性冠症候群発症時の初期症状に

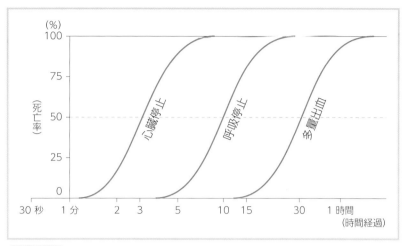

図Ⅲ-3-1　カーラーの救命曲線

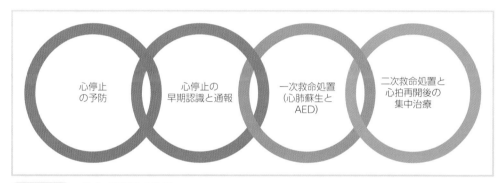

図Ⅲ-3-2　救命の連鎖（JRC）

気づき，心停止にいたる前に医療機関を受診して治療を開始することである．心停止の早期認識と通報は，突然倒れた人や反応のない人をみたら，ただちに心停止を疑い，大声で応援を呼んで救急通報を行うことである．

　一次救命処置は，呼吸と循環をサポートする一連の処置であり，胸骨圧迫と人工呼吸による心肺蘇生（CPR）と**自動体外式除細動器（AED）**が含まれる．二次救命処置は，一次救命処置のみでは心拍が再開しない傷病者に対して薬剤や医療機器を用いて心拍再開をめざすものであり，心拍再開後は専門の医療機関で集中治療を行い，社会復帰の可能性を高めるというものである．

C. プレホスピタルケアにおいて市民（バイスタンダー）が担う役割

　傷病者が発生したときに居合わせた人という意味からいえば，病院に勤務する看護師もバイスタンダーになりうる．しかしここでは，プレホスピタルケアにおいて市民が担う役割について述べる．

　「救命の連鎖」を構成する４つの要素のうち，②心停止の早期認識と通報，③一次救命

処置はバイスタンダーである市民によって行うことが期待される．事実，市民が心肺蘇生を行った場合は，行わなかった場合と比べて生存率が高いことが明らかになっている．また，市民がAEDによって除細動を行った場合は，救急隊が到着後から行った場合と比べて生存率や社会復帰率が高いことが明らかになっている．プレホスピタルケアにおいて市民は「救命の連鎖」を支える重要な役割を担っているといえよう．

a. 反応の確認と救急通報

誰かが突然倒れるところを目撃したり倒れている場面に遭遇した場合は，まず周囲の状況が安全かどうかを確認し，安全が確認できたら大声で呼びかけるなどして傷病者の反応を確認する．反応がない場合は大声で応援を呼び，119番通報とAEDの手配を依頼する．

次に，胸部と腹部の観察を通して普段どおりの呼吸をしているかを確認する．傷病者に反応がなく呼吸がない場合は心停止と判断する．なお，市民が行う心肺蘇生の手順では，心停止の判断のための脈拍触知は不要とされている．

b. 一次救命処置（CPRとAED）

心停止と判断したらただちに胸骨圧迫を開始する．胸骨の下半分を，約5 cmの深さで，1分間に100〜120回のテンポで中断を最小にして絶え間なく圧迫する．人工呼吸が安全かつ確実に行える場合は，胸骨圧迫30回に2回の割合で人工呼吸を加えるが，難しい場合は胸骨圧迫のみを行う．AEDが現場に到着したら，AEDの電源を入れ，電極パッドを貼りつけ，以降は音声メッセージに従って操作する．AEDによる心電図解析や電気ショックなどやむをえない場合以外は胸骨圧迫を継続する．

日本では，2004年7月に一般市民によるAEDの使用が認められるようになった．突然の心停止は，致死性不整脈である心室細動によって生じることが多く，この場合，心臓の動きを戻すには除細動が必要となる．心室細動になってから除細動を実施するまでの時間が1分遅れるごとに救命率が7〜10%ずつ低下することが知られている（**図Ⅲ-3-3**）．救命率を上げるためには，バイスタンダーである一般市民ができるだけ早期（心停止から5分以内）にAEDを用いて除細動を行うことが大変重要である．

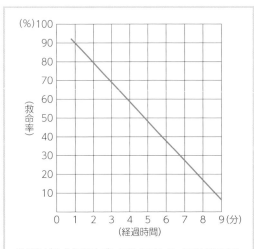

図Ⅲ-3-3　心停止後の経過時間と救命率

除細動が1分遅れるごとに救命率は7〜10%低下する．

［Larsen MP, Eisenberg MS, Cummins RO, et al: Predicting survival from out-of-hospital cardiac arrest; a graphic model. Annals of Emergency Medicine **22**: 1652-1658, 1993 より引用］

D. 救急救命士制度とプレホスピタルケア

1 ● 救急救命士制度

　1963 年に救急業務の法制化が行われて以来，わが国の傷病者の搬送システムは高い水準にいたった．しかし，プレホスピタルケア（救急現場や搬送途上における救護活動）については，救急隊員の行うことのできる応急処置の内容が比較的簡単なものに限られていたため，傷病者の救命率が欧米諸国と比べて十分でないことが指摘されてきた．そこで，このような状況を改善し，プレホスピタルケアを充実させるための議論が行われた．その結果，1991 年に救急救命士法が成立し，救急救命士制度が開始された．

　救急救命士とは，厚生労働大臣の免許を受けて，救急救命士の名称を用いて，医師の指示の下に，救急救命処置を行うことを業とする者をいう（救急救命士法第 2 条）．プレホスピタルケアの充実に向け，すべての救急隊に救急救命士を少なくとも常時 1 人配置することが目標とされており，2021 年 4 月 1 日現在，99.5% の救急隊に救急救命士が 1 人以上配置されている[3]．

　これまで，救急救命士が救急救命処置を行うことのできる場は，傷病者の発生現場および搬送途上に限られ，それ以外の場所でその業務を行ってはならないとされてきた（救急救命士法第 2 条および第 44 条）．しかし，高齢化の進展による救急医療のニーズの増加や救急医療現場の負担軽減のために医師から他職種へのタスク・シフト／シェアをすすめる必要性などを背景に，救急救命士が，救急搬送から続く一連の処置として救急外来において救急救命処置を行う是非が検討された．その結果，救急救命士法が改正され，2021 年 10 月より，傷病者の発生現場および搬送途上に加えて救急外来（医療機関に到着し入院するまでの間／入院しない場合は帰宅するまでの間）においても救急救命処置を行うことができるようになった．

　救急救命士が行うことのできる救急救命処置は，2020 年 3 月現在，33 項目と規定されているが，そのうち 5 項目は，医師の具体的指示を受けなければ行ってはならない「特定行為」とされている（**図Ⅲ-3-4**）．救急救命士法の改正により救急救命士が救急外来で救急救命処置を行うことができるようになったが，その場合でも実施できる救急救命処置の範囲は，特定行為 5 項目を含む 33 項目とされている．

2 ● 救急救命士・救急隊員が行う応急処置等の質を保障する体制

　プレホスピタルケアの充実強化のためには，その質を保障することが不可欠である．「病院前救護体制のあり方に関する検討会報告書」（2000 年）によると，**メディカルコントロール**とは，救急現場から医療機関に搬送されるまでの間において，救急救命士・救急隊員が救急救命処置や応急処置を実施する場合，当該行為を医師が指示または指導・助言および検証してそれらの行為の質を保障することとされている．つまり，プレホスピタルケアにおけるメディカルコントロール体制とは，救急救命士を含む救急隊が救急現場から医療機関に搬送するまでの間に行う応急処置などの質を，医学的観点から直接的あるいは間接的に保障する仕組みをいう．

　メディカルコントロールの主な業務は，①業務のプロトコールの策定（救急救命処置の

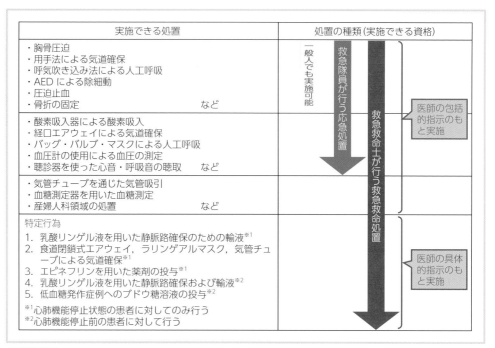

図Ⅲ-3-4　市民，救急隊員，救急救命士が行う処置の範囲
〔消防庁：平成27年度救急業務のあり方に関する検討会報告書，平成28年3月，p.20, 2016〔http://www.fdma.go.jp/
neuter/about/shingi-kento/h27/kyukyu_arikata/houkokusyo.pdf〕（最終確認：2022年1月3日）を参考に作成〕

適応や方法についてのプロトコールの策定，医療機関選定基準の策定など），②オンライン
による医師の指示や指導・助言（救急救命処置の指示，医療機関選定への指導・助言な
ど），③救急活動の事後検証（実施した救急救命処置の効果検証，医療機関搬送後の評価
など），④救急救命士や救急隊員への教育（病院実習の実施，プロトコールの修正と再教
育，医療機関選定基準の修正と再教育など）である．これらの業務により，救急救命士・
救急隊員によって行われる処置や搬送先医療機関の選定の質の向上が図られている．

　救急救命士を含む救急隊が行う応急処置などの質の向上や救急救命士の処置範囲の拡大
など，救急業務の高度化を図るためには，今後もメディカルコントロール体制を充実させ
ていく必要がある．メディカルコントロール体制は，消防機関と医療機関の協議の場であ
る都道府県メディカルコントロール協議会や救急医療協議会により基盤整備されている．

　なお，消防機関の救急救命士には，上述のようなメディカルコントロール体制が構築さ
れているが，救急外来において活動する救急救命士の業務の質を担保するためには，医療
機関内に救急救命士による救急救命処置の実施に関する委員会を設置するとともに，①医
師その他の医療従事者との緊密な連携の促進に関すること（チーム医療），②傷病者及び
医薬品・医療資機材にかかる安全管理に関すること（医療安全），③院内感染対策（感染対
策），についての院内研修を実施しなければならないとされている（救急救命士法施行規則
第23条・第24条）．

‖引用文献‖

1) 消防庁：令和3年版 消防白書, p.139, 2022
2) 日本蘇生協議会（監）：JRC蘇生ガイドライン2020, p.4, 医学書院, 2021
3) 総務省消防庁：令和3年版救急救助の現状. Ⅰ救急編
　〔https://www.fdma.go.jp/publication/rescue/items/kkkg_r03_01_kyukyu.pdf〕（最終確認：2022年12月24日）

救急医療と関連法令

A. 救急医療に関する法令の意義

　看護とは，人間の生きる希望と力を引き出し最後の瞬間まで輝く人生を送ることができるよう支援することである．その看護が重要な力を発揮する場面が救急医療といえる．そもそも医療は生命に対する予定されない緊急事態に適用されるものであり，救急医療は医療の原点であろう．看護の現場において，看護師の行動を律する基本は**保健師助産師看護師法**である．救急医療のような緊急時においても，この**法秩序**は守られなければならない．それは第一に，患者の命と尊厳と利益を守るためであり，次いで看護師を守るためである．

　法律は緊急時をも想定している．そもそも法とは国家が定めた**規律**であり，国家の根本原理は，規律により国民の安全を守ることである．法秩序を守ることにより，国民を守ること，国民の日常生活が円滑になること，おたがいに行動が予測されるので社会の軋轢_{あつれき}がなくなること，過去の経験を積み重ねた豊かな生活ができることなどの効果が生じる．

　つまり，国家は国民の安全を守るために，法により危険な行為を禁止している．極端な例をあげれば，殺人や傷害を刑法で禁じている．ひるがえっていかに有益な行為であっても，技能がなければその行為は禁止されている．その禁止の代表が保健師助産師看護師法や医師法である．一般国民に禁止し，技能と学識と倫理観をもち危険行為を安全に行える者にのみ禁止を解除して免許を与えている．これが看護師免許や医師免許の本質である．免許をもった者は，一見しただけでは人を傷つけるような治療行為であっても，刑法第35条に規定する法に基づく**正当行為**として合法的に行うことができるのである．

　救急医療に関する法律は多岐にわたるが，医療を構成する要素であるヒトとモノとカネに分けて考えてみたい．医療の基本は，看護師や医師などのヒトつまり専門職であり，モノは病院や医薬品，医療機器，救急車など専門職が使う手段である．健康保険の診療報酬に代表される医療費はカネであるが，これはヒトやモノを確保し円滑に行動させるための手段である．カネは目的ではない．それは医療法第7条第7項において，営利を目的とする病院は開設させないとされている規定を引くまでもなく明らかである．

B. 専門職に関する法令

　医療の基本的な法律である**医療法**において，患者の尊厳と利益の保護を規定している．そして，看護師など医療を提供する者は，信頼関係に基づき，患者の意向を十分に尊重し，患者の理解を得て，良質かつ適切な医療を提供することとされている*．また，看護師は保

---

*保険医療機関及び保険医療者担当規則（昭和32年厚生省令第15号，いわゆる療担規則）では，「懇切丁寧に行わなければならない」とされている．

健師助産師看護師法により，傷病者・褥婦に対する療養上の世話と診療の補助などの高度な医療行為ができるのである．これは看護師と法律によりとくに免許を与えられた職種のみが行えるものである．中でも救急救命士は**救急救命士法**により，保健師助産師看護師法の規定にかかわらず診療の補助として，救急車に乗せるまで，救急車内，救急車から入院までの間に**救急救命措置**を行うことを業とすることができる．また，**医師法**により，医師は救急救命士の行為を含めた医業ができる．そのほかにも多くの職種が救急医療に関係するが，看護師との関係で各々の職種にどこまでの行為ができるかは，各職種の根拠となる法律に大枠が規定され，実際は学問をもとに個別具体的に決められる．

　看護師と医師との行為の関係を具体的にみてみると，保健師助産師看護師法第37条の規定がある．これにより，看護師は主治医の指示があった場合以外は，医師が行うのでなければ衛生上危害が生ずるおそれのある行為，つまり医行為を行えない．なお，手術などの絶対的医行為や助産師の内診などは医師の指示があっても看護師は行ってはならない．ただし，臨時応急の手当てをすることはできる．なお，同法第31条で，看護師業務の独占が規定されているが，医師または歯科医師は例外とされている．さらに，看護師免許をもたなくとも[1] 保健師と助産師であれば，看護師の独占業務ができる．

保健師助産師看護師法　第37条[2]

　保健師，助産師，看護師又は准看護師は，主治の医師又は歯科医師の指示があった場合を除くほか，診療機械を使用し，医薬品を授与し，医薬品について指示をしその他医師又は歯科医師が行うのでなければ衛生上危害を生ずるおそれのある行為をしてはならない．ただし，臨時応急の手当をし，または助産師がへその緒を切り，浣腸を施しその他助産師の業務に当然に付随する行為をする場合は，この限りでない．

保健師助産師看護師法　第31条[2]

　看護師でない者は，第5条に規定する業をしてはならない．ただし，医師法又は歯科医師法の規定に基づいて行う場合は，この限りではない．
2　保健師および助産師は，前項の規定にかかわらず，第5条に規定する業を行うことができる．

　救急医療の現場において，看護師と医師と救急救命士の3つの職種の関係を知り，それらの連携を深めておくことが重要である．

C. 施設とシステムに関する法令

　医療機関に関しては，医療法において病院や診療所が規定されている．もちろん，それら以外の場所での医療を禁ずるものではない．とくに救急医療はどこで行ってもかまわない．中でも**消防法**と救急病院等を定める省令により，救急隊が搬送する病院については，知識や技能を有する医師が常時診療し，高度な機器があり，救急車が容易に搬入できるな

---

[1]免許制度の改正により，2007年4月以降は，保健師または助産師になるためには，保健師または助産師の国家試験のみならず，新たに看護師の国家試験にも合格しなければならなくなった．
[2]文章の表現は法律そのものとは少し異なる．

表Ⅲ-4-1　関係法令等

件　名	公布年月日	種別・番号
・保健師助産師看護師法	昭和23（1948）年07月30日	法律第203号
・保健師助産師看護師法施行令	昭和28（1953）年12月08日	政令第386号
・保健師助産師看護師法施行規則	昭和26（1951）年08月11日	厚生省令第34号
・保健師助産師看護師学校養成所指定規則	昭和26（1951）年08月10日	文部省・厚生省令第1号
・保健師助産師看護師法第37条の2第2項第1号に規定する特定行為及び同項第4号に規定する特定行為研修に関する省令	平成27（2015）年03月13日	厚生労働省令第33号
・看護師等の人材確保の促進に関する法律	平成04（1992）年06月26日	法律第86号
・看護師等の人材確保の促進に関する法律施行令	平成04（1992）年10月21日	政令第345号
・看護師等の人材確保の促進に関する法律施行規則	平成04（1992）年10月21日	厚生省令第61号
・看護師等の人材確保の促進に関する法律に基づく都道府県ナースセンター及び中央ナースセンターに関する省令	平成04（1992）年10月21日	厚生省・労働省令第6号
・看護婦等の確保を促進するための措置に関する基本的な指針	平成04（1992）年12月25日	文部省・厚生省・労働省告示第1号
・看護師等の人材確保の促進に関する法律第二十条の規定に基づく中央ナースセンターの指定	平成06（1994）年01月26日	厚生省・労働省告示第1号
・医師法	昭和23（1948）年07月30日	法律第201号
・医師法施行令	昭和28（1953）年12月08日	政令第382号
・医師法施行規則	昭和23（1948）年10月27日	厚生省令第47号
・救急救命士法	平成03（1991）年04月23日	法律第36号
・救急救命士法施行令	平成03（1991）年08月14日	政令第266号
・救急救命士法施行規則	平成03（1991）年08月14日	厚生省令第44号
・救急救命士法に基づく指定登録機関及び指定試験機関に関する省令	平成03（1991）年08月14日	厚生省令第45号
・救急救命士学校養成所指定規則	平成03（1991）年08月14日	文部省・厚生省令第2号
・医療法	昭和23（1948）年07月30日	法律第205号
・医療法施行令	昭和23（1948）年10月27日	政令第326号
・医療法施行規則	昭和23（1948）年11月05日	厚生省令第50号
・消防法	昭和23（1948）年07月24日	法律第186号
・救急病院等を定める省令	昭和39（1964）年02月20日	厚生省令第8号
・医療提供体制の確保に関する基本方針	平成19（2007）年03月30日	厚生労働省告示第70号
・救急医療用ヘリコプターを用いた救急医療の確保に関する特別措置法	平成19（2007）年06月27日	法律第103号
・救急医療用ヘリコプターを用いた救急医療の確保に関する特別措置法施行令	平成19（2007）年06月27日	政令第192号
・救急医療用ヘリコプターを用いた救急医療の確保に関する特別措置法に規定する助成金交付事業に係る登録に関する省令	平成20（2008）年03月26日	厚生労働省令第46号

厚生労働省系の法令では「救命」が先に来るが，消防系の法令では「救急」が先に来る違いに注意すること．

どの条件をもつ病院・診療所は都道府県知事が救急病院等として**告示**をし，住民に明らかにしている．救急医療については，**医療法**において厚生労働大臣が医療提供体制の基本方針を定め，都道府県が医療計画を定める中で，救急医療や災害時の医療など救急医療等確保事業を定めることとされている．二次医療圏で完結することを想定し，さらに広範囲・高度な第三次救急医療として24時間の対応ができる医療機関を救命救急センターとし，さらに高度救命救急センターやドクターヘリが整備されている．入院を要する第二次救急医療として休日・夜間は病院群輪番制病院，共同利用型病院などが，初期救急医療として在宅当番医や休日夜間急患センターが対応している．

また，小児救急については，それらに加えて第三次で，小児科専門の医師を配置した総合周産期母子医療センター，小児救命救急センター，第二次は小児救急医療拠点病院があり，初期は小児初期救急センターが休日・夜間にも対応している．また，休日・夜間の小児救急電話相談事業も普及している．

一方，患者が医療機関に搬送されるまでの間は消防の仕事である．救急業務とは，消防法と施行令で，「災害により生じた事故，屋外・屋内・公衆の出入りする場所での事故，生命に危険を及ぼすか著しく悪化するおそれがある症状を示す疾病で，これらによる傷病者を医療機関などに迅速に搬送するための適当な手段がない場合に，緊急に搬送する必要があるものを救急隊によって搬送すること，および傷病者が医師の管理下に置かれるまでの間に緊急でやむをえない応急の手当を行うこと」とされている．

その消防を行う組織については，消防組織法により，市町村が消防の責任を有するのが基本とされているが，市町村を超えて共同で処理をする広域化の方向に向かっている．とくに東京都特別区の消防は都知事が管理することとされ，都内全域は一部を除き東京消防庁が管轄する．また，消防制度の企画立案などのために国に総務省消防庁を置くことなどが定められている．

さらに，都道府県は消防用ヘリコプターをもつことができ，とくに，2007年に救急医療用ヘリコプターを用いた救急医療の確保に関する特別措置法が成立した．これにより救急医療の確保のために，必要な機器と医薬品を積み，高度医療を提供する病院の医師を搭乗させ，ただちに現場に向かういわゆる**ドクターヘリ**の配備が医療計画にも位置づけられ，運用の充実が図られている．

D. 費用に関する法令

救急医療に関する費用について法律上の位置づけをみてみる．通常の医療に関する費用は，医療費として健康保険法で医療内容ごとに**診療報酬**が定められている．具体的には入院費用だけでも，救命救急入院料とそのほかの各種の加算が保険者から支払われる．さらに初診料や医療行為ごとに特掲診療料が算定され支払われる．もちろん一部は患者の自己負担である．医療機関は**社会保険診療報酬支払基金**または**国民健康保険団体連合会**に請求する．また，生活保護など税金でまかなわれる公費負担医療制度もある．一方，救急車の運用など消防に関する費用は地方公共団体が負担する．

しかし，一般の負傷ではなく，原因者がわかり，かつその人が責任を負うべきであると

きには，健康保険などではなく，責任がある人あるいはそれに代わる制度が医療費を支払う．たとえば交通事故では，自動車損害賠償責任保険という医療保険ではない医療費補てん制度が支払う．これは制度を代行する民間の損害保険会社に請求する．同様に，労働災害が原因ならば労働者災害補償保険で支払われる．これらについては，診療報酬の費用あるいは点数が健康保険法の場合と少し異なる．また，犯罪などの行為が原因で医療を受けた場合は加害者が支払うべきであるが，それが可能でなければ犯罪被害者給付金制度の対象となる．

E. 緊急時の専門職間の連携

　前述の保健師助産師看護師法第37条のように，専門職の連携は保健師助産師看護師法と医師法との関係で決められるものであるが，法が決めることができるのはあくまで根底に学問があるからである．膨大な個々の具体的行為について，法律レベルで看護師と医師の担当を決めることはできない．個々の行為について，どれをどの職種が担当するかは，個別具体的な状況において看護学と医学という学問のレベルで決まっていくものである．厚生労働省など行政が一律・簡単に変更できるものではない．行政が出す通知は，解釈通知であって，事実を確認するものである．通知で権利を創設したり義務を科したりすることはできない．さらに，たとえばトリアージタッグ（識別色札）方式なども普及している．現場の医療機関の努力で開発され，法令に基づかない仕組みも医療を発達させてきた．

　また，新型コロナウイルス感染症流行下において，歯科医療でないワクチン接種を歯科医師が行うことなどについて，刑法第35条の「正当な業務は罰しない」との規定を適用して正当化されてきた．この条文は大災害における外国医師免許保持者から学生の実習まで医療行為に幅広く使われる傾向があるが，抑制的であるべきである．そこで，新型インフルエンザ等対策特別措置法を改正し，感染症発生・まん延時に厚生労働大臣・都道府県知事の要請があればワクチン接種ができるように法的に位置づけた．また，医師については，医師法を改正して共用試験という仮免許制度を作るなど疑問が出ないようにしている．

F. 救急医療にあたって注意すべき法的考え方の基本

　救急医療の現場において命を守ることは最優先であるが，万一の事態が発生することも常に想定しなければならない．とくに臓器移植に同意し意思表示をしている人と家族がいることにも注意しなければならない．その際には脳死の判定など臓器移植の適正な手続きを厳正に守らなければならない（p.184参照）．

　そのほか，救急医療の現場では，高齢者や児童に対する虐待，多様な犯罪，災害，事故，食中毒などの重要な事案が発見される端緒があることに十分に気をつけなければならない．このためにも医療に携わる者は，警察や消防，保健所，児童相談所，市町村など行政との連携は欠かせない．

　救急時だからといって注意義務をおろそかにしてはならない．医療事故，ミス，ヒヤリハットには十分に注意しなければならない．救急医療だから何をやってもよいということ

ではない．救急時だからこそ**秩序**が求められるのである．看護師は，現在の最高水準の看護・医療技術と専門職として求められる最高の注意義務を払い，高い倫理観をもち看護に臨まなければならない．それでも，万一医療事故が発生した場合には，①個人として法を犯したとして問われる刑事責任，②損害を賠償する民事責任，③免許を受けた立場の行政責任，④職責を果たさなかった職場における責任，そして⑤人間としての道義的責任の5つの**責任**がある．当該行為がどれに該当するかを考えなければならない．また民事上の責任は看護師個人だけが負うのではなく，雇用者として病院を運営する法人・企業も民法により連帯して責任を負うことになっている．

　さて，法律と倫理は，いずれも人として正しく行うべき目的の実現に向けた人間の意思が根底にある．ただ，倫理の本質が個人の良心と義務感によって立つ**自律的**なものであるのに対して，法律はそれに加えて国家による**強制力**を背景として立つものであることに違いがある．なぜ法律は強制力をもつのか，それは自分たちの代表が決めたことだからである．何が倫理で何が法律か，人々は昔から常に考えてきたが，両者の間の線引きは時代によって変わるものである．

　保健師助産師看護師法に基づく資格は，国法により強制力をもって免許のない者を当該業務から排除する一方，免許をもつ者の最小限度の義務を定めている．そのうえで，免許に基づき国民に最高水準の看護を提供しようという心構えは，法であるとともに倫理であり，各人と職能団体が力を合わせて研鑽に努めることが望まれる．

第Ⅲ章　学習課題

1. わが国における救急医療の歴史と動向について説明してみよう．
2. 救急医療に関連する法律について説明してみよう．
3. 救急医療の現場において，看護師，医師，救急救命士がそれぞれ法律上どのようなことができるか説明してみよう．

練習問題

Q1 ▶ 救急医療体制とその内容の組合せで正しいのはどれか．（第103回 看護師国家試験/2014年）

1. 初期救急医療体制――――――休日・夜間急患センター
2. 第2次救急医療体制――――――高度の診療機能を持つ24時間救命救急センター
3. 第3次救急医療体制――――――在宅当番医
4. 広域救急患者搬送体制――――――へき地巡回診療車

[解答と解説 ▶ p.382]

集中治療・救急医療における倫理

1 集中治療・救急医療における倫理

A. 医療倫理概説

　医療倫理を著したものとして，古くはヒポクラテスの誓い（紀元前5世紀ごろ），ニュルンベルグ綱領（1947年，アメリカ軍事法廷），ジュネーブ宣言（1948年，第2回世界医師会総会）が知られている．これらは治療を施す者として，あるいは医学的実験を行う者としての医師の態度，望まれる姿勢を記したものであり，患者の望ましい状態を医師が慮り医師の判断で医療を行う，いわゆる家父長制（パターナリズム）に基づくものであった．その後，1964年にヘルシンキ宣言が採択され（第18回世界医師会総会），ヒトを対象とした研究における被験者の人権擁護と，インフォームド・コンセントの重要性が提唱され，医師主導の従来型医療から患者の自己決定に基づく医療への転換の布石となった．

　これまで日本では，日本医師会による「医の倫理綱領」（2000年）と「医師の職業倫理指針（第3版）」（2016年），看護領域では国際看護協会（ICN）の「看護師の倫理綱領」（2000年）をもとに著された「**看護者の倫理綱領**」（日本看護協会，2003年）を倫理指針としてきた．いずれにおいても医療専門職として研鑽を積み，適切な知識と技術をもって医療に従事すること，患者の人権を尊重し，患者の自由意志に基づく同意のうえで医療を行うこと，患者情報に関する守秘義務を順守することが記されている．

　その後2012年にICNが倫理綱領を改訂し，日本看護協会も医療・看護を取り巻く社会状況の変化に鑑み，看護職の幅広い活動領域に対応するものとして内容を改訂した．専門職として対象の尊厳を守り，最後までよりよく生きる権利の遵守，十分な話し合いを通じて合意形成したうえでの意思決定，多職種との有機的連携と協働等の視点を強化し，名称も「**看護職の倫理綱領**」（2021年）とした[1]．

　ビーチャムTLとチルドレスJFは，生命倫理の4原則として自律尊重（respect for autonomy），善行（beneficence），無危害（non-maleficence），正義・公正（justice）をあげている[2]．すなわち，生命と向き合う医療職には，患者の自律性を尊重し，患者の自由かつ独立した考えのもと患者が自ら決定するよう支援すること，患者に対して常に善をなし危害を加えないこと，患者に対して平等，公正である姿勢が求められる（**表Ⅳ-1-1**）．

B. 集中治療・救急医療における倫理と看護師の役割：意思決定場面を中心に

　生命の危機状態にある救急医療・集中治療の現場では，患者が自らの意思を表明したり治療法を選択することが困難な場面も多々ある．このようなとき，患者に代わり意思表示する代理人（代諾者）に対し，状況説明と治療方針を十分に説明し同意を得たうえで，救

表Ⅳ-1-1　生命倫理の4原則の概要

自律尊重	・診療ならびに人を対象とする医学研究においては，患者ならびに被験者の自己決定権を尊重しなければならない ・法的判断能力を有する成人には，十分に説明し，理解を得た後，自由意思に基づく自発的な同意を得なければならない（informed consent）．また患者ならびに被験者は，いつでも同意を撤回し，拒否する権限を有する（informed dissent） ・法的判断能力を有しない者（未成年者，または後見人・保佐人等が指定されている者）には，その代理人による同意を得なければならない．さらに法的判断能力を有しないが，理解し，判断する能力のある者には，できる限り，説明し，理解を得るようにしなければならない（informed assent） ・緊急事態（「ためらえば危険」な状態）においては，救命のため医師の裁量権が優先する
善行（仁恵）	・医療者は，健康の増進回復，疾病予防，生命維持，苦痛緩和に最善を尽くさなければならない ・診療ならびに人を被験者とする医学研究においては，利益を最大にし，起こりうる害・リスクを最小にしなければならない ・患者利益の判断の際には，便益・効果とリスク・害・費用等を比較考量するべきである ・最善の医療を施すため，医療者は医療の知識・技術の向上に努めなければならない ・この原則は「害を加えるな」という「無危害の原則」と表裏一体とも考えられる（ベルモント・レポート，1979年）
無危害	・医療者は，患者ならびに被験者等に危害・苦痛を加えてはならない ・避けられない危害を伴う医療行為は，危害に優る利益を比較考量して相当である場合に許容される ・医学研究においては，被験者の予想される利益とリスク・負担とを事前に比較考量しておかなければならない
正義・公正	・医療において，患者は人種，国籍，性別，社会的地位，能力等によって差別されることなく，公平に扱わなければならない ・医療を受ける機会は，誰にも公平に保障されなければならない ・医療資源の負担と利益は，公平に配分されなければならない ・大規模災害時の医療においては，限られた医療従事者と医療資源を有効に利用するために，負傷者を重症度によって分類し，治療順位や搬送順位を決め（トリアージ），最大多数の最大幸福を目指す ・医療研究における被験者，集団，地域社会は，研究の負担と利益が公平になるような方法で選択されなければならない ・社会的弱者（学生・判断能力を有しない者等）は，不当に被験者の対象とされやすいことから，保護されなければならない

[生命倫理と法編集委員会（編）：新版 資料集生命倫理と法〔ダイジェスト版〕，太陽出版，p.300-301, 2008より引用]

命処置をはじめとした医療を行うこととなる．思いがけない事故や事件，災害に巻き込まれたとき，患者同様に家族も気が動転し判断能力が低下している可能性も高い．また，患者とその家族の希望の不一致，あるいは患者・家族と医療者側の治療方針に対する考え方の不一致など，生命に直結する意思決定場面でのさまざまな倫理的ジレンマが生じうる．常日頃より延命処置を拒んでいた患者に対し，少しでも長く生きていることを願う家族の希望で行われる延命措置，臓器移植を希望する患者の思いと，いざその段になって臓器提供を拒む家族など，救急医療の現場では解決の困難な問題が多い．とくに延命措置については，患者の意思（あるいは事前指示：アドバンスディレクティブ），家族の希望と医療者の意見が一致しない場合，患者本人の意思に反して延命措置が続けられることがある．

　このため日本救急医学会，日本集中治療医学会，日本循環器学会は，救急医療・集中治療における延命措置の継続と中止をめぐるさまざまな問題への指針として「救急・集中治療における終末期医療のあり方に関するガイドライン」（2014年）[3]をまとめ，臨床場面における方針決定の指針を提示．その中で救急・集中治療における終末期を「集中治療室等で治療されている急性重症患者に対し適切な治療を尽くしても救命の見込みがないと判断される時期」と定義し，終末期と判断したあとの延命措置への対応を具体的に示している．

　厚生労働省は2007年に「終末期医療の決定プロセスに関するガイドライン」を示し，さらに2015年には「終末期医療」を「人生の最終段階における医療」に改め，2018年に同ガイドラインを改訂した．この中で，患者本人の意思確認ができない場合の手順を次のように示している．「①家族等が本人の意思を推定できる場合には，その推定意思を尊重し，本人にとっての最善の方針をとることを基本とする．②家族等が本人の意思を推定できない場合には，本人にとって何が最善であるかについて，本人に代わるものとして家族等と十分に話し合い，本人にとっての最善の方針をとることを基本とする．時間の経過，心身の状態の変化，医学的評価の変更等に応じて，このプロセスを繰り返し行う．③家族等がいない場合及び家族等が判断を医療・ケアチームに委ねる場合には，本人にとっての最善の方針をとることを基本とする．④このプロセスにおいて話し合った内容は，その都度文書にまとめておくものとする」[4]という手順がガイドラインの記載である．

　これらのガイドラインにも示されるように，医療者，患者・家族間で情報を共有しながら，互いの立場と価値観を尊重し，患者にとって最良の方向性を探ることが肝要である．提供する医療が患者にとって善となっているか，治療による侵襲は必要最小限であるか，患者の希望にかなうものであるか，という意識を常にもち，患者の人権を擁護し援助を行うことが看護者の重要な役割となる．

第Ⅳ章　学習課題

1.　集中治療・救急医療における倫理的問題と看護の役割について説明してみよう．

▌引用文献▐

1)　日本看護協会：看護職の倫理綱領（2021年3月改定）
〔https://www.nurse.or.jp/home/publication/pdf/rinri/code_of_ethics.pdf〕（最終確認：2022年8月1日）
2)　ビーチャムTL，チルドレスJF（永安幸正，立木教夫監訳）：生命医学倫理，p.79-367，成文堂，1997
3)　日本救急医学会，日本集中治療医学会，日本循環器学会：救急・集中治療における終末期医療に関するガイドライン～3学会からの提言～，2014〔http://www.jaam.jp/info/2014/pdf/info-20141104_02_01_02.pdf〕（最終確認：2022年8月1日）
4)　人生の最終段階における医療・ケアの決定プロセスに関するガイドライン，厚生労働省，改訂平成30年3月
〔https://www.mhlw.go.jp/file/04-Houdouhappyou-10800000-Iseikyoku-Shidouka/0000197701.pdf〕（最終確認：2022年8月1日）

第2部

クリティカルケアの実際

ICU・救急外来で治療を受ける患者と家族の特徴

1. ICU・救急外来で治療を受ける患者の身体的特徴について理解する.
2. ICU・救急外来で治療を受ける患者の心理的特徴について理解する.
3. ICU・救急外来で治療を受ける患者の家族の特徴について理解する.

1 ICU 入室患者と家族の特徴

A. ICU 入室患者とは

　ICU に入室する患者は，侵襲の大きな手術後や救急蘇生後のほか，意識障害や呼吸不全，心不全やショック，重篤な代謝障害など，生命の危機状態にある．患者は，多くの薬剤が投与されるとともにライン・カテーテル類が挿入され，人工呼吸器，補助循環装置などの生命維持装置を必要とすることが多い．

　また，多くの医療機器に囲まれた中で，疼痛や不快による身体的苦痛に加え，人工呼吸管理によるコミュニケーションの困難さや行動制限が重なり，精神的苦痛や社会的苦痛，スピリチュアルな苦痛を生じやすい状況にある．

B. 患者の身体的特徴

　集中治療を必要とする患者の身体は，原疾患や全身の炎症反応により過大な侵襲を受けているため，医療的な介入なしでは生命を維持することが困難である．また，身体的な恒常性を保つための代償反応が最大限に機能しているため，感染，低酸素，循環不全などの新たな侵襲が加わることによって容易にショックや臓器障害が生じる状況にある．集中治療を必要とする患者の身体に生じている，身体的苦痛および侵襲に対する生体反応と全身性炎症反応症候群，またそれに引き続いてみられやすいショックや敗血症について解説する．

1 ● 身体機能の障害と身体的苦痛

　集中治療を必要とする重症の患者は，呼吸・循環機能障害などをきたす疾患に伴う苦痛，皮膚・筋肉・骨・臓器の損傷による疼痛といった身体的苦痛を感じている．人工呼吸管理や手術など，実施される治療や処置が痛みや不快感を引き起こすことも多い．そして，このような苦痛はさらに運動機能や呼吸機能などの身体機能に影響を及ぼす．また重篤な患者は，薬剤投与やモニタリングのためのライン類やカテーテル，ドレーンなどが多数挿入・留置されており，それに伴う拘束感や長期間の同一体位保持を強いられることによる身体的苦痛も生じる．

2 ● 侵襲と生体反応

　身体に麻酔・手術などの外部刺激が加わると，恒常性を保つために発熱・浮腫・尿量低下などさまざまな反応が起きる．また，身体は外部刺激だけでなく，炎症・悪性腫瘍などの内部刺激，飢餓，過労，睡眠不足や，不安，恐怖，緊張，興奮などによってもストレス

を受ける．これらの内部環境を乱したり乱す可能性のある刺激を侵襲といい，内部環境を維持する反応を生体反応という．

　生体に侵襲が加わると神経系を介してさまざまな内分泌ホルモンが分泌される．同時に，炎症や免疫系の生体防御反応を調節するサイトカイン*の産生や活性化の応答も生じる．侵襲時にはこれらの神経内分泌反応やサイトカインの誘導が複雑に影響しあって恒常性を維持するように働いている．

　侵襲によって生体のエネルギー消費や体液バランスは大きく変動する．ムーア（Moore FD）は侵襲からの回復過程を4つの相，①傷害期（異化期），②転換期（変換期），③筋力回復期（同化期），④脂肪蓄積期に分類し，各相における内分泌や代謝の変化と臨床症状を説明した．傷害期は，侵襲に伴う神経内分泌反応の亢進による代謝の亢進によってエネルギー消費量が増大し，各種のサイトカインによる血管透過性の亢進によって全身の浮腫とともに尿量が減少する．転換期に入ると，神経内分泌反応が消退し，エネルギー消費量が減少し始め，利尿に伴い全身の浮腫の軽減がみられる．筋力回復期には，筋肉量や活動量の回復がみられ，脂肪蓄積期には体力が正常までに回復してエネルギー消費量も元の状態に戻る．

3● 全身性炎症反応症候群（SIRS）

　侵襲時はサイトカインを中心とした生体反応により，全身性炎症反応症候群（systemic inflammatory response syndrome：SIRS）という状態となる．SIRS は重症患者のスクリーニングとして活用され，以下の4項目のうち2項目以上を満たすとき SIRS と診断される．

①体温＞38℃　あるいは　＜36℃
②脈拍数＞90回/分
③呼吸数＞20回/分　あるいは　動脈血酸素分圧（$Paco_2$）＜32 Torr
④白血球数＞12,000/mm^3　あるいは　＜4,000/mm^3　あるいは　幼若球＞10%

　SIRS が重症化，遷延化すると好中球，凝固系などが活性化され臓器障害の原因となる．また，炎症性サイトカインが産生されると抗炎症性サイトカインが誘導されるが，炎症性サイトカインよりも抗炎症性サイトカインが優位な状態を代償性抗炎症反応症候群（compensatory anti-inflammatory response syndrome：CARS）といい，CARS が遷延すると免疫抑制状態となり，感染症を併発して臓器障害をもたらす．

4● 多臓器障害（MODS）と多臓器不全（MOF）

　全身性炎症反応症候群（SIRS）や敗血症に続発して生じる中枢神経，心臓，肺，肝臓，腎臓，消化管，凝固系，免疫系などの複数の重要臓器が同時にまたは連続的に機能不全に陥る病態を多臓器障害（multiple organ dysfunction syndrome：MODS）という．以前は多臓器不全（multiple organ failure：MOF）とよばれていたが，救命例では臓器機能は可

---

*サイトカイン：リンパ球，マクロファージ，血管内皮細胞など全身のあらゆる細胞から産生される生理活性を有するポリペプチドの総称であり，生体に侵襲が加わったときにのみ産生される．炎症性サイトカインにはTNF（腫瘍壊死因子），IL（インターロイキン）-1，IL-6，IL-8，抗炎症性サイトカインには，IL-4，IL-10，IL-11，TGF-βなど多くの種類が存在する．

逆的で正常に回復しうることから，多臓器障害とよばれるようになった．主に出現するのは急性循環不全，急性呼吸促迫症候群，急性腎障害，凝固異常であり，死亡率の高い病態である．

5●ショック症状

ショックとは，循環血液量の減少，血管の虚脱，心拍出量の減少などにより，重要臓器への血流が低下し，酸素化が維持できなくなった結果，細胞の代謝障害や臓器障害が起こっている状況をいう．ショック時の症状は，全身虚脱，脈拍触知不能とともに血圧低下がみられ，交感神経の緊張によって，顔面蒼白，冷汗，頻脈などの症状がみられる．ショックはさまざまな原因によって生じるが（p.293 参照），集中治療を必要とする患者において，心肺停止とならび最も重篤な状態であり，早急な原因検索と対処が必要である．

6●敗血症（sepsis）

重症の患者は，過大な侵襲により免疫力の低下から感染症を引き起こしやすい．敗血症は，「感染症によって重篤な臓器障害が引き起こされる状態」とされている．また，敗血症は生命を脅かす臓器障害を引き起こし，敗血症性ショックという病態に陥ると，急性循環不全により細胞障害および代謝異常が重度となり，死亡率を増加させる可能性がある[1]とされている（p.296 参照）．

7●集中治療後症候群（PICS）

近年，ICU に入室した患者や家族は，在室中から退室後に長期間にかけ，患者の身体機能，認知機能，精神機能の障害が生じていることや，家族の精神機能にも影響を及ぼし

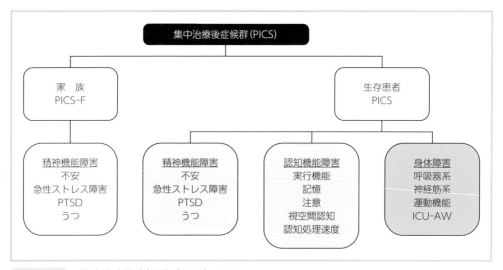

図Ⅴ-1-1　集中治療後症候群（PICS）とは
PTSD(post traumatic stress disorder)：心的外傷後ストレス障害．
ICU-AW(ICU-acquired weakness)：重症疾患の罹患後に左右対称性の四肢のびまん性の筋力低下を呈する症候群．
［日本集中治療医学会：PICSとは．〔https://www.jsicm.org/provider/pics/pics01.html〕（最終確認：2022年8月1日）より引用］

ていることが明らかになった（**図Ⅴ-1-1**）[2]．これらの障害を集中治療後症候群（post intensive care syndrome：PICS）と呼び，PICS 予防に向けて，人工呼吸器からの早期離脱やせん妄予防，早期離床などの対策が行われている．

精神機能障害については p.59 参照.

C. 患者の心理的特徴

クリティカルな状態にある患者は，身体的苦痛とともに多くの心理的苦痛も抱えている．とくに，病状の不安定さから，状態が急激に悪化し，緊急に侵襲的治療が必要になる場合が多く，患者や家族は容易に心理的な危機的状況に陥る．つまり，集中治療を要する患者には，生命の危機と心理的危機が同時に訪れることとなる．

ここでは集中治療を受ける患者の心理的特徴について述べる．

1 ● 心理的危機

アギュララ（Aguilera）は，「人はストレスの多いできごとに遭遇し，心のバランスを崩しそうになるとバランスを回復することを切実に望む．3 つのバランス保持要因（できごとに関する現実的な知覚，適切な社会的支持，適切な対処機制）があると心理的危機を回避しうるものの，これらが備わらないと心理的危機に陥りやすい」[2]と述べている（**図Ⅴ-1-2**）．

この**危機モデル**に基づき考えると，集中治療を受ける患者は，重大な病気や生命の危機により知覚が歪みやすくなるとともに，社会的支持も得られないために対処機制もとりにくく，結果として容易に危機に陥りやすいという特徴をもつといえる．

2 ● 不　安

不安は，未知のつかみどころのない危険や脅威に対する恐れの感情であり，自己の存在や自己の存在と同一視するような何らかの価値が脅かされたときに引き起こされる．不安を誘発する原因には，身体的苦痛だけでなく，治療的要因，環境要因，社会的要因，自己存在にかかわる要因があるが，これらの要因は集中治療の場には多々存在するため，集中治療を受ける患者は不安を感じていることが多い．

集中治療を受ける患者は痛みをはじめさまざまな身体的苦痛を体験している．また，外傷や治療に伴い身体の一部を喪失するといった体験もしており，こうした苦痛は不安の原因となる．

集中治療を受ける患者の多くは気管挿管を行っている．患者は，口や鼻から管が入ることで苦痛の訴えや自分の気持ちを声に出して表出できにくくなり，不安を感じる．一方，気管挿管による不快感の軽減や安全性の確保，酸素消費量の減少，換気の改善のために最近では鎮静（鎮静薬によって意識レベルを下げる医療行為）が行われることが多い．しかし，鎮静下で認知的評価がうまく働かず現状を理解しきれずに治療が進んでいくことで混乱をきたし不安が引き起こされる．現在では浅い鎮静が主流となり鎮静管理中でもコミュニケーションが取れるようになっているが，鎮静と覚醒を繰り返すことで記憶が断裂して妄想的記憶から不安につながることもある．

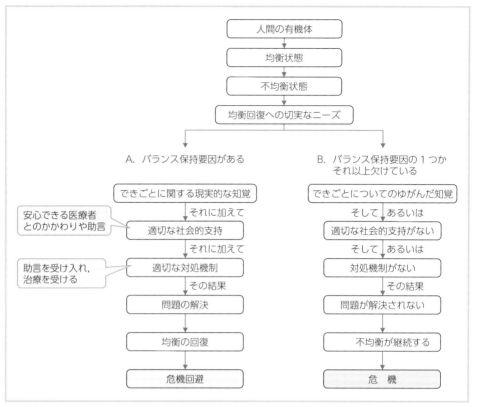

図Ⅴ-1-2　危機モデルを用いた救急患者の状態

［ドナ・C.アギュララ(小松源助, 荒川義子訳):危機介入の理論と実際─医療・看護・福祉のために, p.25, 川島書店, 1997を参考に作成］

　また，生命の維持のためさまざまな治療的介入がなされている状況では，状況をコントロールしている感覚を喪失しやすくなり不安を引き起こす原因となる．さらに，集中治療下では，患者の安全性を保つために身体拘束が行われることがある．たとえば，気管挿管の自己抜去予防のために両上肢を拘束することがある．両手が縛られ体動が制限されることは，患者にとって大きな不安の原因となる．

　24時間体制で看護師から観察されること，多種多様なモニターや医療機器の装着，多数のドレーンやチューブ，ライン類の装着など，集中治療室の非日常的な環境も患者に不安を引き起こす原因の1つである．また，医療者はマスク，ガウン，帽子，アイガードなどを装着することが多く，患者側から医療者の表情が読み取れないことも不安につながる要素である．

　さらに，他者とのつながりが中断され，社会的役割が中断されることも不安となる遠因の1つである．とくに，緊急入院であれば準備をすることもできない中で日常生活・社会生活を中断しなくてはならず，不安はより大きくなる．加えて，集中治療に対する医療費の負担や，人生目標が途絶えてしまう可能性なども不安を引き起こす．

3 ● 意思決定の困難さ

　集中治療を受ける患者は，生活行動に関することから重大な治療選択までさまざまな意思決定を求められる．しかし，患者はストレスの大きい状況下にあるため，適切に情報を理解し状況判断するといったことができにくくなる．また，脳血管疾患障害や頭部外傷，代謝系疾患などによる意識障害を伴う場合だけではなく，気管挿管や鎮静管理により患者は自分自身の意思を周囲に伝えることが困難な場合も多い．また，意識清明であっても精神的ショックや激しい痛みにより十分に会話ができないこともあり，意思決定に困難をきたすことが多い．

4 ● せん妄

　せん妄は，急性に起こる脳機能障害であり，意識が清明なときもあれば混濁しているときもあることが特徴である．入室後数時間から数週間（一過性）に発症する．意識が混濁している時に落ちつきがないなどの精神運動の興奮，あるいは傾眠などの変化をみとめた状態である．集中治療を受ける患者の 80％ にみられたとの報告[4] がある．また集中治療を受ける患者は，低活動型せん妄が多い特徴がある．

a. 過活動型
　精神運動興奮，幻覚・妄想，錯乱，易刺激性，易怒性，不眠，徘徊などがある．

b. 低活動型
　傾眠，無表情，無気力，的外れな応答，記銘力低下，失禁などがある．

c. 混合型
　a と b が混合した状態である．昼夜が逆転し夜間に症状が増悪する．

5 ● 集中治療後症候群（PICS）

　PICS は，集中治療室在室中あるいは集中治療室退室後，さらには退院後に生じる身体障害および認知機能・精神機能障害で，集中治療を受ける患者の長期予後のみならず患者家族の精神にも影響を及ぼす（p.56 参照）．以下ではその中でも患者に生じる精神機能障害について解説する．

　患者に生じる精神機能障害は，うつ症状，不安，心的外傷後ストレス障害（post trauvmatic stress disorder：PTSD）などである．重症患者の生存者のうち 30％ はうつ症状に苛まれ，70％ は不安に苦しみ，10〜50％ は PTSD を発症する．たとえば ICU 入室中の記憶を患者は「真っ暗な中に閉じ込められていた」，「仮面をかぶった人に襲われそうだった」などと表現することもある．集中治療を受ける患者は，現実にあった事実を忘れ，悪夢が清明になることで記憶が置き換えられる「妄想的記憶」を体験しやすい．このような妄想的記憶や記憶の欠如はのちに精神・認知機能障害のリスクとなる[5] と言われている．

　精神機能障害はベンゾジアゼピン系薬やオピオイドの使用，夜間の体位変換・バイタルサイン測定による睡眠障害などの治療介入因子が影響する．また疾病への不安，社会経済不安，面会制限，閉鎖空間などの環境因子・精神因子が影響する．前述した不安が影響することも多い．

D. 家族の特徴

　心臓，肺，脳などの生命臓器に対する侵襲の大きな外科治療，あるいは慢性疾患の急性増悪により急激に生命の危機に陥ることは，患者のみならずその家族にとっても非常事態であり，大いなる脅威となる．予期せぬ生命の危機状態は，患者とその家族に衝撃と混乱をもたらし，さまざまな身体的，精神的症状を引き起こす原因となる．また集中治療管理下におかれ，人工呼吸器やドレーン類，輸液チューブなどが数多く装着された患者を目の当たりにした家族は，事態の深刻さを実感するとともに，最愛の家族が非日常世界に連れ去られ，手を差し伸べることができない存在となったという思いを強くすることになる．

　集中治療を受ける患者の特徴として，生命の危機状態にあることのほか，身体症状による苦痛，侵襲の大きい処置による苦痛，生命の危機に曝されることによるパニック，状況把握ができないことによる混乱，集中治療が行われる慣れない環境への不安があげられる．このような状況にある患者を支える家族もまた，同様の精神症状を呈する．

　危機状況が及ぼす精神症状として不安（発作）（パニック発作），意識の混濁，幻覚・妄想，うつ状態，せん妄，不眠，自殺念慮，PTSDがあげられる．とくに不安発作では心悸亢進，発汗，振戦，呼吸困難，胸痛，胸部不快感，めまいなど自律神経機能を介する症状が出現するといわれている[6]．家族の不安は，患者の傷病の緊急度，緊急度の誤認識（現実との不一致）により，いっそう強くなる[7]．

1 ● 家族の認識と体験

　樽松ら[8]は，集中治療を必要とする重症意識障害患者の，発症時から生命危機を脱した時期までの患者家族の認識のプロセスを質的に分析している．それによると，救急・集中治療を必要とする患者に対する家族の認識プロセスは，突然の発症，あるいは受傷に対する〈嘘と本当の交叉〉と表現される認識に始まり，〈生きていてくれればいい〉〈もとに戻ってほしい〉〈もとには戻らないかもしれない〉〈変化の受け入れ〉の4つの位相で構成され，そしてその中心に《意識障害患者とのつながりに対する希望と落胆の共存状態》が常にあることを示している．

　また飯塚ら[9]は，集中治療を受ける患者家族で，緩和優先医療（comfort measures only：CMO，これまでの治療は継続しつつ苦痛緩和を優先した処置・ケアを提供すること）を提案された人の体験を質的に分析している．その結果，家族は集中治療を受ける患者を目のあたりにして，【何としても助けたい】と願い【先行きが見えない】状態の中，患者の生命の不確かさを感じ，【助からないかもしれない思いが過って】いた．そのような状況下でのCMOの提案に【衝撃を受け】，さまざまな感情を体験する中で【死と向き合って】おり，受け入れられる人はすんなりと，また人によっては不本意ながら【CMOを受け入れ】ていた．それでも【CMOを受け入れるが一縷の望みを持ち続け】てたり，【気持ちがついていかない】こともあり，【見通しが立たない】でいることも示された．また，CMOを受け入れない人は，【あきらめきれず積極的治療を選択】し【懸命に家族を鼓舞し続け】，やはり【見通しが立たない】でいたことを明らかにしている．

　このように，集中治療を受ける患者の家族は，時々刻々と変化する患者の状態に，気持

ちが大きく揺れ動いている.

2 ● 患者家族のニーズ

　救急医療・集中治療を受ける患者家族のニーズについて,モルター(Molter)は先行研究と看護大学院生を対象とした調査結果を基に,患者家族の「45のニード」を作成[10],レスケ(Leske)はさらにこれを尺度化し,患者家族のニーズをアセスメントするCCFNI(Critical Care Family Needs Inventory)を開発した(**表V-1-1**)[11].この尺度は5つの下位概念,すなわち支持(Support,15項目),安楽・安寧(Comfort,6項目),情報(Information,8項目),接近(Proximity,9項目),保証(Assurance,7項目)で構成されている.モルターの調査では,「希望があると感じること」「病院職員が患者を気にかけていると感じること」「患者の近くに待合室があること」「患者の状態の変化について家に電話してもらえること」「予後を知ること」に対する重要度がきわめて高いことが示されている.一方,「罪や怒りのような否定的な感情について話すこと」「経済的な問題を援助する人がいること」「場合によっては訪問時間を変えてもらえること」などについてはほかに比べて重要度が低いことが示されている[10].家族は患者がどのような状態であっても,患者の傍らにいられることを望み,家族への配慮など患者の状態に直接かかわらないことへの期待は低く,医療者が自分たちの最愛の家族を気にかけ,治療に集中してほしいと願う思いが表れている.わが国でも,モルターらのCCFNIを基に尺度を作成し,救急,重症患者家族のニーズと実際の充足度を調査した研究が試みられている[12-14].

　一方,患者家族のニーズを客観的にアセスメントする手段として,山勢らはCNS-FACE(Coping and Need Scale for Family Assessment in Critical and Emergency Care Settings)を開発している(**表V-1-2**)[15-18].CNS-FACEは,重症・救急患者家族の心理的側面をニードとコーピングの側面から評価するアセスメントツールであり,患者家族の行動を看護師が客観的に観察し測定する行動評定ツールである.ニード,コーピングともにいくつかの下位概念で構成されている.ニードは,初版では6つの下位概念・46項目で構成されていたが,改訂版(CNS-FACEⅡ)では「社会的サポートのニード」(4項目),「情緒的サポートのニード」(7項目),「安楽・安寧のニード」(5項目),「情報のニード」(5項目),「接近のニード」(5項目),「保証のニード」(5項目)の6つの下位概念・31項目に再編された.コーピングは,2つの下位概念・46項目から,「情動的コーピング」(12項目)と「問題志向的コーピング」(19項目)の2つの下位概念・31項目となった.山勢らは,CNS-FACEを用いて救命救急センターとICUに入院した患者の家族のニードとコーピングの経時的変化を分析,その結果,「情報のニード」「接近のニード」「保証のニード」については日が経つとともに上昇する傾向があり,「情緒的サポート」「安楽・安寧のニード」については,入院当初は高いが徐々に下降することを示している.またコーピングについては,情動的コーピングが初期に高くのちに下降し,問題志向的コーピングは徐々に増加することも示している[19,20].

　このようにさまざまなニーズを有する患者家族に対して,看護師は家族ケアの重要性を認識し,家族への援助を可能な限り試みてはいるものの,患者に対するケアに追われいまだケアが不十分だと感じる看護師も多い[21].救急医療・集中治療を受ける患者家族のニー

表Ⅴ-1-1　重症患者家族のニーズ（CCFNI）

下位概念	ニード	順位*
保証（Assurance）7項目	希望があると感じること	1
	病院職員が患者を気にかけていると感じること	2
	予後を知ること	5
	質問に率直に答えてもらうこと	6
	患者の経過に関する事実を知ること	7
	理解できることばで説明してもらうこと	9
	最善のケアが患者になされていると確信すること	13
接近（Proximity）9項目	患者の近くに待合室があること	3
	患者の状態の変化について家に電話してもらえること	4
	1日に1度は患者についての情報を受け取ること	8
	しばしば患者に面会できること	10
	転室の計画がなされているなら，それについて知らされること	19
	いつでも訪問できること	21
	時間どおりに訪室してもらうこと	27
	毎日同じ看護師と話すこと	32
	場合によっては訪問時間を変えてもらえること	43
安楽・安寧（Comfort）6項目	病院スタッフに受け入れられていると感じること	11
	待合室の近くに手洗いがあること	12
	待合室に安楽な家具があること	16
	しばらくの間病院を離れても大丈夫と確信すること	20
	待合室の近くに電話があること	22
	病院でよい食事ができること	24
情報（Information）8項目	患者になされた処置などの理由を知ること	14
	患者になされていることを正確に知ること	15
	患者が医学的にどのように治療されているのかを知ること	17
	毎日医師と話せること	26
	患者の身体的なケアを手伝うこと	29
	どのスタッフがどの種の情報を与えることができるかを知ること	31
	患者のケアをするスタッフの種類について知ること	33
	訪問できないときに病院に行ってくれる人がいること	34
支持（Support）15項目	近くに支えとなる友人がいること	18
	初めてICUに入る前に環境について説明してもらうこと	23
	牧師の訪問があること	25
	患者の死の可能性について話すこと	28
	病床で何をしたらいいか指示してもらうこと	30
	牧師のサービスについて知らせてもらうこと	35
	問題を援助することができる人のことを知らせてもらうこと	36
	家族の健康を気遣ってもらうこと	37
	病院内で，1人になる場所があること	38
	いつでも1人になれること	39
	家族の問題を援助する人について教えてもらうこと	40
	泣いてもよいといわれること	41
	ICUを訪問するとき，家族以外の人を連れて行けること	42
	経済的な問題を援助する人がいること	44
	罪や怒りのような否定的な感情について話すこと	45

*順位：Molterの調査による，ニードの重要度の順位.
[Molter NC（常塚広美訳）：重症患者家族のニード―記述的研究. 看護技術**30**(8)：139, 1984／Leske JS: Internal psychometric properties of the Critical Care Family Needs Inventory. Heart and Lung **20**(3)：236-244, 1991 より引用]

表V-1-2　CNS-FACEⅡのニードとコーピングの測定概念

ニード	
社会的サポート	医療者，家族，知人などの人的，社会的リソースを求めるニード．サポートの中でも，社会的サポートシステムを志向するようなニード
情緒的サポート	自己の感情を表出することによってそれを満たそうとするニード．サポートの中でも，情緒的表現を通して，それを受け止めてもらったり対応してもらいたいと，意識的あるいは無意識的に表出されるもの
安楽・安寧	家族自身の物理的・身体的な安楽・安寧・利便を求めるニード
情報	患者のことを中心にしたさまざまなことに関する情報を求めるニード
接近	患者に近づき，何かしてあげたいと思うニード
保証	患者に行われている治療や処置に対して安心感，希望などを保証したいとするニード
コーピング	
情動的	ストレスフルで苦痛をもたらす厄介な問題に対し，情動反応を調節していくこと．直接的な問題解決につながらないが，情動をコントロールすることによってストレスフルな状況を軽減させようとする対処
問題志向的	ストレスフルで苦痛をもたらす厄介な問題を巧みに処理し，変化させていこうとする対処．その問題を直接的に解決するようなさまざまな行為を含む

［山勢博彰，立野淳子ほか：CNS-FACE家族アセスメントツール〔http://ds26.cc.yamaguchi-u.ac.jp/～cnsface/user/html/about.html〕（最終確認：2019年1月10日）を参考に作成］

ズと実際に看護師が行っているケアを比較した研究では，家族のニードが高い「わかりやすい言葉での説明」や「待ち時間の説明」など説明に関する項目は実践度が高い一方，「最善のケアが行われていると感じることができる」や「患者の生命の危機に関する不安の相談」は，家族のニードは高いものの実践度は低いことが示されている．また家族自身のこと，すなわち「家族の不安やつらい思いを聞いてもらえる」「家族の健康や疲労への配慮」について，実践度は高いものの家族のニードは低く，家族自身より患者を第一に考える家族の思いが表れている[22]．

■引用文献■

1) 日本版敗血症診療ガイドライン2020．日本集中治療医学会雑誌 **28**(Supple)，2021〔https://www.jsicm.org/pdf/jjsicm28Suppl.pdf〕（最終確認：2022年8月1日）

2) Needham DM, Davidson J, Cohen H, et al: Improving long-term outcomes after discharge from intensive care unit: Report from a stakeholders' conference. Critical Care Medicine **40**(2): 502-509, 2012

3) ドナ・C．アギュララ（小松源助，荒川義子訳）：危機介入の理論と実際—医療・看護・福祉のために，p.25，川島書店，1997

4) Pandharipande PP, Girard TD, Jackson JC, et al: Long-term cognitive impairment after critical illness. N Engl J Med **369**: 1306-1316, 2013

5) 福家良太：ICUケアからみたPICSの原因は？．PICSのすべてQ＆A40（西田　修，小谷穣治，井上茂亮監），p.18-21，中外医学社，2020

6) 田中周平，山勢博彰：救急患者とその家族の心理状況 救急患者とその家族によくみられる精神症状．Emergency Care 2005夏季増刊：31-41，2005

7) 川上千普美，松岡　緑，瀧　健治：救急外来受診患者の家族の不安に影響を及ぼす要因に関する研究．福岡医学雑誌 **95**(3)：73-79，2004

8) 樗松久美子，黒田裕子：救急・集中治療を要する重症意識障害患者に対する家族成員の認識プロセスと看護支援の探求．日本看護科学会誌 **31**(1)：36-45，2011

9) 飯塚博美，井上智子：緩和優先医療（Comfort Measures Only）を提案された集中治療室入室中患者の家族の体験と看護支援の検討．お茶の水看護学雑誌 **7**(2)：16-24，2013

10) Molter NC: Need of relatives of critically ill patients: A descriptive study. Heart and Lung **8**(2)：332-339, 1979／常塚広美（訳）：重症患者家族のニード—記述的研究．看護技術 **30**(8)：137-143, 1984

11）Leske JS: Internal psychometric properties of the Critical Care Family Needs Inventory. Heart and Lung **20**(3): 236-244, 1991

12）善家里子，吉永喜久恵ほか：救急入院患者の家族のニードに関する研究（その1）家族が重要であると認識しているニードの特性．神戸市看護大学短期大学部紀要 **18**：17-25，1999

13）善家里子，田中靖子，吉永喜久恵：救急入院患者の家族のニードに関する研究（その2）家族が重要と捉えているニードは満たされているのか．神戸市看護大学短期大学部紀要 **19**：45-54，2000

14）水元明裕：重症患者家族のニードと看護婦の考える重症患者家族のニードの比較―看護婦の考える重症患者家族のニードについての調査結果から．神奈川県立看護教育大学校看護教育研究集録 **24**：509-515，1999

15）山勢博彰，山勢善江ほか：完成版CNS-FACEの信頼性と妥当性の検証．日本救急看護学会雑誌 **4**(2)：29-38，2003

16）山勢博彰，山勢善江ほか：重症・救急患者家族アセスメントツールの開発，完成版CNS-FACEの作成プロセス．日本集中治療医学界雑誌 **10**(1)：9-16，2003

17）山勢博彰，山勢善江ほか：重症・救急患者家族アセスメントのためのニード＆コーピングスケールの開発―暫定版CNS-FACEの作成過程とニードの構成概念の評価．日本救急看護学会雑誌 **3**(2)：23-34，2002

18）山縣博彰，立野淳子ほか：完成版CNS-FACEⅡによる試験的測定結果の検討．日本集中治療医学会雑誌 **24**（Suppl.）：100，2017

19）山勢博彰：重症・救急患者家族のニードとコーピングに関する構造モデルの開発―ニードとコーピングの推移の特徴から．日本看護研究学会雑誌 **29**(2)：95-102，2006

20）山勢博彰：救急患者と家族の精神・心理状態の理解とケア―生命の危機状態にある患者と家族の心理．エマージェンシー・ナーシング 2004夏季増刊：254-261，2004

21）畑貴美子ほか：重症救急患者家族への看護介入状況の実態．日本看護学会論文集―成人看護Ⅰ **38**：243-245，2008

22）川上千普美，松岡　緑：救急患者の家族のニーズとニーズに対する看護実践の比較．九州大学医学部保健学科紀要 **7**：41-49，2006

救急外来受診患者と家族の特徴

A. 救急医療を必要とする患者とは

　2019（令和元）年度の救急自動車による全国の救急出動件数は，6,639,767件であり，増加傾向にある[1]．救急出動の件数は1日に平均すると約18,000件近くとなり，約4.7秒に1回の割合で救急隊が出動し傷病者の手当を行っている．また，救急自動車の現場到着平均所要時間は8.6〜8.7分，病院への収容所要時間は39.4〜39.5分とこの5年近くは横ばいで推移してきた[2]．ところが，2020年度は，新興感染症の拡大の影響もあってか現場到着が8.9分，病院収容が40.6分と時間を要することとなり[3]，救急医療に大きな影響を与えることとなった．

　救急医療の対象となる患者は，交通事故による外傷，心筋梗塞，脳卒中，アナフィラキシーショックなどの重症患者をはじめ，発熱や咳などの感冒症状，食あたりやスポーツで足を捻ったなど，緊急度（重症化に至る速度あるいは重症化を防ぐための持ち時間・時間的余裕）[4]や重症度（病態が生命予後あるいは機能予後に及ぼす影響）[4]の幅が広く，診療科も多岐にわたる．また，患者が来院する経緯もさまざまであり，交通事故や自傷，中には事件や犯罪などと関係している場合もある．

　救急医療は市民の突然の傷病者に対して，疾患によらず，時間によらず，年齢によらず，搬送手段によらず，すべての救急来院患者に対応する．そして，救急看護とは，これらの救急医療を必要とされる対象に実施される看護活動である．一般的には，ERなどの救急外来や救命救急センターなどの救急医療施設で行われる看護をさすことが多い．しかし，昨今では，院内急変における対応，ドクターヘリやドクターカーなどの病院前救護，災害救急医療をはじめ，学校保健や産業看護などの場にも救急看護が必要とされている．

B. 患者の身体的特徴

　前述したように救急医療では多種多様な症状や疾患を抱えた患者が対象となるため，患者の身体的特徴も多岐にわたることになる．**表V-2-1**は救急相談において多い症状を示したものである．また，三次救急の対象となる重篤な患者の主な疾患や病態・徴候の例を**表V-2-2**，**表V-2-3**に示す．これらの表からは救急患者の緊急度や重症度がさまざまであることがわかる．これは救急患者の身体的特徴といえよう．症状や病態が短時間で急激に悪化する可能性があるという特徴もある．トリアージで緊急度は高くないと判断しても病態が急変することもあるため，注意深い観察が重要となる．

　また，救急来院する患者は，既往歴や服用している薬，アレルギー，そもそも氏名や年

表Ⅴ-2-1　救急相談で多い症状

	症状
1位	腹痛
2位	発熱
3位	四肢・顔面外傷
4位	頭部外傷（小児）
5位	めまい・ふらつき
6位	頭痛
7位	胸痛
8位	呼吸困難
9位	発熱（小児）
10位	しびれ

［東京消防庁：救急相談センター統計資料
令和2年版, 2020］

表Ⅴ-2-2　救命救急入院料の算定対象となる重篤な患者

・意識障害または昏睡

・急性呼吸不全または慢性呼吸不全の急性増悪

・急性心不全

・急性薬物中毒

・ショック

・重篤な代謝障害（肝不全，腎不全，重症糖尿病等）

・広範囲熱傷

・大手術を必要とする場合

・救急蘇生後

・その他，外傷，破傷風等で重篤な状態

表Ⅴ-2-3　重篤患者の定義

	基準内容
病院外心停止	病院への搬送中に自己心拍が再開した患者および外来で死亡を確認した患者を含む
重症急性冠症候群	切迫心筋梗塞または急性心筋梗塞と診断された患者もしくは緊急冠動脈カテーテルによる検査または治療を行った患者
重症大動脈疾患	急性大動脈解離または大動脈瘤破裂と診断された患者
重症脳血管障害	来院時JCSⅢ-100以上であった患者，開頭術，血管内手術を施行された患者またはt-PA療法を施行された患者
重症外傷	Abbreviated Injury Scaleが3以上であった患者または緊急手術が行われた患者
重症熱傷	Artzの基準により重症とされた患者
重症急性中毒	来院時JCSⅢ-100以上であった患者または血液浄化法を施行された患者
重症消化管出血	緊急内視鏡による止血術を行った患者
重症敗血症	感染性SIRSで臓器不全，組織低灌流または低血圧を呈した患者
重症体温異常	熱中症または偶発性低体温症で臓器不全を呈した患者
特殊感染症	ガス壊疽，壊死性筋膜炎，破傷風等と診断された患者
重症呼吸不全	呼吸不全により人工呼吸器を使用した患者
重症急性心不全	急性心不全により，人工呼吸器を使用した患者またはSwan-Ganzカテーテル，PCPSもしくはIABPを使用した患者
重症出血性ショック	24時間以内に10単位以上の輸血が必要であった患者
重症意識障害	来院時JCSⅢ-100以上の状態が24時間以上持続した患者
重篤な肝不全	肝不全により，血漿交換または血液浄化療法を施行された患者
重篤な急性腎不全	急性腎不全により，血液浄化療法を施行された患者
その他の重症病態	重症膵炎，内分泌クリーゼ，溶血性尿毒症性症候群等に対して持続動注療法，血漿交換または手術療法を施行された患者

［厚生労働省：第17回救急・災害医療提供体制等の在り方に関する検討会資料, 2019年11月より引用］

齢も不明であることも少なくない．来院までの経緯や背景となるものを考慮しながら，患者の身体から出されているサインや潜んでいるサインを見逃すことなく系統的に看ていくことが求められる．

C. 患者の心理的特徴

　救急医療を行う場では，患者の重症度や緊急度（p.119 参照）が高く，生命の危機状態にあることも多い．それは，同時に不安や恐怖を伴う著しい心理的ストレス状況である．しかし，たとえ医学的には生命の危機ではないと判断される軽症であったとしても，患者本人あるいはその同行者が「救急医療」を求めているという状況は，本人や同行者にとっては，医療者の判断なくしては対応できないという意味で，心理的危機と考えてかかわることが大切である．

　一例をあげて説明しよう．

事例 夜間に腹痛で救急外来を受診した A さんの不安

　29歳の会社員の男性Aさん．日中に，数回下痢があったものの，前日に職場の飲み会で食べ過ぎたせいかもしれないと様子をみていた．しかし，一人暮らしのアパートに帰り，寝ようと思ったころ，腹痛がひどくなり，下痢の回数が増え，寒気も感じ始めた．次第に心配になり，インターネットで市の夜間診療窓口を調べ，タクシーを呼んで，救急外来を受診した．

　おなかを抱えるように歩いて救急外来の窓口にたどり着くと，看護師が素早くそばに寄り添い，「どうしましたか」と声をかけてくれた．「昼からおなかが痛くて，下痢をしていたのですが，どんどんひどくなって」というと，「そうですか，ひとまず，待合室のいすに腰かけましょう」といいながら，長いすに案内してくれた．「すぐに車椅子をもってきます．あちらに休めるベッドがあるので，休めるようにしますね．医師の診察を受けられるようにしますね」と話してくれた．こんな夜中の受診で嫌がられるのではないかと思っていたので，ひとまずほっとした．案内された診察室のベッドに横になると，看護師が電気毛布をかけてくれて，体温を測るようにとのことであった．

　診察を待っていると，救急車の到着する音が聞こえる．「そういえば，待合室にも何人かいた，救急車が来たら自分は後まわしになるだろうか．トイレはここから遠いだろうか．1人で行けるだろうか．悪い病気ではないだろうか，明日の仕事には行けるだろうか」と，次々と心配ごとが浮かんできた．

　この例のように，救急外来を受診するとき，人は，何らかの心身の不調を感じ，健康への不安を抱えている．しかも，自分では様子をみていてもよいとは思えず，できるだけ早く医師の診察を受けたいと願っている．加えて，病院内はよくわからない場所であり，接する医療者もほとんど初対面であり，受診にかかわる疑問なども抱え（表V-2-4），非常にストレスの多いできごとに遭遇している．

　アギュララ（Aguilera）は，「人は，ストレスの多いできごとに遭遇し心のバランスを崩しそうになるときにはバランスを回復しようと切実に望み，3つのバランス保持要因（できごとに関する現実的な知覚，適切な社会的支持，適切な対処機制）があると心理的

表Ⅴ-2-4　救急初療患者の不安や疑問の例

どういえばよいか（自分の不調やつらさを）
どのような病気だろうか
すぐによくなるのだろうか
誰にいえばよいか
信頼できる医師の診察を受けられるか
どのような検査をしなければならないのか
何かつらい処置があるだろうか
どのような治療を受けるのか
診察までどのくらい待たなければならないだろうか
すべて終わるまでにどれくらい時間がかかるだろうか
帰宅できるだろうか
トイレや電話はどこだろうか
待合室を離れてもよいだろうか
受診している間に，仕事（家事・育児）は大丈夫だろうか
支払い金は足りるだろうか

危機を回避しうるものの，これらがそろわないと心理的危機に陥りやすい」という**危機モデ**ルを示している（**図Ⅴ-1-2**，p.58 参照）[5]．このモデルを用いると，救急外来受診患者は，まさにストレスの多いできごとに遭遇しており，救急受診する状態だと現状を知覚し，救急外来を訪れる対処行動をとり，医療者による社会的支持を求めているといえる．したがって，医療者からのサポートが得られなければ，容易に心理的危機に陥る状態にある．翻って，医療者からの適切なサポートが得られ，自分の健康不安について現実的な知覚をもつことができるようになり，その健康不安への適切な対処行動ができれば，心理的危機は回避しうる状態にある．

　Aさんの場合，ひとまず安心できたことでいったん心理的危機は回避できているが，受診を長く待たされれば不安が高まり，パニック状態になることもありうる．つまり，救急外来を受診する患者は，医学的な生命危機の状態にあるかどうかにかかわらず，心理的危機に陥りやすいことを理解しておく必要がある．

　さらに，重症の場合は，酸素マスク，心電図モニター，複数の輸液ルート，膀胱留置カテーテルなど，呼吸・循環・排泄など生理的な機能モニタリングと維持のために，さまざまな医療機器を装着することになる．このような状況の場合，これらのルートや装着物をどのように取り扱えばよいかもわからず，どのように動いてよいかわからなくなる．身体の不調だけでも不安なうえに，よくわからない非日常的な状況では患者は急性混乱に陥ることもある．

　加えて，このような状況にもかかわらず，生活行動に関することから重大な治療選択まで，患者はさまざまな意思決定を求められる．看護師は，患者が認知的に困難な状況にある中で意思決定を行わざるをえないことに配慮しつつ，かかわっていく必要がある．

D. 家族の特徴

1 ● 救急搬送された患者家族の体験

　救急患者の多くは，突然の激しい症状や事故，災害により救急搬送される．家族の目の前で発症し，救急要請をした場合，家族は苦しむ患者を見ながら，不安な状況のままに患者が収容・搬送されることを待たなければならない．また状況によっては，発症した患者の様子や事故の状況などがわからず，曖昧な情報のみで，病院に駆けつけるように救急隊や警察などから指示される．救急車で搬送される場合は，必ずしもかかりつけ医や入院経験のある病院とは限らず，初めて訪れる病院で，どこに行ったら患者に会えるのか，本当に自分の家族が搬送されたのか，誰に確認すればいいのかなど，慣れない環境に身を投じることになる．病院に駆けつけても，患者の病態が重症であればあるほど，集中的な治療や処置が必要になり，すぐには医療者からの詳しい説明が聞けず，面会ができないまま，家族は待合室で待つことになる．

　このように救急搬送された患者家族は，精神的危機状況にあるといえる．さらに，医療者は患者が生命の危機的状況にあればあるほど，患者の元々の情報や状況について，混乱した家族から正確に聞き取ることが必要になるが，家族は慣れない医療用語や病状の説明，環境，患者の状況を目の当たりにし，受け入れることが困難になり，失神やパニック発作，怒り，無反応などのストレス反応を伴うこともある．

　加えて患者の突然の発病により，キーパーソン以外の家族や関係者が続々と病院に集まってくることもある．キーパーソンとなる家族は，医療者から患者の代理意思決定を求められつつ，周りの関係者等にも患者の危機的状況の説明を求められ，家族の混乱はより大きなものとなる．

2 ● 救急外来における家族のニーズ

　救急・重症患者の家族のニーズを捉えるアセスメントツールとして，日本で開発されたCNS-FACE（Coping & Needs Scale for Family Assessment in Critical and Emergency care setting）がある．家族のニードとコーピングの2つの側面から構成されている（**表V-1-2**，p.63参照）[6]．家族のニードは，最初から1つに焦点をあてるのではなく，優先順位の高いニードから介入する必要がある．また時間経過によってニードも変わってくる．救急外来の場面では，突然のことで激しく動揺して叫んだり，泣いたり，怒りの感情を表出したり，医療者に攻撃的になることもある．これは，情緒的サポートのニードが高い場面であり，家族の思いに共感し，傾聴しながら接することが重要となる．

　家族のニードは時間経過とともに，患者の元々の健康状態や，患者との家族構成や関係性でも変化してくる．患者家族の精神状態を理解しつつ家族に寄り添えるように接する必要がある．

3 ● 救急患者家族の代理意思決定

　救急患者は，緊急・重症度によっては，自らが治療について意思決定をすることが困難となり，意思決定は家族に委ねられる．救急搬送された患者の家族がたどる代理意思決定

のプロセスを分析した研究では,【突然のできごとに対する衝撃と不安】,【記憶を消失するほどの混乱】,【さまざまと思い浮かべて患者の意思を推し量る】,【困難の中で決断に向き合わざるをえない】,【成果がみえない患者の姿に気持ちが揺らぐ】,【治療結果としての患者の状態に左右される代理意思決定への思い】の6つのカテゴリーが明らかになっている[7].

　救急搬送された患者の家族は,救急搬送されて不安や混乱の中でも患者の意思を推し量りながら,懸命に情報を得て,代理意思決定を繰り返すが,それでもなお,選択した治療がこれで良かったのかと悩んだり,患者の状態によって代理意思決定が揺れ動くことが理解できる.

　さらに,救命のために最善の治療を行ったにもかかわらず,救命の見込みがない状況に至る場合もある.救急・集中治療における終末期に関するガイドラインでは,終末期の定義を「集中治療室で治療されている急性重症患者に対して適切な治療を尽くしても救命の見込みがないと判断される時期である」としている[8].救急医療の終末期と慎重に判断された場合,家族や関係者に対して,患者の病状が予後不良であり,治療を続けても救命の見込みがなく,これ以上の治療は患者にとって最善の治療とはならないこと,その治療が患者の尊厳を損なう可能性があることを説明される.救急医療を必要とする患者家族は,患者にとってのQOL（Quality of Life）やQOD（Quality of Death）が何なのかということも突然,突きつけられるということを理解する必要がある.

事例　交通事故で死亡した青年の家族ケア

　友人の車の助手席に乗っていて単独事故にあった20代の患者が救急搬送された.ショック状態で搬送され,患者が初療室に入室した約10分後に家族が到着し,医師から患者の状態や治療や検査のこと,待機時間などが待合室で説明された.緊急カテーテルの待機時間に数分間,家族はなんとか面会をすることができた（挿管されていて話ができるような状態ではない）.面会後,家族待機室に案内している間,母親は「なんだかおかしい.なんだろう.これ,あはは……」と突然笑い出し,一緒にいた父親が母親を支えながら何度も声をかけていた.その後家族が2回目に面会できたのは,開胸心臓マッサージによる心肺蘇生中であり,その場で死亡確認が行われた.

　検視を待っている間,母親は,「（息子は病院に来たとき）何か話していませんでしたか?　最初は意識があったと聞いて,何を言っていたんだろうと思って……」「もう駄目だと思ったんでしょうか?　それともがんばろうと思ったんでしょうか?」と涙ながらに看護師に問い続けた[9].

▶　皆さんは,患者家族が短時間の間にさまざまな経験をしていることが理解できますか?
　家族は,患者と話すこともできず,医療者からの説明によって現状を理解しようと努め,代理意思決定をしなければなりません.精神的な危機的状況にある患者家族にどのようなケアをすると看護師が家族に寄り添い,本例のようにかかわることができるでしょうか?　母親は,どうして看護師に問い続けることができたのか,また問い続ける家族にどのようなケアが必要でしょうか?　考えてみましょう.

第Ⅴ章　学習課題

1. 集中治療・救急医療を必要とする患者の身体的特徴について説明してみよう.
2. 集中治療・救急医療を必要とする患者の心理的特徴について説明してみよう.
3. 集中治療・救急医療を必要とする患者の家族の特徴について説明してみよう.

引用文献

1) 消防庁：令和2年版 消防白書, p.191, 2021
2) 消防庁：令和2年版 消防白書, p.194, 2021
3) 消防庁：令和3年版 消防白書, p.139, 2022
4) 森村尚登, 石井美恵子, 奥寺 敬ほか：緊急度判定の体系化；発症から根本治療まで. 日本臨床救急医学会誌 **19**(1)：60-65, 2016
5) ドナ・C. アギュララ（小松源助, 荒川義子訳）：危機介入の理論と実際─医療・看護・福祉のために, p.1-29, 川島書店, 1997
6) 山勢博彰：CNS-FACE Ⅱ について.〔http://ds26.cc.yamaguchi-u.ac.jp/~cnsface/user/html/about.html〕（最終確認2021年11月20日）
7) 上澤弘美, 中村美鈴：生命の危機的状態で初療室に救急搬送された患者の家族がたどる代理意思決定のプロセス. 日本クリティカルケア看護学会誌 **16**：41-53, 2020
8) 日本集中治療学会・日本救急医学会・日本循環器学会：救急・集中治療における終末期医療に関するガイドライン～3学会からの提言～. 2014〔https://www.jaam.jp/info/2014/pdf/info-20141104_02_01_02.pdf〕（最終確認：2021年11月3日）
9) 松井憲了, 舘野美沙子, 佐藤えり子：Emergency Case 多発外傷例における初期治療室での看護. EMERGENCY CARE **24**(7)：705-710, 2011

第VI章

ICU における看護

学習目標

1. ICU入室患者に対するアセスメントについて理解する.
2. ICUで行われる患者と家族への看護について理解する.

1 ICU 入室患者に対するアセスメント

　ICU 入室患者に対するアセスメントは，患者の既往や発症に至った経緯，原疾患に対する治療内容，服薬歴などを理解し，合併症のリスクを想定したうえで実施する．多くの医療機器類に囲まれた患者から得られる情報は，身体的側面に偏りがちであるが，精神的・社会的・霊的側面にも目を向けて全人的にアセスメントする必要がある．

A. 情報収集の手段

1 ● 問　診

　ICU では，意識レベルの低下や鎮静薬の使用によって意思の疎通がはかれない患者が多い．意思の疎通がはかれたとしても，侵襲的・非侵襲的な人工呼吸管理や強い苦痛などによって患者から多くの情報を聴取することは難しい．そのような場合は，クローズドクエスチョンやコミュニケーションボード・筆談など状況に応じた方法で患者の主観的な情報を得る．スムーズに意思を表示できないことは患者にとって大きなストレスになるため，呼吸状態や循環変動に注意しながら聴取するなどの工夫が必要である．

　また，家族から患者の現病歴・既往歴・手術歴・生活歴・アレルギー歴・家族の病歴などを聴取し，薬手帳があればそれを確認する．

2 ● 観察：視診・触診・聴診・打診

　上述のように ICU では問診できない患者が多いため，視診・触診・聴診・打診によって得る情報が重要である．入室時の診断名に関連した観察だけでなく，生じる可能性のある合併症も念頭におきながら予測をもった意図的なフィジカルアセスメントが必要である．

3 ● モニタリング

　モニタリングとはさまざまな医療機器を用いて，バイタルサインを中心とした患者の状態を連続的・経時的に観察することである．モニタリング指標が医師の指示範囲を逸脱した際に察知できるよう，アラーム設定を確認する．しかし，急変時には異常値に至る前に身体的な徴候が現れるので，フィジカルアセスメントと合わせて評価する．

a. モニター心電図

　モニター心電図は装着が簡単であり，継続した監視が可能なため，突然発生する不整脈の早期発見や波形変化の観察に有効である．患者の移送中もモニタリングが容易であり，緊急検査や処置のために移送する場面では不可欠である．

b. 動脈ラインによる観血的動脈圧測定

直接動脈を穿刺してカテーテルを留置し，圧トランスデューサーを用いて圧波形をモニターに表示できるため，血圧変動に早期に対応することができる（p.166参照）．また，動脈ラインから動脈血採血も可能なため，血液ガスの評価のための頻回な穿刺が不要になる．

c. パルスオキシメーター

低酸素状態の指標である動脈血酸素飽和度（SaO_2）の近似値を簡単かつ非侵襲的に連続測定することができるモニターであり，経皮的動脈血酸素飽和度（SpO_2）を測定する．指先や耳朶（耳たぶ），前額部などで測定し，脈拍数も測定できるが末梢循環不全があるとどちらも測定できない．

4 ● 臨床検査

臨床検査は，病状の変化や治療効果の評価，短期的・長期的な治療方針検討の材料となる．

a. 検体検査

患者から採取して得た材料（血液，尿，便，髄液，喀痰など）を用いて行う検査である（**表Ⅵ-1-1**）．主要な基準値は p.190 参照．

表Ⅵ-1-1　検体検査

検体	検査の種類	測定項目	目的・特徴など
血液	血液ガス	酸素分圧，二酸化炭素分圧，体液の酸塩基平衡，電解質，乳酸，血糖など	・呼吸状態，酸塩基平衡異常の病態把握，緊急度・重症度の判定 ・人工呼吸の開始や酸素供給量増減の指標 ・5分程度で結果を出すことができる．
	血球	各血球数，ヘモグロビン，ヘマトクリット，血小板など	・貧血や凝固系の異常，血液濃縮の有無，炎症や感染の有無などの把握
	生化学	血清タンパク，脂質，血糖，電解質	・全身状態，腎・肝などの臓器障害の把握
	血液型	ABO式，Rh式，不規則抗体，交差試験	・輸血時，手術時の必須検査
	血中濃度	薬物濃度	・抗菌薬をはじめさまざまな薬物の血中濃度を測定することで投与量を調整できる．
	免疫・血清	抗原，抗体，炎症マーカーなど	・感染症の原因や既往の有無
	培養	溶血性球菌，大腸菌，黄色ブドウ球菌，緑膿菌など	・菌血症や敗血症を疑う場合の検査，起因菌の特定 ・結果が出るまで5日ほどかかる
尿	定性・定量	pH・タンパク・潜血・糖・ケトン体，尿中ビリルビン・ウロビリノーゲン，比重など	・腎臓や膀胱，尿道などの状態把握 ・代謝障害の病態把握
	尿沈渣	血球数，細胞数など	・尿路感染症の判断
痰	培養	黄色ブドウ球菌，肺炎球菌，結核，インフルエンザウイルスなど	・肺炎などの感染症の起因菌や既往の有無 ・結果が出るまで3〜5日かかる
便	潜血	血液成分	・消化管出血や腸管の感染症による急性下痢が対象
髄液	圧測定	脳脊髄圧，性状	・腰椎穿刺により採取 ・髄膜炎の判断
	定性・定量	細胞数，タンパク定量，糖，ウイルス抗体価など	

表Ⅵ-1-2　生体検査

検査の種類	目的・方法・特徴など
12誘導心電図	・不整脈や心筋の変化
超音波検査	・超音波の反射（エコー）をコンピュータ処理して身体内部を抽出する ・心臓・胸腔・腹腔・後腹膜・血管など広範囲にわたり検査可能 ・肺は対象として適さない.
X線検査	・ICUではポータブル撮影が多い ・坐位条件や臥位条件などがあり, 見比べる際には条件を考慮する必要がある
コンピュータ断層撮影検査（CT）	・全身を断層写真として確認できる ・単純CTと造影剤を注入する造影CTがある ・造影CTは血管性病変や出血部位, 実質臓器の損傷などの抽出に優れているが, 造影剤によるアナフィラキシーショックや急性腎不全などの副作用に注意が必要 ・単純CTであれば, 5分ほどで終了する ・画像の右側が患者の左側で, 上が腹側, 下が背側であり, 臥位の患者を足側からみている形となる
磁気共鳴画像検査（MRI）	・磁気共鳴現象を利用した検査で, 組織分解能力が高いため, 病変の機能評価や組織理解に有用 ・金属は機械に吸い込まれるため, シリンジポンプや人工呼吸器などの医療機器も持ち込みできない ・ペースメーカーなど体内に金属が埋め込んである患者は施行できない場合がある ・検査に15分ほど時間を要し, 循環動態・呼吸状態が不安定な患者には適さない
内視鏡検査	・上部や下部消化管出血の場合, 出血部位の確認とともに止血処置も可能である ・気管支鏡検査は, 気道狭窄など, 気道の状態を直接確認することが可能
血管造影検査	・心臓カテーテル検査および経皮的冠動脈形成術や血管塞栓術などで用いられる

b. 生体検査

患者自身を対象とした検査で, ICUでは基本的にベッドサイドで実施される（**表Ⅵ-1-2**）. しかし, コンピュータ断層撮影検査（computed tomography：CT）や磁気共鳴画像検査（magnetic resonance imaging：MRI）などは検査室への移動が必要となる. 多くのデバイス類の偶発的抜去など, 移動に伴うリスクを踏まえたうえで必要性を検討する.

B. アセスメントの方法

1 ● 系統的アセスメント

a. 意　識

意識障害は, 脳神経系の異常による**一次性意識障害**と, その他の異常による**二次性意識**障害に区分される. 前者の原因は, 脳出血・脳梗塞などであり（p.278参照）, 後者の原因は内分泌機能障害, 代謝機能障害などである（p.280参照）.

(1) 問診・視診

意識レベルは, ジャパン・コーマ・スケール（Japan Coma Scale：JCS）やグラスゴー・コーマ・スケール（Glasgow Coma Scale：GCS）などで判断する.

①JCS

Ⅰ（覚醒している）, Ⅱ（刺激すると覚醒する）, Ⅲ（刺激しても覚醒しない）に大分類され, 主に覚醒に焦点が絞られている（**表Ⅵ-1-3**）. 3-3-9度方式ともよばれる.

②GCS

開眼（E：eye opening）, 言語反応（V：verbal response）, 運動反応（M：best motor

表Ⅵ-1-3　ジャパン・コーマ・スケール（JCS）

Ⅰ．覚醒している	
1	清明とはいえない
2	見当識障害あり
3	名前，生年月日がいえない
Ⅱ．刺激すると覚醒する（覚醒後の意識内容は考慮しない）	
10	普通の呼びかけで容易に開眼する
20	大きな声または身体を揺さぶることにより開眼する
30	痛み刺激や呼びかけを繰り返すとかろうじて開眼する
Ⅲ．刺激しても覚醒しない	
100	払いのける動作をする
200	手足を少し動かしたり顔をしかめる（除脳硬直を含む）
300	まったく動かない

R（restlessness：不穏状態），I（incontinence：失禁），A（akinetic mutism：無動性無言，apallic state：自発性喪失）などを必要に応じて付記する場合もある（例：30-R, 30-I, 3-A）．

表Ⅵ-1-4　グラスゴー・コーマ・スケール（GCS）

E　開眼（eye opening）	
4	自発的，または普通の呼びかけで開眼する
3	大声で呼びかけると開眼する
2	痛み刺激を加えると開眼する
1	痛み刺激を加えても開眼しない
V　言語反応（verbal response）	
5	見当識が保たれた会話
4	会話はできるが見当識に混乱がある
3	会話をしようとするが発語のみ
2	意味のない発声のみ
1	発語なし
M　最良運動反応（best motor response）	
6	命令に従って四肢を動かす
5	痛み刺激を与えると手で払い除ける
4	痛み刺激に対して避けるようにすみやかに四肢を動かす
3	痛み刺激に対して緩徐に四肢を屈曲伸展する（除皮質硬直姿勢）
2	痛み刺激に対して緩徐に（四肢を）伸展する（除脳硬直姿勢）
1	運動なし

response）の最良の応答を評価する方法であり（**表Ⅵ-1-4**），客観性という点でJCSより優れている．E4V5M6のようにそれぞれの項目別のスコアの合計点数で評価する．正常では15点であり，深昏睡では3点となる．麻痺がある場合は健側で観察し，気管挿管時などの発語の評価ができないときはVtと表現する．Vtは1点とし，E4VtM6は11点となる．8点以下は緊急度が高く，経過観察中に3点以上の低下が認められる場合は，注意を要する．

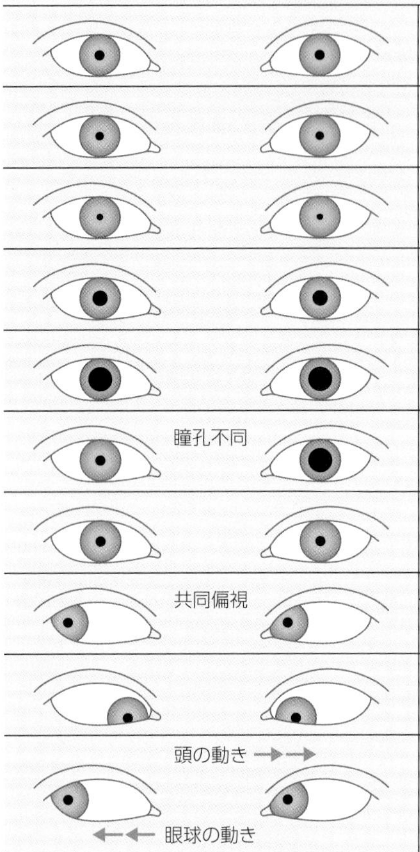

所　見			障害部位
		瞳孔の大きさ 3〜4 mm	正常
		やや縮瞳 対光反射（＋）	両側なら間脳の障害
		著しい縮瞳	橋出血 脳幹部梗塞 麻薬中毒
		軽度散瞳 対光反射（−）	脳幹部の障害
		散瞳 5 mm 以上	脳ヘルニア
瞳孔不同		0.5 mm 以上の左右差	散瞳側に病巣 脳ヘルニア初期
		中間位固定 不正円形 対光反射（−）	中脳障害
共同偏視		病巣側を向く	被殻出血
		病巣の反対側を向く	橋や中脳の障害 てんかん発作
		下方偏視	視床出血
頭の動き ➡ ➡ ⬅ ⬅ 眼球の動き		人形の目現象 （頭部を回転させると， 眼球が反対方向に動く）	脳幹の障害

図Ⅵ-1-1　瞳孔の異常と障害部位

③注意すべき所見

　頭蓋内圧上昇が疑われるときは，血圧や脈拍からクッシング現象の有無を観察する．また，症状として，頭痛や嘔気・嘔吐がある．具体的には以下を確認する．

・**クッシング（Cushing）現象**：頭蓋内圧の上昇により，血圧の上昇，脈圧の拡大，徐脈が認められるものである．頭蓋内に出血や浮腫を生じると頭蓋内圧が急激に上昇し，脳の血流を保つため心拍出量が増加し収縮期血圧のみが上昇する．同時に動脈，大動脈弓にある圧受容体が血圧の上昇を感知し，迷走神経を刺激するため脈は徐脈となる．

・**瞳孔・眼球の異常**：瞳孔や眼球は頭蓋内圧の影響を受けやすく，意識障害時には欠かせない観察項目である（**図Ⅵ-1-1**）．

・**姿勢・呼吸の異常**：異常姿勢（**図Ⅵ-1-2**）や呼吸様式の異常は脳の障害部位により特異的で，運動麻痺・感覚麻痺の程度と進行状況は急性期における病態把握の指標となる．

・**けいれん**：けいれんが発生した際には，全身性・局所性，強直性・間代性，持続時間，重積の有無，偏視の有無を観察する．

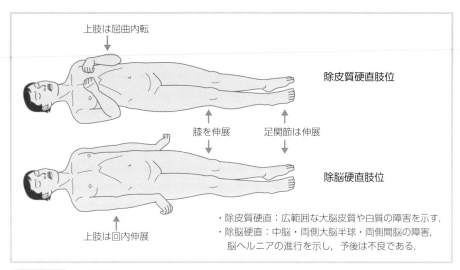

上肢は屈曲内転

除皮質硬直肢位

膝を伸展　　足関節は伸展

除脳硬直肢位

上肢は回内伸展

・除皮質硬直：広範囲な大脳皮質や白質の障害を示す.
・除脳硬直：中脳・両側大脳半球・両側間脳の障害,
　脳ヘルニアの進行を示し, 予後は不良である.

図Ⅵ-1-2　　異常姿勢

(2) 触　診

異常反射として, 正常な腱反射の消失, バビンスキー反射や髄膜刺激症状を観察する.
バビンスキー（Babinski）反射：足底部の外側を踵から強くこすると, 正常では足趾が
屈曲するが, 中枢性麻痺などがあると母趾は背屈し, ほかの4趾は扇状に開く.
・**髄膜刺激症状**：髄膜の出血や炎症, くも膜下出血, 脳圧亢進などにより髄膜が刺激され
ることによって生じる頭痛, 嘔気・嘔吐, 頸部や頭部の筋肉の持続的な収縮などの総称.
項部硬直, ブルジンスキー徴候, ケルニッヒ徴候などが特徴である.
項部硬直：仰臥位の患者の後頭部を持ち上げ, 顎を前胸部につけるように前屈させると
強い抵抗があり, 頭部と胸部が一緒に持ち上がる（p.218 参照）.
ブルジンスキー徴候：項部硬直の診察時に股関節と膝関節が自動的に屈曲する. 膝が持
ち上がれば陽性と診断する.
ケルニッヒ徴候：仰臥位で片足の下肢を伸ばしたまま, 反対側の下肢を股関節・膝関節
ともに90度に曲げた状態で持ち上げる. そこから他動的に膝を支えながら下腿を伸展させ
ると膝関節の伸展制限が起こる（p.218 参照）. 135度以下をケルニッヒ徴候陽性と判断する.

b. 呼　吸

気道の開通と呼吸の有無を確認し, 自発呼吸があれば有効な換気ができているかを判断
する.
呼吸不全は, 動脈血酸素分圧（PaO_2）60 mmHg 以下の低酸素血症が存在し, 動脈血二
酸化炭素分圧（$PaCO_2$）の上昇を伴わない（45 mmHg 以下）**Ⅰ型呼吸不全**と, $PaCO_2$ が
45 mmHg を超える**Ⅱ型呼吸不全**に区分される. また, 急激な経過をたどる場合は急性呼吸
不全という. 中でも**急性呼吸促迫症候群**（acute respiratory distress syndrome：ARDS）
は, ICU での人工呼吸管理を必要とする重症の急性呼吸不全である.
低酸素血症の原因は, **肺胞低換気・シャント・換気血流比不均衡・拡散障害**の4つであ
る. 肺胞低換気は麻薬性鎮痛薬による呼吸中枢の抑制や神経筋疾患など, シャントは無気

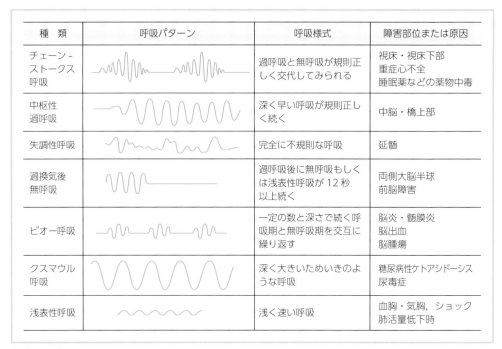

種　類	呼吸パターン	呼吸様式	障害部位または原因
チェーン-ストークス呼吸		過呼吸と無呼吸が規則正しく交代してみられる	視床・視床下部 重症心不全 睡眠薬などの薬物中毒
中枢性過呼吸		深く早い呼吸が規則正しく続く	中脳・橋上部
失調性呼吸		完全に不規則な呼吸	延髄
過換気後無呼吸		過呼吸後に無呼吸もしくは浅表性呼吸が12秒以上続く	両側大脳半球 前脳障害
ビオー呼吸		一定の数と深さで続く呼吸期と無呼吸期を交互に繰り返す	脳炎・髄膜炎 脳出血 脳腫瘍
クスマウル呼吸		深く大きいためいきのような呼吸	糖尿病性ケトアシドーシス 尿毒症
浅表性呼吸		浅く速い呼吸	血胸・気胸，ショック 肺活量低下時

図Ⅵ-1-3　呼吸様式の異常

肺や肺炎など，換気血流比不均衡は背側の肺胞虚脱や肺塞栓など，拡散障害は肺うっ血や慢性閉塞性肺疾患（chronic obstructive pulmonary disease：COPD）などで起こる.

(1) 問　診

呼吸困難感など症状の有無を確認する．息を吸うときに苦しそうなのか，吐くときに苦しそうなのかによって呼吸困難の原因が異なる．また，安静時のみならず，リハビリテーションや清潔ケアなどの際に生じる労作時の呼吸困難感の有無を確認する．そして，肺疾患の既往や在宅酸素療法（home oxygen therapy：HOT）の有無を確認する．また，1日の喫煙本数と喫煙年数を聴取することで喫煙指数（ブリンクマン指数：Brinkman Index：BI）を算出し，肺疾患のリスクを検討する．400以上で肺がんのリスクが高く，700以上でCOPDのリスクが高まる.

(2) 視診・触診

胸郭の変形や胸郭挙上の左右差の有無，呼吸パターンなどを観察し，異常の有無を判断する．呼吸様式の異常は脳神経疾患や代謝性疾患などで起こりやすい（**図Ⅵ-1-3**）．また，随伴症状によっても呼吸困難の原因が予測できる（**表Ⅵ-1-5**）.

胸郭に手をあてて触診を行うと，胸郭挙上の左右差や柔軟性などの動きや，ラトリング（手掌振動）により痰の貯留の有無をより詳細に把握できる.

(3) 打診・聴診

胸部の打診における鼓音（太鼓を叩いたような音）は気胸や肺気腫などにより空気の量が多いことを示し，濁音（鈍くて重い音）は胸水，無気肺，肺炎などによる空気量の低下を示す．空気を含む肺と実質臓器の肝臓の境界（打診音が清音から濁音に変化する部位）

表VI-1-5　随伴症状と予測される呼吸困難の原因

随伴症状	予測される呼吸困難の原因
意識障害	・低酸素血症，高二酸化炭素血症，ショック
胸痛	・肺血栓塞栓症，急性心筋梗塞，狭心症，気胸，胸膜炎，心筋症
喘鳴	・気管支喘息，肺気腫，気道狭窄，うっ血性心不全
陥没呼吸	・気管支喘息，重症肺炎，肺水腫，ARDS（急性呼吸促迫症候群），間質性肺炎
起坐呼吸	・うっ血性心不全（左心不全による肺うっ血），胸水貯留，上気道狭窄，気管支喘息，慢性閉塞性肺疾患
咳嗽	・肺炎，気管支喘息，慢性閉塞性肺疾患
痰	・血性・喀血：肺がん，肺結核，気管支拡張症，肺胞出血 ・血性泡沫状：肺水腫 ・膿性：細菌性肺炎，気管支拡張症，慢性閉塞性肺疾患
発熱	・肺炎，膿胸，縦隔炎，急性喉頭蓋炎，扁桃周囲膿瘍
頸静脈怒張	・心タンポナーデ，肺血栓塞栓症，緊張性気胸，慢性閉塞性肺疾患，慢性心不全
下腿浮腫	・心不全（右心不全による体液貯留） ・腎不全（溢水による肺水腫） ・肝不全（腹水による横隔膜の圧排）
全身浮腫	・低アルブミン血症・貧血による浸透圧低下からの胸水・腹水貯留
テタニー[*1]	・過換気症候群
チョークサイン[*2]	・窒息，挿管チューブの閉塞

[*1]：筋肉の異常な収縮によってけいれんを生じうる状態をいう.
[*2]：ものが喉に詰まったとき，自然に手が喉の付近を押さえることが多い. 万国共通のサインといわれている.

が高いときは，腹水や鼓腸により横隔膜が挙上し呼吸面積が狭くなっていると考える.

いびき様の呼吸をしている際には，舌根沈下を疑う.

聴診により気管から肺胞までの空気の通過状態と肺胞換気の状態を知ることができる. 呼吸音の異常によって呼吸障害の原因を予測する（**表VI-1-6**）. ICU の患者は仰臥位であることが多いため，背側の呼吸音も確実に聴取する.

(4) 検査所見

①モニタリング

経皮的動脈血酸素飽和度（SpO_2）は非侵襲的に，かつ継続的に評価できる酸素化の指標である. 酸素解離曲線上で，SpO_2 90％は PaO_2 60 mmHg に相当するため，SpO_2 90％を下回るようになると呼吸不全の可能性を考える.

②血液検査

血液ガス検査によって pH・PaO_2・$PaCO_2$・HCO_3^-・BE・乳酸値などを確認し，呼吸性や代謝性の異常を判断する. $PaCO_2$ が高く pH が酸性に傾いていると，呼吸性アシドーシスが生じていると評価する. また，乳酸値の上昇は，嫌気性代謝が生じていることを示す. すなわち，細胞内で酸素が不足している状態であり，循環不全や呼吸不全が生じていることを意味する.

c. 循環・体液

循環系の障害は組織の酸素不足を引き起こし全身臓器の障害につながる. 急激な変化をきたすことが多く，早急に原因疾患を見極め，治療することが重要である. とくに急変時

表Ⅵ-1-6　呼吸音の異常と原因

異常な呼吸音		予測される原因
異常呼吸音	呼気延長	・末梢気道の狭窄により，息を一気にはけないので時間がかかる状態. ・気管支喘息発作，肺気腫など
	肺胞音の増強	・過呼吸，気道の部分狭窄，肺うっ血，間質性肺炎など
	肺胞音の減弱消失	・気道狭窄，血胸・気胸，肺気腫，無気肺，胸水などによる1回換気量減少
	肺胞での気管支呼吸音聴取	・肺炎，肺水腫，肺うっ血など
副雑音	連続性副雑音	・類鼾音，いびき音（rhonchi） ・低音性「グーグー」	・舌根沈下，喀痰貯留，挿管チューブのカフ漏れ
		・笛声音（wheezes） ・高音性「ピーピー」「クークー」	・主に，呼気性の喘鳴で末梢気道の狭窄が疑われる ・気管支喘息（発作時），慢性閉塞性肺疾患の急性増悪，腫瘍による気管支狭窄など
		・気管支狭窄音（stridor） ・高音性「ヒューヒュー」	・主に吸気性の喘鳴で，主気管の狭窄が疑われる ・喀痰や異物による気道狭窄 ・急性喉頭蓋炎の喉頭蓋の浮腫 ・挿管チューブ抜去後や気道熱傷などによる気道浮腫
	断続性副雑音	・捻髪音（fine crackles） ・細かい「パリパリ」「プツプツ」	・肺炎，うっ血性心不全，間質性肺炎，肺線維症，パラコート肺など
		・水泡音（coarse crackles） ・粗い「ブツブツ」「ブルブル」	・肺水腫，肺炎，うっ血性心不全，急性呼吸促迫症候群，気管支拡張症など
	胸膜摩擦音		・皮下気腫，胸膜炎など

には頸動脈の触知によって脳血流の維持を確認する．頸動脈が触れない場合は収縮期血圧が60 mmHg以下の危険な状態であると判断し，心肺蘇生法（cardiopulmonary resuscitation：CPR）が必要である．

　血圧は，**前負荷・後負荷・心収縮力**から成り立っている．前負荷は，循環血液量を示し，後負荷は血管抵抗を示す．たとえば，脱水時は全身の体液量不足による前負荷の減少，アナフィラキシーショックでは末梢血管拡張（血管抵抗低下）に伴う相対的な循環血液量不足，心筋梗塞では心収縮力の低下に伴う心拍出量の減少によって血圧が低下する．

(1) 問　診

　緊急性の高い自覚症状として，胸痛，激しい背部痛，動悸，失神発作などがある．このような場合は，とくに問診には時間をかけすぎず，検査や治療を進めることが大切である．

(2) 視診・触診

　動脈触知，皮膚の色や湿潤状態，浮腫の有無，皮膚温などを観察する．心不全[1]やショック（p.293参照）など緊急性が高い病態では，蒼白な皮膚，冷や汗，意識低下，微弱な脈拍，頻脈，頻呼吸などが見られるため，視診や触診によりその程度が推察できる．

　脈拍は頸動脈をはじめ，数ヵ所で脈拍数，脈の大きさ，緊張度，左右差などを観察する（表Ⅵ-1-7）．

表Ⅵ-1-7　脈拍と血圧のアセスメント

観察項目			予測される原因
脈	数	頻脈 100回/分以上	・循環血液量減少，低酸素血症，発熱，疼痛 ・甲状腺機能亢進，発作性上室性頻拍，発作性心房細動など
		徐脈 60回/分以下	・洞房・房室ブロック，頭蓋内圧亢進，甲状腺機能低下 ・高カリウム血症，迷走神経反射など
	大きさ （脈圧）	大	・頭蓋内圧亢進，高熱
		小	・出血，脱水，心不全
		呼気＞吸気	・心タンポナーデ
	緊張度	強	・高血圧，動脈硬化，透析シャント
		弱	・低血圧，ショック
	左右差		・急性大動脈解離，大動脈瘤，大動脈炎症候群 ・末梢動脈の閉塞による血流遮断
血圧	上昇		・高血圧，脳出血，くも膜下出血，脳梗塞，自律神経緊張，疼痛など
	低下		・循環血液量の減少（脱水，出血，熱傷） ・心収縮力の低下（急性心筋梗塞，心不全，拡張型心筋症） ・心外閉塞・拘束によるもの（心タンポナーデ，緊張性気胸） ・末梢血管抵抗の減少（アナフィラキシー，脊髄損傷）
	左右差		・解離性大動脈瘤，大動脈炎症候群

　手足が紅潮して熱感がある場合は末梢血管が拡張していると評価し，蒼白で冷感がある場合には末梢血管収縮や虚脱していると評価する．ICUでは，ノルアドレナリンなどのように末梢血管収縮作用のある昇圧薬を使用している患者も多く，血圧上昇を期待する一方で，末梢の血流障害が生じる可能性を考えて色調や動脈触知の有無，冷感の範囲を観察する．また，発汗や乾燥といった皮膚・粘膜の状態は，循環血液量が維持できているのかの指標にもなる．

　チアノーゼは皮膚や口唇，爪床，粘膜が青紫色にみえる状態であり，低酸素状態，末梢循環障害を示す．重度の貧血があると低酸素血症でも出現しにくいので注意が必要である．

(3) 聴　診

　聴診では心音と心雑音の有無を観察する．大動脈弁性の心音や心雑音を聴取しやすいのはエルブ領域（第3肋間胸骨左縁）である．過剰心音，心雑音のタイミングや強さにより障害部位や疾患が特定できる．

(4) 検査所見

　ICUでは持続的に心電図，動脈圧，中心静脈圧，肺動脈圧，心拍量，心係数などがモニタリングされている．末梢組織循環を維持するために，平均血圧（mean arterial pressure：MAP）が60 mmHg以上となるように管理している．

①心電図検査

　心拍数や不整脈の有無，波形の変化などを観察する．不整脈が生じると，心拍出量を維持できず循環不全となるため，正常波形をおさえておくことが重要である（図Ⅵ-1-4，表Ⅵ-1-8）．また，心停止の4つの波形（心室細動，無脈性心室頻拍，無脈性電気活動，心静止）の場合，ただちにCPRを開始する．

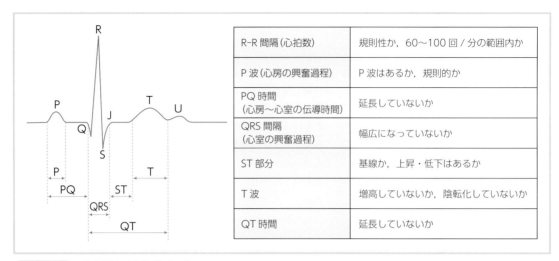

図Ⅵ-1-4　心電図の観察ポイント

②画像検査

胸部 X 線検査によって心拡大や肺うっ血の有無を確認する．心胸郭比（cardio thoracic ratio：CTR）が 50% 以上で心拡大が生じていると判断する．また，左心機能低下によって肺循環が滞ることで肺うっ血が生じ，両側浸潤影が確認できる．

心エコーでは，左室駆出率（left ventricular ejection fraction：LVEF）や弁の狭窄・逆流の有無が確認できる．また，下大静脈の太さや呼吸変動の有無によって，循環血液量の異常が評価できる．

ノリア-スチーブンソン分類[1]

従来，急性心不全の状態評価には，スワン-ガンツカテーテルから得られる肺動脈楔入圧と心係数を用いて判定するフォレスター分類を使用することが多かった．近年では，より簡便に評価できるノリア-スチーブンソン（Nohria-Stevenson）分類が用いられるようになってきた（**図Ⅵ-1-5**）．この分類は，うっ血所見の有無（wet or day）と，低灌流所見の有無（cold or warm）を評価して 4 つに分類し，治療が選択される．

d. 栄養・代謝（消化・吸収，肝機能）

大きな侵襲をうけた重症患者では，エネルギー代謝が亢進するため必要エネルギー量は増加する．エネルギー供給が適切に行われないとエネルギー不足となり，入院期間の延長や合併症発生率・死亡率が上昇する．このため，栄養状態を適切に評価し管理を行うことが重要である．ICU 入室中の患者の必要エネルギー量の算出には Harris-Benedict の式などが用いられる．

（1）問診・視診

入院時の栄養状態を評価し，栄養管理計画を立て定期的に評価を行う．栄養障害やそのリスクの評価ツールとしては，主観的包括的栄養評価（subjective global assessment：SGA）がある（**図Ⅵ-1-6**）．項目としては，過去 6 ヵ月以内の体重変化や食事摂取量の変化，消化器症状の有無などを問診し，身体所見として皮下脂肪や骨格筋の減少の程度，浮

表Ⅵ-1-8　不整脈の種類とその原因，治療

不整脈の種類			原因，誘因など	治療・対応
頻脈性不整脈	洞性頻脈 (SR tachy)	洞結節のリズムが100回/分以上あるもの	運動や精神的興奮などに対する正常な反応である場合が多い	
	発作性上室性頻拍 (PSVT)	規則的な幅の狭いQRS波形で心拍数が150〜250回/分になり，数分〜数時間持続し，突然もとの心拍数に戻るもの	慢性の心疾患あるいは肺疾患に伴うことが多く，代謝異常，酸塩基平衡異常などに関連する	治療は原疾患の改善と迷走神経刺激や薬物療法，カテーテルアブレーションが適応となるが，緊急性は低い
	心房粗動 (AFL)	心房興奮が300回/分前後であり，心室興奮は房室伝導により，150回/分，100回/分，75回/分となる	虚血性心疾患や高血圧，甲状腺機能亢進症に伴う	電気的除細動や抗不整脈薬の適応となるが，緊急性は低い
	心房細動 (Af)	無秩序な350〜650回/分の心房調律であり，心室興奮は200回/分以下となる	虚血性心疾患や高血圧，甲状腺機能亢進症に伴う．無効性の心房収縮が生じるため，心房血栓の原因となる	電気的除細動や抗不整脈薬の適応に加え，血栓症予防のため抗凝固療法を行う
	心室頻拍 (VT)	幅の広いQRS波が120〜250回/分で連続するもの 頸動脈触知可能な脈ありVTと不可能な脈なしVT（無脈性VT，pulseless VT）とがある	虚血性心疾患，心筋症，先天性心疾患に伴う．循環動態の不安定化や心室細動に移行したりすると致死的である	脈なしVTの場合ただちにCPRを開始し，電気的除細動や抗不整脈薬投与が必要である．頻発する場合は植込み型除細動の適応となる．脈ありVTの場合も電気的除細動や抗不整脈薬の適応であり，頻発する場合は植込み型除細動の適応となる
	心室細動 (Vf)	幅広いQRS波が不規則に続くもの	急性心筋梗塞，重症心不全に伴う	ただちにCPRを開始し，電気的除細動，抗不整脈薬投与が必要である
徐脈性不整脈	洞性徐脈 (SR brady)	洞結節のリズムが60回/分以下のもの	副交感神経反射，高齢，ジギタリス製剤やβ遮断薬の使用に伴う	原因の是正，アトロピンやβ刺激薬の投与で改善する
	第Ⅰ度房室ブロック (Ⅰ°AVB)	P-Q間隔の延長（0.21秒以上）	心筋梗塞，心筋炎，抗不整脈薬投与など	危険性は低い
	第Ⅱ度房室ブロック (Ⅱ°AVB)	しだいにP-Q間隔が延び，ついにQRS波が脱落する周期を繰り返すウェンケバッハ型と，2個あるいは3個の心房興奮ごとに1回，興奮が心室に伝わらない（QRS波が脱落する）モビッツ型がある		モビッツ型は完全房室ブロックに移行しやすい
	完全（第Ⅲ度）房室ブロック (Ⅲ°AVB)	房室間の伝導が完全に遮断されている．心房と心室は別の周期で活動する		心拍数が低く，アダムス・ストークス発作などの症状を伴う場合には，早急な対応が必要である．アトロピンなどの薬剤のみでなく，ペースメーカーが必要である

［北村直子：集中治療下での看護の実際．看護学テキストNiCE成人看護学 急性期看護Ⅱ 救急看護・クリティカルケア，第3版，佐藤まゆみ，林　直子（編），p.126, 2019より改変し転載］

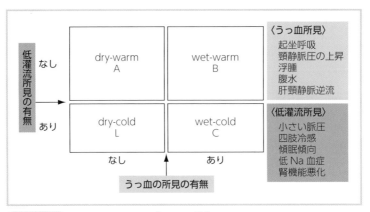

図Ⅵ-1-5　ノリア-スチーブンソン分類

A．患者の記録
　1．体重の変化　　　　過去 6 ヵ月間の合計体重減少：＿＿kg　　減少率＿＿％
　　　　　　　　　　　　過去 2 週間の変化　　　：□増加　　□変化なし　　□減少

　2．食物摂取量の変化　□変化なし　　□変化あり
　　　（平常時との比較）　変化期間　　　：＿＿週
　　　　　　　　　　　　食べられるもの：□固形食　　□完全液体　　□水分　　□食べられない

　3．消化器症状　　　　□なし　　□悪心　　□嘔吐　　□下痢　　□食欲不振
　　　（2 週間以上の継続）その他＿＿＿＿＿＿＿＿＿＿＿＿＿＿＿＿＿＿＿＿＿＿＿

　4．機能状態(活動性)　機能障害　　　：□なし　　□あり
　　　　　　　　　　　　継続期間　　　：＿＿週
　　　　　　　　　　　　タイプ　　　　：□日常生活可能　　□歩行可能　　□寝たきり

　5．疾患および疾患と　初期診断　　　　：＿＿＿＿＿＿＿＿＿＿＿＿＿＿＿＿＿＿＿
　　　栄養必要量の関係　代謝需要(ストレス)：□なし　　□軽度　　□中等度　　□高度

B．身体症状(スコアで表示すること：0＝正常，1＋＝軽度，2＋＝中等度，3＋＝高度)
　　　　　■皮下脂肪の減少(上腕三頭筋，胸部)　　　＿＿＿＿＿＿＿＿＿＿＿＿
　　　　　■筋肉消失(大腿四頭筋，三角筋)　　　　　＿＿＿＿＿＿＿＿＿＿＿＿
　　　　　■下腿浮腫　　　　　　　　　　　　　　　＿＿＿＿＿＿＿＿＿＿＿＿
　　　　　■仙骨部浮腫　　　　　　　　　　　　　　＿＿＿＿＿＿＿＿＿＿＿＿
　　　　　■腹水　　　　　　　　　　　　　　　　　＿＿＿＿＿＿＿＿＿＿＿＿

C．主観的包括的評価(A＋B をもとに評価される)
　　　　　□栄養状態良好　　□中等度の栄養不良　　□高度の栄養不良

図Ⅵ-1-6　栄養状態の主観的包括的評価（SGA）

腫の程度を評価する．体重は栄養状態のアセスメントの指標であるが，重症患者の場合，侵襲に伴うサードスペース（『急性期看護I 概論・周手術期管理（第4版）』，p.40参照）への水分の移動や利尿薬使用などで，一概に栄養状態の悪化・改善と断定はできないが，血液検査結果と合わせて経時的・総合的に評価する．

(2) 触診・打診

貧血や低アルブミン血症があると，血管内の浸透圧が下がり浮腫が生じる．足背などを指で押し，痕が残れば浮腫があると判断する．

(3) 検査所見

通常，栄養評価には，総タンパク量やアルブミン値を確認する．しかし，重症患者では，アルブミン製剤の投与・脱水・輸液などによる循環血液量の増減・肝機能障害等により影響を受けるため，血性アルブミン濃度は栄養指標として使用しにくい．半減期の短いレチノール結合タンパク質やトランスフェリンなどのタンパク質を比較的短期の栄養指標として用いるようになっている．

e. 排泄（腎機能）

代謝物質は腎臓や肝臓，皮膚を通して排泄されている．腎機能が低下すると，腎毒素だけでなく水分や電解質の排泄もうまくできず，体液過剰や高カリウム血症を誘発する．

(1) 問　診

ICU 入室前の排尿や既往歴に関する情報を得る．薬手帳で利尿薬などの使用の有無を確認する．また，倦怠感や最近の体重増加の有無も確認する．

(2) 視診・触診

ICU では，ほとんどの患者に膀胱留置カテーテルが挿入されている．最低でも尿量（0.5 mL/kg/時）が確保されているか，たとえば体重90 kg の患者であれば，1時間あたり45 mL の尿量が確保できているかを観察する．また，尿の色調から濃縮尿（濃い色）であれば脱水を疑い，希釈尿（薄い色）であれば利尿薬に反応したことを示す．さらに，尿の混濁の有無，性状から尿路感染の徴候を観察する．

排泄できなかった水分は，浮腫となって現れる．

(3) 検査所見

腎機能は，血清クレアチニン，尿素窒素，eGFR（推算糸球体濾過量），電解質（ナトリウム，カリウム，クロール，カルシウム，リン）などによって判断する．

f. 凝固・線溶

血管壁が傷つくと，さまざまな凝固因子が働き血栓が産生され止血される．この血栓は異物になるので線溶系の物質が働き血栓を溶かすことでバランスがとられ，血液の流動性は維持されている．

ICU では持続的血液濾過透析（continuous hemodiafiltration：CHDF）や経皮的心肺補助（percutaneous cardio pulmonary support：PCPS：V-A ECMO），体外式膜型人工肺（extracorporeal membranous oxygenation：V-V ECMO）などを必要とする患者も少なくない．このような患者は，回路内の血栓形成予防のために抗凝固薬を使用しており，出血しやすい．また，播種性血管内凝固症候群（disseminated intravascular coagulation：DIC）を発症すると止血が困難となる．

(1) 問　診

　ICU 入室時には，抗凝固薬や抗血小板薬の内服を薬手帳で確認する．また，脳梗塞や心筋梗塞の既往歴がある患者では抗血小板薬，心房細動や人工弁置換術後であれば抗凝固薬の内服の可能性を予測する．

(2) 視診・触診

　抗凝固薬使用中や DIC，血液疾患をもつ患者などのように凝固系に異常があると，少しの打撲でも皮下出血から血腫形成に至ることもあり，経時的な皮膚の観察が必要である．また，皮膚表面だけでなく，口腔内など粘膜からの出血にも注意して観察する．さらに，ICU に入室する重症患者は高ストレス状態であり，胃潰瘍などの消化管出血を生じやすいため，とくに凝固系の異常がある患者では，胃管の廃液や便の色も観察する．また，CHDFや ECMO などを実施しているときは，回路内の凝血塊形成に注意する．

(3) 検査所見

　PT（プロトロンビン時間），APTT（活性化部分トロンボプラスチン時間）の延長やPLT（血小板）の減少は凝固しにくい状態，つまり出血しやすい状態を示す．また，INR（PT-INR：プロトロンビン時間国際標準化比）は，抗凝固薬であるワルファリンの投与量管理のための指標として使用されており，低ければ血栓により血管が詰まりやすい状態を意味し，高ければ出血しやすい状態を意味する．

　D-ダイマーは，線溶系の分解産物であり，この値が高い場合は，体内のどこかで血栓が生じて線溶系が働いたという解釈になる．

g. 活動と運動

　ICU に入室する患者の多くは，重篤な病態のために人工呼吸器の装着を必要とする，血圧を維持するために昇圧薬の持続投与を必要とする，などの状況に置かれている．寝返りをするだけでも呼吸や循環が変化し，生命の危機状態に陥る可能性がある反面，安静を強いることは患者の日常生活動作（activities of daily living：ADL）を低下させる．

(1) 問診・視診

　ICU に入室した患者の多くは意識レベルの低下や気管チューブの挿入などによって活動や運動についての自覚症状を訴えることができない．健常時の日常生活の自由度や変形性関節症，外傷などによる疼痛や可動域制限についても話すことができない．このような点については家族から情報を得たり，既往歴などから推し量ったりする．予定手術後に ICUに入室する予定の患者であれば，手術前に患者自身から情報を得ておく．また，患者の全身を観察し，関節の変形や腫脹，手術痕，皮膚や軟部組織の損傷の有無，四肢の動きを確認する．

　ICU に入室する患者の状態は日々変化していくため，患者の病態が安定しつつあるのか，安全に活動範囲を広げることは可能かを毎日評価する必要がある．たとえば，体位変換や清拭といった負荷をかけたときに，血圧や脈拍・呼吸数などのバイタルサインの変化がどの程度あるかで，拡大の可否を検討する．

(2) 触　診

　関節可動域の測定や徒手筋力テストで評価する（**表Ⅵ-1-9**）．これらの実施にあたっては患者の意識レベルの回復を待って実施し，急激な負荷をかけないようにする．

表Ⅵ-1-9　徒手筋力テスト

スコア	状　況
5（normal）	最大の抵抗と重力に抗し，運動域全体にわたって動かせる
4（good）	ある程度の抵抗と重力に抗し，運動域全体にわたって動かせる
3（fair）	抵抗を加えなければ重力に抗して，運動域全体にわたって動かせる
2（poor）	重力に抗さなければ運動域全体にわたって動かせる
1（trace）	筋の収縮がかすかに認められるだけで，関節運動は起こらない
0（zero）	筋の収縮も認められない

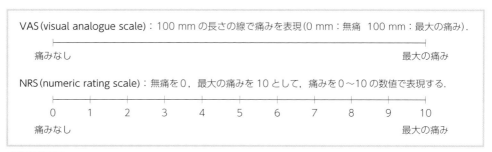

VAS（visual analogue scale）：100 mm の長さの線で痛みを表現（0 mm：無痛　100 mm：最大の痛み）.

痛みなし　　　　　　　　　　　　　　　　　　　　　　　　　　　最大の痛み

NRS（numeric rating scale）：無痛を 0，最大の痛みを 10 として，痛みを 0〜10 の数値で表現する.

0　1　2　3　4　5　6　7　8　9　10
痛みなし　　　　　　　　　　　　　　　　　　　　　　最大の痛み

図Ⅵ-1-7　痛みの評価指標

h. 休息・睡眠

ICU で治療を受ける患者は鎮痛・鎮静薬を使用し，他覚的には入眠しているように見える．しかし，多くの患者は不眠を感じており，重症患者の苦痛の1つである．睡眠障害はせん妄の一因ともなりうるため，継続的なモニタリングと評価が必要である．

「集中治療室における成人患者の痛み，不穏/鎮静，せん妄，不動，睡眠障害の予防および管理のための臨床ガイドライン（PADIS ガイドライン）」[2] では，Richards-Campbell 睡眠調査票のような検証済み評価ツールの使用が推奨されている．

ICU 入室前から睡眠の問題を抱えていた患者は ICU 入室中も質の低い睡眠に悩まされやすいため，ICU 入室前の睡眠の質や睡眠薬の服用などを確認する．

i. 知覚・認知（疼痛・鎮静・せん妄）

痛み・不穏・せん妄は ICU に入室する患者，とくに人工呼吸器が必要な患者に問題となる症状であり，適切な評価と対応が必要である．

（1）痛みのアセスメント

痛みの評価は患者の主観が基本となるため，評価指標として適切なものは VAS（visual analogue scale）や NRS（numerical rating scale）である（**図Ⅵ-1-7**）．しかし，患者の多くは自己申告が困難であるため，客観的指標として BPS（behavioral pain scale，**表Ⅵ-1-10**）や CPOT（Critical-Care Pain Observation Tool，**表Ⅵ-1-11**）を活用する．

自身で痛みを訴えられない患者はとくに，常時痛みがあるのか，処置に伴う痛みなのかなど，どのようなときに痛みを感じているのかを注意深く観察する．

（2）鎮静のアセスメント

鎮静は鎮静薬を使用して患者の意識レベルの低下を図ることであり，これにより①患者

表Ⅵ-1-10　Behavioral pain scale（BPS）

項　目	説　明	スコア
表情	穏やかな	1
	一部硬い（たとえば，まゆが下がっている）	2
	全く硬い（たとえば，まぶたを閉じている）	3
	しかめ面	4
上肢	全く動かない	1
	一部曲げている	2
	指を曲げて完全に曲げている	3
	ずっと引っ込めている	4
呼吸器との同調性	同調している	1
	時に咳嗽，大部分は呼吸器に同調している	2
	呼吸器とファイティング	3
	呼吸器の調整がきかない	4

［日本集中治療医学会 J-PAD ガイドライン作成委員会：日本版・集中治療室における成人重症患者に対する痛み・不穏・せん妄管理のための臨床ガイドライン〔https://www.jsicm.org/pdf/2015-J-PAD-guideline.pdf〕（最終確認：2022 年 11 月 15 日）より許諾を得て転載］

表Ⅵ-1-11　Japanese version of the Critical-Care Pain Observation Tool

指標	状　態	説　明	点
表情	筋の緊張が全くない	リラックスした状態	0
	しかめ面・眉が下がる・眼球の固定，まぶたや口角の筋肉が萎縮する	緊張状態	1
	上記の顔の動きと眼をぎゅっとするに加え固く閉じる	顔をゆがめている状態	2
身体運動	全く動かない（必ずしも無痛を意味していない）	動きの欠如	0
	緩慢かつ慎重な運動・疼痛部位を触ったりさすったりする動作・体動時注意をはらう	保護	1
	チューブを引っ張る・起き上がろうとする・手足を動かす/ばたつく・指示に従わない・医療スタッフをたたく・ベッドから出ようとする	落ち着かない状態	2
筋緊張（上肢の他動的屈曲と伸展による評価）	他動運動に対する抵抗がない	リラックスした状態	0
	他動運動に対する抵抗がある	緊張状態・硬直状態	1
	他動運動に対する強い抵抗があり，最後まで行うことができない	極度の緊張状態あるいは硬直状態	2
人工呼吸器の順応性（挿管患者）または	アラームの作動がなく，人工呼吸器と同調した状態	人工呼吸器または運動に許容している	0
	アラームが自然に止まる	咳きこむが許容している	1
	非同調性：人工呼吸の妨げ，頻回にアラームが作動する	人工呼吸器に抵抗している	2
発声（抜管された患者）	普通の調子で話すか，無音	普通の声で話すか，無音	0
	ため息・うめき声	ため息・うめき声	1
	泣き叫ぶ・すすり泣く	泣き叫ぶ・すすり泣く	2

［山田章子，池松裕子：日本語版 Critical-Care Pain Observation Tool（CPOT-J）の信頼性・妥当性・反応性の検証. 日本集中治療医学会 **23**：133-40, 2016〔https://www.jstage.jst.go.jp/article/jsicm/23/2/23_133/_pdf/-char/ja〕（最終確認：2022 年 11 月 15 日）より許諾を得て転載］

表Ⅵ-1-12　Richmond Agitation-Sedation Scale（RASS）

スコア	用　語	説　明	
＋4	好戦的な	明らかに好戦的な，暴力的な，スタッフに対する差し迫った危険	
＋3	非常に興奮した	チューブ類またはカテーテル類を自己抜去；攻撃的な	
＋2	興奮した	頻繁な非意図的な運動，人工呼吸器ファイティング	
＋1	落ち着きのない	不安で絶えずそわそわしている，しかし動きは攻撃的でも活発でもない	
＋0	意識清明な落ち着いている		
－1	傾眠状態	完全に清明ではないが，呼びかけに10秒以上の開眼およびアイ・コンタクトで応答する	呼びかけ刺激
－2	軽い鎮静状態	呼びかけに10秒未満のアイ・コンタクトで応答	呼びかけ刺激
－3	中等度鎮静状態	呼びかけに動きまたは開眼で応答するがアイ・コンタクトなし	呼びかけ刺激
－4	深い鎮静状態	呼びかけに無反応，しかし，身体刺激で動きまたは開眼	身体刺激
－5	昏睡	呼びかけにも身体刺激にも無反応	身体刺激

［日本呼吸療法医学会，人工呼吸中の鎮静ガイドライン作成委員会（妙中信之ほか）：人工呼吸中の鎮静のためのガイドライン．人工呼吸24：146-167, 2007より許諾を得て転載］

の不安の解消，②人工呼吸器使用中のストレスの軽減，③不穏に伴う有害事象の回避，④酸素消費量の減少などの効果を期待できる．しかし，過度の鎮静は人工呼吸期間やICU滞在日数の延長につながる可能性があるため，鎮静レベルの定期的な評価と，患者の病態に応じた鎮静の目標値を設定することが重要である．

鎮静深度の評価にはRASS（Richmond Agitation-Sedation Scale，表Ⅵ-1-12）が広く使用されている．正確に評価するために，まず30秒観察して視診によって0～＋4を判定し，0より低ければ呼びかけと身体刺激で-1～-5を判定する，という手順に沿って評価する．

(3) せん妄のアセスメント

せん妄とは失見当識や知覚障害（錯覚，幻覚など），注意力の低下，意識障害などの症状を呈する急性の脳の機能障害であり，1日の中で変動することが特徴である．せん妄の評価によりICU滞在日数が短縮する，などのアウトカムは現在示されていないが，せん妄評価の継続により，早期に病態に気づき，介入を早められる可能性がある．

スクリーニングツールを用いないと看護師や医師がせん妄に気がつかないことがわかっており[1]，ツールを使ってせん妄アセスメントを継続することが重要である．ICUで用いられる代表的な評価ツールはCAM-ICU（confusion assessment method for the ICU，図Ⅵ-1-8）とICDSC（intensive care delirium screening checklist，表Ⅵ-1-13）である．せん妄は疾患の重篤化に先行して生じることがあるため，せん妄を発症した場合は全身状態の観察・評価を行うように努める．

j. 心理状態（自己概念，ストレス耐性，価値観）

ICUに入室している患者は生命の危機状態にあるため，患者自身から心理状態に関する情報を得ることが困難な場合が多い．しかし，突然の発症，ICU入室といった状況そのものが，患者に不安や恐怖を抱かせ心理的にも危機状態に陥らせる．そのため可能な範囲で患者の思いを聴いたり，家族から情報を得たりする必要がある．患者の表情や睡眠状況，治療やケアへの協力の様子などから，患者の心理状態をアセスメントすることもできる．

所見 1：急性発症または変動性の経過	スコア	チェック
基準線からの精神状態の急性変化の根拠があるか？　あるいは過去 24 時間に精神状態が変動したか？すなわち，移り変わる傾向があるか，あるいは，鎮静スケール（たとえば RASS），GCS または以前のせん妄評価の変動によって証明されるように，重症度が増減するか？	どちらかに該当する→	☐
所見 2：注意力の欠如		
患者に「今から 10 個の数字を読み上げるので，1 の数字を聞いたら，私の手を握って教えて下さい」と伝え，下記の文字を 3 秒ずつかけて読み上げる. 2 3 1 4 5 7 1 9 3 1 エラー：1 のとき手を握らなかった場合，また 1 ではないときに手を握った場合.	エラーが 3 つ以上→	☐
所見 3：意識レベルの変化		
現在の RASS スコアが意識レベル清明で落ち着いている（スコア 0）以外である.	RASS の評価が 0 以外 →	☐
所見 4：無秩序な思考		
質問 　1．石は水に浮きますか？ 　2．魚は海にいますか？ 　3．1 g は 2 g よりも重いですか？ 　4．釘を打つのにハンマーは使えますか？ 患者が答えを間違えたら，エラーとして数える. 指示 ・　評価者は患者に 2 本の指をあげて見せ，「私と同じように，指をあげて下さい」と，患者に同じ数の指をあげるように指示する. ・　「今度は反対の手で同じことをやってください」と患者に指示を出す．その際 "2 本" とはいわないこと．また，麻痺などがある場合は「指をもう 1 本あげて下さい」と指示を出す. 指示どおりに動かすことができなければ，エラーとして数える.	質問と指示を合わせて 2 つ以上のエラー→	☐

CAM-ICU の全体評価 所見 1 <u>と</u> 2 <u>かつ</u> 3 <u>または</u> 4 のいずれか＝CAM-ICU に該当	該当する所見→	CAM-ICU 陽性 （せん妄あり）
	該当しない所見→	CAM-ICU 陰性 （せん妄なし）

図Ⅵ-1-8　CAM-ICU ワークシート

［ICU におけるせん妄評価法（CAM-ICU）トレーニング・マニュアル, 2014 年 3 月改訂版, p.10,〔https://uploads-ssl.webflow.com/5b0849daec50243a0a1e5e0c/5bb419cbf487b4d2af99b162_CAM_ICU2014-training_Japanese_version.pdf〕（最終確認：2022 年 10 月 11 日）より引用］

　　また，心理的な危機状態は患者だけでなくその家族にも訪れる．検査・治療中の患者を待つことしかできない家族の心理状態にも目を向けなければならない.

(1) 自己概念

　　患者が自分自身をどう捉えているか，病気によってその考え方に変化はあったかなどの情報を得る．とくに，治療の影響によりボディイメージに変化が生じる場合（気管切開，四肢切断，人工肛門造設），突然の発症で社会的役割や親としての役割を喪失した場合など，危機が生じたときに自己概念が揺らぎ，患者は自己存在の危機を感じやすい．さらに気管切開や人工呼吸器管理などにより自身の思いを表出できないとき，患者のつらさはよ

表Ⅵ-1-13　Intensive Care Delirium Screening Checklist（ICDSC）

1.　意識レベルの変化： （A）反応がないか，（B）何らかの反応を得るために強い刺激を必要とする場合は評価を妨げる重篤な意識障害を示す． もしほとんどの時間（A）昏睡あるいは（B）昏迷状態である場合，ダッシュ（-）を入力し，それ以上評価は行わない． （C）傾眠あるいは，反応までに軽度ないし中等度の刺激が必要な場合は意識レベルの変化を意味し，1点である． （D）覚醒，あるいは容易に覚醒する睡眠状態は正常を意味し，0点である． （E）過覚醒は意識レベルの異常と捉え，1点である．	0, 1
2.　注意力欠如： 会話の理解や指示に従うことが困難．外からの刺激で容易に注意がそらされる．話題を変えることが困難．これらのいずれかがあれば1点．	0, 1
3.　失見当識： 時間，場所，人物の明らかな誤認，これらのうちいずれかがあれば1点．	0, 1
4.　幻覚，妄想，精神障害： 臨床症状として，幻覚あるいは幻覚から引き起こされていると思われる行動（たとえば，空を掴むような動作）が明らかにある，現実検討能力の総合的な悪化，これらのうちいずれかがあれば1点．	0, 1
5.　精神運動的な興奮あるいは遅滞： 患者自身あるいはスタッフへの危険を予測するために追加の鎮静薬あるいは身体抑制が必要となるような過活動（たとえば，静脈ラインを抜く，スタッフをたたく），活動の低下，あるいは臨床上明らかな精神運動遅滞（遅くなる），これらのうちいずれかがあれば1点．	0, 1
6.　不適切な会話あるいは情緒： 不適切な，整理されていない，あるいは一貫性のない会話，出来事や状況にそぐわない感情の表出．これらのうちいずれかがあれば1点．	0, 1
7.　睡眠・覚醒サイクルの障害： 4時間以下の睡眠．あるいは頻回な夜間覚醒（医療スタッフや大きな音で起きた場合の覚醒を含まない），ほとんど一日中眠っている，これらのうちいずれかがあれば1点．	0, 1
8.　症状の変動： 上記の徴候あるいは症状が24時間の中で変化する（たとえば，その勤務帯から別の勤務帯で異なる）場合は1点．	0, 1
合計点が4点以上であればせん妄と評価する．	

［卯野木健，劒持雄二：ICDSCを使用したせん妄の評価．看護技術**57**（2）：133-137, 2011 より引用］

り大きくなる．家族から患者が自身をどう捉えていたか，どうありたいと思っていたかなどの情報を得る．

（2）ストレス・コーピング

　ストレスは環境が個人の対処能力を超えて影響を及ぼすときに認知され，これに対処するためになされる認知的・行動的努力がコーピングである．患者が何に対してストレスを感じているのか，それはどの程度のものなのか，どう対処しようとしているのか情報を得る．また，これまで困難な状況をどのように乗り越えてきたのかといった情報は患者のコーピングスキルを知り，支援するためにも重要である．

　しかし，ICUで治療を受ける患者は対処行動をとること自体が難しい場合が多い．高い緊張感，不安定な情緒，不眠，ケアや治療の拒否などがある場合は，患者が強いストレスを抱えており，対処ができていないと考えて情報収集し，原因をアセスメントする．

（3）価値観

　ICUに入室する患者は意識のないまま重篤な状態となり，人生の最終段階を迎えることも少なくない．家族からACP（advance care planning）について話し合ったことがあるか，

患者の信仰や人生で大切にしてきたこと，どのような価値観を持っているのか，などの情報を得ることも必要である．

2 ● ICU における臨床推論・臨床判断

a. 臨床推論と臨床判断

臨床推論とは患者の訴えや症状から，今生じている問題は何か仮説を立て，探索しつつ判断に結びつける過程である．臨床判断は臨床推論の結果，下した判断のことである．

臨床判断について，クリスティーン・A・タナーは「患者のニーズ，関心ごと，健康問題について解釈や統合を行い，アクションを起こすか起こさないかを判断し，標準的なアプローチを使用するか修正し，もしくは患者の反応によって適切とみなされる新しいことを即興で行うこと」としている[3]（『急性期看護Ⅰ 概論・周手術期看護（第4版）』，p.31 参照）．

b. ICU における臨床判断

ICU における臨床判断の特徴は，患者の訴えという主観的情報が乏しいこと，多くの医療機器が患者の命を支えているため，機器類が正常に動いているか，適切な設定であるかを判断するための知識が必要であること，時間の猶予がなく状況が読めない中で即時に実践しつつ考え判断する必要があることなどである．

実際の事例を通して臨床判断の過程を紹介する．

事例 ① 多発外傷の患者 B さんの痛みの原因の推論

看護師Aは，多発外傷のためICUで治療を受けている患者Bさんの担当となった．Bさんは苦痛表情を浮かべている．AはBさんに何らかの問題が生じていること気づき，原因について推論する．声をかけて痛みの有無や部位について尋ねるが，Bさんは意識レベルが低下しており反応ができない．外傷部位や挿入されているドレーンの位置，呼吸器の非同調，苦痛表情が生じたきっかけなどの要因を考え，鎮痛薬の使用量や呼吸器の設定，創部の状態などを観察し，推論する．バイタルサインは安定しており，呼吸器の設定も患者に同調している．

断定はできなかったが体位変換後に苦痛表情が生じていることから創部痛と考え，鎮痛薬の追加投与を提案，実施した．患者の表情はやわらぎ，介入は効果的であったと省察した．患者が覚醒した後につらそうだったことを伝え，痛みの有無を確認すると，「もともと腰痛もちで，腰が痛くて……」と答えた．Bさんのカルテには，腰椎椎間板ヘルニアの既往があると記載されていた．

▶ 看護師Aは患者からの訴えがないため，患者の反応や医療機器の作動状況からどこに問題が生じているのか考え，行動していた．
▶ B氏の苦痛表情は腰痛のためだったかもしれない．

訴えることのできない患者のニーズを知るためには，Bさんのような事例を振り返ることで看護師自身の考え方の幅を広げ，知識やケアについて学びを深めることが重要である．

C. 緊急度・重症度のアセスメント

　緊急度とは，時間の経過が各病態の生命予後または機能的予後に与える影響度を示し，重症度とは各病態が生命予後または機能的予後に与える影響を示している．この2つには重なるものもあれば，そうでないものもある．

　急性心筋梗塞は緊急度・重症度が高く，早急に対応しなければ生命にかかわり，対応後も生命予後に大きな影響を及ぼす．気道閉塞などは緊急度が高く早急に対応する必要があるが，解除されれば生命予後は良好である．

1 ● ICU における重症度の評価

　重症度とは病状の重さ，治療の難しさの程度である．疾患や病態が生命や身体機能の予後にどれぐらい影響を与えるかの指標となる．「重症度が高い」とは，疾病や損傷により生命や予後が危機に瀕している状態であり，敗血症，腹膜炎，脊髄損傷などが該当する．

　敗血症は ICU で治療が行われる重症度の高い疾患の1つである．敗血症は，「感染症によって重篤な臓器障害が引き起こされる状態」と定義される（p.56 参照）．感染症に伴う生体反応が生体内で調節不能な状態となった 病態であり，生命を脅かす臓器障害を引き起こす．臓器障害が複数の臓器に及んだものを多臓器障害（multiple organ dysfunction syndrome：MODS）と呼び（p.55 参照）　障害臓器が増えるほど死亡率は上がる．

　この重症度を評価し，予後の予測や治療のアウトカム評価を行うためにさまざまな重症度スコアが開発されてきた．

a. 重症度を把握するためのスコア

　ICU で用いられる重症度を判断するための代表的な指標が SOFA（sequential organ failure assessment）スコア（表VI-1-14）である．呼吸・循環，凝固系，肝機能，腎機能，中枢神経系の6項目について，それぞれの臓器障害の程度を点数化し，その合計点で重症度を判定するものである．特定集中治療室管理料1〜4を算定する施設では重症度評価のため，すべての入室患者において評価することが求められている．

　また，敗血症患者の診断指標としての意味もあり，敗血症ガイドラインでは合計点数がベースラインより2点以上上昇した場合は敗血症を疑う[4]と示されている．敗血症は早期に対応がなされなければ重症化し，予後は不良である．このため，早期に発見することが看護師の重要な役割である．

b. ICU における重症度評価の実際

　事例を通して重症化する患者のアセスメントについて考える．

事例2 人工呼吸管理中の C さんの容体悪化

　Cさんは間質性肺炎のために人工呼吸器管理が必要となり，ICUに入室した．ICU入室後ステロイドパルス療法などの治療が行われ，ICU入室3日目には胸部X線上の所見は改善し，酸素化もPaO_2/F_IO_2比は200から350まで改善した．血圧は安定し昇圧薬は中止となり，鎮静薬も減量となった．覚醒している時間が増え，筆談で会話に応じるようになり，見当識も保たれていた．

表Ⅵ-1-14　SOFA スコア

スコア	0	1	2	3	4
意識 GCS	15	13～14	10～12	6～9	<6
呼吸 Pao$_2$/Fio$_2$(mmHg)	≧400	<400	<300	<200 および呼吸補助	<100 および呼吸補助
循環	平均血圧 ≧70 mmHg	平均血圧 <70 mmHg	ドパミン<5 μg/ kg/分あるいはド ブタミンの併用	ドパミン5～15 μg/ kg/分あるいはノルアド レナリン≦0.1 μg/ kg/分あるいはアドレ ナリン≦0.1 μg/kg/分	ドパミン>15 μg/ kg/分あるいはノルア ドレナリン>0.1 μg/ kg/分あるいはアドレ ナリン>0.1 μg/kg/分
肝 血漿ビリルビン値 （mg/dL）	<1.2	1.2～1.9	2.0～5.9	6.0～11.9	≧12.0
腎 血漿クレアチニン値 （mg/dL） 尿量（mL/日）	<1.2	1.2～1.9	2.0～3.4	3.5～4.9 <500	≧5.0 <200
凝固 血小板数 （×10^3/μL）	≧150	<150	<100	<50	<20

［日本版敗血症診療ガイドライン2020. 日集中医誌28：S23, 2020 より許諾を得て転載］

　　　ICU入室7日目，夕方から呼吸数が上昇し平均血圧（MAP）が70 mmHg以下に低下した．声かけに対する反応はなく，刺激で開眼するが，コミュニケーションは成り立たなくなった．ICDSCでせん妄ありの評価である．血液ガスをチェックした結果，Pao$_2$/Fio$_2$比は220であった．受け持ち看護師Dは敗血症を疑って医師に報告し，諸検査の結果，誤嚥性肺炎による敗血症が疑われた．

▶　前日のSOFAスコアは「意識」0点，「呼吸」2点，「循環」0点で計2点だが，この日のSOFAスコアはMAP<70のため「循環」1点，意識レベルをGCSでみたところE2V1M1だったため「意識」4点，呼吸もPao$_2$/Fio$_2$ 220なので「呼吸」2点であり，合計5点上昇している．

▶　これは敗血症を疑うべき状態である．SOFAスコアの6項目をすべてチェックしなくても，このように評価できる情報のみでアセスメントすることも可能である．

　　　ICUで人工呼吸器管理が必要な患者は，鎮痛・鎮静薬を使用している場合が多く，意識レベルが変化した原因が鎮静薬の影響なのか，病状の悪化なのか，評価が難しい．しかし，こうしたスコアがあることを知っていることで，患者にせん妄や意識レベルの変調が生じた際に，重症化のサインとしてとらえることができる．

2 ● ICU における緊急度の評価

　　　ICUでは緊急事態が生じないようモニタリングし，その発生に備えているものの，一方でICU患者は急変しやすいという特徴もある．たとえばバイタルサインの変化やアラームが生じたなどの場合は緊急度の評価が必要となる．緊急度の評価手順は第Ⅶ章に詳しいが，

バイタルサインの変化が生じた場合は，心停止のリスクを懸念する，術後の患者ならば後出血がないか確認する，呼吸器のアラームが生じた場合は呼吸器のトラブルや気管チューブのトラブルを確認するなどの対応をする．

┃引用文献┃

1）日本循環器学会，日本心不全学会：急性・慢性心不全診療ガイドライン（2017年改訂版），p11〔https://www.j-circ.or.jp/cms/wp-content/uploads/2017/06/JCS2017_tsutsui_h.pdf〕（最終確認：2021年11月19日）
2）日本集中治療医学会：集中治療室における成人患者の痛み，不穏/鎮静，せん妄，不動，睡眠障害の予防および管理のための臨床ガイドライン（2019年11月12日）〔PADIS-Guidelines-Japanese-2019.pdf (sccm.org)〕（最終確認：2021年11月17日）
3）Tanner CA：Thinking Like A Nurse：A Research-based Model of Clinical Judgement in Nursing． Journal of Nursing Education **45**(6)：204-211，2015
4）日本版敗血症診療ガイドライン2020．日集中医誌**28**：S1-S411，2021
5）日本集中治療医学会J-PADガイドライン作成委員会：日本版・集中治療室における成人重症患者に対する痛み・不穏・せん妄管理のための臨床ガイドライン〔2015-J-PAD-guideline.pdf (jsicm.org)〕（最終確認：2022年6月15日）

2 ICU 入室患者に対する看護の実際

A. 呼吸機能の維持

1 ● 呼吸機能の障害

　呼吸とは，気道を経て肺胞内に空気を取り入れ，細胞内で酸素を使ってエネルギー生成を行うまでの一連の過程であり，生命維持の基本的機能である．呼吸機能の障害により生じる呼吸困難感や息苦しさは人に死の恐怖と不安をもたらす．さらにその恐怖感や不安が酸素消費を増加させ，呼吸運動の円滑さを失わせる悪循環を作り出す．看護師は呼吸苦を取り除く処置が早急に行われるよう診療介助することに加え，患者の精神の安静のため，安心できるような説明や態度で患者に対応することが重要である．

2 ● 人工呼吸法

　圧力をかけて換気を部分的もしくは完全に補助する**人工呼吸**によって，ガス交換の改善・維持，呼吸仕事量の軽減が期待できる．人工呼吸法の適応は，酸素投与だけでは酸素化が十分でない場合，ARDS などにより肺が広がりにくく換気が維持できない場合，心肺停止や脳血管障害など呼吸運動障害の場合などである．

a. 人工呼吸器と換気モード

　人工呼吸器は，酸素や空気を供給する医療ガス配管，人工呼吸器本体，呼吸器回路で構成される．人工呼吸器本体で調整された陽圧ガスは呼吸回路を通って患者の口元に送り込まれ，換気が行われる（**図Ⅵ-2-1**）.

　換気の方法には，患者の自発呼吸に合わせてガスを送り込む補助換気と自発呼吸がなくとも設定した換気量を送り込む強制換気がある．強制換気と補助換気をどのように組み合わせて換気を補助するのかを決めているのが，人工呼吸器の換気モードの設定である．代表的な換気モードは，強制換気のみのモードである CMV（controlled mechanical ventilation），自発呼吸と強制換気を組み合わせて行う SIMV（synchronized intermittent mandatory ventilation），設定した圧で補助換気のみを行う PSV（pressure support ventilation）などである（**図Ⅵ-2-2**）.

b. IPPV と NPPV

　人工呼吸は気管挿管や気管切開といった人工気道による**侵襲的陽圧換気**（invasive positive pressure ventilation：**IPPV**）をとる場合と，マスクを介した人工呼吸である**非侵襲的陽圧換気**（noninvasive positive pressure ventilation：**NPPV**）をとる場合がある（**図Ⅵ-2-3**）.

　患者に自発呼吸がある場合には NPPV の適応が検討できる．NPPV では十分な換気が得

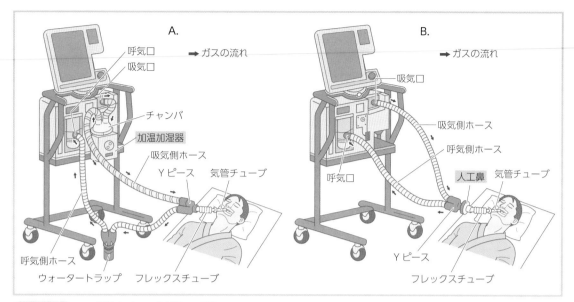

図Ⅵ-2-1　一般的な人工呼吸器の回路
A：加温加湿回路．酸素や空気を加温加湿して送り込む回路．滅菌蒸留水を使用する．呼気側に結露がたまりやすく，ウォータート
　　ラップで水分を確保する．近年は結露しない機器（ウオータートラップなし）もある．
B：人工鼻回路．人工鼻が加温加湿器の役割をして回路がシンプルに構成される．一方，使用禁忌や使用が適切でない患者もいるの
　　で注意が必要．

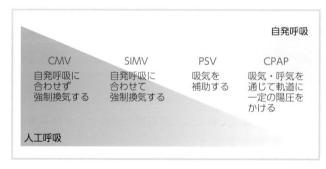

図Ⅵ-2-2　人工呼吸の代表的な換気モード
CPAP（continuous positive airway pressure；経鼻
的持続陽圧呼吸）は主に閉塞性睡眠時無呼吸症候群の治
療で行われている．

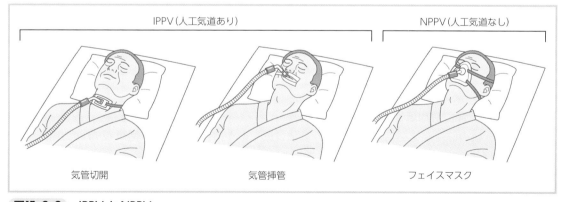

図Ⅵ-2-3　IPPV と NPPV
NPPVでは鼻マスクも使用される．

られない場合や自発呼吸がない場合は IPPV を適応する.

c. 人工呼吸法による治療の位置づけ

人工呼吸法は，呼吸機能障害を引き起こしている原因疾患や病態自体の治療ではなく，それらが軽快，治癒する間，酸素化を維持する方法である．したがって，できるだけ侵襲が少なく行われるようにすることが重要で，長期化によって引き起こされる人工呼吸器関連肺炎（VAP, p.102 参照）などの合併症を防ぐため，人工呼吸開始時から，早期の離脱を念頭におく.

3 ● 人工呼吸法と看護

a. 人工気道の挿入と看護

集中治療の場で行われる気管挿管などの**人工気道**の挿入処置は，患者の状態の急変などによって突然行われることが多い．看護師は必要な器具がすぐに使えるように準備し，気管チューブが挿入しやすい体位をとらせるなどの準備を行い，短時間で安全に処置が行われるように介助する．また，患者が人工気道挿入の必要性を理解できるよう，意識レベルに応じて説明する．しかし，事前に説明がなされていたとしても，処置時には一時的に薬剤で鎮静が図られることが多く，意識回復の際に気道内の異物感や失声の状態に気づき，パニックを起こすことがある．したがって，呼吸状態の観察だけでなく，意識・精神状態も含めた観察を行いながら，患者が安心できるようわかりやすい説明を行い，タッチングを行うなど恐怖や不安を軽減するケアが必要である.

気管チューブの留置時は，チューブの抜けや入り込みによる**片肺換気**を防ぐ必要がある．テープなどにより適切に固定し，外部に出ているチューブの長さを測定し，印を付けるなどしておくとよい．また，胸部 X 線写真により気管チューブの位置を確認し，胸郭運動の観察や呼吸音の聴取により左右差の確認を常に行うことが大切である.

また，分泌物などが下気道に流れこまないよう，**カフ圧**は適正圧（20〜30 mmHg）を維持するように管理する．チューブのカフ圧が過度であると気道粘膜の虚血を引き起こすため，適正圧であることが重要である.

通常，吸気は上気道において粘膜にさらされ，温度・湿度の調整がなされる．しかし気管チューブ内を通り，温湿度の調整がなされないまま吸気が下気道に送気されると，分泌物が粘稠になり，気管・気管支の線毛運動が障害され，分泌物が貯留しやすくなる．したがって，人工気道の場合は，加温・加湿器もしくは**人工鼻**を利用することで適温・適湿に調整された吸気を送気する必要がある.

b. 排痰の援助

呼吸機能を維持するうえで排痰の援助は重要である.

（1）体位排痰法

痰の貯留部位を気管分岐部より高位に置くように体位をとり（**図Ⅵ-2-4**）[1]，同一体位は３分間から15分間程度維持する．実施前・中・後に，患者の痛みや不快，血圧，心拍数や不整脈，呼吸状態や呼吸音，酸素飽和度，皮膚色，頭蓋内圧などを観察し，患者の負担をアセスメントする．とくに循環動態が不安定な患者や心不全患者，脳圧亢進がある患者は時間の短縮や体位を考慮する.

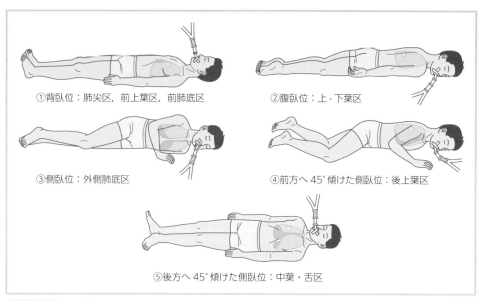

①背臥位：肺尖区，前上葉区，前肺底区

②腹臥位：上 - 下葉区

③側臥位：外側肺底区

④前方へ 45°傾けた側臥位：後上葉区

⑤後方へ 45°傾けた側臥位：中葉・舌区

図Ⅵ-2-4　体位排痰法

［丸山征四郎（編）：ICU のための新しい肺理学療法，改訂増補版，p.159, メディカ出版，1999 を参考に作成］

(2) 気管吸引

　加湿や吸入，呼吸理学療法（体位排痰法）により，痰は末梢から中枢気道に移動するが，人工気道の場合は中枢気道から自力で口元まで痰を排出することは困難である．そのため**気管吸引**を行う．気管吸引は侵襲的な処置であり患者に苦痛を与えることを理解し，その必要性を適切にアセスメントする．また，吸引の際にカテーテル内に陰圧をかけるため，気道内の空気も一緒に吸引する．吸引時間を 1 回 10 秒前後とし，事前に加圧して過換気にしておくなどして，低酸素や肺胞の虚脱を防ぐ．また，気道粘膜の損傷を防ぐために，吸引圧は 150 mmHg を限度とし，カテーテルの挿入位置は原則的には気管分岐部にあたらない位置までとする．

c. 人工呼吸器装着中の患者の看護

　重症患者において，人工呼吸器は患者のガス交換を改善・維持し，呼吸仕事量を減らすことを目的に，換気を部分的もしくは完全に補助する．また，呼気終末に陽圧をかけること（positive end-expiratory pressure ventilation：**PEEP**）で，虚脱した肺胞を開存させて換気不均衡を是正することができる．呼吸困難感を緩和するため，患者の安心感や睡眠につながることもある．しかしながら，人工呼吸により，生理的な胸腔内陰圧が消失し，陽圧換気となるため静脈還流減少や肺外傷などの悪影響が起こりうる．また，機械であるがためのトラブルや操作ミスが生じることから，看護師は人工呼吸器に関する知識と技術を習得し，合併症の予防と早期発見に努め，トラブル時の対処についても知っておく必要がある．また，機械トラブルに備えて，バッグ・バルブ・マスクをそばに置いておく．

　さらに，生命の維持に直結する呼吸を機械にゆだねていることの恐怖や不安，機械の装着による拘束感，声によるコミュニケーションができないことによるストレスなど，身体面のみでなく心理社会面にも大きな影響を与えることを理解し，援助する必要がある．

(1) 人工呼吸器使用による合併症と看護

①心拍出量の減少

人工呼吸により胸腔内が陽圧となるため，胸腔内に位置する心臓への静脈還流が減少する．その結果心拍出量も減少する．とくに出血や脱水などにより循環血液量が減少している患者では著しい血圧低下が起こるため，予防として，輸血や輸液あるいは強心薬や昇圧薬の使用，呼吸器設定で平均気道内圧を上昇させないような対策が必要である．

②肺の損傷

高い陽圧で人工呼吸を行うと肺胞に過伸展が起こり障害される．肺に病変部と健常部が混在している場合，陽圧を加えると，膨らみやすい健常部の肺胞に過伸展や破裂が起こる．また，急性呼吸促迫症候群など肺実質に障害や線維化が起こっている場合は，比較的低圧でも肺胞が過伸展や破裂を起こすおそれがある．肺胞が破裂すると，そこから縦隔気腫や気胸が起こる．さらに陽圧換気により緊張性気胸に進展すると急激なショック状態が出現するため，すみやかな対処が必要である．これらの人工呼吸による肺損傷を防ぐためには，1回換気量を少なくし（約6〜8 mL/kg），最高気道内圧を＜30 cmH₂Oに保つことが推奨されている．

患者の自発呼吸と人工呼吸の吸気が衝突したり，気道内分泌物により咳嗽反射が起こると気道内圧が瞬間的に高くなる（**ファイティング**）．このようなときも圧損傷を起こしやすいため，呼吸器の自発呼吸感知の設定調整や分泌物の除去を適切に行うことで不用意に気道内圧が高まらないようにする．

③VAP

人工呼吸器関連肺炎（ventilation-associated pneumonia：**VAP**）は，気管挿管・人工呼吸に伴う医原性の院内肺炎として広く知られている．気管挿管チューブを伝わって口腔内の病原微生物が気管内に流入したり胃内容物の逆流により誤嚥が起こることで発症すると考えられている．

気管挿管中の患者は常に開口状態で，唾液量も減少することからも，口腔の自浄作用が低下している．したがって，口腔ケアは口腔内の病原微生物を減少させ，VAPを予防するケアとして必須である．その他にもVAPの予防として，①手指衛生を確実に実施する，②人工呼吸器回路を頻回に交換しない，③適切な鎮静・鎮痛を図り，とくに過鎮静を避ける，④人工呼吸器からの離脱ができるかどうか毎日評価する，⑤人工呼吸中の患者を仰臥位で管理しない，などが推奨されている[2]．近年，カフ上部に吸引孔がついた気管チューブを用いた吸引によりVAP発生率が低下したことが報告されている[3]．

(2) 苦痛緩和

人工呼吸器装着中は，気管チューブによる違和感や喉の不快感，自発呼吸と人工呼吸の衝突，痰の喀出の際の呼吸苦などの苦痛が生じる．気管チューブ固定や人工呼吸器設定を調整するなど，原因をできる限り除去するよう対処する．また，生命の維持に直結する呼吸を機械にゆだねていることの恐怖や不安，機械の装着による拘束感，声によるコミュニケーションができないことによるストレスなどの精神的苦痛や苦悩も強い．看護師は患者の苦痛や苦悩を理解する姿勢を示し，孤独を感じさせないような交流を試み，タッチングや音楽療法などリラクゼーションを図るケアの提供を考慮する．

B. 循環機能の維持

　身体の各臓器への血流が滞ると各臓器で酸素欠乏が起こり，各臓器を構成する細胞が損傷を受け臓器障害を引き起こす．血流の停滞は，心臓ポンプ機能の低下や失血など全身性のものと血管の閉塞などによる局所的なものがあるが，本章では主に全身性の血流量低下に焦点をあて，循環機能の維持にかかわる看護について述べる．

1 ● 心機能の障害

　心臓は，調和のとれた律動で心筋を収縮させ，弁膜により血流に方向を与えることで，全身へ血流を送るポンプ機能を果たしている．そのため，心筋の収縮力が低下する心筋梗塞や血液の逆流を引き起こす弁不全，心収縮リズムを狂わせる不整脈は，血液ポンプ機能の低下，さらには心拍出量の減少を引き起こす．心拍出量の減少の程度や進行速度によって，失神や心不全，心原性ショック，急死などが引き起こされるが，集中治療の場では，ショック（p.293 参照）や心不全の状態にある患者を対象とすることが多い．

　心不全は，心臓の収縮性が低下し，代償機転が働かずに，各臓器に必要な血液が送れなくなった状態である．左心系に問題がある**左心不全**では，肺にうっ血が起こり，呼吸困難を主な症状とする．**右心不全**では，静脈圧の上昇が起こり，肝脾腫大や全身うっ血が起こる．左心不全も右心不全も最終的には両心不全が起こり，両者の合併した症状がみられる．

2 ● 心機能障害時の治療と看護

　心機能障害の原因である心筋梗塞や弁膜症への治療としては，経皮的冠動脈インターベンションや大動脈-冠動脈バイパス（A-C バイパス），弁置換術や弁形成術などがあるが，心機能低下による全身への悪影響を減らすために以下のような治療が行われる．

a. 酸素投与

　少ない心拍出量であっても，全身へできるだけ多くの酸素供給がなされるよう，また，心筋虚血の改善，維持に対しても酸素投与がなされる．経鼻カニューレやベンチュリーマスクを使用するか，重症になると気管挿管や人工呼吸器が使用される．

　看護師はそれぞれの酸素供給システムの仕組みを理解し，適切な酸素量が供給できているか，カニューレやマスクの装着状態や接続状態を点検して，患者が確実に酸素吸入できていることを確認する．

b. 大動脈内バルーンパンピング法（IABP）

　大動脈内バルーンパンピング法（intra-aortic balloon pumping：IABP）は，専用のバルーン付きカテーテルを大腿動脈から挿入し胸部下行大動脈内に留置して，低下した左心機能を補助し，回復を図る補助循環法である（**図XII-1-4**，p.197 参照）．IABP は左（心）室の収縮時にバルーンを収縮させて，後負荷を軽減して左室の仕事量，心筋酸素消費量を減少させ，左室の拡張期にバルーンを拡張させて，大動脈拡張気圧を上昇させ，冠血流量を増加させる．

　IABP の効果は正常心機能の 15～20％の補助が限界とされており，極度の心機能低下に対しては，後述の PCPS や補助心臓が適応となる．

　IABPは患者の心電図や動脈圧に同期させてバルーンを収縮・拡張させるため，心電図や動脈圧が適切にモニターされていないと効果的に作動しない．そのため，IABPが効果的なタイミングで駆動しているかを動脈圧とバルーン圧のモニターで確認する．体動による心電図の乱れや動脈血ラインからの採血による動脈圧の乱れによる作動不良にも注意する．ガスチューブの折れ曲がりや接続のゆるみ，カテーテル挿入長，ヘリウムガスの残量など定期的に点検を行う．

　IABPの合併症としては，バルーンカテーテル挿入による下肢や腹部の動脈血行障害，挿入部の血種，感染，バルーンリーク*・破裂などがある．そのため下肢の血行状態や挿入部の出血，感染徴候の有無を観察し，カテーテル留置位置を挿入部やX線写真で確認する．

c. 体外式膜型人工肺（ECMO）/ 経皮的心肺補助法（PCPS）

　体外式膜型人工肺（extracorporeal membrane oxygenation：ECMO）は静脈から脱血した血液を人工肺で酸素化しポンプで体内に送血する体外循環法である．主に呼吸補助を目的とするV-V ECMOと，呼吸と循環の両方を補助するV-A ECMOがあるが，V-A ECMOは経皮的心肺補助法（percutaneous cardiopulmonary support：PCPS）としても広く知られ，重症心不全時や緊急心肺蘇生時，心停止を伴う心臓手術時に使用されている（**図Ⅻ-1-5**，p.198参照）．ECMOのトラブルは患者の生命の危機に直結するため，遠心ポンプや人工肺の異常，回路の振動や折れ，挿入カニューレの逸脱などを確実に点検し，事故を防ぐ．ECMOの合併症である下肢の虚血の早期発見のため，足背動脈触知やドプラ法による血流音聴取を行う．また，抗凝固薬の使用により出血傾向となるため，カニューレ刺入部だけでなく，全身臓器からの出血の有無を観察する．ECMO挿入中は積極的な体位変換が困難であるため，褥瘡などの皮膚トラブルのリスクが非常に高い．そのため，体圧分散マットを使用した除圧や直腸用チューブで便失禁による皮膚汚染を防止するなどの対策を検討する．

d. 一時的ペーシング

　経静脈的もしくは開胸術時に電極カテーテルを挿入し，心房または心室腔内の肉柱に楔入させ，体外のペースメーカーから電気刺激を送る（**表Ⅵ-2-1**）．

　一時的ペースメーカーカテーテル挿入中は必ず心電図モニターを装着し監視する．モニターされた心拍数がペーシングのセットレートと一致していることを確認し，ペーシング不全が起こっていないことを確認する．また，カテーテルの刺激により心室頻拍などの危険な不整脈が誘発されやすいので，不整脈の早期発見に努める．

表Ⅵ-2-1　ペースメーカーのモード

段　階	Ⅰ	Ⅱ	Ⅲ	Ⅳ
機　構	ペーシング部位	センシング部位	反応様式	プログラム機能
略　字	A：心房 V：心室 D：両室 S：心房か心室	A：心房 V：心室 D：両室 O：センシングなし S：心房か心室	T：同期 I：抑制 D：心房同期・心室抑制 O：同期なし R：頻脈と徐脈で活性化	P：単純なプログラム（刺激数/出力） M：多数プログラム可能 C：多数プログラム＋遠隔測定可能 O：プログラムなし

*ペースメーカーのモードはⅢ段階までの略字を並べて示されることが多い.

*バルーンリーク：カテーテルのバルーンに非常に小さな孔が生じ，駆動ガスが血管内に漏出すること.

e. 安静保持

　心機能障害が重篤な場合，安静の保持が治療として非常に有効である．安静とは，体動の制限，仰臥位姿勢，精神面での安定などを意味し，体動や重力に抵抗した循環，交感神経への刺激による酸素消費量を抑えることで，脳に必要な循環血液量を確保すること，心筋の障害拡大を防止することをねらいとしている．また，モニターや挿入されているチューブカテーテルのトラブルを予防するために体動が制限されることもある．

　しかしながら，体動の制限自体が腰背部痛や精神的苦痛を生じさせ，逆に心負荷となる可能性もある．必要な安静，不必要な制限を常に検討し，安静の弊害を防ぐ必要がある．

3 ● 救命処置時の看護

　心臓のポンプ機能の障害に対しては，障害を起こしている原因に対して治療を行うことはもちろんであるが，障害の急激な悪化などにより，生命の危機がもたらされる場合があるため，心肺蘇生などの救命処置への備えが必要である．

　重症不整脈や冠動脈閉塞などにより心機能低下が急激に起きた場合，救命のために緊急性が求められ緊迫した状況下で処置が行われるが，患者や家族が安心して，心身の苦痛が少なく治療が受けられるように配慮する必要がある．恐怖や不安から安静にできなかったり，治療が安全に受けられないこともあり，看護師は患者の心理状態や苦痛にも十分配慮することが大切である．

C. 苦痛の緩和

1 ● 痛みと看護

　ICU には侵襲の大きな手術後の患者も多い．そのため，創部痛を感じている患者も多い．また，呼吸困難や全身倦怠感，発熱，不眠，チューブやラインによる拘束感，安静による腰背部痛など ICU 患者に苦痛を感じさせる原因は多い．

　疼痛に対しては，オピオイドや解熱消炎鎮痛薬，オピオイド拮抗性鎮痛薬が主に使用される（**表VI-2-2**）．安定した持続的な鎮痛効果を得たい場合は硬膜外カテーテルを挿入し持続的に局所麻酔やオピオイドを使用する持続硬膜外鎮痛法を行う．患者自身が痛みを感じたときに薬液を早送りして調節できるシステムである患者自己調節鎮痛法（patient controlled analgesia：**PCA**）がとられることもある．

表VI-2-2　ICU でよく使用される鎮痛・鎮静薬

種　類		薬剤名
鎮痛薬	オピオイド	フェンタニルクエン酸塩，モルヒネ塩酸塩
	解熱消炎鎮痛薬	NSAIDs（アスピリン，ジクロフェナクナトリウム，イブプロフェン，ロキソプロフェンナトリウム水和物，フルルビプロフェンアキセチル），アセトアミノフェン
	オピオイド拮抗性鎮痛薬・その他	ブプレノルフィン塩酸塩，ペンタゾシン，ケタミン
鎮静薬	非ベンゾジアゼピン系	デクスメデトミジン，プロポフォール
	ベンゾジアゼピン系	ミダゾラム

　非薬物的方法としては，安楽な体位の工夫，マッサージを試みるなど，患者の反応を確認しながらリラクゼーションを図る援助を提供する．また，不眠や疲労，不安や怒り，悲しみなど痛みの閾値を低下させる心身の状況を緩和する援助を提供する．

2●鎮静状態と看護

　鎮静とは，鎮静薬を投与して意識の低下を図ることである．集中治療の場では，患者の不安をやわらげ，興奮を抑えて安全性を確保する，酸素消費を減少させる，人工呼吸器との同調性をよくし換気効率を改善する，気管挿管など苦痛や恐怖を伴う処置の際の意識低下，気管チューブの不快感の軽減といった治療と心理的苦痛の緩和などを目的に行われる．一方で，廃用症候群や循環動態の不安定化，せん妄など，鎮静によるデメリットもあるため，安易な鎮静薬の使用は避けることが望ましい．

　J-PAD ガイドライン（日本集中治療医学会）では，鎮静・睡眠薬を重視した鎮静法ではなく，鎮痛を優先した鎮静法が提案され，人工呼吸中は「毎日鎮静を中断する」あるいは「浅い鎮静深度を目標とする」ことが推奨されている[4]．浅い鎮静状態にある患者は，ウトウトしているが呼びかけには応答でき，呼吸・循環抑制が軽度である．看護師は患者が安心して快適にすごすことができ，なおかつ事故を予防する安全な環境をつくることで鎮静薬の使用減量に貢献できる．やむをえず鎮静を行う場合は，鎮静が患者の意思表出を抑える精神的な抑制につながることを肝に銘じ，患者の意思や感情をとらえて治療ケアに反映させるよう努める．また，筋力低下，肺炎，神経圧迫，褥瘡，せん妄などの合併症を予防する援助を行う．

3●ポジショニング

　集中治療の場では，自分自身で身体を動かせない状態であることが多い．安静臥床による合併症である無気肺や褥瘡などを予防しつつ，患者の日常性・快適性を保持するために，患者の姿勢を適切に整え，適切な間隔で姿勢を変えることが必要である．褥瘡予防を考慮する場合，基本的には2時間以内の間隔で体位変換することが推奨されている[10]が，マットレスやベッドの機能によって，各施設や個々の患者の状況でその間隔は異なる．循環動態が不安定であったり，各種チューブや医療機器を装着している場合は，体位変換は呼吸循環動態を観察しながら，複数人で安全を確保して実施する．

　人工呼吸下の患者では，逆流した胃内容物が気道に流入することによる VAP を防ぐために仰臥位にせず，頭位を30度程度挙げることが推奨されている．頭位挙上は腹部臓器による肺の圧迫を軽減することから無気肺を予防する効果も見込まれる．

　近年の ICU では高機能のベッドを活用することで，ベッドから離床しなくとも，下肢をおろした坐位姿勢をとるなど，少ない人員で安全に効果的な体位変換やポジショニングを実施することが可能になっている．

D. せん妄と看護

　せん妄とは，脳の機能障害で，会話に集中できないなどの注意の障害やぼんやりしているなどの意識の障害，さらに記憶欠損や失見当識，錯覚や幻覚などの認知の障害を呈して

急性に発症する．集中治療下の患者におけるせん妄は，他の重要臓器障害と同様に急性発症する脳の機能障害であり，感染症などの炎症や低酸素状態，薬剤の影響などによる神経伝達物質の異常などの結果，発症すると考えられている[5,6]．

せん妄の評価ツールとしては，Confusion Assessment Method for the Intensive Care Unit（**CAM-ICU**）[7] や Intensive Care Delirium Screening Checklist（**ICDSC**）[8] が臨床において使用されるようになっている（p.92, 93 参照）．せん妄は興奮や不穏など活発な活動が症状として現れるタイプ（**過活動型**）や，反応が乏しく，動こうとしない，うとうとするなど活動性が低下するタイプ（**低活動型**），両者の混合したタイプ（**混合型**）があり[9]，低活動のタイプは見逃されやすい．

せん妄の予防および治療としての薬物治療の効果は明らかになっていないが，早期離床および早期リハビリテーションはせん妄の予防と期間短縮に有効として，J-PAD ガイドラインにおいても推奨されている．

せん妄の発症や期間を減少させるためには，鎮静を減らし早期離床を図る援助のほかに，せん妄を引き起こす原因となる痛みや低酸素などの状態，せん妄のリスクを高める薬剤使用，患者自身の不安や気がかりの存在などをアセスメントしてその原因を取り除く．また，睡眠の質を向上させるために，夜間の光を減らし，日中は太陽光を取り入れたり，夜間の処置を減らし日中活動を増やすなど活動と睡眠のリズムを整える．

E. 急性期のリハビリテーション

集中治療を受ける患者では，意識障害や麻痺，治療上必要とされる体動制限などにより，**廃用症候群**が起こりやすく（**表Ⅵ-2-3**）[11]，集中治療の場においてもリハビリテーションの重要性は以前から明らかにされている．近年，集中治療後の患者に起こる障害を表す概念として，四肢や呼吸筋を中心とした筋力低下や記憶や注意力などの認知機能の障害，抑うつ症状や病的不安などの精神障害などを含めた**集中治療後症候群**（post intensive care syndrome：**PICS**）が注目されている（p.56, 59 参照）．集中治療後の患者の生活の質を低下させる PICS を予防するためには，必要最低限の鎮静と早期リハビリテーションの重要

表Ⅵ-2-3　廃用症候群の症状

局所性	全身性	精神・神経性
1. 関節拘縮 2. 廃用性筋萎縮 　a. 筋力低下 　b. 筋持久性低下 3. 廃用性骨萎縮 　→高カルシウム尿 　→尿路結石 4. 皮膚萎縮（短縮） 5. 褥瘡 6. 静脈血栓症 　→肺塞栓症	1. 心肺機能低下 　a. 1回心拍出量減少 　b. 頻脈 　c. 肺活量減少 　d. 最大換気量減少 2. 起立性低血圧 3. 易疲労症 4. 消化器機能低下 　a. 食欲不振 　b. 便秘 5. 利尿・血液量減少（脱水）	1. 知的活動低下 2. うつ傾向 3. 自律神経不安定 4. 姿勢・運動調節機能低下

［大川弥生：新しいリハビリテーション─人間「復権」への挑戦，p.149，講談社，2004 より引用］

性が強調される．集中治療における早期リハビリテーションの国内におけるエビデンスは未だ十分とはいえないが，日本集中治療医学会ではその適応や開始基準を示し，人工呼吸管理下であっても早期離床や早期からの積極的な運動が推奨されている[12]．

　集中治療の場でリハビリテーションを実施する場合，患者の病状や治療状況が身体活動を許容できるかを十分に評価する必要があり，病態や治療経過をモニタリングし，医師と協働して実施の可否を判断し，方法を検討する．また身体活動を行うにあたっては，患者の苦痛や恐怖，不安を十分に取り除き，患者と協働することも重要である．

　ICU においては各診療科の医師や集中治療医など複数の医師が患者にかかわり，さらに理学療法士などのリハビリテーション専門職，薬剤師，栄養士，臨床工学技士といった複数の職種が患者を支援する．看護師はリハビリテーションに対する患者の意欲や思いを十分に汲んだうえで，患者にかかわる多くの職種からの情報を集約したり，職種間の調整を行うなどして身体活動を拡大するためのケアを具体化させ，ケアの質を高めるための役割を果たす必要がある．

F. 栄養管理

　重症患者の生体は大きな侵襲にさらされており，侵襲に対する防御や損傷した組織修復のためにエネルギー需要は亢進する．したがって，栄養補給が適切でないと，タンパク異化などが進み，身体構成成分が大量に消費されてしまう．その結果，創傷治癒遅延，免疫能の低下，貧血などが生じ，心身の回復に悪影響を与える．

　栄養補給の方法としては，感染症を抑制することにおいて経静脈栄養より経腸栄養が優位であることが明らかにされており，集中治療開始後，可及的すみやかに 24 時間以内，遅くとも 48 時間以内に経腸栄養を開始することが推奨されている[13]．長期にわたって静脈栄養を行うことで，消化管の機能低下や消化管粘膜の萎縮が引き起こされ，敗血症や多臓器不全の一因であるバクテリアル・トランスロケーション（腸管に常在する最近が腸管を越えて生体内へ侵入する現象）が問題となる．経管栄養を開始するにあたっては，腸管運動の確認を条件とする必要はなく，経腸栄養そのものが腸管運動を促進する[13]．

a. 経腸栄養時の看護

　経腸栄養は，経鼻チューブ，胃ろう，腸ろうを介して行われる．

　経腸栄養の胃管（経鼻チューブ，胃ろう）を留置したあとは，X 線検査で胃管の位置を確認し，投与前には気泡音の聴診や吸引した排液の pH の確認などにより胃管先端の位置を確認する．また，気管挿管患者の場合は VAP 予防のためにも経腸栄養投与中は 30〜45 度のセミファウラー位に維持する．胃管チューブは，ポリウレタンやシリコンのできるだけ細いチューブを使用し，定期的に固定位置を変更し，患者の不快感や粘膜障害を防ぐ．

b. 静脈栄養時の看護

　静脈栄養の場合は中心静脈にカテーテルを留置するため，カテーテルによる感染から敗血症を引き起こすおそれがある．カテーテル挿入時にはマキシマル・バリアプリコーション*

---

*マキシマル・バリアプリコーション：キャップ，マスク，滅菌ガウン，滅菌手袋，大型滅菌ドレープを用いて無菌操作を実施すること．カテーテル関連血流感染予防に有効とされている．

を実施し，挿入部位の皮膚の保清などで感染を予防する．滴下数や残量の確認，閉塞トラブルの早期発見に努め，長時間の持続輸液を安全に行えるようにする．

G. 体温管理

　体温は体温調節中枢の働きによって37℃前後で一定に保たれている．重症患者において高体温をきたす要因としては，感染症や悪性高熱症，熱中症，薬物性高体温などがあり，高体温によって基礎代謝が亢進し，代謝性アシドーシスや脱水が引き起こされる．中心体温が40℃を超える場合は致死的である．原因疾患に対処し，補液や高カリウム血症の補正などを行うとともに，代謝亢進を少しでも軽減し患者の苦痛を緩和するために腋窩や頸部，鼠径部など大血管が表在する部位を冷やすことも考慮する．重症熱中症の場合は早急に体温を低下させる必要があり，皮膚を濡らして風を送り気化熱を利用するといった方法をとる場合もある．

　低体温は多因子によって生じる場合が多いが，溺水などの低温環境への曝露，高齢や脳血管障害，脊髄損傷などによる体温調節機能の障害，下垂体機能低下などによる熱産生の低下などが原因としてあげられる．体温が低下するにともない，さまざまな臓器の機能低下が進行し，30℃以下になると呼吸循環系や神経系の臓器不全が引き起こされる．対応としては原因を取り除くことが第一であるが，33℃より低い場合は加温用ブランケットや加温した輸液の使用など能動的に復温をはかることも考慮する．急激な復温は末梢の血管拡張が臓器血流を低下させ臓器不全を助長することがあるため，注意深く観察する必要がある．33℃より高い場合の低体温は，室温と掛け物の調整で復温を図る．

H. 清潔の保持

　重症患者は，セルフケア能力が著しく低下している．そして，発汗やベッド上での排泄により皮膚は汚れやすく，ガーゼやチューブ類の固定，浮腫や湿潤により皮膚が脆弱になっている．褥瘡のリスクも高く，感染の機会も増える．したがって，重症患者にとって清潔の保持は，安全を確保したうえで確実に行うべきケアである．また，心地よさは患者の回復力を引き出すことにつながる．看護師は細やかな観察と的確な判断で安全の確保を行いながら，患者が心地よく感じる清潔ケアを計画することが大切である．

1 ● 全身清拭

　呼吸・循環動態や治療上必要な運動制限などから，どのような方法が可能であるかを検討する．姿勢を変えることが循環動態に大きな影響を与える場合は，一度の体位の変更で効率よくケアできるよう必要な人員を確保したり，逆に体の各部に分けて何回か清拭を行ったりすることなどが必要である．しかし状態が悪ければすぐに中止する必要がある．循環動態が安定していれば，心地よさを感じてもらえる機会とするため，背部のマッサージを追加したり，手浴，足浴などの方法も検討するとよい．

　膀胱カテーテルを留置している場合は尿路感染予防の観点からも，外尿道，外陰部の清

拭または洗浄を行う．紙オムツを使用することで，腰を上げて便器を差し入れる負担を軽減できる．カーテンやスクリーンでプライバシーを確保し，患者の羞恥心に配慮した態度でできる限り手早く終了する．

2●口腔ケア

ICU に入室している重症患者は絶食や経口挿管などのため，唾液の分泌低下があり口腔内の自浄作用が低下しており，粘膜損傷も起こしやすい．不快感の除去，口腔内の細菌数を減少させるためにも，口腔ケアは毎日行われる必要がある．また，経口挿管により上・下顎が固定されている状態が続くと，顎関節の拘縮や頬筋の萎縮をもたらす場合があるため，口腔ケアの際に顎関節の他動運動や頬筋のマッサージなどを行うとよい．

患者に意識がない場合は，気管への流れ込みによる誤嚥に注意し，側臥位または顔を横に向けた姿勢で行う．また，気管挿管をしている場合はケア時にカフ圧を高めにし，洗浄液の流れ込みを防ぐ．吸引器を準備し，洗浄液を吸引しながら行う．

歯垢や舌苔の除去には歯ブラシが最も適しているが，患者の口腔粘膜の傷つきやすさなどから綿棒やスポンジブラシを使用することも考慮する．

I.　排泄の援助

ICU に入室している重症患者の多くは，正確な時間尿の測定の必要性などから，膀胱留置カテーテルが挿入される．その際，蓄尿バッグ，カテーテル，膀胱がひと続きとなるため，蓄尿バッグ内の細菌が膀胱に逆流しないことが重要である．したがって，蓄尿バッグの排液部は無菌的に取り扱い，蓄尿バッグを常に膀胱より低い位置に置く．さらに重要なことは，長期のカテーテル留置自体が尿路感染の原因となるため，その必要性がなくなったら，すみやかに取り外すことである．

治療上の体動制限などで，ベッド上で排泄を行わなければならない場合，患者は腹圧をかけにくい姿勢や看護師・同室者への気兼ねから，自然排尿・排便が困難となることが多い．排泄行動に人の手を借りることは非常に苦痛を伴うことを十分に理解し，いつでも快い態度で排泄援助を行い，患者の排泄の間隔をとらえて看護師から機会をつくる必要がある．

排便時に努責をかけることや，浣腸による排便は自然排便に比較し，収縮期血圧を著明に上昇させる．心負荷を避けたい心筋梗塞患者や脳血管障害患者では，便の性状を軟らかめにコントロールし，自然排便ができるようにする．

J.　ICU 環境の調整

ICU では 24 時間，ベッドサイドでモニターや医療機器が作動し，オープンスペースでは医療者が立ち働く．緊急の入室や状態の急変によって夜間であっても ICU 内がせわしない状況に陥ることもあり，静穏な環境に保つことはむずかしい．夜間であっても必要な治療が続けられ，身体を拘束するルート類が取り去られることはない．そのため，患者は昼に活動し夜に休息するという 1 日のリズムが失われ，睡眠障害を起こしたり，時間の感覚を失う．睡

眠障害は免疫能の低下や創傷治癒の遅延をきたすだけでなく，せん妄の誘因ともなりうる．

　夜間の睡眠を確保するためには，照明やモニター音は最低限必要な量とし，薬剤ポンプのアラームが鳴る前に対応する．患者にとって，看護師がせわしなく立ち働く足音や会話は騒音として不快なだけでなく，同室患者の，もしくは自分の状態の危機を連想させる．看護師はこのことを十分に認識し，自分自身の行動に注意を払う必要がある．

　入眠時には部分浴やマッサージなどを行い，筋緊張を緩和することも効果的である．また，ラジオを聴く，歯を磨くなど，患者がこれまでの生活で行っていた入眠儀式があれば取り入れ，眠りやすい体位や室温に調整する．

　日中はできる限り自然光を受けることがサーカディアンリズムの確保には有効であるため，ベッドを窓際に置き自然光を取り入れるとよい．また，食事がない場合でも起床時には顔や手を温タオルで拭いたり，うがいをするなどして1日を開始する．患者からみえる位置に時計を配置し，時間感覚を失わないようにすることも大切である．

K.　事故防止

　集中治療を受けている患者は，さまざまな経路から多くの薬剤が使用され，多くの医療機器が使用される．それらの薬剤や機器の使用には事故が発生するリスクが伴う．たとえば，急性心不全患者へカテコラミン製剤が持続点滴されている際に，三方活栓からほかの薬剤が側注されると，カテコラミンの注入量の変化により患者の循環動態が大きく変動し，危険が生じる可能性がある．また，患者の状態も刻一刻と変化しており，観察を怠ったために事故が起こることもある．こまめな観察を行い，麻酔からの覚醒時の意識状態や血圧・呼吸の変化などを把握することで，興奮によるルートの事故抜去や高血圧などの危険を回避できる．

　重症患者は予備力が低下しているだけでなく，呼吸循環動態に直接作用する薬剤や医療機器を使用しているために，いったん事故が起こると患者の生命や病状に大きな影響を与える．治療の指示を出すのは医師であるが，その多くを実施するのは看護師である．そのため，医師の指示を正確に理解し，実施することはもちろんのことであるが，患者の状態の変化をとらえ，医師からあらかじめ出された指示が実施する時点で適切であるかどうかを，そのつど判断する必要がある．そのためには，看護師はその治療の効果や作用，副作用を理解し，患者の状態を正しくアセスメントする能力が求められる．

L.　感染対策

　ICUにおいても，すべての患者に適応する「標準予防策（スタンダードプリコーション）」を確実に実施することが重要である．

　感染の広がりを防止するうえで最も重要なのは，医療従事者の手洗いである．迅速な手指消毒が必要な場合は，アルコール含有手指消毒薬を使用する方法もある．

　血液・体液・排泄物に触れる場合，損傷のある皮膚や汚染器材へ接触する場合はディスポーザブル手袋を着用する．また，看護師の手指が媒介経路とならないよう，手袋は患者ごとに，不潔操作と清潔操作の間で交換する．

　集中治療を受けている患者は，侵襲により免疫能が低下しており，感染に対する抵抗力

が衰えている．また，患者には治療のためにラインやカテーテルが挿入されており，感染経路が多い．さらに，重症患者は抗菌薬の使用によって常在菌叢が変化していたり，消化管潰瘍予防のため制酸薬を使用していたりすることで，防御機能がさらに低下しており，感染症が重症化しやすい．治療のために挿入されているカテーテルを経路として引き起こされる感染症としては，血管内留置カテーテルと尿道カテーテルによるものが多く，これらを予防することが重要である．

血管内留置カテーテル由来感染（catheter-related blood stream infection：CRBSI）の予防策としては，血管内留置カテーテルの挿入とケアの際には手指衛生と無菌操作を行う，中心静脈カテーテル挿入時はマキシマル・バリアプリコーションを行う，挿入部位を滅菌ガーゼか滅菌ドレッシングで覆う，カテーテルやカテーテル部位を水に浸さない，点滴セットを適切な間隔で交換するなどがある[14]．

カテーテル関連尿路感染（catheter-associated urinary tract infection：CAUTI）の予防策としては，その使用と使用期間を極力抑える，挿入時の手指衛生と無菌操作，カテーテルから蓄尿バッグの回路を開放しない，チューブが折れ曲がらないようにする，蓄尿バッグを膀胱の高さより低い位置で維持する，尿道口周囲は消毒せず入浴やシャワーなど日常的な衛生管理を行うなどがある[15]．

M.　心理・精神的支援

緊急入院などで社会生活から突然切り離されてしまった患者は，個々の気がかりをかかえているかもしれず，そのような個人的な気がかりが患者の回復を妨げないよう，看護師は心理・社会生活の状況を把握してできる限り患者の希望に沿える解決法を検討する．患者は自ら直接的に問題を解決することができない場合が多いので，家族や身近な知人と連絡をとって看護師が伝達役となって依頼したり，面会時の患者と家族の様子などをみて互いに意思疎通が十分できているか確認し，できていないようであれば橋渡しをすることなどが必要な場合もある．

集中治療の場では，現在行われている治療や今後の見通しについて患者が理解できるようにし，自分がどのような協力をすることが回復につながるのかをわかりやすく説明する．意識状態の低下などにより認知機能が十分でない場合もあるため，説明はわかりやすく，必要であれば何度も行う．患者にとって，医療者，とくに看護師は集中治療の場でどのようにすごすべきかを教えてくれる案内人である．看護師は，患者が今後どのように回復していくのか，看護師がどのような援助を行えるのかを伝え，患者が集中治療の場でできること，すべきことがわかるように支援する必要がある．

N.　人間性の尊重

人間性はどのような看護の場でも尊重されるべきことではあるが，集中治療の場においてはとくに患者が自分自身の人間性や権利を守ることが困難であるため，看護師が患者の擁護者となることが重要である．患者の中には意識がなかったり，鎮静薬を使用していた

りして，自らの治療やケアの実施の判断が困難な場合も多く，医療者主導で治療・ケアが決定されていく．その決定に際し，看護師は，患者の人間性や個人の価値観への配慮を怠らずに擁護者の役割を果たすべきである．

　集中治療は患者にとっては未知のものであり，その治療方法について患者自身が判断し意思決定することには困難さが伴う．医療者は患者自身ができるだけ治療について理解し判断できるよう十分に説明したうえで，患者の意思を確認し，それができない場合は，家族など患者の意思を最大限代弁できる人に代理意思決定をしてもらう．それも望めない場合は，医療者自身の倫理に従って医療者が患者の治療を決定していかなければならない．看護師は，患者やその代弁者の治療に対する理解は十分であるか，患者にとって最善の判断ができる状況かを確認し，患者・家族が疑問を解決でき，よく考えられるように支援する．治療方法を医療者で決定しなければならないときも，患者の擁護者として患者の生命だけでなく人間性を重視した決定となるよう努める．

　集中治療の場では，意識状態が低下している患者が生命維持のための機器や薬剤を使用している場合，意識低下による患者自身の行動で生命が危険にさらされないように，やむをえず抑制を行う場合がある．しかしながら，治療上の都合で抑制を行うことは人間の尊厳に反する行為であることをよく認識し，危険防止という理由をつけて十分な対応をせずに抑制を行っていないか考える必要がある．看護師が安全を見守る体制をとり，必要最低限の抑制となるよう常に判断が求められる．やむをえず抑制を行う場合でも，患者・家族へ十分な説明を行い，了解を得て，最も効果的でかつ苦痛の少ない方法をとることを検討する．

■引用文献■

1) 丸山征四郎（編）：ICUのための新しい肺理学療法，改訂増補版，p.159，メディカ出版，1999
2) 日本集中治療医学会ICU機能評価委員会：人工呼吸器関連肺炎予防バンドル2010改訂版，〔http://www.jsicm.org/pdf/2010VAP.pdf〕（最終確認：2018年10月1日）
3) Pozuelo-Carrascosa DP, Herráiz-Adillo Á,Alvarez-Bueno C, et al: Subglottic secretion drainage for preventing ventilator-associated pneumonia: an overview of systematic reviews and an updated meta-analysis. Eur Respir Rev **29**: 1-10, 2020
4) 日本集中治療医学会J-PADガイドライン作成委員会：日本版・集中治療室における成人重症患者に対する痛み・不穏・せん妄管理のための臨床ガイドライン．日本集中治療医学会誌**21**：539-579，2014
5) 山勢博彰（編著）：クリティカルケア看護のQ&A，第1版，p.234，医学書院，2006
6) 綿貫成明，酒井郁子，竹内登美子ほか：日本語版NEECHAM混乱・錯乱状態スケールの開発およびせん妄のアセスメント．臨床看護研究の進歩**12**：46-63，2001
7) Ely EW：ICUにおけるせん妄評価法（CAM—ICU）トレーニング・マニュアル改訂版2014，〔http://www.icudelirium.org/docs/CAM_ICU2014_Japanese_version.pdf〕（最終確認：2018年10月1日）
8) 卯野木健，剣持雄二：ICDSCを使用したせん妄の評価．看護技術**57**(2)：133-137，2011
9) Peterson JF1, Pun BT, Dittus RS, et al: Delirium and its motoric subtypes: a study of 614 critically ill patients. J Am Geriatr Soc **54**: 479-484, 2006
10) 日本褥瘡学会　教育委員会　ガイドライン改定委員会：褥瘡予防・管理ガイドライン（第4版）．褥瘡会誌**17**(4)：487-557，2015
11) 大川弥生：新しいリハビリテーション−人間「復権」への挑戦，p.149，講談社，2004
12) 日本集中治療医学会早期リハビリテーション検討委員会：集中治療における早期リハビリテーション〜根拠に基づくエキスパートコンセンサス〜．日本集中治療医学会誌**24**：255-303，2017
13) 日本集中治療医学会重症患者の栄養管理ガイドライン作成委員会：日本版重症患者の栄養療法ガイドライン．日本集中治療医学会雑誌**23**：185-281，2016
14) Guidelines for the Prevention of Intravascular Catheter-Related Infections, 2011, 〔https://www.cdc.gov/infectioncontrol/guidelines/bsi/index.html〕（最終確認：2022年8月1日）
15) 坂本史衣：カテーテル関連尿路感染を防ぐ多角的介入．環境感染誌**34**(1)：1-6，2019

3 ICU 入室患者の家族に対する看護

　集中治療下にある患者の家族は患者の生命の危機に直面し，強い不安や恐怖を感じる．また，患者の心身の苦痛を目の当たりにしたり，想像したりすることで，自分自身の苦痛の体験以上に大きな悲しみやつらさを感じる．さらに，患者の危機的な状況に対して，自責の念にかられる家族も多い．

　集中治療下にある患者の家族に求められる役割として，患者の自己決定能力が十分でない場合の代理意思決定や，患者が担っていた家族内役割の代行や調整がある．看護師は家族員や家族が本来もっている力を発揮できるよう家族とも信頼関係を構築し，支援を提供する．

A. 情報提供と情緒的支援

　患者の病状を理解できず今後の見通しがもてないことで，家族の不安や恐怖は増強する．そのため集中治療下にある患者の家族の情報ニーズは非常に高い．病状変化や治療導入の際に情報提供するだけでなく，患者の状態に変化がなくとも家族のニーズに応じて情報提供の機会を設けることで家族は安心する．しかしながら，実際に患者の生命が危ぶまれる状況や積極的治療を断念する状況など家族が心理的危機状態に陥る場合も多く，看護師は家族の傍に付き添い，感情表出を受け止める・促進するなどの情緒的支援も合わせて行う．

　また，家族にとって集中治療の場はなじみがなく，どのように行動すべきかわからないことでストレスが増強する．面会の仕方や医療者とのコミュニケーションの取り方，病院でのすごし方などわかりやすいアナウンスが必要で，見返せるパンフレットなども有効である．

B. 患者のそばですごすことを支援する

　集中治療下にある患者に無力感や自責の念を感じる家族に対して，患者のためにできることを提案したり，看護師と一緒に安楽ケアなどに参加できるようにすることは家族を力づける．面会の時間や回数に制限を設ける施設が多いが，家族の希望をとらえ，必要であれば治療やケアとの調整を行い，家族がベッドサイドですごすことを支援する．医療機器につながれた患者にどのように触れて話しかけるとよいかを伝え，家族が安心して患者と交流できるように支援する．

　近年，治療上の制限などで面会ができない場合に，電話やインターネットを介しての面談も取り入れられるようになっている．

C. 終末期におけるケア

　集中治療の場は高度医療を提供し危機からの回復を促進する場であるとともに，場合によっては急激な死や回復不可能な終末期を迎える場でもある．家族は非日常的な治療環境下で患者との親密なかかわりが制限される状況で患者の死というストレスフルな喪失を体験する．

　日本集中治療医学会（2011）[1]は患者とその家族がよりよい最期を迎え，家族の悲嘆を十分に表出すること，その家族らしい意思決定ができること，家族が満足する看取りができることをケアの方向性として示す指針を明らかにしている．具体的な援助としては，家族が捉えている患者の望みや希望をケアに反映する，家族の揺れ動く気持ちを表出させる，家族がプライベートな時間がもてる場を提供するなどが考えられる．

第Ⅵ章　学習課題

1. ICUにおける情報収集の手段について説明してみよう．
2. ICUにおける系統的アセスメントのポイントをアセスメント項目ごとに説明してみよう．
3. ICUにおける重症度が高い状態とその評価指標について説明してみよう．
4. ICUで行われる以下の看護について説明してみよう
    1) 呼吸機能の維持
    2) 循環機能の維持
    3) 苦痛緩和
    4) せん妄の予防
    5) 急性期のリハビリテーション
    6) 栄養管理
    7) 体温管理
    8) 清潔の保持
    9) 排泄の援助
    10) ICU環境の調整
    11) 事故防止
    12) 感染対策
    13) 心理・精神的支援
    14) 人間性の尊重
5. ICU入室患者の家族のおかれた状況と必要な援助について説明してみよう．

練習問題

Q2 意識レベルを評価するスケールはどれか．　　　　（第109回看護師国家試験／2020年）
1. Borg〈ボルグ〉スケール
2. フェイススケール
3. ブリストルスケール
4. グラスゴー・コーマ・スケール〈GCS〉

Q3 意識レベルの観察で最初に行うのはどれか.　　　　　（第97回看護師国家試験／2008年）

1. 身体を揺さぶる
2. 対光反射をみる
3. 患者に呼びかける
4. 痛み刺激を与える

Q4 78歳の男性.　自宅で突然倒れ救急車で来院した.　ジャパン・コーマ・スケールⅢ−100であった.　このときの患者の状態はどれか.

（第95回看護師国家試験／2006年より一部改変）

1. 声かけすると覚醒する
2. 呼びかけを繰り返すと,　かろうじて開眼する
3. 痛み刺激で払いのける動作が見られるが,　開眼しない
4. 痛み刺激に反応しない

Q5 人工呼吸器装着中の管理で適切なのはどれか.　　　　（第96回看護師国家試験／2007年）

1. 口腔ケア時にはカフ圧を下げる
2. 加温加湿器には水道水を補給する
3. アンビューバッグをそばに置いておく
4. 誤作動が続く時はアラームを消音にする

Q6 せん妄で正しいのはどれか.　　　　　　　　　　　（第96回看護師国家試験／2007年）

1. 意識障害である
2. 内因性精神障害である
3. 見当識障害を伴わない
4. 身体疾患と関連がない

［解答と解説 ▶ p.382］

▍引用文献▍

1）日本集中治療医学会：集中治療領域における終末期患者家族のこころのケア指針.
〔https://www.jsicm.org/pdf/110606syumathu.pdf〕（最終確認：2022年6月15日）

救急外来における看護

1 救急患者に対するアセスメント

A. アセスメントの基本

1● 救急患者の特徴

　救急患者の特徴は，年齢・性別・時間・場所・基礎疾患は問わず，通常とは異なる症状が突然に発症していることである．救急外来で得られる患者の情報は限られており，主訴と病態が一致しないこともある．また，病態の緊急度や重症度はさまざまであるが，通常の外来患者に比べ緊急度の高い疾患を有している可能性が高い．患者や家族は，急いで対応してもらうことを望んでおり，患者や家族の精神的動揺や混乱も大きい．

　このような救急患者のアセスメントでは，限られた情報から致死的疾患の可能性やよくある疾患（common disease）の可能性を予測し，患者の生命が脅かされる状況にあるのか，危機的状況に至る時間的猶予はあるのかといった緊急度判断が必要である．

　救急患者のアセスメントの流れは，救急患者のトリアージの概念に基づき，「第一印象の確認→来院時主訴の確認と感染症スクリーニング→一次評価（仮の緊急度判断）→問診・身体診察・バイタルサインの測定と評価→二次評価（緊急度判断）→待機場所の調整→再評価（再トリアージ）」となる（**図Ⅶ-1-1**）．救急外来で行われる緊急度判断は，患者の症状からいくつかの可能性を考え，その可能性を肯定／否定するために必要な情報を収集し，アセスメントをして病態を絞り込んでいくという演繹的な思考（**臨床推論**）が求められる．

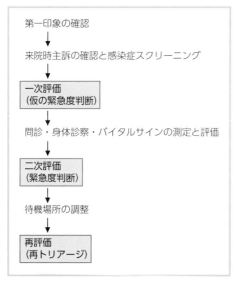

図Ⅶ-1-1　救急患者のアセスメントの流れ

2 ● 緊急度と重症度

　救急医療の現場では，患者の生命の危機的状況の判断を緊急度と重症度という 2 つの指標を用いて判断している．とくに救急外来のような多数の患者が受診する現場では，緊急度を軸とした判断が求められる．

3 ● トリアージ

a. トリアージの定義

　トリアージとは，フランス語の「trier」の派生語で「選別する」という意味である．医療におけるトリアージは，元来，多数傷病者が発生する災害医療において，限られた医療資源（人的・物的資源）の状況下で，最大多数の傷病者を救命するために行われていた．近年，救急外来で用いられているトリアージは，受診希望の患者一人一人に対して緊急度を判定し，診療の優先順位を判断している．トリアージは，緊急度の高い患者を優先的に治療につなぐための手段であり，救急現場における医療資源を最大限に有効活用するためのものである．

　救急外来トリアージが普及する以前は，緊急度を考慮せず受付順で患者の診療を行い，独歩で来院した緊急度の高い患者が待合室で急変するという事案が発生していた．日本では 2004 年ごろから救急外来におけるトリアージの議論が行われ，2012 年から院内トリアージ加算（診療報酬）が認められるようになり，救急外来トリアージは全国的に普及した．

b. トリアージの種類

　日本で用いられているトリアージには，災害時の多数傷病者に対する災害トリアージ，救急外来受診時に緊急度判断を行う救急外来（院内）トリアージ，救急車利用や医療機関への受診相談など病院前に行われる電話相談トリアージ（♯7119，♯8000 など）などがある．

(1) 災害時のトリアージ

　多数の傷病者が発生する災害現場などでは，医療資源が限られた状況の中で防ぎえた災害死を最小限にし，最大多数の傷病者を救助するためにトリアージが行われる．トリアージの方法は，START（Simple Triage and Rapid Treatment）法や PAT（Physiological and Anatomical Triage）法が使用される．START 法は災害現場での傷病者のふるい分けを目的とした一次トリアージであり，まず「歩行可能か？」を確認して軽症群（緑）をふるい分け，歩行不能な傷病者の「呼吸は正常か？」「脈は正常か？」「意識はあるか？」を順に評価して，最優先治療群（赤），待機治療群（黄），治療対象外もしくは死亡群（黒）に区分する（図VII-1-2）．トリアージの際はトリアージタグを使用する（図VII-1-3）．トリアージの判定は，病状が変化する可能性も踏まえて繰り返し再評価される．

(2) 救急外来などで行われている院内トリアージ

　救急外来では，多数の急病疾患を持つ患者が来院するため，患者一人一人の緊急度を判断し，診療の優先順位を決めることを目的とした院内トリアージが行われる．院内トリアージでは，日本の標準的な緊急度判定支援システム（Japan Triage and Acuity Scale：JTAS）を用いてトリアージを行っている施設が多い．

　JTAS はトリアージの先進国であるカナダのトリアージシステム（通称：CTAS）をモデルにして，わが国の標準的な院内トリアージシステムとして開発・構築された．JTAS の

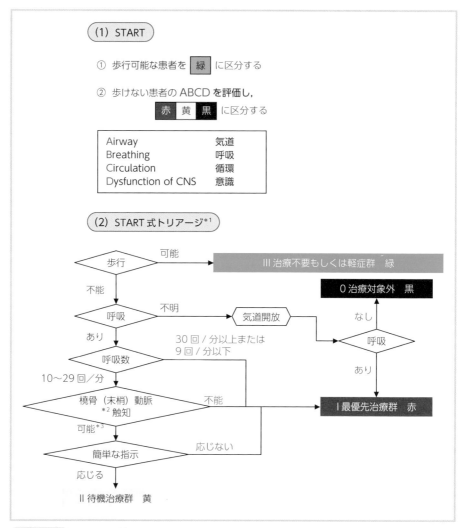

図Ⅶ-1-2　START 法
*1 正確には Modified START in Japan.
*2 小児や乳児は上腕動脈，大腿動脈，頸動脈も考慮.
*3 明らかに循環不全の徴候を認める場合，区分 I(緊急治療群，赤)への分類を許容する.

　緊急度分類は 5 段階に分けられ（**表Ⅶ-1-1**），それぞれのレベルに応じた待ち時間が決められている.
　院内トリアージの手順は以下のとおりであり，患者の来院から 10～15 分で行い，さらに適切な時間に再評価する.
①ABCD アプローチ法で第一印象を捉え，重症感を評価する（一次評価）
②来院時主訴の確認と感染性疾患のスクリーニングを行う
③問診と身体診察で来院時の症状を把握する
④バイタルサインの測定や簡易検査を行う
⑤得られた情報を統合して緊急度を判断し（二次評価），待機場所（待合室，観察室，処置室など）を決める

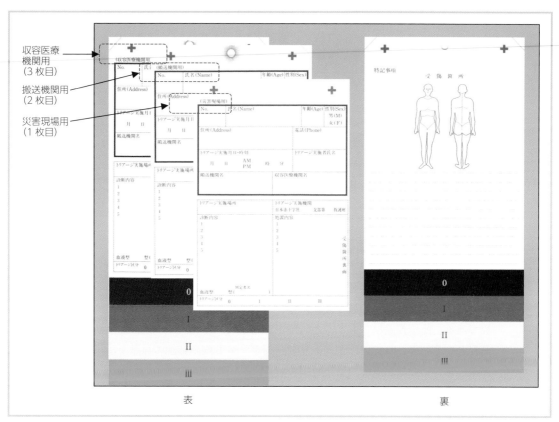

図Ⅶ-1-3　トリアージタグ

・トリアージタグは傷病者と分離しないように身体にゴムの輪で装着する.
・原則として右手首につけるが, 不可能な場合には他の場所につける.
［日本DMAT隊員養成テキストより］

表Ⅶ-1-1　JTAS の緊急度分類

レベル1	蘇生レベル	ただちに診察	生命または四肢の機能を失うおそれがあり, ただちに治療が必要な状態
レベル2	緊急レベル	15分以内の診察・再評価	潜在的に生命または四肢の機能を失うおそれがあり, 迅速な治療が必要な状態
レベル3	準緊急レベル	30分以内の診察・再評価	日常生活に支障がある状態, 今後救急処置が必要になる潜在的な可能性がある状態
レベル4	低緊急レベル	60分以内の診察・再評価	潜在的に悪化する可能性, 1〜2時間以内の治療開始や再評価が望ましい状態
レベル5	非緊急レベル	120分以内の診察・再評価	急性の症状だが緊急性のないもの, 慢性期症状の一部である場合

［日本救急医学会・日本救急看護学会・日本小児救急医学会・日本臨床救急医学会監修:緊急度判定支援システム JTAS2017ガイドブック, p.20-23, へるす出版, 2017 を参考に作成］

　この院内トリアージのプロセスの中で，①第一印象で重症感を評価し，ABCD アプローチによって生理学的な評価を行い，「意識（D），気道（A），呼吸（B），循環（C）」の異常を即座に判断することを一次評価ともいう．一次評価は患者の全体をざっとみる（rough survey）ことで緊急性の高い病態かを判断する．一次評価は患者を視認してから 10〜15 秒程度で行われる．

　一次評価に引き続き，二次評価は救急患者をより詳しく評価する．すなわち，院内トリアージのプロセスの中で③「問診と身体診察による来院時症状の把握」，④「バイタルサインの測定と評価」の箇所にあたる．二次評価では，頭から足先まで（head to toe）の系統的アセスメントにより，より詳細な病態の把握を行う．系統的アセスメントの方法は p.76 を参照．

4 ● 救急外来における臨床推論

　救急外来におけるトリアージを適切に実践するには，基本的な知識や技術だけでなく，臨床推論の知識と技術が必要である．臨床推論とは，臨床現場で遭遇するさまざまな事象について，さまざまな知識や経験に基づいて解釈や分析を行い，理解しようとする思考過程である．臨床推論は，もともと医師が患者の主訴や症候から疾患を診断するまでの思考過程として紹介されていたが，トリアージナースも臨床推論の思考を活用しており，臨床推論に基づいた緊急度の判断を行っている．

　トリアージナースが活用している臨床推論の手法として「パターン認識」や「仮説演繹法」がある．

a. パターン認識

　パターン認識は直感的思考とも言われ，ある種の特徴的な所見や症状を確認することで，その疾患の可能性が判断できる．臨床経験が豊富な看護師であればたくさんの症例を経験知として備えているため，たとえば皮膚の所見を見るだけで「帯状疱疹」と判断したり，胸痛の表現の違いで，どの疾患の可能性があるかを推測できる．

　一方，パターン認識は直感的に患者をとらえるため，患者の病態を１つの疾患に絞りがちになり，思い込みによる誤った判断をすることもあるため注意が必要である．

b. 仮説演繹法

　仮説演繹法は，患者の主訴や症状からいくつかの疾患の可能性を考え（仮説形成），それぞれの疾患の可能性を肯定する，あるいは否定するために必要な情報を網羅して確認し，仮説を検証しながら疾患を絞り込んでいく方法である．

　仮説演繹法を活用した呼吸困難の思考過程の例を示す（**図Ⅶ-1-4**）．トリアージナースは，第一印象で「20 代男性，やせ型の体型，ＡＢＣＤに明らかな異常がない，主訴は呼吸困難」と確認した時点で，いくつかの仮説を形成する．患者の体型も疾患を想起するためには重要な情報であり，「喘息」「気胸」「肺炎」「肺塞栓」などを考え，これらの疾患の可能性を判断するための情報をさらに聞いていく．問診，身体所見の結果から仮説を立て検証することを繰り返して，患者の病態として考えられる「気胸」の可能性を見出す．この一連の思考が仮説演繹法である．

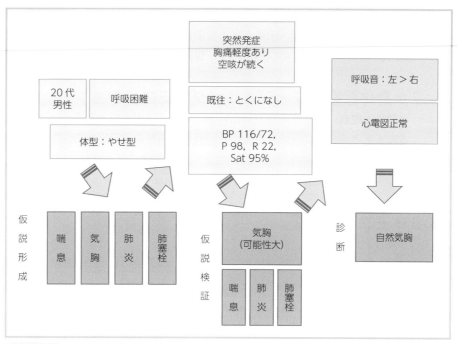

図Ⅶ-1-4　仮説演繹法の例

アンダートリアージとオーバートリアージ

①アンダートリアージ

　実際の緊急度よりも低く緊急度を割り当てる（過小評価する）ことをアンダートリアージという．カナダの調査研究によると，トリアージの訓練を受けた看護師であっても，トリアージを実施した症例の10%でアンダートリアージの判断をしたという報告がある[3]．

②オーバートリアージ

　実際の緊急度よりも高く緊急度を割り当てる（過大評価する）ことをオーバートリアージという．救急外来の場面において，わずか数分の問診や身体状態の査定だけでは病態を判断することが困難な場合もあり，オーバートリアージはある程度容認される．ただし，オーバートリアージが増加すると，患者の緊急度が高く評価されるため，処置室や観察室待機の患者が増え，その対応に追われるなど救急外来全体が煩雑になる可能性がある．

B. 情報収集の手段

1●問　診

　救急外来を受診する患者の多くは初診であるため，適切な治療につなげるためには問診によって十分な情報を得る必要がある．緊急度が高い場合は問診に時間をかけることができず，また，患者の意識が常に清明であるとは限らない．そのため，患者の負担や収集すべき情報の優先度を考えて問診を行う．家族や付き添い人，第一発見者などの協力を得ることも重要である．

　　さらに，問診を行う場所として待合室や専用のトリアージブースなどがあるが，待合室の場合は，ほかの患者・家族がいる可能性があり，声の大きさやトーンに注意し，問診する内容も吟味して患者のプライバシー保護に留意する．

2 ● 身体診察（フィジカルイグザミネーション）

　　問診と同様に，身体診察も救急外来における主要な情報収集の手段である．とくに，意識障害患者のように問診が不可能な場合には重要な手段となる．

　　聴診，触診，打診などの身体診察を行う際にはプライバシー保護の配慮が必要であり，身体診察を行う場所の確保も重要である．

3 ● モニタリング

　　モニタリングとは，さまざまな医療機器を用いて，バイタルサインを中心とした患者の状態を連続・経時的に観察することである．緊急度の判断や病態の変化を早期に発見するための手段として，モニタリングは救急医療の現場では不可欠である．

　　呼吸障害を疑う患者には経皮的動脈血酸素飽和度（SpO_2）モニターの装着，心疾患や意識障害を疑う患者には自動血圧計やモニター心電図の装着を行い，トリアージおよびトリアージ後の経時的な観察と再評価につなげる．

4 ● 臨床検査

　　救急医療の現場では，病状を把握し，原因検索のために種々の検査が行われる．

　　血液ガス検査は，緊急度の高い患者（蘇生レベル）に行われることが多く，呼吸障害や酸塩基平衡の異常，電解質異常などの把握のために行われる．

　　12誘導心電図は，不整脈や高・低カリウム血症などの電解質異常の把握に役立つ．

　　簡易血糖測定は，意識が朦朧としている，嘔気・嘔吐などの症状を有する患者に行われ，糖代謝異常の判断に用いられる．

C. 情報収集・アセスメントの実際

1 ● 院内トリアージプロセスに沿った情報収集・アセスメント

　　救急患者の情報収集・アセスメントは，JTASのトリアージプロセスに準じて行う．患者の主訴や症候をいかに短時間で効率的に確認できるかが重要である．また，患者が症状を自覚していない場合もあるため，看護師の総合的な観察力が必要となる．

a. 第一印象（重症感）の確認

　　第一印象の確認とは，患者の「見た目の重症感」を見極めることであり，患者と出会った（患者を視認した）と同時に始まる．第一印象では，ABCDアプローチ法を用いて「気道の開通（A：Airwey）・呼吸（B：Breathing）・循環（C：Circulation）・意識（D：Dysfunction of Central Nervous System）」に関する生理学的な異常の有無を確認する．

　　患者の氏名を呼び，患者が振り向くなどの反応があればすぐに「意識あり」と判断できる．また，このとき患者が「はい」と返事したならば，「気道の開通」も確認できる．患

者に近づきながら，患者の全体（姿勢）を観察しつつ，呼吸の速さや努力呼吸の有無，冷汗や顔面の蒼白などの循環状態を確認する．

第一印象の確認は10〜15秒程度で行われるものであり，ここでは患者に何が起きているかはわからないが，生命にかかわる生理学的な異常の有無を素早く判断することが重要である．

b. 来院時主訴の確認と感染症スクリーニング

救急外来のトリアージでは，第一印象の確認をしながら，患者の来院理由（主訴）を確認していることが多い．

救急外来は，潜在的な感染症患者と易感染状態の患者が混在している場である．感染を拡大させないためのスクリーニングが必要であり，最新のガイドラインなどから感染症に関する情報を得て対応することが求められる．また，その地域で流行している感染症の情報の把握も重要である．

コ(ラ)ム

救急外来到着時のトリアージのタイミング—欧米と日本の違い—

欧米諸国ではトリアージ専用ブースが救急外来の入口近くに設けられ，患者の病院到着と同時にトリアージが行われている．一方，日本の救急外来では，病院到着と同時にトリアージが行われることは少なく，診療申込の事務手続きが行われた後にトリアージが行われることが多い．よって，患者の主訴が事務職員などによって先に確認されているケースもあり，トリアージ前に主訴が確認できることがある．

c. 問 診

来院時に確認した主訴について詳細に確認する．主訴や症候が複数ある場合には，患者が最も困っている症状を患者や家族にたずねる．また，患者が訴える症状から考えられる疾患を想起し，その疾患に関連する症状の有無もたずねておく．患者や家族は心理的に動揺していることが多く，症状を具体的に説明できないことも多い．問診では症状解析ツールの OPQRST/SAMPLER（表Ⅶ-1-2）を用いて系統的に情報を収集する．

d. 身体診察（フィジカルイグザミネーション）

救急外来では，来院から10〜15分以内に緊急度を判定することが求められるため，時間的な制約がある．そのため，問診と同様に，患者が救急外来を受診した理由や，一番困っている症状に着目し，その症状に関連した身体診察を効率よく行う．

症状から予測される呼吸器系，循環系，意識・神経系などにおける徴候の有無を視診や聴診，触診，打診などの手技を駆使して確認する．

e. バイタルサインの測定と評価

意識レベル，呼吸数，脈拍数，血圧，体温などのバイタルサインや経皮的動脈血酸素飽和度（SpO_2）などを測定し，生命徴候の異常や逸脱の程度を確認する．

意識の確認では，AVPU（mental status exam）などの評価スケールを用いて意識レベルを把握する（表Ⅶ-1-3）．一般的に意識レベルを評価するスケールは JCS や GCS が頻用されているが，救急外来のトリアージ場面では JCS や GCS の判断に時間がかかること，確認項目が複数あることなどから，簡便かつ短時間で意識レベルの定量評価ができる

表Ⅶ-1-2　症状解析ツール（OPQRST/SAMPLER）

O	Onset	発症様式・時間
P	Provocative/Palliative factor	増悪因子，寛解因子
Q	Quality/Quantity	性状，強さ
R	Region/Radiation	場所，放散の有無
S	Severity/Symptom	程度，随伴症状
T	Time course/Treatment	時間，治療経過
S	Symptom	主訴
A	Allergy	アレルギー
M	Medication/Menstruation	内服/最終月経
P	Past medical history	既往歴
L	Last oral meal	最終摂食時間
E	Event	状況（発症時何をしていたか/関連するイベント）
R	Risk factor	危険因子

表Ⅶ-1-3　AVPU

	分類	評価内容（状態）	参考：JCS 評価
A	Alert	意識がはっきりしている状態，意識清明	JCS：Ⅰ桁
V	Verbal or Voice	呼びかけに反応するが意識は清明ではない	JCS：Ⅰ～Ⅱ桁
P	Pain	痛みに対して反応するが呼びかけに反応しない	JCS：Ⅱ～Ⅲ桁
U	Unresponsive	どのような刺激に対しても反応なし	JCS：Ⅲ桁

AVPUとは

　AVPUは，患者の意識状態の程度を迅速に把握する際に用いられるスケールである．AVPUは「どのような刺激に対して患者の反応が認められるか」を評価するもので，4段階に分類される．救急外来のようなトリアージ場面では，患者の緊急度を迅速に判断する必要があるため，短時間で簡単に初期評価ができるAVPUが適している．

AVPUが指標として用いられる．

　意識障害は救急外来でよくみられる症状の1つである．意識障害の原因は多岐にわたるため，原因疾患を想起するためのツールとしてAIUEOTIPS（アイウエオ・チップス）があり，鑑別に利用されている（**表Ⅶ-1-4**）．

2●院内トリアージの記録システム

　救急外来トリアージを機能的に行うためには，システム作りも重要である．たとえば，トリアージの記録用紙（トリアージ票）を標準化しておくことで，必要な情報を漏れなく収集でき，情報の共有にもつながる．トリアージ票は成人と小児に分けておくと，必要な情報が確実に反映されるので活用しやすい（**図Ⅶ-1-5**）．

表Ⅶ-1-4　意識障害の鑑別（AIUEOTIPS：アイウエオ・チップス）

A	Alcoholism	アルコール中毒，ビタミンB_1欠乏
I	Insulin（糖尿病性昏睡）	高血糖（糖尿病性ケトアシドーシスなど） 低血糖
U	Uremia	尿毒症
E	Encephalopathy（脳症） Endocrinopathy（内分泌異常） Electrolytes（電解質異常）	高血圧脳症，肝性脳症，ウエルニッケ脳症 甲状腺クリーゼなど 高○○血症，低○○血症（Na，K，Ca，Mg）
O	Oxygen（呼吸障害・呼吸不全）	低酸素血症，CO_2ナルコーシス，過換気症候群
T	Trauma（外傷） Temperature（低/高体温）	頭部外傷 偶発性低体温，熱中症，悪性症候群
I	Infection（感染症） Intoxication（中毒）	髄膜炎，脳炎 向精神薬，麻薬，鎮静薬
P	Psychogenic（精神疾患）	ヒステリー性，せん妄
S	Stroke（脳血管障害） Shock（ショック） Seizure（けいれん）	脳梗塞，くも膜下出血，脳内出血 循環血液量減少，心拍出量低下 てんかん

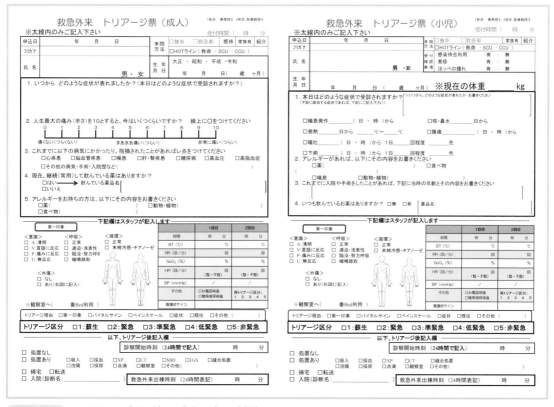

図Ⅶ-1-5　トリアージ票（左：成人，右：小児）

3 ● 患者や家族に関する情報の収集

　救急外来における情報収集では，患者・家族と医療者が初対面であることが多く，患者や家族が落ち着いて話せるような雰囲気を作り，信頼関係の構築を行う．そして，時間的な制約があり，十分な情報収集ができにくい状況ではあるが，トリアージの問診で得た情報だけでなく，その後の診療に必要な基本情報（来院前のADL，生活歴，家族情報，患者や家族の気がかりや大切にしていることなど）を得て手術室やICU，病棟に引き継ぐことで，入院後の継続看護が充実する．

▐ 引用文献 ▐

1）森村尚登，石井美恵子，奥寺　敬ほか：日本臨床救急医学会　緊急度判定体系のあり方に関する検討委員会　委員会報告，緊急度判定の体系化：発症から根本治療まで．日本臨床救急医学会雑誌 **19**：60-65，2016
2）日本救急医学会，日本臨床救急医学会，日本救急看護学会監修：緊急度判定支援システム　JTAS 2017 ガイドブック，へるす出版，2017
3）西塔依久美：Ⅰ 救急看護とトリアージ　2 トリアージとは．トリアージナースガイドブック 2020（日本救急看護学会トリアージ委員会編），p.4-9，へるす出版，2019
4）西塔依久美：Ⅳ 主要症状のトリアージ　7 胸痛．トリアージナースガイドブック 2020（日本救急看護学会トリアージ委員会編），p.109-112，へるす出版，2019

2 救急患者に対する看護の実際

A. 患者の受け入れ準備

　救急患者は，救急車，自家用車，徒歩などで救急外来を受診する．救急車による受診では救急隊と救命救急センターなどの専用電話回線（ホットライン）を通じて，あらかじめ救急隊員から搬送先に，患者の年齢，性別，意識レベル，症状の発症や受傷状況，バイタルサイン，酸素投与などの処置状況などが伝えられる．ホットラインを受けた医師や看護師は，救急隊の情報を救急スタッフと共有し，患者に必要な処置や検査を予測して物品や薬剤の準備を行う．とくに，心停止や呼吸停止の患者では，一次救命処置に加えて気管挿管や薬剤投与・除細動などすみやかに二次救命処置を行えるよう準備が必要である．また，自力や付き添われて受診に来る患者の中にも，緊急度や重症度の高い患者がいる場合があるため，いつでもトリアージを実施できる体制を整えておく．

B. 感染対策

1 ● 救急患者の特徴と確実な標準予防策

　救急患者は，激しい咳嗽，疼痛や出血を伴う外傷，嘔吐，意識障害などさまざまな症状を呈していることが多く，医療従事者は，飛沫，分泌物，血液，排泄物などに接触する可能性が高い．また，重症度や緊急度の高い患者の対応では，病歴が不明なうえ，意識障害が生じていることがあることから不十分な情報下での対応が必要となる．加えて緊急度の高い状況下では，短時間にすみやかな処置を必要とすることや疾患や感染症の診断がついていない状況にある．

　これらのことから，救急外来は潜在的に感染リスクが高い部署であることを認識し，確実な手指衛生や標準予防策を実施しなければならない．具体的な対策として，手袋，マスク，ゴーグル，ガウン，アイシールド等の防護用具の準備それらの確実な着脱手技によって，自分自身や他の患者・医療従事者への感染防止を行う．

　また，救急救命センターは，短時間に患者・家族，医療従事者など多くの人の出入りがある部門であることから，接触感染防止のため，ドアノブや手すり，照明などのスイッチ，ストレッチャー，モニターや機器類のボタンなどの高頻度接触面の清潔保持や患者の動線も考慮される．

2 ● 救急患者における感染経路別対策

　救急外来では，標準予防策の徹底に加えて，感染の流行地域への滞在や感染症が疑われ

る患者への接触歴がある場合，また，感染症が疑われる症状が出現している場合は，感染経路別対策を行う．

感染経路別予防策とは，標準予防策に加えて感染症の経路に応じて実施する予防策である．とくに，発熱症状や咳嗽・咽頭痛・喀痰などの呼吸器症状，嘔吐・下痢などの消化器症状，発疹などの皮膚症状，が見られる場合は，サージカルマスクやアイシールドによる飛沫感染予防，手指衛生やグローブ・ガウンといった接触感染予防を行い，空気感染を起こす感染症が疑われる場合は，N95マスクや個室隔離といった感染経路別対策を行う必要がある．救急外来で標準的にN95マスクを含めた空気感染予防策を行うかどうかについては，施設の背景や地域の感染状況を考慮し，施設内の感染対策チームと情報共有を行い実施されている．

また，医療従事者のワクチン接種により免疫力を高める感染対策も重要である．

3 ● 救急外来と組織的な対策

救急外来を受診する患者は，緊急度や重症度に幅があるだけでなく，さまざまな生活環境にある患者や小児・妊産婦・外国人など多岐にわたる．また，救急外来は，多くの診療科の医師や放射線・薬剤部門の職種，救急隊員，警察関係者の出入りがあり，他部門や他施設との連携を必要とする．さらに，災害時においては多数の傷病者が来院することも予測される．

標準化された感染対策マニュアルの作成と徹底，実施を可能にする教育が行われるように院内の感染対策チームやさまざまな部門との調整や連携が重要である．

コラム

COVID-19における隔離と感染管理

感染症の患者に入院が必要となった場合，個室隔離を行うのが基本であるが，感染が流行すると個室が不足する．そこで，同じ感染症の患者を同一の部屋や病棟に入院させることをコホーティング（集団隔離）という．また，外来や入院病棟などの医療施設で，病原体によって汚染されている区域（汚染区域）と汚染されていない区域（清潔区域）を明確に区分けし，感染の拡大防止をすることゾーニングという．

COVID-19の感染経路は，飛沫感染に加えてエアロゾル感染という通常の飛沫核よりも小さな粒子による感染が考えらえることから，空気感染に準じた感染対策が必要となった．そこで感染した患者数が増加した場合は，ゾーニングを行い，COVID-19の患者は「レッドゾーン（汚染区域）」，その前室を「イエローゾーン（準汚染区域）」，その他の非感染区域を「グリーンゾーン（清潔区域）」として色分けしたり，衝立やビニールカーテンによる物理的な仕切りを行って，隔離管理が行われた．また，気道の開放式吸引，心肺蘇生，気管挿管や抜管，非侵襲的陽圧換気（NPPV），バック・バルブ・マスク（BVM）などCOVID-19患者がエアロゾルを発生する手技を行う際は，N95マスクを装着し換気が可能な個室で行うなど空気感染対策に準じた対策が行われた．

C. 受け入れ時の対応

救急患者は，救急隊からの搬送のほか，ドクターカーやドクターヘリ，または車やタクシーなどさまざま方法で救急外来に来院する．来院時は院内トリアージにより緊急度の高い

患者から診療が受けられるよう優先順位を決める（院内トリアージの手順は p.119 を参照）.

　家族は患者の突然の発症や事故により，疼痛・呼吸困難など身体的な苦痛だけでなく，強い不安やストレスフルな状況であることを念頭におく必要がある．また，患者の訴えや思いを受け止めながら，医師からの説明の理解を確認し，現在の治療の内容や今後行われる処置や検査，見通しについてわかりやすい言葉で説明して支持的な姿勢でかかわることが重要である．

　診察や検査の待機中の家族に対する説明や対応は救急スタッフだけでなく受付事務など関連部門で連携した対応が可能にしておくことも必要である．

　心肺停止状態の患者の家族に対しては，不安や混乱による危機的な状況にあると予測されるため，短い時間で患者の背景や重要他者の把握や援助関係が保てるよう，コミュニケーションスキルを活用した声かけや援助関係が保たれるかかわりが必要となる

　高齢者の患者では，セルフケアの状況や家族のサポート状況など考慮し，必要に応じて医療ソーシャルワーカー（MSW）に相談して適切な支援が得られる部門と連携する．

　事故などで意識不明となり救急搬送されたような患者では，必要に応じて所持品などから患者情報を得て家族と連絡をとることや，消防・警察や地域の行政施設と連携することが必要となる．

D. 身体的援助

1 ● 生命の維持/生体機能の安定化

　心停止や呼吸停止状態にある患者では，ただちに救命処置として気道確保，胸骨圧迫，人工呼吸を行う．また，体制が整い次第，気管挿管，電気的除細動，強心薬などの薬剤投与が行われるため，看護師はこれらの処置について理解し，治療介助にあたる．救命処置の具体的な方法については第IX章（p.153 以下）で解説している．

a. 気道確保

　救急患者における気道の狭窄・閉塞の原因には，意識レベルの低下に伴う舌根沈下，異物や気道分泌物，気道の浮腫などが考えられる．気道の確保には，舌根沈下に対しては回復体位やエアウェイの挿入，気道異物に対しては咳嗽誘発や腹部突き上げによる異物排出，鉗子による除去が行われる．確実な気道の確保には気管挿管や輪状甲状靱帯穿刺，気管切開などが行われる．

b. 呼吸管理

　重度な肺炎や外傷による肺の損傷により肺胞でのガス交換能が低下している場合や，自発呼吸ができない場合には，酸素化を改善するための酸素投与（酸素療法）や，換気を補助するための人工呼吸療法が行われる．

c. 循環管理

　心停止時はただちに胸骨圧迫を行い，治療に反応しない場合は大動脈内バルーンパンピング（IABP）や経皮的心肺補助装置（V-A ECMO）などの補助循環による循環管理が考慮される．出血に対してはただちに止血処置と輸血・輸液，心機能の低下に対しては輸液や血管作動薬投与が行われる．

2 ● 身体的苦痛の緩和

　救急患者が体験する苦痛はさまざまであり，疼痛，呼吸困難のほか，不快な症状として悪心・嘔吐，下痢，倦怠感などがある．また，疼痛や不快な症状は，不安・緊張・恐怖など精神面への影響だけでなく，交感神経の緊張によるストレス反応により心機能や代謝への影響を及ぼすことから，積極的に苦痛を緩和する．

a. 疼　痛

　疼痛は身体的・精神的にも影響が大きいことから早期の対応を必要とする．原因をアセスメントし，効果的に緩和を図る．疼痛の評価には，さまざまなスケールを活用する（p.89参照）．また救急外来では鎮痛薬や麻薬などの薬剤を用いた緩和方法が中心となる．なお，疼痛の部位，程度，性質は原因となる疾患の診断において有用な情報であることから，診断の状況に応じて緩和を図る．

b. 呼吸困難

　呼吸困難は患者にとって死を意識する症状であり，身体的には酸素化の低下や呼吸仕事量の増大が生じる．精神的な援助と併せて，衣服による胸腹部の圧迫の除去，肺気量の増大に有効な坐位の保持のほか，ひじかけや枕などを利用して，患者自身が楽と感じる体位をとれるよう支援する．

　また，気道分泌物の貯留や気管支喘息，慢性閉塞性肺疾患（COPD）による呼吸困難がある場合は，咳嗽や体位ドレナージによる排痰，気道内の圧を高めて気道抵抗を減らす口すぼめ呼吸や腹式呼吸，薬剤の吸入療法などを促す．咳嗽や呼吸法については看護師による患者教育が重要である．

c. 嘔吐，下痢

　重度の嘔吐や下痢は脱水や電解質異常を引き起こすため，薬剤による症状緩和，輸液による体液補充などを行う．ただし，嘔吐や下痢を引き起こす病態の中には腸閉塞や消化管出血など，ショック状態に陥ったり緊急手術を要する病態があることから，バイタルサインの変化に留意しながら援助を行う必要がある．

3 ● SIRS・敗血症・多臓器障害への進行予防

　重症な救急患者では，局所または全身の侵襲によって全身性炎症反応症候群（SIRS）（p.55参照）となりやすい．SIRSの状態に感染や循環不全，呼吸不全，さらに免疫機能の低下や感染などが加わると，敗血症・多臓器障害（MODS）（p.55, 56参照）に陥るおそれがある．重症の救急患者に対しては，早期の診断・治療を行い，SIRSや敗血症・多臓器不全（MOF）への進行を予防することが重要である．

　看護師は，感染徴候や循環・呼吸の異常の観察・早期発見に努めるとともに，診断・治療がスムーズに行われるよう援助を行う．また，感染源となる創部や傷口の清潔保持，点滴類やカテーテルの刺入部，口腔内などの清潔保持を行う．

E. 心理的援助

1 ● 適切な情報提供

　Ⅴ章で解説されているように，救急患者は心理的危機に陥りやすい．アギュララらの危機モデル（p.58参照）を活用すると，「できごとについてのゆがんだ知覚」「適切な社会的支持がない」「適切な対処規制がない」と危機に陥る一方，「できごとの現実的な知覚」に加え，「適切な社会的支持」があり，「適切な対処機制」があると問題が解決し危機回避が可能といえる．そのため，患者が「できごとについて現実的な知覚」をもてるよう，今，何をしていて，これから行う検査や治療を，いつ，だれが，どのように行い，そのことによって患者自身がどのような身体感覚を有することになるのかといった情報提供を行うようにする．たとえば，自動血圧計を装着するとき，「これは血圧計です．一定間隔で空気が膨らんで腕を圧迫しますが，つらかったりしたらいってください」などと伝えるということである．

　このような援助を行うことができるようになるには，看護者は，救急時に用いられる医療機器や行われる検査や処置について理解し，それによりどのような身体感覚が生じるかを知っておく必要がある（**表Ⅶ-2-1**）．

2 ● 不安のアセスメントと安心の提供

　救急患者は漠然として表現できないとしても何らかの不安を抱いている．そのため，患者の不安反応をアセスメントしながら，安心できるような援助を提供することが重要である．不安反応は，憂うつ，落ち着きのなさ，無力感，自己卑下，支離滅裂，多弁，無口，言動の一貫性の欠如，呼吸数増加，脈拍数増加，発汗，動悸，口渇，悪心，顔面蒼白，筋緊張などで現れる[1,2]．また，軽度や中程度の不安では集中力や学習能力は高まるものの，高度の不安になるとそれらは低下する[3]．救急患者は，受診の時点で少なくとも軽度の不安状態となっているので，高度な不安反応を予防するために安心を提供する援助が必要である．

　それにはまず，身体的な苦痛症状をしっかり受け止め，可能な限り緩和する．ただし，患者の苦痛症状は，重大な診断の指標でもあるため，診断がつくまでは，症状緩和のための治療を始められないことも少なくない．だからこそ少しでも安楽な体位を維持できるようにし，保温したり，さすったりするような，看護ケアの範囲での安楽への援助が大切になる（**表Ⅶ-2-2**）．

　また救急現場では，迅速な対応を要するがゆえに，医療者同志の会話には正式な略語だけでなく，専門用語，一定の文化の仲間うちだけで通じる特殊用語（ジャーゴン）があふれてしまう．このような環境は，患者の不安を増強させる．したがって，迅速な救急救命

表Ⅶ-2-1　救急看護場面で患者に簡潔に説明できるようにしておきたい機器

自動血圧計，心電図モニター，パルスオキシメーター，体温測定プローブ，ベッドサイドモニター，輸液ポンプ，エアウェイ，挿管チューブ，人工呼吸器，酸素マスク，酸素カニューレ，膀胱留置カテーテル，フットポンプ，点滴ルート（点滴ライン），中心静脈カテーテル，動脈ライン，ドレーン，シーネ，ギプス，超音波検査（エコー），コンピュータ断層撮影（CT検査），脳波

表Ⅶ-2-2　救急初療患者への安心を提供する援助の例

来院し，診察を待つ間	・つらい症状に対するいたわりの言葉をかける ・かけもの，安楽な姿勢，温罨法，冷罨法などにより，症状を緩和するケアを工夫する ・診察できるまでの時間の見通しを伝える ・待合室で待っていられるかどうか気にかける ・必要に応じ，ベッドで休めるようにする ・診察できるようになったら声をかけることを伝える ・1人の場合，連絡先を尋ね，必要に応じて連絡できるようにする
診察・検査・処置中	・安楽な姿勢で診察・検査・処置を受けられるようにする ・医師の説明内容を理解できるように補足説明する ・医師に質問できるようにする ・検査・処置の手順やそのときの感覚（痛み，冷たさ，圧迫される感覚など）を伝える ・1人になるときは，たびたび顔を出し，気にかけていることを伝える
診断結果を待つ間	・診断結果が出るまでの時間の見通しを伝える ・疑問や質問がないか尋ねる
帰宅が決まったとき	・自宅ですごすときの苦痛緩和の方法，日常生活の工夫を伝える ・症状が悪化したときの連絡方法を知らせる ・帰宅の経路を尋ね，必要に応じて連絡できるようにする
緊急入院になったとき	・入院に伴う準備を知らせる ・入院後に病棟の看護師が療養の世話をすることを伝える ・必要なところに連絡できるようにする
通常外来診察に移行するとき	・受診できる時間になったら通常外来の場所を案内することを伝える ・外来の看護師にこれまでの経過を伝えることを知らせる ・必要なところに連絡できるようにする

処置を行うことと並行して，ひとつひとつの処置について，患者ができる限り受け止めやすいようなわかりやすい言葉で説明を加えながら，安心できるように接していく．そして，患者自身が，守られた同じ時間と空間の中にいると感じられ，適切な診療を受けられると感じられるようにし，どう行動すればよいかわかるように情報提供する．

さらに，家族などの重要他者のニーズ[4]を踏まえながら（p.61参照），可能な限り，患者のそばにいられるようにする援助が重要である．

3 ● 自己決定を尊重する援助

通常の受診では，健康の不安を抱えた患者は，受診するかどうかに始まり，どの病院のどの診療科のどの医師の診察を受けるかなど多くの意思決定を，ほとんど自己決定している．一方，救急患者は，自分で受診を決定した場合でも，病院も，診療科も，医師もほとんどすべて選ぶことはできず，大部分を医療者の判断にゆだねるほかにない状況にある．突然の事故などでは，救急搬送された場合に限らず，受診することも周囲の決定によることが少なくない（表Ⅶ-2-3）．医療の場では，患者は受動的な立場におかれがちであるが，救急初療の場では，それは際立っている．

一方，人の意思決定能力は，圧倒されない程度の不安のときには高まった状態にある[3]．この意味では，救急患者は，不安を抱えているからこそ意思決定する力を発揮しやすい一面ももっている．それゆえ看護師は，少なくとも，そのときその場で可能な自己決定を最

表Ⅶ-2-3　通常の受診と救急受診の意思決定場面の差異

通常の受診の場合	救急受診の場合（直接来院患者）
① 受診するかどうか決める	① 本人か周囲が，受診の必要性を判断する
② どの病院にするか決める	② 救急受診の可能な病院に限られる
③ どの診療科を受診するか決める	③ 受診先病院の状況に制限される
④ どの医師の診察を受けるか決める	④ そのときの救急担当医に限られる
⑤ 医師の判断を信頼するかどうか決める	⑤ ひとまず，医師の判断に従ってみるほかない
⑥ 医師の指示した検査を受けるかどうか決める	⑥ ひとまず，検査を受けてみるほかない
⑦ 医師から示された治療法を選ぶかどうか決める	⑦ ひとまず，医師のすすめる治療を受けるほかない
＜入院治療を受ける場合＞	＜入院治療を受ける場合＞
⑧ 入院治療が必要という判断に従うかどうか決める	⑧ 入院治療が必要という判断に従わないことは，健康状態の悪化への不安を引き受けることになる
⑨ どの病院に入院するか決める	⑨ 入院先は選べない
⑩ いつ入院するか決める	⑩ 緊急入院（急いで入院するしかない）
⑪ 入院に伴う仕事や家事，あるいは学校，地域での役割などをどのように調整するか決める	⑪ 仕事や社会的な役割を調整するゆとりがない
⑫ 連絡先や保証人となるキーパーソンを誰にするか決める	⑫ 急いでキーパーソンを決めて連絡しなければならない
⑬ 入院に必要なものをどのように用意するか決める	⑬ 入院に必要なものはあとから調達するほかない

大限に行えるように支援する必要がある．たとえば，来院の目的は何かを尋ね，希望する診療科があれば，それを尊重して調整する．また，医師とのやりとりに注意を払い，疑問や質問，自分なりの考えや意見を言えるようにする．さらに，採血や点滴はどちらの手がよいかなど，可能な限り検査，処置の方法を調べるようにする．

　ただし救急状況では，患者の自己決定が必ずしも患者にとって最善かどうかわからない倫理的ジレンマを経験することが少なくない．たとえば，自殺を図り搬送された患者が治療を拒否する場合や，意識不明で救急搬送された患者が延命処置を希望しない意思を明らかに示すカードを持っている場合などである．また，救命のためには，四肢切断が避けがたいという医学的判断があり，苦痛が強く考えるための時間的猶予のない中で同意した場合などでは，そのときその場の意思決定に患者があとから苦しむことも少なくない[5]．だからこそ看護師は，人のいのちの尊さ（sanctity of life：SOL）を大前提として自己決定を支えることが重要である[6]．

4 ● 心理的危機状況に陥っているとみなしてかかわる

　救急搬送されて来院する場合は，急病あるいは外傷などで，患者自身かそばにいる人（バイスタンダー）が，搬送要請するという切迫した状況にある．したがって，救急搬送患者は，医学的な重症度や緊急度にかかわらず，すでに心理的危機に陥っているとみなす必要がある．実際，高度の不安反応を示し，パニック状態になったまま搬送されてくることもある．また，身体的な苦痛が強ければ死に対する不安や恐怖も抱いている[7]．ただし，救急車，ドクターカー，ドクターヘリのいずれの搬送手段でも，すでに救急救命士や，医師，看護師によるプレホスピタルケアが開始されて，心理的な援助も行われている[8, 9]．また，人は，成熟にしたがって大人として振る舞おうとする[10]．それゆえ患者は，重症度や緊急度を見定めるための質問にはてきぱきと返答し，次々と行われる処置や治療について，医療者から説明されるたびに，しっかりと「はい，わかりました」「お願いします」と応じることも多々ある．しかし，このような場合には，むしろ，患者の受動的な立場が

より鮮明になっているだけであり，意思決定は極端にむずかしい状態にあるとみなす必要がある．加えて，救命のためには，検査・処置・治療を迅速に行うことを優先する必要があるため，患者の不安や恐怖を，その場で解消することはきわめてむずかしい．

したがって，まず看護師は，救急救命士や救急隊などプレホスピタルケアを提供してきた医療者と，意識的に連携し，患者が守られていると感じられるような雰囲気を作り出す必要がある．

5●日常性・人間性の維持

救急医療を受ける場は，患者にとって見慣れない人や物に囲まれ，スケジュールも検査や治療のために調整されるという，非日常的な時空間である．しかし，看護者にとっては毎日の場となるため，その非日常性に気づきにくくなることが避けられない[11]．だからこそ，カーテンを閉めてプライバシーを保てるようにしたり，できる限りその人にとって安心となる人（同行者や家族）や"もの"（持参した私物，普段もち歩いている大切なものなど）がいつでもそばにある状況を早くとり戻せるようにしたり，落ち着いた暖かい表情で接したりするなど心理的安寧をもたらすために，可能な限り日常性と人間性を維持できるようにすることが重要である．

F．救急外来から関連部署への看護の継続

救急外来で処置や検査を行った結果，入院加療が必要であると判断されると，患者の療養の場は，手術室，集中治療室（ICU），一般病棟に移行することとなる．療養の場が移行しても適切な看護が継続されるためには，こういった関連部署への申し送りが大変重要となる．

救急外来から帰宅できず入院加療が必要となる患者は，多くの場合，全身状態が不安定で，状態が急変する可能性がある．そのため，救急外来から関連部署への申し送りは，必要な情報をわかりやすく伝えることに加え，簡潔に短時間で伝えることが求められる．

必要な情報をわかりやすく簡潔に伝える方法として，コミュニケーションツールの活用がある．たとえば，I-PASS（**表Ⅶ-2-4**）は，小児病院に入院中の患者の引き継ぎのために考案されたものであるが，ICU看護師の口頭での申し送りの質を向上させたとの報告[12]があり，重症患者の申し送りにも有用であろう．また，施設で標準化されたチェックリストや申し送りシートなどを使ったりすることで，必要な情報をもれなく簡潔に伝えることができ，また，情報を受け取る者は情報の整理ができ理解しやすくなる．

さらに，申し送りの際には，情報を受け取る者が看護を行ううえで必要とする情報を強調して申し送ることも重要である．たとえば，手術室への申し送りにおいては，麻酔や手術に必要な情報として，既往歴，アレルギー，内服薬，食事・水分の最終摂取時間などの情報は重要である．また，ICUや病棟への申し送りにおいては，状態の安定化を図るための情報として，来院時の身体状態，救急外来での処置・検査の内容とその結果，医師の指示内容などの情報が重要となろう．

いずれの部署への申し送りであっても，患者や家族の精神状態，医師の説明に対する患

表Ⅶ-2-4　I-PASS

I	Illness severity	患者の全体的な重症度：安定・要注意・不安定 例　「患者の状態は安定しています」
P	Patient summary	患者についての総括 例　患者の氏名，年齢，性別，来院前のADL，既往歴，内服薬，アレルギー，主訴・現病歴，来院時の状態，救急外来での治療・処置の内容とその結果，現在の状態（意識・呼吸・循環・精神など），医師の指示内容，医師が説明した内容と患者・家族の理解状況，家族の有無/来院の有無，患者の持参物
A	Action list	行う必要のあること 例　「飲水を促してください．飲水できるようであれば末梢点滴は抜去してください」「痛む場合は○○薬を与薬してください」
S	Situational awareness and contingency planning	状況の認識と緊急時の対応計画 例　「患者の状態は安定していますが，出血の可能性があるので監視が必要です．出血している場合は○○医師に電話連絡してください」
S	Synthesis by receiver	申し送りを受けた者が申し送り内容を復唱 申し送りを受けた者からの質問・必要事項の確認

[Starmer AJ, Schnock KO, Lyons A, et al: Effects of the I-PASS Nursing Handoff Bundle on communication quality and workflow. BMJ Quality & Safety **26**(12): 949-957, 2017 をもとに作成]

者や家族の理解状況，患者や家族が抱える気がかりや要望，行った看護活動とその評価などの情報は，看護を継続するうえで不可欠である．救急外来では十分な情報収集ができないことも多いが，収集できた範囲で正確に申し送る必要があり，また，情報を受け取る者も情報を復唱し確認することで，情報伝達の正確さが向上する．

G. 帰宅する患者への教育的支援

「令和3年版 消防白書」によると，2020（令和2）年中の救急車による搬送者のうち，入院治療を必要としない患者は45.6%[13]と約半数にのぼる．これに，ウォークイン*で来院する患者の多くが入院治療を必要としないことを考え合わせると，救急患者の多くが，必要な処置・治療を受けたのちに帰宅となる患者であるといえる．

帰宅にあたり，救急外来で診察をした医師は，現段階で考えられる診断名，行った処置・治療，帰宅後に必要な療養法（行う必要のある行動や行ってはいけない行動など），救急外来への再受診が必要な場合，などについて説明をする．しかし，あわただしい救急外来ではこれらの説明が患者にとって十分でないこともある．そこで看護師は，医師の説明内容を患者が正しく理解できているかどうか確認し，必要に応じて追加説明を行い，理解を促す必要がある．また，これらの情報は，帰宅後に患者が振り返ることができるよう，できるだけ書面（帰宅指示書など）で患者に提供する．

薬の内服方法やガーゼ交換の方法など，帰宅後に必要な療養法については，患者が理解するだけでなく，それらを帰宅後に実施できるように支援する必要がある．患者の理解を確認した後，それを帰宅後にどのようにしたら実施できそうかを，患者とともに考える．実施可能かどうかの検討の際には，患者をサポートしてくれる人は周りにいるのか，食料

---

*救急車で搬送されてくる患者に対し，徒歩や自家用車などで救急外来を受診する患者を「ウォークインの患者」と称することがある．

や飲料水の調達に困難はないかなど，患者の帰宅後の生活状況を想像しながら具体的に検討する必要がある．

　また，救急外来での処置・治療は応急処置であり，とくに疾患が初期の段階であれば，症状がでそろっていなかったりすることにより診断に不確実性が伴う場合があり，帰宅後に患者の状態が変化する可能性がある．患者の帰宅にあたり，看護師は，救急外来への再受診が必要となる症状や徴候，緊急時の連絡方法などを十分に説明する．

　一方，患者の心理面への配慮も欠かせない．救急外来を受診する患者は，医学的な状態にかかわらず，自身は"救急受診が必要な状態である"と判断して救急外来を受診している（p.67参照）．このため，帰宅患者だからと軽視することなく，患者の不安や緊張を思いやりながら看護を行う必要がある．

　また，帰宅時の患者教育は，その後の健康管理に向けた教育の場でもある．今回の救急外来受診に至った経緯を尋ね，なにが原因でこのような事態に至ったのか，それを防ぐためにはどのようにすればよいのか，などを説明し理解を促す．継続して受療が必要な場合は，その必要性を十分に説明し，患者が後日受診できるよう動機づける．

引用文献

1) 佐藤まゆみ：心理的・精神的混乱への支援．ナーシング・グラフィカ 成人看護学② 健康危機状況/セルフケアの再獲得，第1版（吉田澄恵，鈴木純恵，安酸史子編），p.95-103，メディカ出版，2015
2) 田中周平，山勢博彰：救急患者とその家族によくみられる精神症状．EMERGENCY CARE 2005増刊号：31-41，2005
3) 小原　泉：意思決定に関する理論．クリティカルケア看護 理論と臨床への応用（寺町優子，井上智子，深谷智恵子編），p.34-39．日本看護協会出版会，2007
4) 山勢博彰：重症・救急患者家族のニードとコーピングに関する構造モデルの開発―ニードとコーピングの推移の特徴から―．日本看護研究学会雑誌 **29**：95-102，2006
5) 白石浩子：救急看護婦のジレンマ 救急現場における倫理的ジレンマ．EMERGENCY NURSING **14**(9)：15-23，2001
6) 吉田澄恵：いま，考えてほしい倫理の問題 SOLの再獲得―あなたに今生きてほしいと願ってケアを続けるために．臨床看護 **32**(3)：377-382，2006
7) 菅原美樹：救急看護のレベルアップのための知識と技術―患者・家族対応．EMERGENCY CARE 2009新春増刊号：107-110，2009
8) 川谷陽子：プレホスピタルでの患者と家族への対応．EMERGENCY CARE 2005増刊号：150-159，2005
9) 川谷陽子：フライトナースとその業務―患者・家族への対応．フライトナース実践ガイド（日本救急医療学会監），p.115-127，へるす出版，2008
10) 青木きよ子：成人であるということ．ナーシング・グラフィカ 成人看護学① 成人看護学概論，第3版（安酸史子，鈴木純恵，吉田澄恵編），p.12-18，メディカ出版，2013
11) ダニエル・チャンプリンス（浅野裕子訳）：ケアの向こう側―看護職が直面する道徳的・倫理的矛盾．日本看護協会出版会，2002
12) Starmer AJ, Schnock KO, Lyons A, et al: Effects of the I-PASS Nursing Handoff Bundle on communication quality and workflow. BMJ Quality & Safety **26**(12): 949-957, 2017
13) 消防庁：令和3年版 消防白書，p.139，2022

3 救急患者の家族に対する看護

A. 家族の看護援助

　救急看護師の援助対象は，第一に生命の危機状態にある患者本人であるが，患者の回復を支える家族もまた重要な援助対象である．患者の家族が医療者に求めることは，患者の病期，治療の場を問わず患者に対して最善を尽くすこと，そして患者に対して最良の医療を提供することである．また，どのようなときも，患者を唯一無二の尊厳ある一人の人間として敬意をもって接すること，患者に対する声かけはもとより，家族に対しても常に言動に注意し，精神的に不安定な状態にある家族を不安に陥れたり，不用意に傷つけるような心ない発言は厳に慎むことが重要である．思いもよらない生命の危機状態に陥り，生命維持のために多くの医療器機が装着された患者の姿を目の当たりにした家族の多くは，動揺し混乱する．そのような家族に対し，たとえ装着されている機器が多くても，家族が患者の手を握る，マッサージするなど直接触れてもよいことを伝えること，家族が待機・休息できる場を提供し面会時間の調整をするなど，家族と患者が余計な気遣いなく少しでも安らげるよう配慮すること，また医療者と患者・家族の関係性を築くよう努めることが大切である．また尺度等を活用しながら家族のニーズと危機に対する反応をアセスメントし，適切なコーピングを促すよう援助することが求められる．

　救急患者の家族に対する看護援助の要点として，千明ら[1]は，①保証，②意味ある面会の実現，③的確な情報提供，④コミュニケーションギャップの回避，⑤家族のペースの尊重，⑥快適な環境整備，⑦支持・安心感と暖かさの提供，⑧看護師自身の精神・心理的，身体的健康維持をあげている（**表Ⅶ-3-1**）．

　また，救急領域においては，延命治療を含むさまざまな治療について，意思表示が困難な患者の代理意思決定をすることが家族に求められる．日本看護協会は「看護倫理-看護職のための自己学習テキスト（2021年改訂版）」[2]の中で，急激に生命の危機状態に陥った患者は意思表示できないことがほとんどであり，患者の希望や意思に沿った治療を実施するために，患者の事前意思の確認や代理意思決定者としての家族の存在が重要になるとしている．看護職は患者がどのような人生を送ってきたか，患者がどのような価値観を有しているかを家族と話し合うことで，患者の考え方や気持ちに迫る努力をし，家族が意思決定をするために必要な，患者に関する状況や各選択肢のメリット・デメリットについて情報提供することが必要だとしている．

　延命治療に対する代理意思決定を行う救急患者家族への看護支援に関する調査[3,4]では，患者・家族の問題を多職種とともにカンファレンスで話し合うこと，事前指示を確認することが重要であると認識していることが示されている．加えて，代理意思決定後の家族に

表Ⅶ-3-1 救急患者家族へのケアのポイント

ケアのポイント	ポイント内容
①保　証	患者に最善のケア，希望を保持することを保証する
②意味ある面会の実現	家族が会いたいときに会える条件を整備する．面会に招き入れる，患者とのかかわりを促進し，交流を図れるようにする．家族が安心していられる場を作る．（患者の身体の）触れていい場所を示す．一緒にできるケアを案内・誘導する
③的確な情報提供	入室当初わかっていること，おおよその見通しをその都度伝える．救命への懸命な努力などについて伝わるように話す．話しただけではなく，伝わったか，理解しているかの確認とフォローを行う
④コミュニケーションギャップの回避	患者や家族がどのような心理的段階を踏むかを知る．説明は2人以上の家族に行い，質問を促す．理解の確認と理解可能なことばでの補足，今後の目標や課題を確認する
⑤家族のペースの尊重	医療者のペースでなく家族のペースを尊重する．医師・看護師間で家族の情報，ニードを共有する
⑥快適な環境整備	プライバシーを保てる物理的環境を整備する．家族の基本的ニードを充足する
⑦支持・安心感と温かさの提供	（家族を）これ以上傷つけない．物語の聞き手になり止まり木を提供する．反面，聞き過ぎの害に注意する（聞き過ぎはネガティブ感情を強化する可能性がある）．次のサービス提供につなぐ，受容，共感，傾聴的態度を基本とする
⑧看護師自身の精神・心理的，身体的健康維持	ケアを提供する看護師自身が精神・心理的にも身体的にも健康であることが重要である

［千明政義，山勢博彰：救急患者とその家族の心理状況―救急患者家族の心理的特徴．Emergency Care 2005夏季増刊号：19-29, 2005を参考に作成］

対する看護として，（家族の）看取りの準備をする，心身の健康を支える，医師に家族の思いを知らせる，家族の理解・認識を確認するなどの支援をしていることが示されている．山勢[5]は，クリティカル領域の看護師が認識する家族看護の実践内容を分析，「実践している」と認識する支援内容のスコアは，信頼関係構築，情報提供，情緒支援，環境調整，患者ケアへの参加，意思決定支援，チーム調整の順に高いことを示した．また（家族の）周囲の環境調整を行い，次に情報と情緒支援を提供し，そのうえで代理意思決定を行動に移せるよう意思の尊重と行動支援を行うという実践構造を明らかにしている．

　患者の生命に直結する治療方針に対する代理意思を決定することで，いずれの選択肢を選んだとしても家族はその重責に圧倒され，罪悪感に苛まれる．一度決断した後も，それで本当によかったのか，と何度も反芻し思い悩むことも多い．看護者は患者家族の気持ちは常に揺れ動くということを念頭におき，時々刻々と変化する状況を受け入れられるよう情報提供を行い，一度決定したことでもいつでも変更できることを伝え，決定内容に寄り添う姿勢を示すことが大切である．

第Ⅶ章　学習課題

1. 救急患者における緊急度・重症度の判断の重要性，トリアージのプロトコールについて説明してみよう．
2. 救急外来での情報収集のポイントについて説明してみよう．
3. 救急患者の身体状態・心理状態のアセスメントのポイントについて説明してみよう．
4. 救急患者に対する身体的援助にどのようなものがあるか説明してみよう．
5. 救急患者に対する心理的援助にどのようなものがあるか説明してみよう．
6. 救急外来受診後に帰宅する患者への教育的支援について説明してみよう．
7. 救急患者の家族のおかれた状況と必要な援助について説明してみよう．

練習問題

Q7 救急外来を受診した成人患者で，治療の緊急度が最も高いのはどれか．

（第108回 看護師国家試験／2019年）

1. 2時間ほど前から右上下肢に力が入らず，ろれつが回らない
2. 3日前にペットの葬儀が終わり，食欲がなく，夜眠れない
3. プールでの日焼けによって背部全体が発赤している
4. 市販の風邪薬を通常の2倍量服用した

Q8 災害発生時に行うSTART法によるトリアージで最初に判定を行う項目はどれか．

（第111回 看護師国家試験／2022年）

1. 意識
2. 呼吸
3. 循環
4. 歩行

Q9 次の文を読み［問題1］に答えよ．

　Aさん（20歳，男性，大学生）は，炎天下で長時間サッカーをしていたところ転倒し，左膝と左側腹部を強打した．「左膝がカクッと折れて力が入らない．左腹部が痛い」ことを主訴に救急外来を受診した．

　受診時のバイタルサインは，体温37.0℃，呼吸数14/分，脈拍98/分，血圧102/58mmHg，経皮的動脈血酸素飽和度〈SpO₂〉98%．血液検査の結果，赤血球550万/μL，Hb 16.0g/dL，Ht 55%，白血球8,900/μL，CRP 0.3mg/dLであった．尿検査は尿潜血（－），尿比重1.025，濃縮尿であった．胸部・腹部・下肢のエックス線写真に異常なし．胸腹部CTでは脾臓損傷を否定できなかった．このため，左半月板損傷と外傷性脾臓損傷を疑い入院となった．　（第108回 看護師国家試験／2019年）

[問題1]

　Aさんの状態をアセスメントするために，救急外来受診時に優先して観察すべき項目はどれか.

1. 尿の性状
2. 腸蠕動音
3. 脈拍数
4. 体 温

Q10 災害時のトリアージで正しいのはどれか. （第110回 看護師国家試験／2021年）

1. トリアージタッグは衣服に装着する
2. 治療優先度の高さはトリアージ区分のⅠ，Ⅱ，Ⅲの順である
3. トリアージの判定は患者の到着時および到着後30分の2回行う
4. 最優先に治療を必要とする者には，黄色のトリアージタッグを装着する

[解答と解説 ▶ p.382]

引用文献

1) 千明政義，山勢博彰：救急患者とその家族の心理状況―救急患者家族の心理的特徴. Emergency Care 2005夏季増刊号：19-29，2005
2) 日本看護協会：看護倫理–看護職のための自己学習テキスト.
〔https://www.nurse.or.jp/nursing/practice/rinri/text/index.html〕（最終確認：2021年12月16日）
3) 椛山定美：救急領域における患者の延命治療に対する代理意思決定を担う家族への看護支援の重要度と実践度の看護師の認識.横浜創英大学研究論集4巻：1-12，2017
4) 中村真巳，林　直子：クリティカルケア領域における延命治療に関する代理意思決定後の家族に対する看護. 第34回日本看護科学学会学術集会講演集，p.506，2014
5) 山勢善江，山勢博彰，立野淳子：救急・クリティカル領域における家族看護の構造モデル. 山口医学 **62**(2)：91-98，2013

急変した入院患者への看護

学 習 目 標

1. 急変した入院患者への対応のプロセスを理解する.
2. 院内の緊急時における体制を理解する.

1 急変した入院患者への看護

A. 急変した入院患者への対応

　入院している患者は，病態の急激な変化を起こすことがある．患者の最も身近にいる看護師は，患者の異常を早期に発見し適切な対処を行うことが求められる．中でも胸痛，意識障害，呼吸困難といった症状がある場合は，迅速に状況の判断と対処が必要となる．さらに心停止や呼吸停止がある場合はすみやかに応援の要請と，資器材の手配を依頼し，**一次救命処置**を開始する．応援の医療従事者が集まれば，**二次救命処置**として医師を含めた蘇生チームにより気管挿管，人工呼吸，除細動，薬剤投与，静脈路の確保や酸素投与が行われ，原因の検索をしながら治療が行われる（一次救命処置，二次救命処置の手順・内容については第Ⅸ章（p.152）を参照のこと）．

　救命処置においては，急変患者の発見時の時刻や状況，行った処置や患者の反応などの記録や，家族や関係者への連絡，他の患者への対応などが必要になることから，医療チーム間で連携を取りながら円滑に対応する．**図Ⅷ-1-1** に急変した患者への対応のプロセス

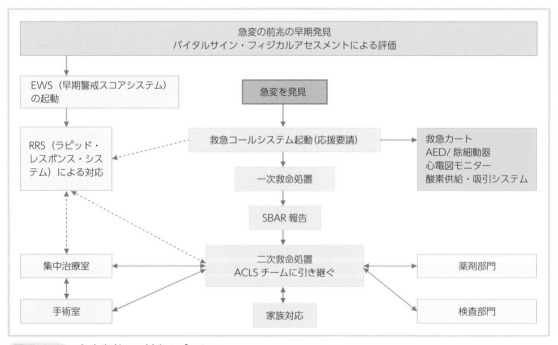

図Ⅷ-1-1　急変患者への対応のプロセス
---▶は必要に応じて行われるもの．

を示した．急変を発見した際は，このようなプロセスで対応する必要があるが，バイタルサインやフィジカルアセスメントから急変の前兆を早期に発見し，急変を回避することも重要である．図中の EWS ならびに RRS については後述する．

B.　急変への対応に必要な物品の整備と教育

蘇生処置に必要なバッグ・バルブ・マスク，喉頭鏡や気管挿管チューブなどの気道管理物品，蘇生に必要な薬品，輸液セットなどはいつでも使用可能なように救急カートに準備・点検しておく．また，AED/除細動器，心電図モニターや，酸素供給・吸引システムなどがいつでも使用できるよう，物品の置き場所や使用可能であるかを日常的に点検することが重要である．

また，確実な救命処置技術を身につけるとともに，日頃から急変を発見した場合の対応・報告の方法，病院内の救急コールシステムの起動方法，機器の取扱いや手順，医療チームにおける看護師の役割などについて，シミュレーションを行っておくことが重要である．

C.　SBAR による報告

チーム医療のためには，看護師は他の看護師や医療職者に対して正確や適切な情報伝達を行う必要がある．とくに急変時は看護師が患者の変化や急変の第一発見者であることが多く，応援要請によって集まった医師や他職種に情報を伝達することになる．このような場面では，系統的に理解しやすく報告できる SBAR というコミュニケーションツールが有効である．

SBAR は，米国の AHRQ（医療研究・品質調査機構）が医療パフォーマンスの向上と患者の安全を高めるために開発したチームステップス（Team STEPPS®）で推奨されているツールである．SBAR は，その要素となる S（Situation：状況），B（Background：背景），A（Assessment：評価），R（Recommendation：提案）の頭文字から名づけられたコミュニケーションツールで，医療現場におけるさまざまな場面で用いられている．**表Ⅷ-1-1**に急変における SBAR による報告の要点と具体例を示す．

報告の際には，その「目的」や状況が適切に伝わる「事実」，考えられる病態などの「判断」やその判断に至る思考のプロセスを伝えることが重要である．このような報告を行うには，単に生じているできごとやバイタルサインの数値のみを伝えるのではなく，その情報をどのように解釈・評価したか，今後何が必要と考えられるかといった判断や推論をする思考が必要である．このような思考プロセスは**臨床推論**とも呼ばれ，患者への最適な医療やケアの提供に必要な思考方法である（p.94, 122 参照）．

表Ⅷ-1-1　急変における SBAR による報告の要点と具体例

SBAR の項目	主な報告時の要点	具体例
	・「緊急性が高い要請」か「報告」か「相談」か，報告の目的を伝えたか ・対象患者の病室や氏名を伝えたか	○○病棟看護師の□□です． △△号室Aさん（フルネーム）が意識レベルの低下と言語障害が出現したので緊急の要請です．
S：状況	・異常や気がかりな患者の状況は具体的か ・報告の理由は明確か ・どのような「報告」や「相談」をしたいかが明確か	30分ほど前まで元気に普通に会話できたのですが，5分ほど前に訪室したところ発語困難と右上肢の脱力が認められました．現在その他の神経障害はなく，血圧・脈拍・呼吸のバイタルサインに異常はありません．
B：背景	・患者の入院目的や治療などの状況は簡潔か	○○さんは明日膝の手術目的で本日昼に入院し，糖尿病と心房細動の既往がある74歳の男性で，これまでこのような症状に経験がないと話しています．
A：評価	・自分自身の判断や思考プロセスは簡潔か	内服薬の飲み忘れが多いという情報がありましたので，脳梗塞に伴う症状の可能性があります．
R：提案	・具体的な行動を求める提案か	ただちに診察をしてください．

表Ⅷ-1-2　急変に結び付きやすい症状・病態・観察項目

症　状	病　態	観察項目
元気がない 呼吸が浅い 視線が合わない 周囲に無関心 胸痛 皮膚が蒼白	呼吸障害	話せるか 左右の胸郭の動き 呼吸数の異常の有無 呼吸パターンの異常の有無 チアノーゼの有無
	循環障害・ショック	顔面や皮膚の蒼白の有無 皮膚温の低下や冷汗の有無 脈拍の触知とリズムの異常
	中枢神経障害	視線は合うか 呼びかけに対しスムーズな反応はあるか 四肢の違和感や麻痺の有無 強い頭痛や嘔気・嘔吐の有無 意識レベルの低下や失見当識 けいれんや強い不安や興奮の有無

［池上敬一，浅香えみ子著，日本医療教授システム学会監修：患者急変対応コース for Nurse ガイドブック，中山書店，2008，p.43表4を参考に改編して作成］

D. 緊急の報告が必要な病態

　　心肺停止や意識消失などが生じた場合，すみやかに適切な処置や治療を開始できるかどうかが患者の予後に大きくかかわる．意識消失，呼吸停止，脈拍触知不能など一次救命処置を必要とするような症状を確認した場合はただちに応援要請と報告をし，救急処置の準備をする．急変に結び付きやすい症状やいつもと異なる症状に遭遇した場合は，予測される病態や関連する症状の有無・程度とバイタルサインの観察・アセスメントを行い報告する．

　　急変に結び付きやすい病態と具体的な観察項目として表Ⅷ-1-2 に示すものがあげられるが，これらの症状がどの程度であれば医師への報告が必要かについて，あらかじめ医師と確認しておくことや，客観的に評価が可能な早期警戒スコア（early warming score：EWS）などを活用することが望まれる（「NEWS」として後述）．

E. 院内の急変体制

　患者の急変は外来，検査室，一般病棟などいかなる場所でも発生するリスクがあることから，病院に勤務するすべての職員は患者の異常を察知した場合，ただちに応援要請（救急コール）を行ってマンパワーを集め，救命処置ができるように教育される必要がある．

　また，入院中の患者が急変に至る前に生じやすい徴候を発見するためのEWS（早期警戒スコア）や，それらの症状が出現した際にベッドサイドで患者の治療やケアにあたることができる医師や看護師によって組織された院内迅速対応システム（RRS）をただちに要請するようなしくみを整えて急変の予防や重症化の回避が行われている．

　救急コールシステム，RRSについて解説する．

1 ● 救急コールシステム（コードブルーなど）

　入院中の心肺停止患者に，いち早く救命処置を行うことを目的とした通報システムである．緊急に蘇生処置が必要となった場合，院内の電話やPHSから直接院内放送を行うことで，医師や看護師などがただちに招集され蘇生や処置を行うことができる．施設によって「コードブルー」「スタットコール」などのよび方がある．

2 ● 院内迅速対応システム（RRS）

　心停止時の心肺蘇生法の標準化や救命処置の普及とともに，院外心停止患者の予後の改善がみられるようになったが，入院中に心停止を起こした患者の予後の改善には課題がある．入院中の心停止患者の予後の改善には，心停止にいたる前の前兆に着目し，その段階から介入を行うことが望まれる．**院内迅速対応システム**（rapid response system：RRS）は，心停止などの重篤な有害事象が発生する前に，その前兆を察知して早期に介入することにより，入院患者の予後を改善することを目的としたシステムである[1]．これらのシステムでは，患者の異常なバイタルサインを発見した者は，ラピッド・レスポンス・チーム（rapid response team：RRT）や，メディカル・エマージェンシー・チーム（medical emergency team：MET）にコールし必要な処置を開始する．

　院内迅速対応システム（RRS）を有効に機能させるためには，MET/RRTを要請するための明確な基準の作成と周知が必要である．MET/RRTの要請基準は簡便に重症化するおそれのある患者を早期にみつける項目で構成されており，日常的に測定されているバイタルサインが重要視されている．中でも，呼吸回数，心拍数，収縮期血圧が重要であり，その他，意識の低下，けいれん発作，GCS（p.77参照）の低下，急な麻痺・脱力，尿量，制御できない疼痛，興奮，せん妄を評価項目として作成されたもの[2]や，急変前に生じやすいバイタルサインや症状を基準にしたさまざまなEWS（早期警戒スコア）が開発されている．代表的なEWSのひとつであるNEWS2とその評価について**表Ⅷ-1-3**に示す．

表Ⅷ-1-3　NEWS2（national early warning score2）とその評価

■スコア

生理学的パラメーター	スコア						
	3	2	1	0	1	2	3
呼吸数（回/分）	≦8		9〜11	12〜20		21〜24	≧25
SpO₂値1（%）	≦91	92〜93	94〜95	≧96			
SpO₂値2（%）[*1]	≦83	84〜85	86〜87	88〜92 ≧93 on air	93〜94 on oxygen	95〜96 on oxygen	≧97 on oxygen
空気か酸素か？		酸素		空気			
収縮期血圧（mmHg）	≦90	91〜100	101〜110	111〜219			≧220
脈拍（回/分）	≦40		41〜50	51〜90	91〜110	111〜130	≧131
意識状態[*2] alert（清明） CVPU（意識の異常）				alert			CVPU
体温（℃）	≦35.0		35.1〜36.0	36.1〜38.0	38.1〜39.0	≧39.1	

[*1]：SpO₂値2はCOPDなどの慢性的な呼吸障害のある患者に用いる.
[*2]：意識の異常は，混乱（見当識障害・せん妄，GCSスコアの急激な低下を含む），呼名・痛みに反応，刺激に反応しない状態.

■評価

スコア	臨床リスク	観察頻度	対応
0	低レベル	最低12時間ごと	通常の観察と評価を継続する
1-4		最低4〜6時間ごと	最低4〜6時間ごとに観察と評価を実施し，頻度を増やすかどうかを判断する
各パラメーターで3点以上	低-中レベル	最低1時間ごと	医師と情報共有して最低1時間ごとに観察と評価を実施して対応の必要性について判断する
5-6	中レベル	最低1時間ごと	医師に状態を報告して，急性期の治療・ケアが実施可能な医師やチームに評価を依頼し，モニター設備のある環境で療養を行う
7以上	高レベル	持続的なバイタルサインの観察	ただちに救急・集中治療医など重症患者の対応が可能な医師に評価と治療を依頼し，集中治療室など常時モニタリング可能ユニットで療養を行う

コラム

NEWS（national early warning score）

　病院内で心停止を起こした患者の多くはその6〜8時間前から予兆が現れているとされている．EWSは病院内で発生する予期せぬ急変や心肺停止を予防する方法として2000年に英国の保健省が提言したシステムである．NEWSは，看護師が日常の訪室で評価しているバイタルサイン（呼吸数，酸素飽和度，心拍数，収縮期血圧，体温，意識レベルの異常）を点数化して患者の急変を予知する目的や，急変が生じた際に救急診療を患者のベッドサイドで行う専門的なチームであるRRSの起動を目的に活用されている．

　NEWSのスコアシステムの項目や基準についてはいくつかの種類があるが，いずれもスコアや結果によって得られたデータの集積や基準の修正を積み重ねることで精度の向上や検証が行われている（**表Ⅷ-1-3**）．

　MET/RRTの要請基準はこれらの項目やデータを参考に各施設の患者の特性などを考慮して定められている．**表Ⅷ-1-4**にRRTの要請基準の例を示す．

表Ⅷ-1-4　RRT 要請基準の例（北里大学，一部改変）

気道（A）	・気になる音 ・挿管チューブ・気管切開カニューレの問題
呼吸（B）	・呼吸困難，努力様呼吸 ・不規則な呼吸 ・呼吸数 10 回/分以下 ・呼吸数 25 回/分以上 ・SpO_2 92%以下，もしくは計測不能
循環（C）	・脈拍数 50 回/分以下 ・脈拍数 120 回/分以上 ・収縮期血圧 90 mmHg 以下 ・収縮期血圧 200 mmHg 以上 ・尿量 4 時間で 50 mL 以下
意識（D）	・急激な意識状態の低下 ・覚醒しない患者
その他	・患者に対して何か心配なとき ・急性の明らかな出血 ・治療に反応がない

［小池朋孝：【Rapid Response System をめぐって】Rapid Response System 導入の実際. ICU と CCU 40（4）：271-277, 2016 より引用］

MET と RRT の違い

　MET と RRT の違いについて，日本集中治療医学会は[i]，MET は医師を 1 名以上含み，気管挿管などの二次救命処置をベッドサイドで開始できる能力を備えた対応チームとし，RRT は医師を必ずしも含まず，治療対象となる患者を評価し，基本的な初期対応を行ったうえで，必要に応じて患者のトリアージ（緊急度・重症度の判定）や医師の応援要請を行うチームとしている．

引用文献
i) 日本看護集中治療医学会／日本臨床救急医学会 Rapid Response System 合同委員会：Rapid Response System に関わる用語の日本語訳と定義. 日本集中治療医学会誌 24：355-360, 2017

第Ⅷ章　学習課題

1. 急変した患者への対応のプロセス，SBAR による報告のポイントを説明してみよう．
2. 院内の緊急時における体制について説明してみよう．

▌引用文献▌

1）内野滋彦：MET/RRTの概念と歴史．ICUとCCU **34**：427-432，2010
2）鈴木　聡，森田　潔：MET/RRSの要請基準，ICUとCCU **34**：433-446，2010
3）金光陽子，藤谷茂樹：パンデミックにおけるコホーティングとゾーニング．INTENSIVIST **13**(3)：427-436，2021
4）志馬伸朗，椎野泰和：救急医療における感染対策の在り方　現状の問題を踏まえ，確立すべき感染管理の体制とは．感染対策ICTジャーナル **13**(1)：7-12，2018
5）佐藤憲明編：はじめての救急看護，メディカ出版，2018
6）小林繁樹監：救命救急ビジュアルナーシング，学研メディカル秀潤社，2020
7）石松伸一監：実践に強くなる　看護の臨床推論，学研メディカル秀潤社，2014
8）池上敬一，浅香えみ子著；日本医療教授システム学会監修：患者急変対応コースfor Nurseガイドブック，中山書店，2008
9）Franklin C, Mathew J: Developing strategies to prevent inhospital cardiac arrest: Analyzing response of physicians and nurses in the hours before the event. Crit Care Med **22**: 244-247, 1994
10）webサイト　ロイヤルカレッジオブフィジシャンズNational Early Warning Score（NEWS）2〔https://www.rcplondon.ac.uk/projects/outputs/national-early-warning-score-news-2〕（最終確認：2022年8月1日）

救命救急処置
—心肺蘇生と
生命維持

1 救命救急処置 ―心肺蘇生と生命維持

A. 心肺蘇生と救命処置

1 ● 一次救命処置と二次救命処置

　心肺蘇生（cardiopulmonary resuscitation：CPR）とは，広義には，急性の疾病や外傷により心肺停止などの生命の危機的状況にある患者に対し，すみやかに呼吸および循環を補助し，救命するために行われる手当，処置，治療をいう．心肺停止（cardiopulmonary arrest：CPA）とは，心臓の動きと肺（呼吸）の動きが止まった状態であり[1]，その時間が長くなるほど自己心拍の再開や救命は困難となる．突然の心停止が起こると数秒から十数秒で意識を失う[1]．脳は，①エネルギーの貯蔵が少なく，絶え間ない血流で補給しなければならないこと，②酸素消費量が多いこと，③神経細胞は再生しにくいことが特徴である．そのため，絶えず十分な血流を得て酸素やエネルギーが供給されなければ，一時的に機能を失い，さらに神経細胞が破壊されると後遺症が残る[2]．このため，心肺蘇生の目的は，救命のみならず，一刻も早い心肺蘇生の開始によって脳に血液を送り込み，脳を蘇生させることにもある．このことから心肺蘇生は心肺脳蘇生（cardiopulmonary cerebral resuscitation：CPCR）ともいわれる．

　心肺蘇生は，心肺停止などに遭遇した場合に緊急に行うべき**一次救命処置**（basic life support：**BLS**）と，一次救命処置に引き続き医療従事者によって行われる**二次救命処置**（advanced life support：**ALS**）に大別される．BLS は，胸骨圧迫と人工呼吸の組み合わせ（狭義の CPR），自動体外式除細動器（automated external defibrillator：AED）を用いた除細動などにより心肺停止に対応する．ALS は，可逆的な原因の検索と是正，静脈路などの確保と薬剤投与，気管挿管などの高度な気道確保，そして心拍再開後の集中治療には呼吸・循環管理に加えて，低体温療法をはじめとする体温管理，急性冠症候群に対する再灌流療法などが含まれる．ALS が効果を発揮する前提には質の高い BLS を実施することが重要であり，ALS のみでは心肺停止患者の救命にはつながらない．

2 ● 心肺蘇生のプロトコール

　心肺蘇生に関する国際ガイドラインは，1968 年，Peter Safar の著書「Cardiopulmonary Resuscitation」に端を発し，1974 年以後はアメリカ心臓協会（American Heart Association：AHA）が救急蘇生法のスタンダードとガイドラインを 6 年ごとに発表し，発展してきた．2000 年，AHA は国際蘇生連絡委員会（International Liaison Committee on Resuscitation：ILCOR）と共同で，科学的な根拠（エビデンス）に基づくガイドライン 2000 を発表した．これは世界の主要各国が採用する国際版ガイドラインとなり，以来 5 年ごとに

改訂することとなった．そして 2005 年以降，ILCOR による，全世界から得られた最新の
エビデンスに基づく医療標準の集大成である「心肺蘇生と救急血管治療の科学についての
国際コンセンサスと治療推奨」（International Consensus on Cardiopulmonary Resuscita-
tion and Emergency Cardiovascular Care Science with Treatment Recommendations：
CoSTR）に引き継がれ，2010 年の改訂にいたっている．ILCOR は世界の各地域で CoSTR
に基づいて地域の事情に即した独自のガイドラインを策定することを推奨している．
　日本では 2006 年に，日本蘇生協議会（JRC）がアジア蘇生協議会として ILCOR に加盟
し，2010 年に，公式に CoSTR 2010 を踏まえた日本独自の「JRC 蘇生ガイドライン 2010」
を作成するにいたった[3]．その後，「JRC 蘇生ガイドライン 2015」に引き継がれている．
BLS においては，ガイドライン 2010 以降，成人と小児の手順が統一され，心停止を判断
するための呼吸や脈拍の確認が簡素化され，質の高い胸骨圧迫が最優先されている．ガイ
ドライン 2015 では，死戦期呼吸の判断や，胸骨圧迫の深さは約 5 cm で 6 cm を超えない
（成人），胸骨圧迫のテンポは 100〜120 回／分，可能な限り CPR 中は 100％酸素を投与す
ることに変更された．また，最新の「JRC 蘇生ガイドライン 2020」においてもその内容に
大きな変更はなく，引き続き絶え間なく効果的な胸骨圧迫の重要性が述べられている[4]．
心拍再開前後から ALS と集中治療を継ぎ目なく行うことが，自己心拍が再開した患者の全
身の機能回復促進に重要である．
　本章における心肺蘇生の内容は，「JRC 蘇生ガイドライン 2020」に準拠し，医療従事者
が現場で行う内容について述べる．

B. 一次・二次およびその他の救命処置

1 ● 一次救命処置（BLS）

　医療従事者による医療用 BLS の手順を**図IX-1-1**に示す．BLS は，安全の確認，反応の
確認と緊急通報・除細動器の手配，心停止の判断，胸骨圧迫と人工呼吸，AED/除細動器
装着，心電図解析・評価の順番で行う．急変時に落ち着いて対応するためには，BLS の手
順を覚え，実行することが重要である．発見時に行われる BLS の質が患者の生命と予後
を左右する．

a. 安全の確認，反応の確認と緊急通報・除細動器の手配

　倒れる患者をみたり，倒れている患者を発見したら，まず周囲の安全を確保し，BLS が
行える状況か否かを確認してから近寄り，ただちに反応を確認する．両肩を軽く叩きなが
ら「大丈夫ですか」と大声で呼びかける．開眼やなんらかの返答，目的あるしぐさなどが
ない場合，または反応があるかどうかの判断に迷う場合は"反応なし"とする．大声で
叫んで周りに注意を喚起するとともに，院内緊急コールなどがあれば発信する．誰かが来
たら，応援要請と AED/除細動器や救急カートなどの必要資器材の手配を行う．なお，誰
もそばに来ない場合は，一度患者の元を離れてでも，応援要請と必要資器材の手配を優先
する．

b. 心停止の判断

　心停止の判断は，反応および呼吸・脈拍の状態を総合的に評価して行う．

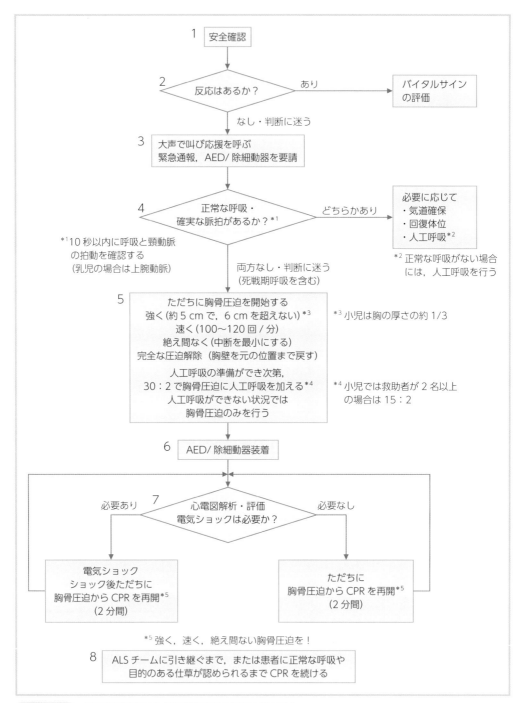

図Ⅸ-1-1　医療従事者による医療用 BLS アルゴリズム
［日本蘇生協議会（監）：JRC 蘇生ガイドライン 2020, p.51, 医学書院, 2021 より許諾を得て転載］

　患者に反応がない，または判断に迷う場合は，10 秒以内に胸と腹の動きによる呼吸の確認と頸動脈の拍動の触知による脈拍の有無の確認を行うことにより，心停止を判断する．その際 10 秒経っても判断に迷う場合は心停止とみなす．

(1) 呼吸あり-脈拍あり

患者に反応はないが，正常な呼吸があり，脈拍を確実に触知できる場合は，必要に応じて気道確保や回復体位をとる（**図Ⅸ-1-2**）．正常な呼吸が認められる場合は胸骨圧迫の必要はなく，呼吸状態を継続的に観察する．

(2) 呼吸なし-脈拍あり

正常な呼吸はないが，確実に脈拍を認める場合は，気道確保をして1分間に約10回の人工呼吸を行いながら ALS チームの到着を待つ．気道確保には患者を仰臥位にし，片手で患者の額を抑えながらもう一方の手の指先で患者のあご先を挙上させる頭部後屈あご先挙上法を行うが，頸椎損傷を疑う患者の場合には下顎挙上法を第一選択とし（**図Ⅸ-1-3**），下顎挙上法で気道確保が困難な場合はさらに頭部後屈を加える．

(3) 呼吸なし-脈拍なし

正常な呼吸がない（死戦期呼吸*を含む）場合や，正常呼吸かどうか判断に迷う場合，あるいは確実に脈拍を触知できない場合は心停止と判断し，ただちに CPR を開始する．

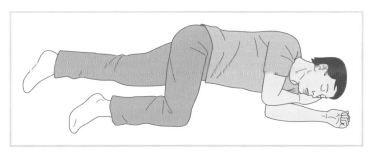

図Ⅸ-1-2　回復体位

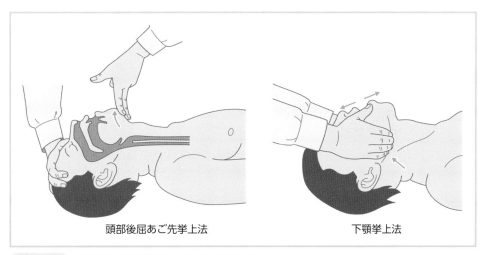

頭部後屈あご先挙上法　　　　　　　下顎挙上法

図Ⅸ-1-3　頭部後屈あご先挙上法と下顎挙上法

---

*死戦期呼吸：あえぎ呼吸ともいい，心停止が起こった直後にみられる，しゃくりあげるような不規則な呼吸である．正常な呼吸とは区別し，呼吸がない場合と同様に対応する．

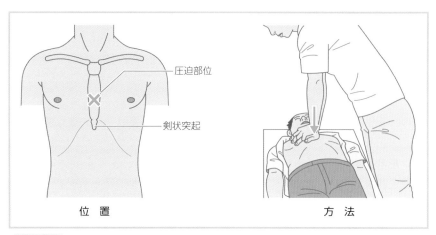

図Ⅸ-1-4　胸骨の圧迫位置と圧迫の方法

c．CPR（胸骨圧迫と人工呼吸）の実施
（1）胸骨圧迫

　CPR は胸骨圧迫から開始する．圧迫部位は胸骨の下半分であり，"胸の真ん中"を目安とする．胸骨下端にある剣状突起に強い力を加えると，剣状突起によって腹部臓器損傷のおそれがあるので圧迫してはいけない．

　救助者は胸骨のみに圧迫が加わるように胸骨上に両手を重ねて置き，両肘を伸ばして両手を重ね，掌の付け根部分で垂直方向に体重を利用して胸骨を圧迫する（図Ⅸ-1-4）．胸骨圧迫をする救助者は患者の反対側の腕の付け根あたりに視線を置きながら行うと肘の伸展を維持しやすい．圧迫の強さは，胸壁が約5 cm 沈むまでとして6 cm を超えないようにし，1分間あたり100〜120回のテンポで繰り返す．胸骨圧迫による心拍出量をできるだけ増加させるために，圧迫したあとは掌が胸から離れないように，かつ胸が元の位置に戻るように十分に圧迫を解除することが重要である．病院内のベッド上でのCPR は固い支持面で行うようにし背板の使用を考慮するが，それによる胸骨圧迫の開始の遅れや胸骨圧迫の中断は最小限にする．圧迫にかける時間と圧迫を解除している時間は，ほぼ1：1とするのが理想である．

（2）人工呼吸
①方法の概要

　30回の胸骨圧迫終了後，頭部後屈あご先挙上法（または下顎挙上法）にて気道を確保し，人工呼吸を2回行う．人工呼吸はどの方法においても1回につき約1秒で胸が上がる程度の量とする．たくさんの量を吹き込むと胃膨満を招くおそれがあり，また過換気では胸腔内圧を上昇させ静脈還流を阻害するため，胸骨圧迫による心拍出量を低下させる．1回の人工呼吸後に胸が下がるのを確認してからただちに2回目を行う．人工呼吸がうまくできない場合でも，胸骨圧迫の開始を遅らせないため，人工呼吸の実施は2回までとする．

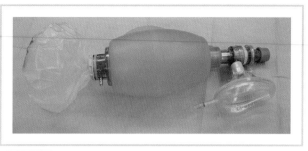

図Ⅸ-1-5　リザーバーバッグ付きバッグ・バルブ・マスク

［写真提供：千葉大学医学部附属病院 救急部集中治療部］

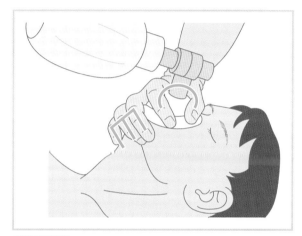

図Ⅸ-1-6　EC 法

医療従事者が病院内や救急現場でCPRを行う場合，バッグ・バルブ・マスク（BVM）などを用いるべきである．バッグ・バルブ・マスクによる換気は医療従事者にとって基本的な手技である（**図Ⅸ-1-5**）．

②バッグ・バルブ・マスクによる人工呼吸

バッグ・バルブ・マスク（**BVM**）は鼻と口をおおうフェイスマスクと自己膨張型の一方弁が付いたバッグからなる人工呼吸器具で，病院内では最もよく使われている．ほとんどのバッグ・バルブ・マスクは専用のリザーバーバッグが取り付けられるため，自己心拍が再開するまでは，可能な限り100％酸素を投与する．

バッグ・バルブ・マスクを片手で患者の顔面に密着させながら気道確保を保ち，もう一方の手でバッグを揉み人工呼吸を実施するという1人法を実施するには，訓練が必要である．ほかに人手があれば，1人が両手でマスクを密着させて気道を確保し，もう1人がバッグを揉むという2人法を実施するほうが容易である．1人法におけるマスクの密着方法には，その指の形からEC法（**図Ⅸ-1-6**）と拇指球法があるが，本人がやりやすい方法を選択する．

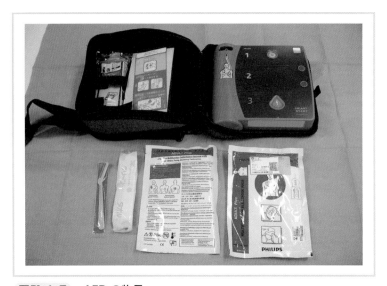

図Ⅸ-1-7　AED の物品

［写真提供：千葉大学医学部附属病院 救急部集中治療部］

(3) 胸骨圧迫と人工呼吸の組み合わせ

　胸骨圧迫 30 回と人工呼吸 2 回の割合で繰り返し，胸骨圧迫から 10 秒以内で人工呼吸に移るようにする．救助者が 2 人以上いる場合は，胸骨圧迫をする者と人工呼吸をする者に役割を分担して行う．胸骨圧迫が適切に行われているか（圧迫の位置・強さ・テンポなど）を他の担当者がチェックし，不適切な場合は胸骨圧迫の担当者に伝える．胸骨圧迫はできるだけ中断せずに続けることが大切であり，AED による心電図解析や除細動など，やむをえない場合を除いて胸骨圧迫の中断時間は最短にとどめるべきである．

　また，前述の胸骨圧迫 30 回と人工呼吸 2 回の組み合わせを 1 サイクルとし，5 サイクル（約 2 分間）を目安に胸骨圧迫を交代し，胸骨圧迫をする者の疲労による圧迫の深さ・速さの低下を防止する．交代はタイミングよく行い，5 秒以内で完了させる．

d. 除細動器の装着

　ここでは，AED を使用する場合について述べる．

　AED は心電図を自動解析し，かつ電気ショックに必要なエネルギー量を自動的に設定する機能をもつ除細動器である（**図Ⅸ-1-7**）．実際には音声メッセージと点滅するランプにより操作を指示するので，操作に慣れていない者でも容易に取り扱うことができる．AED は心肺停止患者のみに適応がある．振動がある車内や患者の体に触れているときなどに AED の自動解析を行うと精度が低下し，誤って判定する可能性があるので避けなければならない．

　心停止の心電図波形を示すのは，心室細動（VF），無脈性心室頻拍（pulseless VT），無脈性電気活動（pulseless electorical activity：PEA），心静止（asystole）であるが，このうち除細動の適応があるのは，心室細動と無脈性心室頻拍である（**図Ⅸ-1-8**）．心房・心室による一連の収縮・拡張のリズムがなくなって心臓が小刻みに震え，十分な心拍出量が得られない状態に対し，電気ショックを行うことによりリズムを回復させる．

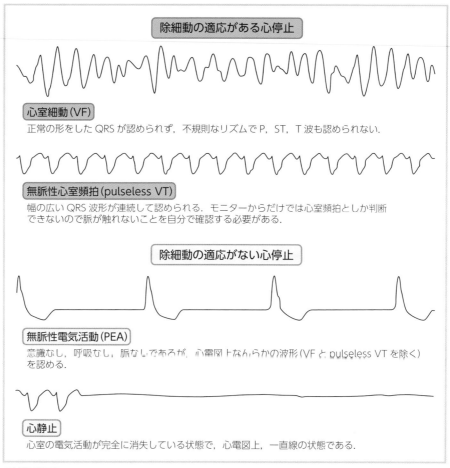

図IX-1-8　心停止の分類
［境田康二：心肺停止. 救命救急エキスパートナーシング（大橋教良, 澁谷正徳, 坂本哲也編）, p.109-112, 南江堂, 2005 より引用］

　AED 到着後，可能な限り CPR（とくに胸骨圧迫）を続けながら，すみやかに使用準備を始める. まず，AED の電源を入れ，CPR を継続した状態で患者の体に電極パッドを密着させる. 成人に AED を使用する場合は成人用の電極パッドを使用する必要がある. 電極パッドは袋に描かれているとおり，心臓をはさむように右前胸部と左側胸部に貼付するが，容認できる貼付部位は前胸部と背面，心尖部と背面とする. パッドは皮膚に密着させるように貼る. 貼付部の汗は拭き取り，貼付剤などが貼られている場合は剥がす. 電極が貼られると「患者から離れてください」との音声メッセージが入り，心電図の自動解析が始まるため，その間は一時 CPR を中断し，患者の体に触れないようにする. 電気ショックが必要な場合は「ショックが必要です」という音声のあとに自動的に充電が始まるため，AED 操作を担当する者は周囲の人が誰も患者の体に触れていないことを確認する. そして充電完了，電気ショック実施の音声に従い「患者から離れてください」と一度周囲の人に声をかけ，周囲の安全を再度確認したあと，ショックボタンを押す. 1回目の電気ショック後は心電図の解析や脈拍の有無の確認なく，ただちに胸骨圧迫から CPR を再開する. 胸骨圧迫の中断時間を短くすることが重要である.

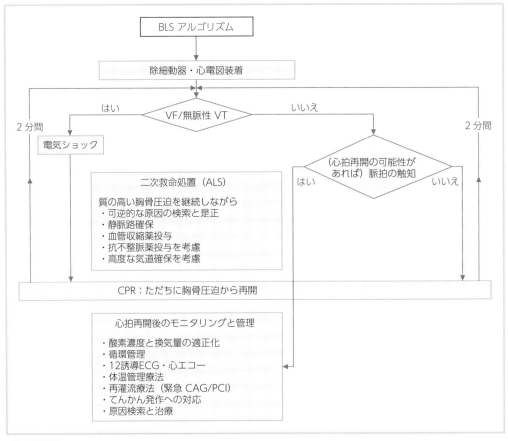

図Ⅸ-1-9　心停止の成人患者を対象とした ALS アルゴリズム
VF：心室細動　VT：心室頻拍　CAG：冠動脈造影　PCI：経皮的冠動脈インターベンション
［日本蘇生協議会（監）：JRC 蘇生ガイドライン 2020, p.50, 医学書院, 2021 より許諾を得て転載］

2 ● 二次救命処置（ALS）

　　心停止の成人患者を対象とした ALS の手順を**図Ⅸ-1-9** に示す．ALS は，質の高い胸骨圧迫を継続しながら，除細動器・心電図の装着，可逆的な原因の検索と是正，静脈路/骨髄路の確保と血管収縮薬・抗不整脈薬の投与，高度な気道確保による蘇生処置を行う．また，心拍再開後はすみやかに集中治療を開始することが重要である．以下では心停止の成人患者に対する ALS について述べる．

a. 除細動器・心電図の装着

　　ここでは，手動式除細動器（**図Ⅸ-1-10**）を使用する場合を説明する．

　　BLS 実施中に手動式除細動器が到着したら，ただちに心電図モニターを装着してリズムチェック（心電図の波形確認）を行い，必要に応じて脈拍の確認を行う．AED では波形が自動解析されるが，手動式除細動器では救助者が波形を解析して電気ショックが必要か否かを判断する．心室細動（VF）と無脈性心室頻拍（pulseless VT）は電気ショックにより救命できる可能性の高いリズムであるため，早期に実施することが重要である．

　　手動式除細動器は電流の供給形式によって二相性と単相性に分けられる．心停止に対す

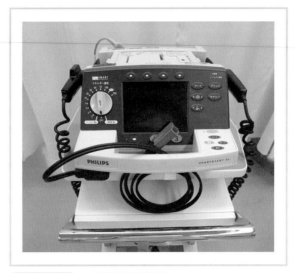

図IX-1-10　手動式除細動器
[写真提供：福岡大学病院 救命救急センター]

る電気ショックの初回エネルギー量は，二相性では 150 J 以上，単相性では 360 J とする．
1 回目の電気ショック後はただちに胸骨圧迫から 2 分間の CPR を再開する．リスムチェックにより心室細動（VF）と無脈性心室頻拍（pulseless VT）が続いている場合は，2 回目にはより高いエネルギー量で行う．一方，無脈性電気活動（PEA）あるいは心静止と判断されれば，電気ショックは実施せず，ただちに胸骨圧迫から CPR を再開する．

b. 可逆的な原因の検索と是正

CPR と並行しながら，治療可能な原因の検索と治療を実施する必要がある．心停止の原因として低酸素血症，循環血液量減少，低/高カリウム血症，代謝性アシドーシス，低体温，緊張性気胸，心タンポナーデ，急性中毒，肺血栓塞栓症，急性冠症候群，てんかんなどの病態がないかを，心停止にいたった状況や既往歴，身体所見，血液検査などの情報から迅速に検討し対処することが重要である．

c. 静脈路/骨髄路確保と血管収縮薬・抗不整脈薬投与

CPR を継続しながら薬剤投与のための静脈路を確保する．すでに確実な中心静脈路がある場合はここから薬剤を投与するが，新たに確保する場合は，静脈穿刺時に胸骨圧迫を中断する必要がない末梢静脈路を第一選択とする．静脈路確保がむずかしい場合は，骨髄路を確保する．

心停止時の第一選択薬は血管収縮薬であり，アドレナリン 1 mg を 3〜5 分間隔で追加投与する．また，心電図波形が心室細動（VF）あるいは無脈性心室頻拍（pulseless VT）で電気ショックと血管収縮薬に反応しない場合には，抗不整脈薬のアミオダロン 300 mg の投与を考慮する．アミオダロンが使用できない場合にはニフェカラント（0.3 mg/kg 投与）あるいはリドカイン（1〜1.5 mg 投与）を使用する．

d. 高度な気道確保と連続した胸骨圧迫

声門上気道デバイス（ラリンゲアルマスクエアウェイ，コンビチューブなど，**図IX-1-**

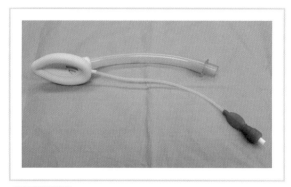

図Ⅸ-1-11　ラリンゲアルマスクエアウェイ
[写真提供:福岡大学病院 救命救急センター]

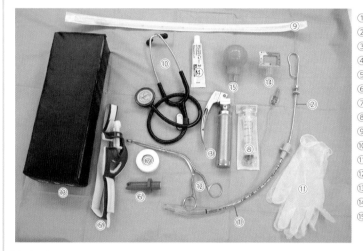

①気管チューブ
②スタイレット
③喉頭鏡
④キシロカイン®ゼリー
⑤気管チューブ専用固定具
⑥バイトブロック
⑦固定テープ
⑧カフ用シリンジ
⑨吸引カテーテル
⑩聴診器
⑪手袋
⑫マギール鉗子
⑬肩枕
⑭呼気二酸化炭素比色検知器
⑮食道挿管検知器（EDD）

図Ⅸ-1-12　気管挿管セット
[写真提供:千葉大学医学部附属病院 救急部集中治療部]

11）は，使用訓練を受けていれば使用を考慮する．

　気管挿管は，最も確実に気道確保ができる方法であり，同時に高濃度の酸素投与や気管分泌物の吸引が可能となる（**図Ⅸ-1-12**）．気管挿管は熟練した医師が行い，処置に伴う胸骨圧迫の中断時間は10秒以内にとどめる．またバッグ・バルブ・マスクによる換気が十分である場合は高度な気道確保よりもこれによる換気を継続することがある．

　気管挿管後は，換気時に心窩部で水泡音がないか聴診で確認し，食道への挿管になっていないかを確認する．また，胸郭の挙上と呼吸音に左右差がないことなどを聴診にて確認し，片肺換気になっていないかを確認する．

　気管挿管が正しく行われれば，胸骨圧迫と人工呼吸は非同期でそれぞれ独立して行う．胸骨圧迫は1分間に100〜120回のテンポで連続して行い，人工呼吸は1分間に約10回とする．声門上気道デバイスを用いた場合も適切な換気が可能であれば胸骨圧迫と人工呼吸

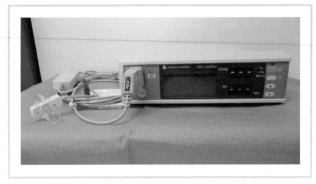

図Ⅸ-1-13　呼気二酸化炭素モニター
[写真提供：福岡大学病院 臨床工学センター]

は非同期で行う．

　気管挿管後の気管チューブの先端位置を確認するために，波形表示のある呼気二酸化炭素モニター（**図Ⅸ-1-13**）を使用することが望ましい．使用できない場合は呼気二酸化炭素比色検知器や食道挿管検知器を代替とする．また，呼気二酸化炭素モニターの波形はCPR中の心拍出量（肺血流量）の指標となるため，波形の経時的な変化により挿管後の胸骨圧迫の有効性や心拍再開の早期指標として利用できる．ただし，単独な蘇生中止の判断には用いない．

e．心拍再開後のモニタリングと管理

　心停止中の低酸素・低灌流障害に加え，心拍再開後は再灌流による脳やその他の臓器障害が進行するため，臓器・組織に十分な酸素と血流を確保し障害の進行を防ぐことが重要である．また，心停止の原因を検索しながら包括的な治療を行うことにより，再び心停止となることを防ぐ必要がある．心拍再開後のモニタリングと管理の項目は**図Ⅸ-1-9**（p.160）を参照のこと．

f．心肺蘇生の断念と中止

　蘇生は，公正，善意，非犯罪性，および自主性に基づく行為であることが根本的な理念として国際的に受け入れられているが，わが国では蘇生の適応，開始，中止についての国民的なコンセンサスは曖昧で，医療界での議論も十分といえず，今後の重要課題となっている[5]．

　蘇生行為に関する日本の現状として，救助者が市民の場合は，結果的に患者が死亡したり，重い障害を負っても，救助者に悪意または重大な過失がなければ民法上の損害賠償責任について免責する民法第698条の緊急事務管理の項，刑法上の罪について違法性を阻却する刑法第37条の緊急避難の項が適応されると考えられている．しかし，救助者が医師の場合は蘇生行為に対して法的責任を問われうるとの解釈も存在するため，業務外の医師が蘇生の着手をためらうことも懸念されている[6]．

　救急現場では医師以外の判断による蘇生行為の中止は認められていないが，医師であっても中止の判断をするのは困難である．こうした状況への措置とするべく，欧米では「BLSを中止する基準」として，救急車で搬送するまでに，救急現場で①救急隊員による目撃の

ない心停止であること，②3サイクルのCPRとAED解析でも心拍再開がないこと，③電気ショックが行われていないこと，の3項目をすべて満たす場合にはBLSを中止することが提唱されている[7]．心停止患者に対する蘇生行為についてのアドバンスディレクティブ*が存在し適切に行使されれば，本人が望まない蘇生行為を避けることができるため，その普及が望まれる．

　現在，日本の心肺蘇生に関する終末期医療のあり方について，統一された判断基準や手続きはまだ存在しない．しかし，日本集中治療医学会，日本救急医学会，日本循環器学会は2014年，「救急・集中治療における終末期医療に関するガイドライン」[8]を公表し，救命現場での終末期状態における延命措置への対応について一定の道筋を示した．このガイドラインでは，救急医療における「終末期」を定義し，終末期と判断したあとに一定の基準を満たせば延命措置を中止することができる指針が示されている．また，終末期における良質な医療の展開のために診療録の記載が重要であり，最善の医療を行う最終の拠り所であるとされている．さらに，2017年に日本集中治療医学会から出された「Do Not Attempt Resuscitation（DNAR）のあり方についての勧告」では，DNAR指示は心停止時にのみ有効であること，DNAR指示と終末期医療は同義ではないこと，DNAR指示にかかわる合意形成は先に述べた終末期医療ガイドラインに準じて行うべきなど，DNARの正しい理解に基づいた終末期医療実践の留意点をあげている[9]．今後，日本において終末期医療のあり方についての関心がますます高まり，延命措置の中止に関する議論が深められることが期待される．

3 ● その他の救急処置

a. 血管確保

（1）静脈路の確保

①目的・適応

　静脈路の確保は救急場面における初期治療として基本的な処置である．静脈路には，末梢静脈路（穿刺法，切開法）と中心静脈路（穿刺法，切開法）がある．ここでは，迅速かつ正確さが求められる緊急時に第一選択となる末梢静脈穿刺について述べる．静脈路は，主に循環血液量維持のための輸液，輸血のルート，治療のための薬剤投与ルート，検査のための採血ルートとして用いられる．

②手技・看護のポイント

　穿刺部位は，固定しやすい四肢，とくに上肢の静脈を第一選択とする（**図Ⅸ-1-14**）．穿刺後，血液の逆流を確認したら，素早く輸液セットに接続する．輸液を滴下して穿刺部位に腫脹がないかを確認してから固定する．カテーテル挿入部は，直接観察できるように透明のフィルムドレッシングなどを用いて固定し，適宜出血，発赤，腫脹，疼痛の有無を観察して異常の早期発見に努める．カテーテルの接続が外れないようにループを作って確実に固定するとともに，カテーテルの閉塞にも注意する．指示された点滴速度であるかを確認する．

---

*アドバンスディレクティブ（事前指示）：リビングウィル（終末期の医療行為に対する意思表示）やDNAR（do not attempt resuscitation：蘇生拒否）指示，POLST（physician orders for life sustaining treatment：生命維持治療に関する医師の指示）など，将来自己判断能力を失った場合に備えて，自分になされる医療行為に対して前もって意思表示をしておくこと．

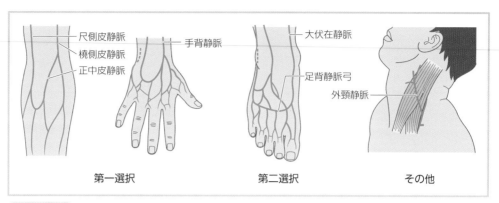

図IX-1-14　静脈の穿刺部位

(2) 動脈路の確保

①目的・適応

　動脈路の確保は循環動態が不安定な救急場面において，診断・治療のための患者の状態把握や24時間継続した観察を必要とする場合に行われる必須の処置である．動脈路は，主に循環動態が不安定で血圧の連続監視が必要な場合，末梢循環不全のためマンシェットによる非観血的血圧測定が困難な場合，血液ガス分析など頻繁な動脈血採血が必要な場合などに用いられる．血液ガス分析では主に pH，動脈血酸素分圧（PaO_2），動脈血二酸化炭素分圧（$PaCO_2$），動脈血酸素飽和度（SaO_2），重炭酸イオン（HCO_3^-），塩基過剰（BE）などの値より患者の状態を把握する[10]．酸塩基平衡障害の分類と原因を**表IX-1-1**に示す．

②手技・看護のポイント

　穿刺部位は，橈骨動脈，足背動脈，大腿動脈などを選択するが，最も一般的なのは橈骨動脈である．カテーテル挿入部の疼痛，爪床・皮膚の蒼白，感覚障害などの末梢循環障害の有無を適宜観察する．カテーテルの抜去や動脈圧測定回路（**図IX-1-15**）が外れることによって大量出血をきたすおそれがあるので止血・固定を確実に行う．回路内への血液逆流を予防するため，加圧バッグの圧を定期的に確認し，ヘパリン加生理食塩水の残量にも注意を払う．動脈路より採血する場合は，いったん患者側に流れる生理食塩水を停止させるため，採血後は元に戻すことを忘れないようにする．

b．体液のドレナージ，洗浄

(1) 胃管挿入・胃洗浄

①目的・適応

　胃管挿入は，胃の内容物吸引と減圧，胃内への薬剤・栄養剤注入，上部消化管出血時の出血の監視と吸引，胃洗浄などを目的に行われる．胃洗浄（**図IX-1-16**）は，急性の薬物・毒物中毒に対する中毒物質の除去・中和，上部消化管出血時の冷水による止血と血塊除去，緊急内視鏡の前処置に対して行われる．

　ただし，強酸や強アルカリの物質を嚥下した場合は，粘膜を腐食させ胃管挿入による食道・胃穿孔のおそれがあるため行ってはならない．消化管穿孔が予測される場合や患者の一般状態が著しく不良の場合も避けなければならない．そのほか，揮発性の石油系溶剤は

表Ⅸ-1-1　酸塩基平衡障害の分類と原因

項　目	pH	$PaCO_2$	HCO_3^-	BE	原　因
基準値	7.35〜7.45	35〜45Torr (mmHg)	22〜26 mmol/L (mEq/L)	−2〜+2 mmol/L (mEq/L)	
呼吸性 アシドーシス	↓	↑			1. 呼吸中枢の障害：脳神経障害，薬剤（麻薬など）の作用 2. 横隔神経の障害：筋萎縮性側索硬化症，フグ中毒，ポリオ 3. 胸腔内の障害：血気胸，胸水，横隔膜ヘルニア 4. 肺の障害：間質性肺炎，急性呼吸促迫症候群，慢性閉塞性肺疾患 5. 気道の障害：閉塞性睡眠時無呼吸症候群，気管支喘息
呼吸性 アルカローシス	↑	↓			1. 呼吸中枢の障害：脳圧亢進，頭蓋内の炎症・出血，代謝性脳症 2. 心因性：過換気症候群 3. 人工呼吸器の不適切設定
代謝性 アシドーシス	↓			↓	1. 重度の下痢 2. 糖尿病性ケトアシドーシス 3. 腎不全
代謝性 アルカローシス	↑			↑	1. 大量の嘔吐，胃管による胃液のドレナージ 2. 利尿薬の過剰投与 3. 低K血症，低Cl血症

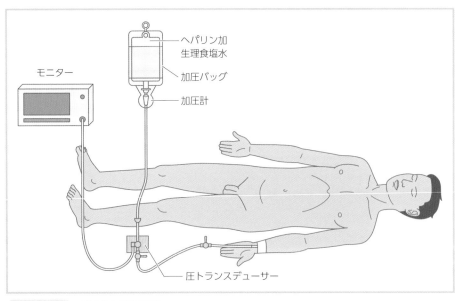

図Ⅸ-1-15　動脈圧測定回路

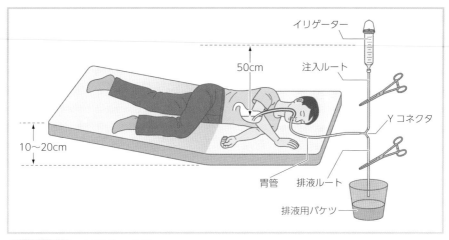

イリゲーター

注入ルート

50cm

Y コネクタ

10～20cm

胃管　排液ルート

排液用バケツ

図Ⅸ-1-16　胃洗浄の方法

誤嚥性肺炎のおそれがあるため，胃洗浄の際は事前に気管挿管を行う．

②手技・看護のポイント

胃洗浄の際は18 Fr以上の太いチューブを用いるため，胃管挿入は経口的に行われる[11]．意識レベルの低い患者に対しては，胃洗浄に先立って気管挿管を行い，その後，患者の体位を左側臥位とする．患者の足側を頭部よりも10～20 cm高くし，胃内容物が胃から十二指腸へと流入するのを防ぐ．次に点滴スタンドを用いてイリゲーターの液面が胃底から50 cm以内になるようにセットする．

洗浄液の注入は十二指腸への流入を防ぐため1回につき200～300 mLを限度とし，排液がきれいになるまで洗浄液の注入と排液の操作を繰り返し行う．その際，注入時には排液ルートを，排液時には注入ルートをチューブ鉗子にてクランプする．上部消化管出血の場合，胃粘膜の止血目的で冷水が用いられることがあるため，患者の体温低下に注意し，必要時保温を行う．洗浄中に気道内へ誤嚥するおそれがあるため，誤嚥防止に努める．

(2) 胸腔穿刺・胸腔ドレナージ

①目的・適応

胸腔穿刺は，気胸（緊張性，外傷性，自然性）や血胸，胸水などによる空気や液体を体外に排出したり，貯留物を採取して鑑別診断を行う場合に行われる．胸腔ドレナージは，胸腔穿刺後，胸腔内にドレーンを挿入・留置し，貯留物を持続的に吸引したり，肺の再膨張を促したりするために行われる．ドレーンの末端は，水封された排液システムに接続される．

②手技・看護のポイント

処置は無菌操作で行う．気胸に対する胸腔穿刺は患者を仰臥位あるいは坐位として第2肋間鎖骨中線上で行い，排気目的の胸腔ドレーン挿入は第4または第5肋間前腋窩線上から刺入して胸腔前方頭側に留置する．胸水に対する胸腔穿刺は，患者を仰臥位として第5あるいは第4肋間中腋窩線上で行い，排液目的の胸腔ドレーン挿入は，この部位から刺入して胸腔後方頭側に留置する．処置中の咳嗽やくしゃみなどの体動は肺や胸膜を損傷するおそれがあるため，患者に処置の目的と方法を説明し協力を要請する．脱気，排液中は，

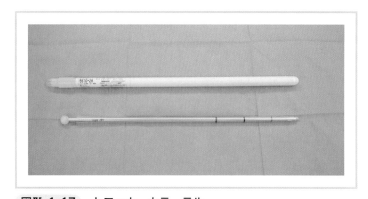

図Ⅸ-1-17　トロッカーカテーテル
［写真提供：千葉大学医学部附属病院 救急部集中治療部］

バイタルサイン，患者の顔色，冷汗，チアノーゼ，咳嗽，胸痛，呼吸困難などに注意して観察を続ける．胸腔内にトロッカーカテーテル（**図Ⅸ-1-17**）を挿入して持続的にドレナージをする場合は，カテーテル挿入部，接続部をしっかりと固定し，カテーテルの屈曲・圧迫・閉塞・捻転の有無を確認する．カテーテル挿入中は，枕やバスタオルを用いて患者が安楽な体位をとれるように工夫し，必要に応じて鎮痛薬の投与を検討する．持続吸引中は患者のバイタルサイン，呼吸状態に加え，カテーテルからの排液の量・性状，エアリークの有無，呼吸性移動の有無などを経時的に観察して異常の早期発見に努め，異常発見時はただちに医師に報告する．

(3) 腹腔穿刺・腹腔ドレナージ

①目的・適応

腹腔穿刺は，CT検査や超音波検査の結果，腹腔内に腹水や液体貯留が確認されたときに行われ，検体を採取し，その性状を確認することにより診断および治療方針を決定する．大量の腹水や液体貯留のために呼吸困難や腹部膨満など苦痛がある場合は，穿刺後に腹腔ドレナージでそれらを体外に排出することにより症状を緩和させる．ただし，高度な腸管拡張例や腹腔内癒着，播種性血管内凝固症候群などの患者に対しては禁忌である．

②手技・看護のポイント

検査中の膀胱損傷を予防するために，検査前に膀胱留置カテーテルを挿入して膀胱内を空にし，超音波での観察下で穿刺する．穿刺部位は，患者を仰臥位とし，腹壁動静脈を避けた腹直筋外側の4点のいずれかを選択する．第一選択は，臍部と左上前腸骨棘を結ぶモンロー・リヒター線の外側1/3の部位である[12]（**図Ⅸ-1-18**）．腹腔穿刺のみの場合は，穿刺にて貯留液を採取し，排液の量・性状を観察したのち，穿刺針を抜去して創部を消毒し，ガーゼで圧迫固定する．必要に応じて，穿刺針を輸液セットおよびエクステンションチューブと接続して排液ボトルに固定し，持続排液を行う．腹水が一度に大量に排液されるとショック症状を起こす場合があるので，排液速度とバイタルサインを十分に観察し，患者の状態，訴えに注意する．

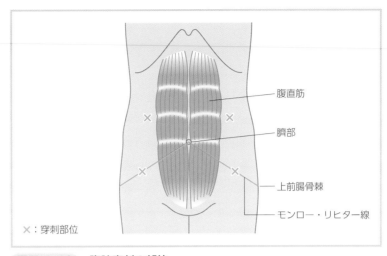

図Ⅸ-1-18　腹腔穿刺の部位

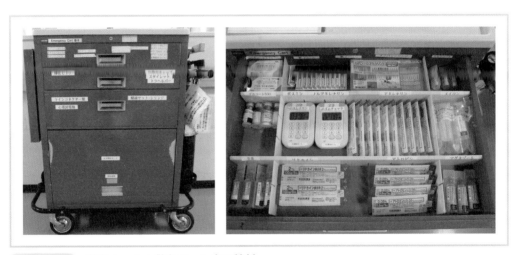

図Ⅸ-1-19　救急カートと救急カート内の薬剤
［写真提供：福岡大学病院 救命救急センター］

c. 薬剤の投与
(1) 救急で使われる薬剤の種類

　救急で使われる薬剤は常時救急カートにセットされており，いつでも使用できるように整えられている（**図Ⅸ-1-19**，**表Ⅸ-1-2**）.

(2) 救急現場での投薬方法

　緊急時に使用される薬剤はほとんどが注射薬であり，作用の強い薬剤を一度に大量に投与する場面が多いため，看護師は，医師から指示された薬剤名，投与量，投与方法などを確実に準備する必要がある．また，看護師は使用される薬剤に関して十分に理解しておくことが求められる.

　救急薬剤を使用する際には，指示薬を注射器に移したらすぐに薬剤名・濃度・量を油性

表Ⅸ-1-2　救急カート内の薬剤の例

種　類	薬　剤
昇圧薬	アドレナリン
	ノルアドレナリン
	ドパミン塩酸塩（イノバン®）
抗不整脈薬	アトロピン硫酸塩水和物
	リドカイン（キシロカイン®）
抗けいれん薬・鎮静薬	ジアゼパム（セルシン®）
	ミダゾラム（ドルミカム®）
副腎皮質ホルモン剤	メチルプレドニゾロンコハク酸エステルナトリウム（ソル・メドロール®）
アシドーシス補正用製剤	炭酸水素ナトリウム（メイロン®）
カルシウム補給剤	グルコン酸カルシウム水和物（カルチコール®）
血液代用剤	酢酸リンゲル液（ソルアセトF®）
血液・体液用薬	生理食塩液
ブドウ糖製剤	ブドウ糖（ブドウ糖注50%®）

※抗不整脈薬アミオダロン（アンカロン®）は冷蔵庫に保管.

ペンで注射器に記入し，医師に手渡す前に薬剤のラベルを再確認する．また，薬剤投与中の患者のバイタルサインなどを観察し，処置と並行して記録が行われるように看護師どうしで役割を分担することなどが大切である．

第Ⅸ章　学習課題

1. 心肺停止患者に対し，一刻も早い心肺蘇生を行う理由を説明してみよう.
2. 一次救命処置（BLS）の手順を順番にそれぞれ説明してみよう.
3. 胸骨圧迫のポイントを説明してみよう.
4. 胸骨圧迫を中断しなければならない場面とその対処法について説明してみよう.
5. 二次救命処置（ALS）の手順を順番にそれぞれ説明してみよう.

練習問題

Q11 成人に対する一次救命処置〈BLS〉において，胸骨圧迫と人工呼吸の回数比は（　）：2である.　　　　　　　　　　（第111回 看護師国家試験／2022年）

（　）に入るのはどれか.

1. 5
2. 10
3. 30
4. 50

Q12 頸椎損傷が疑われる場合の気道確保の方法で最も適切なのはどれか.

（第95回 看護師国家試験／2006年を一部改変）

1. 頭部後屈と項部挙上　　　　　　　　　　2. 頭部後屈とあご先挙上

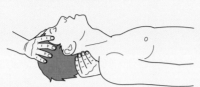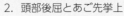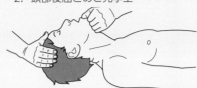

3. 両手による下顎挙上

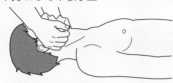

Q13 成人の一次救命処置における圧迫部位を示す. 正しいのはどれか.

（第101回 看護師国家試験／2012年）

1.

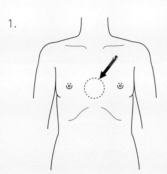

2.

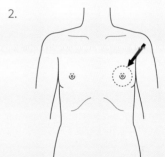

3.

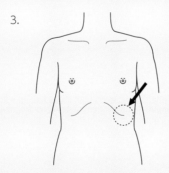

4.

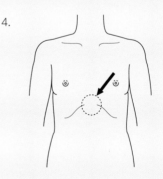

Q14 自動体外式除細動器〈AED〉による電気的除細動の適応となるのはどれか.

（第106回 看護師国家試験／2017年）

1. 心停止
2. 心房細動
3. 心室細動
4. 房室ブロック

Q15 成人に自動体外式除細動器〈AED〉を使用する際の電極パッドの貼付で正しいのは
どれか.　　　　　　　　　　　　　　　　　　　（第109回 看護師国家試験／2020年）

1．小児用電極パッドが代用できる
2．右前胸部に縦に並べて貼付する
3．貼付部の発汗は貼付前に拭き取る
4．経皮吸収型テープ剤の上に貼付する

[**解答と解説** ▶ p.382〜383]

引用文献

1) 救急救命士標準テキスト編集委員会（編）：救急救命士標準テキスト，改訂第9版，下巻，p.624，へるす出版，
2015
2) 日本救急医療財団心肺蘇生法委員会（監）：救急蘇生法の指針2015（市民用・解説編），改訂第5版，p.12，へるす
出版，2016
3) 岡田和夫：JRC（日本蘇生協議会）ガイドライン2015に向けて．日本臨牀 **74**(2)：337-344，2016
4) 日本蘇生協議会（監）：JRC蘇生ガイドライン2020，医学書院，2021
5) 日本蘇生協議会（監）：救急処置に関する倫理と法 救急処置に関する倫理．JRC蘇生ガイドライン2015，p.499，
医学書院，2016
6) 日本蘇生協議会（監）：救急処置に関する倫理と法 救急処置に関する倫理．JRC蘇生ガイドライン2015，p.500，
医学書院，2016
7) 日本救急医療財団心肺蘇生法委員会（監）：救急蘇生法の指針2015（医療従事者用），改訂第5版，p.237，へるす
出版，2015
8) 日本集中治療医学会，日本救急医学会，日本循環器学会：救急・集中治療における終末期医療に関するガイドライ
ン〜3学会からの提言〜，2014〔https://www.jsicm.org/pdf/1guidelines1410.pdf〕（最終確認：2021年11月22日）
9) 西村匡司，丸藤　哲：Do Not Attempt Resuscitation（DNAR）指示のあり方についての勧告．日本集中治療医
学会雑誌 **24**：208-209，2017
10) 家城正和：【呼吸機能検査　BASIC and PRACTICE】Part2　臨床に直結する検査の進め方　血液ガス分析．臨
床検査 **61**：1222-1231，2017
11) 黒澤慶子：消化管除染のエビデンス　催吐，胃洗浄，活性炭投与，腸洗浄．INTENSIVIST **9**：579-587，2017
12) 高橋　綾：腹腔穿刺の介助．看護学テキストNiCE成人看護学　成人看護技術，改訂第3版（野崎真奈美，林　直
子，佐藤まゆみ，鈴木久美編），p.107，南江堂，2022

クリティカルケアにおけるターミナルケア/エンドオブライフケア

1. クリティカルケアにおけるターミナルケア/エンドオブライフケアの特徴を理解する.
2. クリティカルケアにおけるターミナルケア/エンドオブライフケアでみられる患者・家族の特徴とその看護について理解する.

1　クリティカルケアにおけるターミナルケア／エンドオブライフケア

A. クリティカルケアにおけるターミナルケア／エンドオブライフケアとその特徴

　クリティカルケア領域では，「救命」を第一義とした医療の提供が正義（最優先）とされてきたことからも，救命の可能性が低い，あるいは救えないとされる生命にどのように対峙するかについては長らくの課題であった．しかし，患者の権利や尊厳，生き方を擁護し，尊重することを重視する時代の流れも後押しし，生命が危ぶまれる状況の中でも，その人らしく生きることや価値観・意思を尊重しながら治療・ケアを検討する時代へと移り変わってきている．とくに，クリティカルケアの終末期（ターミナル）やエンドオブライフにおける医療・ケアの提供においては，患者・家族ら・医療者の間での葛藤や対立が生じやすく，対話や話し合いを基盤に据えた選択や決定に向けた支援が重要となる．

　本章ではクリティカルケアにおけるターミナルケア／エンドオブライフケアとその特徴について概説する．なお，文中で"患者"は成人患者を想定しており，"家族"は患者その人にとって重要となる他者を含めて「家族ら」と表現する[1]．

1●クリティカルケアにおけるターミナルケア／エンドオブライフケアとは

　ターミナルケア，エンドオブライフケアは，類似したさまざまな表現で説明され，状況により異なった意味をもたらす．このことから一義的な定義は定まっていない．2007年に厚生労働省が策定し，2018年に改訂した「人生の最終段階における医療・ケアの決定プロセスに関するガイドライン」解説編では，「どのような状態が人生の最終段階かは，本人の状態を踏まえて，医療・ケアチームの適切かつ妥当な判断によるべき事柄」[1]であるとしている．

a. ターミナルケア

　一般的にターミナルケアは「終末期ケア」と同義ととらえられ，予後不良で，医学的治療法・解決法がない中で，最期まで人間らしく在ることに重きをおきながら，死を迎えることになる患者とその家族らへの看取りに向けた全人的な支援を意味している．

b. エンドオブライフケア

　一方，エンドオブライフケアは，診断名，健康状態，年齢にかかわらず，差し迫った死，あるいはいつかは来る死について考える人が，生が終わるときまで最善の生を生きることができるように支援することと定義されている[2, 3]．エンドオブライフケアは，「差し迫った死」，あるいは「いつか来る死」のように，「死」を考え検討する時期がどの時点になる

かにより，以下のように広義と狭義の意味に分かれる．

(1) 広義のエンドオブライフケア

　広義には，死を意識した時点から死を迎えるまでに1～数年ほどの，ある程度の時間的猶予（期間）がある時期のケアととらえられる．たとえば，がんと診断され治療を開始した患者や，心不全で入退院を繰り返しているような患者が該当し，「これまでの人生から，これからどうしたいかを実現するために，今をどう生きるか」[4] について，患者，家族らと専門職者とが話し合うプロセスが重要となる．これをアドバンス・ケア・プランニング（advance care planning：ACP）という．

　エンドオブライフケアの広義の意味においては，このように患者自身が自分の生き方やあり方について考え，その後の治療やケアへの希望などを繰り返し話し合っていく ACP のプロセスを含む．

(2) 狭義のエンドオブライフケア

　一方，狭義には，死を迎えるまでに数時間～数日という短期間における看取りに向けた全人的ケアを意味し，エンドオブライフケアの最終段階に位置づけられ，ターミナルケアと同様の意味を有することになる．

　「ターミナルケア／エンドオブライフケア」は，クリティカルケアにおいて終末期（医学的治療が困難な生命の危機状態）にある患者・家族らを対象として，最期まで人間らしく，またその人らしく在ることを尊重しながら，看取りに向けて行う全人的な支援であることを意味する．

2● クリティカルケアにおけるターミナルケア／エンドオブライフケアにかかわる人々の特徴

　ターミナルケア／エンドオブライフケアの核となる重要な点は，間近に迫った患者の「死」を見据えつつ，当事者（患者・家族ら）と医療者（多職種）が対話を行う中で患者の生き方や希望，価値・信念などを共有し，「患者その人らしい死」や「Good Death（望ましい死，より良い死）」を模索しながら治療・ケアのあり方を検討し，実践につなげるプロセスにある．このプロセスはクリティカルケアに限られたものではなく，どの領域でも共通する重要なことであるが，とくにクリティカルケアにおいては，患者が急な経過をたどって死に至ることも多く，このプロセスが非常に短い時間・期間に限られやすい．このことからも，当事者（患者・家族ら）や医療者との関係性の構築のうえでも，対話・話し合いにかける時間的側面においても，困難さを伴いやすい．

　このようなクリティカルケアにおけるターミナルケア／エンドオブライフケアについて看護師が理解しておくべきポイントを，そこにかかわる人々（患者，家族ら，医療者）の視点から**表X-1-1**に整理し，以下で解説する．

a. 患者の特徴

　クリティカルケアにおいてターミナルケア／エンドオブライフケアを受ける患者は急な発症・受傷，病態悪化などにより，死への準備性がないことも多い．病態や治療の影響により，意識障害をきたしていたり，コミュニケーションが困難な場合も多く，患者自身の自律性や主体性が低下し，生活の多くを他者に委ねざるをえない状況にある．これにとも

表Ⅹ-1-1　クリティカルケアのターミナルケア／エンドオブライフケアにかかわる人々の特徴

立場	特　徴	
	カテゴリ（キーワード）	具体的内容
患　者	死への準備性	・死に至るまでの時間が短く，「死」への準備がない，あるいは整っていない場合が多い. ・ACP，あるいは推定意思として自分の意思を家族らと共有している場合もある.
	自己存在の不確かさ	・自己の存在自体が揺らぐ不安定な状況に置かれ，身体感覚を通じて「死ぬかもしれない」ことを感じ取っていることも多い. ・不安，恐怖が強く，せん妄などの適応障害につながりやすい.
	自己の尊厳や権利を自分で守れない	・病態や治療，（鎮静薬など）薬剤の影響で，意識や判断力を維持することやコミュニケーションおよび意思表示が困難. ・生きることや生活全般において他者への依存度が高い.
	トータルペインの存在・潜在化	・身体的・心理・社会的・スピリチュアル的な全人的苦痛（トータルペイン）を抱えているが表出できず潜在化することも多い.
家族ら	危機に陥りやすい	・突然のできごとにより危機的状態に陥りやすいが，表面化しない場合もある. ・心理的にも脆弱な状態にある.
	（予期）悲嘆が強く深い	・予期せず，突然大切な人を喪失するかもしれない事態に陥り（予期）悲嘆が強く，深い. ・突然の喪失体験により複雑性悲嘆のリスクが高い（とくに事故・事件・災害・自殺など）.
	代理意思決定による負担や苦悩が大きい	・患者に代わり，治療・ケアの選択を行う代理意思決定の負担が大きく，看取り後に家族らが自責感や罪悪感を感じ，精神障害につながることも多い.
	家族の関係性・力動の急な変化／変容	・家族の関係性（つながり）や役割，ダイナミクス（力関係）の変化・変容が急に生じ，家族内での混乱や葛藤なども生じやすい. ・お互いを気づかうがゆえに，家族の間で率直に感情や思いを表出できないことも多い.
医療者	患者・家族らの背景やライフストーリーへの無知	・患者・家族らの関係性や背景，生きてきた過程や物語（＝ライフストーリー）について知らないため，終末期にある患者の治療・ケアの方向性を決めるうえでは，それらの情報を得たうえで，患者・家族らへの理解を深めることが必要となる.
	知識とスキルの必要性	・終末期医療・ケアにかかわる知識とともに，そのときに何が求められているのかを判断し，行動する力とスキル（対人スキル，コミュニケーションスキル，セルフマネジメントなど）が求められる.
	葛藤・困難感・不全感を感じやすい	・ひとりの人間として感情を揺さぶられる体験の中で，専門家としての冷静な判断や支援を遂行することに対する困難感や葛藤，不全感などが生じやすい. ・多職種医療チームでの協働における職種間の対立や葛藤なども生じやすい.

ない，尊厳や権利を自分で守ることが困難となる.

　また，身体的苦痛をはじめとする，全人的苦痛（トータルペイン）を抱えているものの，それらの表現・表出が困難なことから潜在化しやすく，十分に苦痛を緩和できない可能性がある.

b. 家族らの特徴

　急な病いの発症や，事故・事件・災害などの予期していないできごとにより，突然大切な人を失うかもしれない状況におかれ，家族らは大きな衝撃を受け，予期悲嘆反応として悲しみや怒りなどの強い情動反応を示したり，極度の緊張や不安でどうしたらよいかがわからなくなるなど，危機状態に陥りやすい.

　意思決定が困難な患者に代わり，家族らは治療やケアの方向性を決定する**代理意思決定**

を求められることも多い．この代理意思決定は，家族らの心理的負担が大きく，その後に複雑性悲嘆やPTSD（post traumatic stress disorder；心的外傷後ストレス障害），うつ病発症などのリスクが高くなることも報告されている[5,6]．

また，突然このような状況におかれた家族らは，患者が不在となる家族（システム）の関係性や役割，力関係の急な変化を体験する中で，相互の気遣いなどから率直に感情や思いを表出することをためらい，家族間での認識のずれや混乱が生じたり，葛藤や軋轢につながることもある．

c. 医療者の特徴

生命危機に陥った患者への治療・ケアを行う医療者は，患者・家族らの関係性や背景，価値観やライフストーリーなどについて無知なことも多い．そのような中で予後の見通しと時間経過を考慮しながら，患者・家族らと関係性を築き，患者にとっての最善が何かを検討し，治療・ケアの決定につなげられるように支援を行う．

患者・家族らの激しい反応や厳しい状況にかかわる中で，一人の人間として感情を揺さぶられる体験も多く，ターミナル／エンドオブライフにある患者・家族らへのかかわり方がわからない・難しいとして，困難感や不全感を感じる看護師も多い[7]．また，チーム内あるいは職種間での考えや価値観の違いにより，葛藤や対立が生じることもあり，これらの要因からバーンアウト（燃え尽き症候群）につながるリスクも高い[8]．これは看護師のみならず，医師をはじめとする他の医療者も同様であり，医療チームにおけるサポート体制を整えることも重要となる．

クリティカルケアのターミナルケア／エンドオブライフケアに携わるうえでは，感情労働におけるセルフマネジメントやストレスコーピングなどへの理解とともに，対人スキルやコミュニケーションスキルが求められることになる．

B. ターミナルケア／エンドオブライフケアで見られる患者・家族の様態

クリティカルケアにおけるターミナルケア／エンドオブライフケアで，患者・家族らに見られる様態として，以下の2つをあげる．

1 ● 危機状態

危機とは，大きなストレスとなるできごとに遭遇し，それまでの人生で問題解決に用いてきた対処のレパートリーでは対応しきれず，極度に不安や緊張が高まった不安定な状態にあることをいう．このように危機状態にある人々は，脅威となるできごとをきっかけに心理的な安全が脅かされ，強度な不安やパニック，無力状態に陥り，思考の混乱により理解や判断が難しくなる．また，頭痛や嘔気，失神などの身体症状を伴うこともある．

このような危機状態における反応は，人間の欲求の1つである安全のニードが障害されることで，自己を守ろうとする防衛機制が働き，恐ろしい現実に直面することから逃避したり，否認や無関心の態度などの様相を示す．このような状態にある人々には，何よりも身体的・心理的な安全を保証することが重要であり，温かい，思いやりのある誠実な態度

で，脅かすことなくそばに寄り添い，見守る姿勢ながらも必要な支援を必要なときに適切に提供することが重要となる．

　危機状態は，患者・家族ら（場合によっては医療者）のいずれの立場においても陥ることがあるが，アギュララ[9]によると，①できごとに関する現実的な知覚，②活用可能な社会的支持（ソーシャルサポート），③適切な対処機制の3つが存在することで心理的なバランスが保たれ，危機の回避が可能となる（p.58参照）．

2●（予期）悲嘆反応

　突然家族員を失う，あるいは失うかもしれないという予期せぬ状況に，家族らは悲嘆反応としてさまざまな様相を示す（**表Ⅹ-1-2**）[10]．悲嘆とは，人が親しい人や大事なものを喪失したときに体験する複雑な心理的，身体的，社会的反応であり[11]，予期悲嘆とは，大切な人の死が近いことを予期することで，死別の前段階から生じる悲嘆反応のことをいう．悲嘆は，喪失を嘆き悲しむ人間の正常なストレス反応であり，残された人々がその先の生活に適応していくためにたどる過程でもある．

　表Ⅹ-1-3にアルフォンス・デーケン（1932～2020）が示した悲嘆のプロセス[12,13]を紹介する．このプロセスは悲嘆にくれるすべての家族らが必ずたどるというものではない．また，各段階を行き来しながら進むことも多く，それぞれの段階にかかる期間も状況や死別者との関係性，性格などによって異なる．クリティカルケア領域では，患者・家族らの

表Ⅹ-1-2　死別に対する悲嘆反応

感情的反応	・抑うつ，絶望，悲しみ，落胆，苦悩，不安，恐怖，畏怖，罪悪感，罪責観，自責の念，怒り，敵意，いらだち，孤独感，思慕，切望 ・あこがれ，ショック，無感覚
認知的反応	・故人を思うことへの没頭，親友的反芻（はんすう），故人の現存感，抑圧，否認 ・自尊心の低下，自己非難，無力感，絶望感，非現実感，記憶力や集中力の低下
行動的反応	・動揺，緊張，落ち着かない，疲労，過活動，探索行動，涙を流す ・むせび泣く，泣き叫ぶ，社会的引きこもり
生理的・身体的反応	・食欲不振，睡眠障害，活力の喪失，消耗，身体愁訴，故人の症状に類似した身体愁訴，免疫機能や内分泌機能の変化，病気へのかかりやすさ

［坂口幸弘：悲嘆学入門—死別の悲しみを学ぶ，昭和堂，p.2，2010より引用］

表Ⅹ-1-3　悲嘆のプロセスの12段階（アルフォンス・デーケンによる）

①精神的打撃と麻痺状態（shock and numbness）
②否認（denial）
③パニック（panic）
④怒りと不当感（anger and the feeling of injustice）
⑤敵意とルサンチマン（うらみ）（hostility and resentment）
⑥罪意識（guilt feelings）
⑦空想形成，幻想（fantasy formation, hallucination）
⑧孤独と抑うつ（loneliness and depression）
⑨精神的混乱とアパシー（無関心）（disorientation and apathy）
⑩あきらめ—受容（resignation-acceptance）
⑪新しい希望—ユーモアと笑いの再発見（new hope-rediscovery of humor and laughter）
⑫立ち直りの段階—新しいアイデンティティの誕生（recovery-gaining a new identity）

状況にもよるが，表中の 12 のプロセスのうちの①〜④の反応が多く見られる．

C. 患者・家族らへのターミナルケア／エンドオブライフケア

クリティカルケアのターミナルケア／エンドオブライフケアにおける看護支援は，医療チームと治療・ケアの目標を共有し，多職種と協働する中で個々の患者・家族らの状態アセスメントに基づいて行っていく．中でも，①全人的苦痛の緩和，②権利擁護と（代理）意思決定支援，③悲嘆ケアの３つが患者・家族らへの看護支援の軸となる．これらの支援を効果的かつ継続的に行うためには，医療チームにおいて多職種が協働する文化の醸成をはじめとし，組織におけるターミナルケア／エンドオブライフケアの教育や医療者のサポート体制の整備が重要となる．

1 ● 全人的な苦痛（トータルペイン）の緩和[14]

終末期にある患者が感じる身体的苦痛の主なものとして，「疼痛」「呼吸困難」「倦怠感」「口喝」などがあげられる．これらは疾患にともなう症状としての苦痛だけではなく，治療のために挿入されたカテーテルやドレーン類，不動などが要因となるものもある．

このことから患者の状態に応じて身体的苦痛と要因をアセスメントしながら，オピオイドや鎮静薬を中心とした薬物療法とともに，安楽なポジショニングやマッサージ，温熱療法などの補完代替療法も併用し，積極的に緩和を図っていく．

心理・社会的苦痛に対しては，患者・家族らの情緒的・身体的反応を見極めながら，不安や恐怖などの感情表出を促す，会えない間の（患者の様子などに関する）情報を提供する，患者が一人の人間として尊重されていることを示す，患者と家族らが一緒にすごす時間を持てるよう環境調整を行う，などの支援を行う．また，利用可能な人的・物的・社会的資源の活用に向けて調整することも重要な支援となる．

スピリチュアルペインは，死が間近に迫る中で患者・家族らが感じる，自己の存在や人生の意味，価値などに対する喪失や，時間や関係性の分断にともなう失望・絶望などから生じる苦痛であり，患者や家族らがどのようなスピリチュアルペインを感じているのかを捉えることが必要となる．このためにも，患者・家族らの反応や発する言葉のひとつひとつに心と耳を傾け，時間や関係性，自律性における苦しみや揺らぎの有無をアセスメントしていく．また，患者・家族らが"今ここ"に存在することへの意味や意義を感じ，自己と希望を取り戻せるように，一人の人間としての患者・家族らのあり様を受けとめ，尊重しながら，寄り添い，かかわっていく．

2 ● 権利擁護と（代理）意思決定支援[15]

前述のように，患者は生活の多くを他者に委ねざるをえず，尊厳や権利を自分で守ることが困難な状況におかれる．看護師は患者の権利や尊厳を擁護するためにも，患者・家族らとの対話を通して，患者の思いや生き方，価値観，望みなどを知り，患者らしさを尊重した入院生活が送れるよう整えていく．また患者の意向に添った治療・ケアにつなげられるように，患者・家族らの思いを代弁するなどで医療チームとの調整や仲介を行う．

　代理意思決定のプロセスにおいては，看護師は家族らの予期悲嘆にともなう情動反応に対して共感的態度で寄り添い，落ち着くように働きかけるとともに，対話しやすい雰囲気づくりや環境調整を行い，家族らが患者にとっての最善を考えられるように支援を行う．

3 ● 悲嘆ケア（グリーフケア）[16)]

　悲嘆反応を示す患者・家族らへの看護ケアにおいては，悲嘆作業を促進するための支援が必要となる．この支援は，患者・家族らが状況を適切に理解し，受け止め，受け入れていく過程に寄り添い，見守ることであり，また家族らが患者を看取った先にある人生を歩んでいくための手助けにもなる．

　このような支援においては，患者や家族らの心情を思いやり，感情や思いを表出できる環境や場を整えるとともに，患者・家族らの思いを受け止め，共に在ることが重要となる．また，個々のニーズに応じて，状況理解が深まるように患者・家族らにわかりやすく情報を提供する，写真やメッセージを飾るなどで患者と家族の結びつきを強化する，患者が尊重され，安寧にすごせていると家族らが感じられるよう，外観や生活を整えるための基本的ケアを丁寧に行う，などのかかわりが必要となる．とくに，自殺や災害などで大切な人を喪失した場合には，「助けてあげられなかった」「なぜ自殺を防げなかったのか」「なぜ自分だけ生き残ってしまったのだろう」などと家族自身が罪悪感や自責の念，行き場のない憤りに苛まれることも多く，家族らの状況や心情を十分に捉え，配慮を行いながら支援を行う必要がある．

D. ターミナルケア／エンドオブライフケアにおける
　看護師の役割と倫理的姿勢

　クリティカルケアに携わる看護師は，過酷で苦しい状況に置かれる患者・家族らを支援することになる．このような支援は，遺族となる家族らのグリーフケアにつながるものであり，家族らのその後の人生を少しでも生きやすくすることにもつながる．それゆえに真の意味で患者・家族らの支えや力になる支援を目指す必要がある．このためには，患者・家族らと医療者間の信頼関係とともに，相手を尊重し，双方向で率直に対話のできる関係性の構築と，誠実で人間的な温かみのある姿勢を基盤にして，患者・家族らを理解し支えていくかかわりが重要となる．

　患者・家族らの最も身近におり，医療チームとの調整や仲介役を果たす看護師には，ときに心理的負担や困難感などが強く感じられることもある．看護という仕事は，患者・家族らの目標達成を目指して，多くの看護師が協働し，実践をつないでいくものである．そこにはさまざまな経験，能力，背景のある多くの看護師がかかわる．クリティカルケアにおけるターミナルケア／エンドオブライフケアのように困難が多い状況だからこそ，ベッドサイドナース，プライマリナース，専門看護師・認定看護師，看護管理者などが協力し合い，役割分担を行いながら，患者の人生の幕引きを患者・家族らの思いや望みに添ったものにできるように協働することは，倫理的姿勢であり，看護チームとして目指す看護の形でもあるといえよう．

第X章　学習課題

1. クリティカルケアにおけるターミナルケア／エンドオブライフケアの特徴を説明してみよう.

2. クリティカルケアにおけるターミナルケア／エンドオブライフケアでみられる患者，家族，医療者の特徴について説明してみよう.

3. クリティカルケアにおけるターミナルケア／エンドオブライフケアにおいて，患者，家族に対してどのような支援が必要か説明してみよう.

引用文献

1) 人生の最終段階における医療の普及・啓発の在り方に関する検討会：人生の最終段階における医療の決定プロセスに関するガイドライン解説編, p.3, 2018
〔https://www.mhlw.go.jp/file/04-Houdouhappyou-10802000-Iseikyoku-Shidouka/0000197702.pdf〕（最終確認：2022年6月30日）

2) Izumi S, Nagae H, Sakurai C, et al.: Definding end-of-life carefrom perspective of nursing ethics. Nurs Ethics 19: 608-618, 2012

3) 長江弘子：特別講演 自分らしく生きることを支えるエンド・オブ・ライフ. 日本腎不全看護学会誌 17：10-15, 2015

4) 長江弘子（編）：看護実践にいかすエンド・オブ・ライフケア, 日本看護協会出版会, p.005, 2014

5) Petrinec AB, Martin BR, et al: Post-intensive care syndrome symptoms and health-related quality of life in family decision-makers of critically ill patients. Palliat Support Care 16: 719-724, 2018

6) Saeid Y, Salaree MM, Ebadi A, et al: Family intensive care unit syndrome. An integrative review. Iran J Nurs Midwifery Res 25(5): 361-368, 2020

7) 立野淳子, 山勢博彰, 藤本理恵ほか：わが国の集中治療領域における看護師の終末期ケアと組織体制の実態. 日本クリティカルケア看護学会誌 15：33-43, 2019

8) 田山聡子, 芝田里香：7. 組織体制の整備. 救急・集中ケアにおける終末期看護プラクティスガイド（日本クリティカルケア看護学会, 日本救急看護学会監, 立野淳子, 山勢博彰, 山勢善江, 山本小奈美編）, p.94-105, 医学書院, 2020

9) ドナ・C. アギュララ（小松源助, 荒川義子訳）：危機介入の理論と実際—医療・看護・福祉のために, 川島書店, 1997

10) 坂口幸弘：悲嘆学入門–死別の悲しみを学ぶ, p.2, 昭和堂, 2010

11) 高木慶子：喪失体験と悲嘆 阪神淡路大震災で子どもと死別した34人の母親の言葉. p.2, 医学書院, 2007

12) アルフォンス・デーケン：死とどう向き合うか 第2章 遺される者の悲しみ～悲嘆のプロセス, p.32-51, 日本放送出版協会, 1996

13) アルフォンス・デーケン, 飯塚真之編：日本のホスピスと終末期医療, p.164-168, 春秋社, 1991

14) 中谷美紀子, 福島綾子：全人的苦痛緩和. 救急・集中ケアにおける終末期看護プラクティスガイド（日本クリティカルケア看護学会, 日本救急看護学会監, 立野淳子, 山勢博彰, 山勢善江, 山本小奈美編）, p.10-13, 52-66, 医学書院, 2020

15) 比田井理恵, 大野美香：意思決定支援. 救急・集中ケアにおける終末期看護プラクティスガイド（日本クリティカルケア看護学会, 日本救急看護学会監, 立野淳子, 山勢博彰, 山勢善江, 山本小奈美編）, p.14-19, 67-76, 医学書院, 2020

16) 藤本理恵, 岡林志穂：悲嘆ケア. 救急・集中ケアにおける終末期看護プラクティスガイド（日本クリティカルケア看護学会, 日本救急看護学会監, 立野淳子, 山勢博彰, 山勢善江, 山本小奈美編）, p.20-23, 77-85, 医学書院, 2020

脳死状態に陥った患者と臓器移植

学習目標

1. 脳死および脳死判定について理解する.
2. 脳死下臓器提供の流れを理解する.
3. 脳死下臓器提供における家族の思いを理解する.
4. 脳死下臓器提供における看護師の役割を理解する.

1. 脳死状態に陥った患者と臓器移植

　クリティカルケアを受ける患者は，心肺停止，ショック，脳血管障害，多発外傷などにより，突然あるいは短期間に「死」が迫り来る状況に陥ることがある．その中でも特殊な場合が脳死の状態といえる．本章では，救急医療に特徴的な脳死と脳死下臓器提供に焦点を絞り解説する．

A. 脳死および脳死判定とは

　脳死とは，脳幹を含むすべての脳の機能が不可逆的に停止にいたった状態のことをいう．つまり，完全に脳機能が停止し，呼吸停止をきたした状態にあるものの，人工呼吸により酸素化が維持されることで心臓をはじめとする身体臓器が機能できている状態のことをいう．脳死の状態では，いずれ必ず心停止をきたすことになるが，その期間は年齢や患者の状態によりさまざまである．多くの国では「脳死は人の死」とされているが，日本においては，脳死による臓器提供の実施を前提とする場合に限り，脳死が「人の死」とされる．

　脳死は，最初は1997年に施行された「臓器の移植に関する法律（臓器移植法）」，2010年以降は「臓器の移植に関する法律の一部を改正する法律（改正臓器移植法）」などの法律や施行規則，運用指針に基づいて行われる「法的脳死判定」によって判定される．法的脳死判定とは，最善の治療を施したにもかかわらず，患者が「脳死とされうる状態」[1]にあると判断された際に，患者・家族の臓器提供を行う意思の有無，さらに脳死判定を受ける意思の有無を確認する機会を経て，臓器提供を目的に法的に実施されるものである．法的脳死判定は脳死判定基準の項目（**図XI-1-1**）[2]に基づいて厳格に行われ，同様の検査を時間をあけて2回行い，すべての基準を満たしたときに脳死とされる．

B. 脳死下臓器提供の概要

　患者が最善の治療を行ったにもかかわらず，「脳死とされうる状態」にあると判断された場合，担当医は家族に選択肢の1つとして臓器提供の機会があることを提示（オプション提示）し，臓器提供についての説明を聞く意思の有無を確認する．その際，医師は家族に説明を聞くことを強要してはならないことが明言されている．患者が臓器提供の意思表明をしている場合や，家族が臓器提供について説明を聞くことを希望する場合には，日本で臓器移植の仲介・斡旋を行う唯一の機関である日本臓器移植ネットワークに連絡を入れることになる．日本臓器移植ネットワークの臓器移植コーディネーター[*]が臓器提供に関

---

[*]臓器移植コーディネーター：一時に数人が携わり，患者家族担当・手術室担当・搬送担当などと役割分担を行い，日本臓器移植ネットワークと連絡を取りながら，患者家族をはじめとし，院内医療者，外部医師（移植関連医師）や外部機関との連絡・調整・対応を行う．

法的脳死判定の項目	具体的検査方法	脳内の検査部位と結果
1 深い昏睡	● 顔面への疼痛刺激 （ピンで刺激を与えるか，眉毛の下あたりを強く押す）	脳幹（三叉神経）：痛みに対して反応しない 大脳：痛みを感じない
2 瞳孔の散大と固定	● 瞳孔に光をあてて観察	脳幹：瞳孔が直径 4 mm 以上で，外からの刺激に変化がない
3 脳幹反射の消失	● のどの刺激 （気管内チューブにカテーテルを入れる）	咳こまない＝咳反射がない
	● 角膜を綿で刺激	まばたきしない＝角膜反射がない
	● 耳の中に冷たい水を入れる	眼が動かない＝前庭反射がない
	● 瞳孔に光をあてる	瞳孔が小さくならない＝対光反射がない
	● のどの奥を刺激する	吐き出すような反応がない＝咽頭反射がない
	● 顔を左右に振る	眼球が動かない＝眼球頭反射がない（人形の目現象）
	● 顔面に痛みを与える	瞳孔が大きくならない＝毛様脊髄反射がない
4 平坦な脳波	● 脳波の検出	大脳：機能を電気的に最も精度高く測定して脳波が検出されない
5 自発呼吸の停止	● 無呼吸テスト （人工呼吸器を外して，一定時間経過観察）	脳幹（呼吸中枢）：自力で呼吸ができない
6 6 時間*以上経過した後の同じ一連の検査（2 回目）	● 上記 5 種類の検査	状態が変化せず，不可逆的（二度と元に戻らない状態）であることの確認

*生後 12 週〜6 歳未満の小児は 24 時間以上

以上の 6 項目を，必要な知識と経験を持つ移植に無関係な 2 人以上の医師が行う

図Ⅺ-1 1　法的脳死判定の検査方法

［日本臓器移植ネットワーク：臓器移植解説集 〔https://www.jotnw.or.jp/explanation/03/03/〕（最終確認：2022 年 6 月 15 日）より引用］

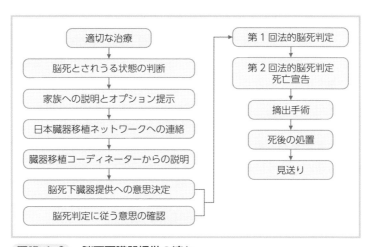

図Ⅺ-1-2　脳死下臓器提供の流れ

する説明を行ったうえで家族に意思確認が行われ，脳死下臓器提供を行う意思が確認された場合にそのプロセスが進められる．脳死下臓器提供の流れを**図Ⅺ-1-2**に示す．

　患者本人の脳死下臓器提供の意思表示がある，または臓器提供を拒否する意思表示がないこと，また脳死判定への拒否の意思表示がないことが確認でき，家族の承諾が得られた場合に，法的脳死判定が行われる．法的脳死判定は，間隔をあけて 2 回実施され，いずれ

も脳死と判定された場合に，2回目の脳死判定時刻が患者の死亡時刻とされる．

　2度の法的脳死判定から臓器摘出，退院にいたるまでには4〜5日程度を要する．法的脳死と判定されたあとに，移植を受ける患者の決定や移植手術実施施設の準備が並行して行われ，それらの兼ね合いと摘出臓器を移植するまでの許容時間を考慮して，臓器摘出・搬送日時が決定され，それに合わせてスケジュールが組まれることになる．

　脳死下臓器提供においては，心臓，肺，肝臓，腎臓，膵臓，小腸，眼球の提供が可能となるが，提供する臓器については，臓器提供の意思決定を行う段階で臓器移植コーディネーターから説明を受け，患者の意思を汲みながら最終的に家族が決定する．これをもとに臓器摘出手術においては，臓器の搬送許容時間が短い臓器（最も短いのが心臓）から先に摘出・搬送対象となり，待機中の各臓器の搬送担当者が各種交通機関を用いて，移植を受ける患者のもとに迅速かつ安全に臓器を届けられるよう搬送を行う．2018年よりすべての臓器移植に保険が適用されるようになったが，ドナー側（臓器を提供する側）には，臓器提供にともなう費用の負担や報酬はない．

　臓器摘出手術が終わると，患者の体は，ていねいに縫合処置と整容が行われ，家族のもとに帰ってくる．家族との対面，お別れを終えたあと，かかわった医療者が病院からの患者家族の出発を見送り，脳死下臓器提供の一連のプロセスが終了する．

C. 脳死下臓器提供における家族の思い

　突然生じたできごとから，患者の家族は喪失への恐怖や深い悲嘆から危機状態にあることがほとんどである．そのような中でも，脳死判定や臓器提供に関する意思決定を行い，臓器摘出プロセスにのぞむうえで，家族はどのようにすることが患者にとって最善の選択なのかを考え続ける．「患者本人の意思だから尊重したい」「誰かの体の中で生きていられるのなら……」という思いと，「これ以上体を傷つけたくない」「脳死判定で死を宣告されても，体が温かくて死と感じられない」などの相反する思いとの間で葛藤し，家族自身が迷いや苦しみを抱えていることも多い．また意思決定後もその決断が患者本人にとって本当によかったのかという点で気持ちが揺れ動くことも多い．このような中，看護師として患者・家族の支援を行うには，その特徴や心身の脆弱性を十分理解し，配慮してかかわると同時に，患者の家族と臓器移植コーディネーターの中立的立場として存在し，家族が安心して何でも話ができる関係性の構築と維持が重要である．

D. 脳死下臓器提供における看護師の役割

　脳死下臓器提供における看護師の主な役割として，以下の5点があげられる．これらはいずれも的確な判断とケア技術が求められる重要な役割であり，全体を通してマネジメントを担える看護師（専門・認定看護師や看護管理者など）を置くことが望ましい．

1 ● 患者の全身管理と尊厳の保持・擁護

　脳死下臓器提供の場合，患者の臓器の状態を良好に維持する必要性から，心血管作動薬

を使用し，尿崩症や血圧の管理を行っていくことになる．しかし，脳死にいたった患者の身体は，体位変換や吸引などを契機に急激に血圧や心拍数の変動をきたしやすいうえ，浮腫や臭気などで外観の変化をきたしやすい．このことから看護においては，臓器の血流や酸素化が良好に保てるよう，バイタルサインの維持を優先に考えつつ，清潔や整容を図り，本人らしさや尊厳が保たれるよう，また患者が安楽・安寧(あんねい)にすごせていると家族が少しでも感じられるように整えていくことが重要である．

2 ● 家族への悲嘆ケア

　救急搬送され，脳死にいたった患者の家族の悲嘆，悲痛は計り知れない．このような中，看護師は家族が食事や休息，睡眠がとれているかを把握し，健康上の問題が生じないように配慮すると同時に，家族員それぞれが十分に悲しむことができるよう，空間，時間，機会を提供していく．また家族のニーズに応じた情報提供や患者に触れられる機会を作るなどのかかわりの中で，家族の思いを聴き，受け止めていくことが重要な悲嘆ケアとなる．

3 ● 家族の代理意思決定支援

　臓器提供についての代理意思決定では，家族の思いや関係性，家族間ではたらく力（力学）をアセスメントしながら，家族間の意見のずれをとらえ，「患者ならどう考えるか」という視点での協議を促したり，共通点を見出すための調整役を担うとともに，言葉にできない思いをとらえ，言語化するなど，患者・家族の代弁者となることが重要である．そのうえで，家族が総意で意思決定できるように支援するとともに，家族が意思決定した事柄を"患者にとっての最善の選択"として最後まで支持していくことが重要である．

4 ● 家族への情報提供と必要な時間の確保

　法的脳死判定後，臓器摘出までのプロセスは，臓器摘出・移植にかかわる外部の医療者や臓器移植の対象となるレシピエントの選定と準備，摘出臓器の搬送手段・搬送時間などを全体的に調整しながら，時間でスケジュールが決められ，それに則り進んでいく．このため家族にその日の予定や時間の見通しなどを伝え，家族のケア参加や面会などの希望を聞き，時間調整していくことが必要である．とくに2回目の脳死判定後は，臓器摘出に向けて多くの人が出入りすることで緊張感が高まり，あわただしい雰囲気になりやすい．このような中でも，家族が静かな環境で患者との時間を思うようにすごせるよう，臓器移植コーディネーターと協力しながら，多職種間の調整や時間の確保に努める必要がある．

5 ● 多職種間の連携・調整

　脳死下臓器提供においては，医師，看護師のみならず，（各種検査・脳波測定時に）臨床検査技師や診療放射線技師，臓器移植コーディネーターや外部の医師・臓器摘出チームなど，患者に多職種がかかわる．患者家族の臓器提供への意思決定を重く受け止め，その意思を尊重していくためには，スムーズに2回の脳死判定が行われ臓器摘出・移植にいたることが望ましく，看護師は患者に行われている検査や判定ができるだけスムーズに進められるよう，多職種・多部門間の連携と調整を図ることが必要となる．

第XI章　学習課題

1. 脳死および脳死判定について説明してみよう.
2. 脳死下臓器提供の流れについて説明してみよう.
3. 脳死下臓器提供における家族の思いについて説明してみよう.
4. 脳死下臓器提供における看護師の役割について説明してみよう.

練習問題

Q16 臓器の移植に関する法律における脳死の判定基準に含まれるのはどれか.

（第105回 看護師国家試験／2016年）

1. 低体温
2. 心停止
3. 平坦脳波
4. 下顎呼吸

[解答と解説 ▶ p.383]

引用文献

1) 平成22年度厚生労働科学研究費補助金厚生労働科学特別研究事業「臓器提供施設における院内体制整備に関する研究（研究代表者：有賀　徹）」「脳死判定基準のマニュアル化に関する研究班」：法的脳死判定マニュアル，p.1，〔http://www.jotnw.or.jp/jotnw/law_manual/pdf/noushi-hantei.pdf〕（最終確認：2018年10月1日）以下同
2) 平成22年度厚生労働科学研究費補助金厚生労働科学特別研究事業「臓器提供施設における院内体制整備に関する研究（研究代表者：有賀　徹）」「脳死判定基準のマニュアル化に関する研究班」：法的脳死判定マニュアル，p.6-17
3) 平成22年度厚生労働科学研究費補助金厚生労働科学特別研究事業「臓器提供施設における院内体制整備に関する研究（研究代表者：有賀　徹）」「脳死判定基準のマニュアル化に関する研究班」：法的脳死判定マニュアル，p.3

事例で考える
クリティカルケア

学習目標

1. ICU・救急外来で治療を受ける患者の代表的な病態と鑑別・診断のために行われる諸検査および治療方法について理解する.

2. ICU・救急外来で遭遇する頻度の高い疾患の患者の事例を通して救急外来(病棟内での急変時)からICU入室後までの一連の看護過程展開の実際を理解する.

バイタルサイン・各種検査 基準値一覧

項 目			基準値（成人）
バイタルサイン		脈拍数	60〜80 回/分
		呼吸数	16〜20 回/分
		血圧	正常血圧：収縮期血圧＜120 かつ拡張期血圧＜80 mmHg
			正常高値血圧：収縮期血圧 120〜129 mmHg かつ拡張期血圧＜80 mmHg
			※収縮期血圧＜90 mmHg をショックとみなすことが多い.
血液検査	末梢血球検査	WBC（白血球）	3,300〜8,600/μL
		RBC（赤血球）	男：435万〜555万/μL, 女：386万〜492万/μL
		Hb（ヘモグロビン）	男：13.7〜16.8 g/dL, 女：11.6〜14.8 g/dL
		Ht（ヘマトクリット）	男：40.7〜50.1％, 女：35.1〜44.4％
		Plt（血小板）	15.8 万〜34.8 万/μL
	血栓・止血検査	PT（プロトロンビン）時間	10〜13 秒
		PT（プロトロンビン）活性	70〜140％
	生化学検査	血清タンパク	TP（総タンパク）	6.6〜8.1 g/dL
			Alb（アルブミン）	4.1〜5.1 g/dL（改良 BCP 法）
		炎症マーカー	CRP（C 反応性タンパク）	0.3 mg/dL 以下（LA 法）
		電解質	Na（ナトリウム）	138〜145 mEq/L
			K（カリウム）	3.6〜4.8 mEq/L
			Cl（クロール）	101〜108 mEq/L
		腎機能	BUN（血中尿素窒素）	8〜20 mg/dL
			Cr（クレアチニン）	男：0.65〜1.07 mg/dL, 女：0.46〜0.79 mg/dL
			UA（尿酸）	男：3.7〜7.8 mg/dL, 女：2.6〜5.5 mg/dL
		肝・胆道機能	T-Bil（総ビリルビン）	0.4〜1.5 mg/dL
			D-Bil（直接ビリルビン）	0.4 mg/dL 以下
			AST（アスパラギン酸アミノトランスフェラーゼ）	13〜30 IU/L
			ALT（アラニンアミノトランスフェラーゼ）	男：10〜42 IU/L, 女：7〜23 IU/L
			LDH（乳酸脱水素酵素）	124〜222 IU/L
			ALP（アルカリホスファターゼ）	38〜113 IU/L（IFCC 法）
			γ-GTP（γ-グルタミルトランスペプチダーゼ）	男：13〜64 IU/L, 女：9〜32 IU/L
			ChE（コリンエステラーゼ）	男：240〜486 IU/L, 女：201〜421 IU/L
		脂質代謝	TC（総コレステロール）	142〜248 mg/dL
			LDL-C（LDL コレステロール）	65〜163 mg/dL
			HDL-C（HDL コレステロール）	男：38〜90 mg/dL, 女：48〜103 mg/dL
			TG（中性脂肪, トリグリセリド）	男：40〜234 mg/dL, 女：30〜117 mg/dL
		酵素	CK（クレアチンキナーゼ）	男：59〜248 IU/L, 女：41〜153 IU/L
			AMY（アミラーゼ）	44〜132 IU/L
		糖代謝	BS, GLU（血糖, グルコース）	空腹時：70〜109 mg/dL
			HbA1c（ヘモグロビン A1c）	NGSP 値：4.9〜6.0％
動脈血ガス分析		Pao_2（動脈酸素分圧）	80〜100 mmHg（Torr）
		$Paco_2$（動脈血二酸化炭素分圧）	35〜45 mmHg（Torr）
		HCO_3^-（重炭酸イオン）	22〜26 mEq/L（mmol/L）
		Sao_2（動脈血酸素飽和度）	95〜100％
		pH	7.35〜7.45
呼吸機能検査		％肺活量	80％以上
		1 秒率	70％以上

● 学会等によって基準値が定められていない項目については，目安として示している.

● 本一覧は，『NiCE成人看護学 急性期看護Ⅰ 概論・周手術期看護』『NiCE成人看護学 急性期看護Ⅱ クリティカルケア』に共通して掲載している.

［櫻林郁之介（監）：今日の臨床検査2021-2022, 南江堂, 2021等を参考に作成］

1 激しい胸痛 ——急性心筋梗塞

事例の概要① 救急隊からの情報

・患者はAさん，50歳代の男性．
・職場でのデスクワーク中，急に激しい胸痛を訴え自ら救急車を要請した．救急隊到着時，呼吸数30回/分，SpO₂90%，脈拍数110回/分，血圧80/40mmHg，冷感著明，左前胸部に激しい疼痛を訴えていた．
・既往に高血圧あり．

A. 胸痛の病態・診断・治療

1● 定　義

　胸痛とは，主として心臓や肺などの胸腔内臓器や胸郭，同部の筋肉骨格構造に由来する疼痛であるが，ときに上腹部の内臓に由来することもある．また，心因性の胸痛などもある．重症度からみると，肋間神経痛のような軽症のものから，急性心筋梗塞・急性大動脈解離などの緊急処置が必要な重大な疾患まで含まれる．

2● 胸痛を引き起こす主な疾患

　胸痛を引き起こす重篤な疾患には，**急性心筋梗塞**，急性大動脈解離，肺血栓塞栓症があげられる．急性心筋梗塞は30分以上持続する胸痛が特徴である．急性大動脈解離では胸痛のほかに背部痛の訴えもある．また，解離が腹部大動脈や総腸骨動脈などに進展すると疼痛の範囲もそれに合わせ拡大することがある．肺血栓塞栓症では呼吸困難を伴い，急に心肺停止に陥ることも少なくない．

3● 診断のためのプロセス （図XII-1-1）

a. 初期アセスメントと情報収集

　バイタルサインの観察・測定とともに胸痛の部位，性状，程度，持続時間を聴取する．また，随伴症状，現病歴や高血圧などの既往歴の有無などを確認する．胸痛が強く患者が答えられない場合などには，家族や救急隊から情報を得る．

b. 検　査

(1) 血液検査

　肺血栓塞栓症ではD-ダイマーが上昇する．心筋梗塞では，心筋傷害マーカーを確認することによって心筋壊死の発生や程度を知ることができる．

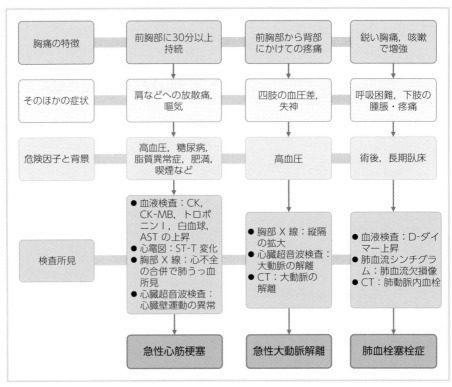

図Ⅻ-1-1　生命にかかわる胸痛の診断プロセス

(2) 心電図

心筋梗塞では梗塞に陥っている部位に応じた変化（ST 部分の上昇など）がみられる．肺血栓塞栓症では胸部誘導の陰性 T 波，洞性頻脈を認める．

(3) 超音波検査

心筋梗塞では虚血部位に応じた心筋の壁運動の異常がみられる．また，急性大動脈解離では心囊液の貯留やエントリー部位（亀裂が生じた部位，p.258 参照）が確認できることがある．肺血栓塞栓症では右室拡大，右室自由壁運動障害などの右心負荷の所見がみられる．また，下肢静脈超音波検査で深部静脈に血栓を認めることがある．

(4) 胸部 X 線検査

急性大動脈解離では縦隔の拡大をきたす．急性心筋梗塞に特徴的な所見はないが，左心不全を合併した場合は肺うっ血像を示す．

(5) その他

急性大動脈解離では胸部 CT によって，解離腔の範囲と偽腔血流の状態を確認することができる．肺血栓塞栓症の確定診断は胸部造影 CT で肺動脈内の血栓を確認する．CT で血栓が確認できない場合は肺動脈造影検査などで血流の状態を確認するか，肺血流シンチグラフィで血流の区域性欠損を確認する．

4 ● 主な処置・治療

a. 急性心筋梗塞

アレルギーや禁忌がないかぎり，初期治療としてMONA（M：モルヒネ［麻薬性鎮痛薬］，O：酸素［酸素投与］，N：ニトログリセリン［硝酸薬］，A：アスピリン［抗血栓薬］）の投与を行う．さらに，急性心筋梗塞の治療では，閉塞している冠動脈を早期に再灌流させることが大事であり，その中心は血栓溶解療法と経皮的冠動脈インターベンション（PCI）である．ST上昇型心筋梗塞（STEMI）では，患者の病院到着から血栓溶解療法開始までの時間を30分以内に，PCI治療（バルーン拡張）までの時間を90分以内にすることが求められている（治療の詳細についてはp.203参照）．

b. 急性大動脈解離

内科的治療と外科的治療に分けられる．内科的治療の原則は降圧療法であり，外科的治療には人工血管置換術と胸部ステントグラフト内挿術がある．

大動脈解離はスタンフォード分類（p.260参照）により，上行大動脈に解離病変がみられるA型と，上行大動脈に解離病変がみられないB型に分けられるが，B型は比較的予後良好であり，臓器虚血などの合併症がない場合には降圧療法を中心とした保存的治療が基本となる．A型は保存的治療の予後が不良であり，原則手術（人工血管置換術）が選択される．合併症を認めるB型症例には血流を確保することを目的に胸部ステントグラフト内挿術が行われる．

c. 肺血栓塞栓症

治療の原則は，肺動脈の閉塞によって引き起こされる呼吸不全や循環不全に対する治療と，血栓源である深部静脈血栓に対する治療による再発予防である．低酸素血症に対しては酸素投与，必要時，人工呼吸管理を行う．循環状態が安定しない場合にはカテコラミン投与や，状況に応じてPCPS（経皮的心肺補助）が行われる．血栓に対しては抗凝固療法や血栓溶解療法を用いる．これらで改善がなく血行動態が不安定であれば，血栓の吸引や破砕を目的にカテーテル治療を行う．内科的治療に反応しない場合などには外科的な血栓摘出術を考慮する．

B.　胸痛を訴える患者への看護

1 ● 搬送の受け入れ準備

激しい胸痛を訴えているという救急隊の情報から，急性心筋梗塞・急性大動脈解離・肺血栓塞栓症の可能性を考え，酸素投与，硝酸薬・抗血栓薬・麻薬性鎮痛薬などの初期治療薬品，心電図・血液検査・心臓超音波検査の準備を行う．また，胸部X線撮影，CT撮影，緊急冠動脈造影，経皮的冠動脈インターベンションなどの検査・処置が迅速に行えるよう放射線検査部門への連絡・準備も進める．

2 ● 来院時の看護

患者来院時にはフィジカルアセスメントを実施し，呼吸・循環・意識の確認と評価を行う．胸痛の部位，程度，持続時間，随伴症状，既往歴などについても情報収集を行う．胸

痛を主訴として来院した患者に対しては，第一に急性心筋梗塞を疑い迅速に，酸素投与，採血，心電図検査，胸部Ｘ線撮影，心臓超音波検査を行う．また，静脈ラインを確保し，治療や急変に備える．検査や処置を進める一方で，胸痛の緩和に努める．

　なお，患者は激しい胸痛や呼吸困難により，死への不安や恐怖も強くなっている．この不安が交感神経に作用して酸素消費量を高め，心臓への負担を増加させて梗塞範囲を拡大させるおそれがあるため，精神的な安静をできる限り図る．

3 ● 来院時のＡさんへの看護の実際

　患者来院時，「Ａさん，病院に着きましたよ」と声をかけながら，同時に意識，呼吸様式，触知による脈拍の確認を行った．強い胸痛を訴えており苦悶様表情，呼吸は頻呼吸で，脈拍は微弱であった．一方で，家族の有無を確認のうえ，キーパーソンと思われた妻への連絡がとれているか確認した．

　救急外来では，ゆっくりストレッチャーに移動した．心電図モニターを装着し，バイタルサインを測定しながら，症状（胸痛・放散痛など），経過（いつから・持続時間・症状の変化），既往歴（これまでの胸痛の有無・高血圧・糖尿病など），内服薬の使用，アレルギーの有無，最終飲食などについて問診し記録した．高血圧の既往があり，喫煙習慣（40本/日）や飲酒習慣（ビール1本/日）があること，また5分程度の前胸部痛が1ヵ月ほど前よりあったものの自然消失するため受診しなかったこと，などの情報を得た．

　検査と処置は併行して行われた．パルスオキシメーターでSpO_2を確認後，酸素投与を開始した．静脈ラインの確保と同時に採血を行った．続いて，心臓超音波検査や胸部Ｘ線検査を介助した．一方，胸痛の緩和のために，硝酸薬であるニトログリセリンを舌下にスプレーした．しかし，その後も表情は苦悶様であったために，医師に報告し麻薬性鎮痛薬であるモルヒネを投与した．また，安楽な体位がとれるよう支援した．さらに，「このまま死んでしまうのではないか」と不安を訴えるＡさんの気持ちを受けとめ，行われているひとつひとつの処置についてわかりやすい言葉で説明しながら，不安の緩和に努めた．そして各種検査が連続することによる皮膚の露出に配慮し，タオルケットで被覆を行い，プライバシーの保護と体温管理に努めた．

事例の概要❷ 診断　急性心筋梗塞

・Ａさんの胸痛は1時間程度続いている．背部痛はなし．血圧90/40 mmHg，脈拍数100回/分，呼吸数30回/分．

・12誘導心電図ではV_1〜V_4でSTが上昇しており，急性心筋梗塞が疑われた．

・心臓超音波検査上，前壁中隔が無収縮，急性大動脈解離を疑わせる所見はなし．胸部Ｘ線を撮影したが，肺うっ血はなく心不全の合併は否定された．

・血液検査では，トロポニンI陽性，CKおよびCK-MBの上昇が確認された．また心臓超音波検査でも限局した心筋の壁運動異常があり，急性心筋梗塞と診断された．

C. 急性心筋梗塞の病態・診断・治療

1●定　義

　急性心筋梗塞とは，虚血性心疾患の1つで，心筋を養う血管である冠動脈が閉塞し，その下流域（灌流域）の心筋が壊死に陥るものである．通常，冠動脈粥状硬化部位の粥腫（プラーク）が破綻し，そこに血栓が生じて冠動脈を閉塞し（図Ⅻ-1-2），その灌流域への血流が途絶した結果として生じる．冠動脈が閉塞すると，心内膜側心筋は約40分で壊死する．その後，壊死領域は心外膜側へ広がっていく．再灌流や側副血行の出現による血流の再開がなければ，灌流域の心筋は6～24時間後には壊死に陥る．

2●病態・臨床症状

a. 病　態

　冠動脈の閉塞部位により梗塞部位が異なる．冠動脈は大動脈の起始部から右冠動脈と左冠動脈の2本に分岐する．左冠動脈はさらに，主幹部から左前下行枝と左回旋枝に分岐する．右冠動脈の閉塞では，下壁・後壁の梗塞，さらに右室梗塞を起こすこともある．左前下行枝の閉塞では，前壁および前壁中隔の梗塞が起こり，左回旋枝の閉塞では側壁の梗塞が起こる（図Ⅻ-1-3）．ただし，冠動脈の支配領域には個人差が大きく，必ずしもこのような形態になるとは限らない．

　壊死に陥った心筋の大きさや部位により，心筋梗塞による合併症や予後が異なる．合併症として最も重要なものは，不整脈や心不全，および心原性ショックである．きわめて小さな心筋梗塞では血行動態にはまったく変化を生じないが，左室心筋全体の1/5程度が壊死に陥ると心不全が生じ，1/2以上では救命が困難になるといわれている．重症度はキリップ分類を参考にして評価する（表Ⅻ-1-1）．

b. 合併症

(1) うっ血性心不全，心原性ショック

　心臓は，右心に戻ってきた血液を肺に送り込み，その後左心から全身に血液を送り出す．このため，左室心筋が傷害されるとポンプ機能が低下するため，右心に戻ってきた血液を左心が全身に送り出すことができなくなる．その結果，肺の毛細血管に血液が滞り，液体

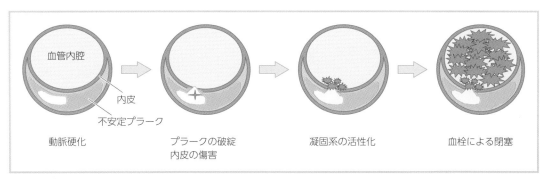

血管内腔

内皮

不安定プラーク

動脈硬化　　プラークの破綻　　凝固系の活性化　　血栓による閉塞
　　　　　　内皮の傷害

図Ⅻ-1-2　急性冠症候群の病態

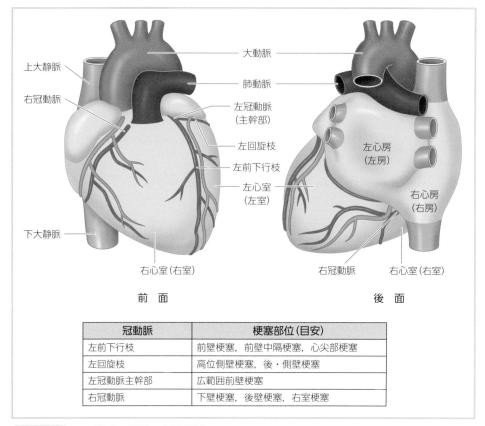

図Ⅻ-1-3 冠動脈の位置と支配領域

表Ⅻ-1-1 キリップ分類

Ⅰ 度	心不全所見（−）
Ⅱ 度	肺野の50%以下で湿性副雑音を聴取，Ⅲ音（＋）
Ⅲ 度	肺野の50%以上で湿性副雑音を聴取，Ⅲ音（＋）
Ⅳ 度	心原性ショック

成分が血管外に漏出する．このような状態になると，肺でのガス交換が十分にできなくなり，酸素化が障害され，呼吸困難を生じる．これがうっ血性心不全の合併である．左室心筋の15%が傷害されると心駆出率が低下し，左室拡張末期圧が上昇する．25%が傷害されると臨床的に心不全となる．40%の傷害では血圧も低下し心原性ショックとなる．

スワン-ガンツカテーテルから得られた情報をフォレスター分類で評価し，強心薬，利尿薬，血管拡張薬を使用する．近年ではより簡便に評価できるノリア-スチーブンソン分類が用いられるようになってきている（p.86参照）．重症例では，大動脈内バルーンパンピング法（intra-aortic balloon pumping：IABP，**図Ⅻ-1-4**）や経皮的心肺補助法（percutaneous cardiopulmonary support：PCPS，**図Ⅻ-1-5**）が導入される．

(2) 不整脈（図Ⅻ-1-6）

急性心筋梗塞による死亡の半数は病院到着前の死亡であるといわれ，これらの死亡例の

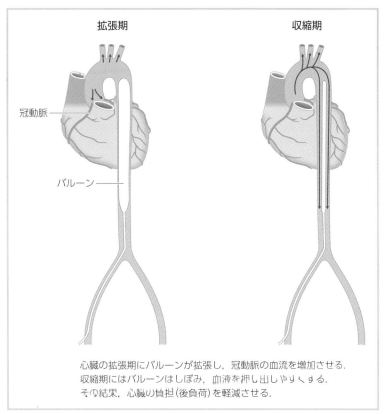

拡張期　　　　　　　　収縮期

冠動脈

バルーン

心臓の拡張期にバルーンが拡張し，冠動脈の血流を増加させる．
収縮期にはバルーンはしぼみ，血液を押し出しやすくする．
その結果，心臓の負担（後負荷）を軽減させる．

図XII-1-4　大動脈内バルーンパンピング法（IABP）

大部分は，致死性不整脈である心室細動（ventricular fibrillation：VF）または無脈性心室頻拍の発生が原因とされている．心筋梗塞急性期に生じる心室細動は，梗塞発症後4時間以内に生じることがほとんどであるため，この間はとくに厳重な心電図モニターの監視を行う．心室細動を生じた場合，ただちに自動体外式除細動器（automated external defibrillator：AED），手動式除細動器を用いた電気的除細動が必要となる．また，薬剤は抗不整脈薬[*1] が使用される．

　下壁梗塞では房室ブロックを合併することがある．これは一過性のことが多く，副交感神経遮断薬の静脈内注射が有効であるが，効果がない場合は一時的ペーシング[*2] を行う．前壁梗塞に合併する房室ブロックは，頻度は低いものの予後不良である．

（3）心室中隔穿孔，僧帽弁閉鎖不全，心破裂

　左前下行枝の閉塞により心室中隔が壊死した場合，心室中隔穿孔を起こすことがある．心音では，全収縮期雑音が聴取され，心不全や心原性ショックになるおそれがある．この

[*1]抗不整脈薬：不整脈の種類により，使用する薬剤は異なる．心室細動・心室頻拍ではアミオダロン塩酸塩，ニフェカラント塩酸塩，リドカイン塩酸塩，硫酸マグネシウムなどが投与される．また，房室ブロックなど徐脈性不整脈ではアトロピン硫酸塩水和物，ドパミン塩酸塩，アドレナリンが用いられる．

[*2]一時的ペーシング：洞不全症候群や房室ブロックなどの徐脈性不整脈に対して，電気的に心筋を刺激して心拍数を増加させる一時的な処置．経皮ペーシングと経静脈ペーシングがある．救急処置として経皮ペーシングは症候性徐脈に対し有効であるが，鎮痛薬を必要とすることが多いため，すみやかに経静脈ペーシングに移行する必要がある．経静脈ペーシングは内頸静脈や鎖骨下静脈から電極リードを右室または右房に挿入しペーシングを行う．

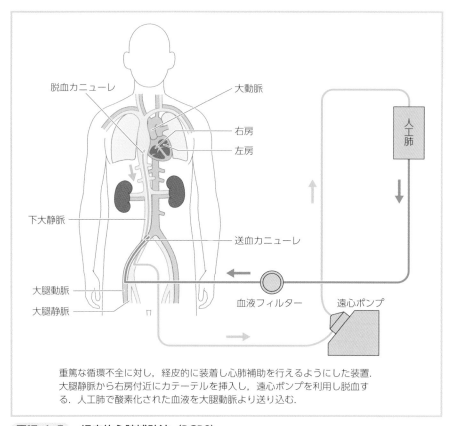

脱血カニューレ
大動脈
右房
左房
人工肺
下大静脈
送血カニューレ
大腿動脈
大腿静脈
血液フィルター
遠心ポンプ

重篤な循環不全に対し，経皮的に装着し心肺補助を行えるようにした装置．
大腿静脈から右房付近にカテーテルを挿入し，遠心ポンプを利用し脱血す
る．人工肺で酸素化された血液を大腿動脈より送り込む．

図XⅡ-1-5　経皮的心肺補助法（PCPS）

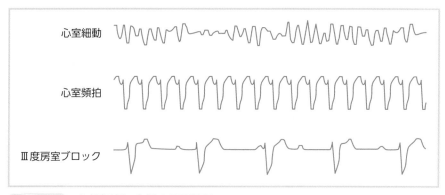

心室細動
心室頻拍
Ⅲ度房室ブロック

図XⅡ-1-6　心筋梗塞に合併する不整脈

場合，IABPの導入により血行動態を安定させ，外科的に穿孔部閉鎖術が行われる．

　また，右冠動脈，左回旋枝の閉塞により，乳頭筋断裂に伴う僧帽弁閉鎖不全を生じるこ
とがある．この場合も放置すれば肺水腫となり，内科的治療では救命困難となるため，外
科的に僧帽弁置換術が必要となる．

　心破裂（左室自由壁破裂）では，心囊内に血液が急激に貯留し，心タンポナーデとなる．
この場合，心停止となるため，心肺蘇生を開始し心囊穿刺や心囊開窓術を行い貯留した血

液を取り除く．同時に PCPS を導入し，緊急開胸を行い破裂部の修復術を行うが，救命は非常に困難となる．

c. 臨床症状

(1) 胸　痛

　激しい胸痛を訴えるときには急性心筋梗塞を疑う．胸痛を胸骨裏面の絞扼感や不快感として訴えることもある．また，頸部や左肩および心窩部への放散痛として現れることもあり，持続時間は 30 分以上に及ぶ．しかし，糖尿病患者や高齢者では胸痛を伴わないこともある．

(2) 冷感，チアノーゼ

　心筋の壊死により心機能が低下するため心拍出量が減少する．その結果，末梢まで十分に血液が供給されず冷感が出現する．末梢循環障害が高度になると，酸素欠乏によりチアノーゼがみられる．

(3) 呼吸困難

　心不全を合併すると肺うっ血をきたし酸素化は悪化する．その結果，呼吸困難が出現する．

(4) 悪心・嘔吐

　痛みや心筋の虚血によってもたらされる交感神経の緊張は，悪心・嘔吐などの消化器症状を誘発する．とくに下壁梗塞では，心臓下壁と消化器の支配神経が隣接しているため，消化器症状が現れやすい．

(5) 失　神

　無脈性心室頻拍，心室細動，完全房室ブロックなどの不整脈の出現により，脳血流が不十分となり失神を起こすことがある．

3●原　因

　急性心筋梗塞の発症の背景には，冠動脈の動脈硬化がかかわっている．動脈硬化を促進する危険因子として，高血圧，脂質異常症，糖尿病，肥満，喫煙などがあげられる．

4●確定診断

(1) 血液検査

　急性心筋梗塞を診断するための血液生化学的マーカーとして，クレアチンキナーゼ（CK），CK-MB，トロポニン I（または T），心臓型脂肪酸結合タンパク（heart-type fatty acid-binding protein：H-FABP）などが活用されている（**表XII-1-2**）[1,2]．虚血性心筋細胞障害が生じると心筋細胞膜が障害され，CK，H-FABP が血液中に遊出する．虚血が高度かつ長時間の場合，トロポニン I が血液中に遊出する．CK，トロポニン I は 3 時間程度で上昇し 12〜24 時間後に最大値となる．また，白血球は 1 時間以内に増加するため急性期診断には重要である（**図XII-1-7**）．

(2) 心電図

　急性心筋梗塞の典型的な例では冠動脈閉塞直後に T 波が増高し，続いて ST 部分が上昇する（**図XII-1-8**）．発症 2〜3 時間後には ST 上昇に一致した誘導で R 波の減高や異常 Q 波を認め始め，数時間後には QS 型となる．上昇した ST 部は発症 7〜12 時間後には下降を

表Ⅻ-1-2　発症からの経過時間別にみた各心筋バイオマーカーの診断精度

	＜2 時間	2〜4 時間	4〜6 時間	6〜12 時間	12〜24 時間	24〜72 時間	＞72 時間
ミオグロビン*	○	○	○	○	○	△	×
心臓型脂肪酸結合タンパク（H-FABP）*	○	○	○	○	○	△	×
心筋トロポニンⅠ,Ⅰ*	×	△	◎	◎	◎	◎	◎
高感度心筋トロポニンⅠ,Ⅰ	◎	◎	◎	◎	◎	◎	◎
CK-MB	×	△	◎	◎	◎	△	×
CK	×	△	○	○	○	△	×

◎：感度，特異度ともに高く診断に有用である．　○：感度は高いが，特異度に限界がある．　△：感度，特異度ともに限界がある．
×：診断に有用でない．　＊全血迅速診断が可能である．
〔日本循環器学会，日本冠疾患学会ほか：ST上昇型急性心筋梗塞の診療に関するガイドライン(2013年改訂版)，p.19
〔http://www.j-circ.or.jp/guideline/pdf/JCS2013_kimura_h.pdf〕（最終確認：2019年1月10日）より引用〕

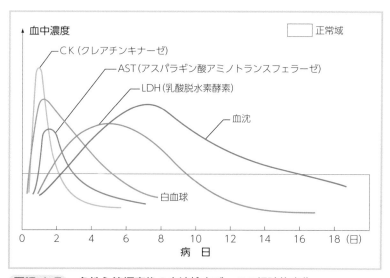

図Ⅻ-1-7　急性心筋梗塞後の血液検査データの経時的変化

開始し，その部分は陰転し冠性 T 波となる（左右対称の陰性 T 波）．閉塞した冠動脈の血流が再灌流療法により再開すれば，冠性 T 波は早期に出現する．ST 上昇や異常 Q 波は冠動脈の閉塞部位に対応し，隣接する 2 つ以上の誘導で出現する（**表Ⅻ-1-3**）．前壁梗塞は $V_1〜V_4$（**図Ⅻ-1-9**），下壁梗塞ではⅡ，Ⅲ，aVF 誘導（**図Ⅻ-1-10**）を中心に ST 上昇や異常 Q 波を認める．

(3) 超音波検査

　壁運動異常の確認，心機能の評価，急性大動脈解離との鑑別などに用いられる．また，心腔内血栓や心室中隔穿孔，僧帽弁閉鎖不全などの合併症の診断に有用である．

(4) 胸部 X 線検査

　急性大動脈解離では縦隔の拡大をきたす．急性心筋梗塞に特徴的な所見はないが，左心不全を合併した場合は肺うっ血像を示す．

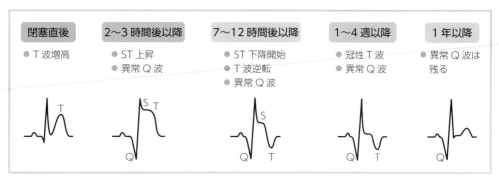

図XII-1-8 急性心筋梗塞の心電図の経時的変化

表XII-1-3 12誘導心電図による心筋梗塞の部位診断

梗塞部位	I	II	III	aVR	aVL	aVF	V₁	V₂	V₃	V₄	V₅	V₆	閉塞枝
前壁中隔							●	●	●	●		▲	左前下行枝
広範前壁	●				●		●	●	●	●	●	▲	左前下行枝
側　壁	●				●						●	●	左前下行枝 左回旋枝
高位側壁	●				●								左前下行枝 左回旋枝
下　壁		●	●			●							右冠動脈
後　壁							*	*					左回旋枝 右冠動脈

●：ST上昇や異常Q波がみられる　▲：ST上昇や異常Q波がときにみられる　＊R波増高（mirror image）

5●治　療

a. 初期治療（MONA）

（1）麻薬性鎮痛薬（M：モルヒネ）

　麻薬であるモルヒネは中枢神経系に鎮痛薬として作用する．また，モルヒネは疼痛除去だけではなく，静脈拡張作用も有するため，肺うっ血の軽減に有効である．モルヒネ3〜4 mgを静脈内投与する．効果が不十分であれば，5〜15分ごとに追加投与する．

（2）酸素投与（O）

　心不全徴候やショック状態を示す場合には酸素投与を行う．また酸素飽和度90％未満の患者に対して投与を行う．

（3）硝酸薬（N：ニトログリセリン）

　硝酸薬のニトログリセリンは，虚血性の胸部不快感に有効である．冠動脈や末梢動脈，容量血管である静脈を拡張させ，血行動態にも有益な効果を示す．錠剤の舌下投与，またはスプレー剤の噴霧投与で，3〜5分ごとに3回まで投与可能である．収縮期血圧90 mmHg未満，脈拍数50回/分未満（徐脈）もしくは100回/分を超える（頻脈）場合は使用を避ける．また，右室梗塞の合併が疑われる下壁梗塞ではきわめて慎重に投与する．さらに勃起不全治療薬内服後24時間以内に硝酸薬を使用した場合，過度の低血圧を引き起こすおそれがあるため禁忌である．

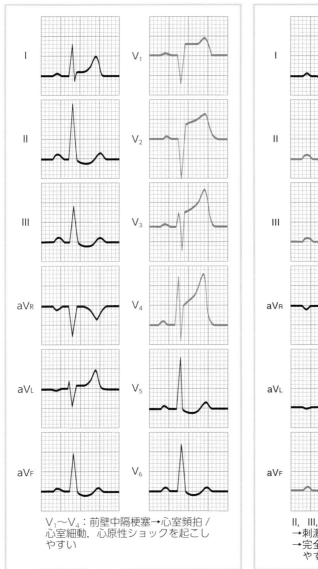

V₁〜V₄：前壁中隔梗塞→心室頻拍 /
心室細動，心原性ショックを起こし
やすい

図Ⅻ-1-9　前壁梗塞の心電図

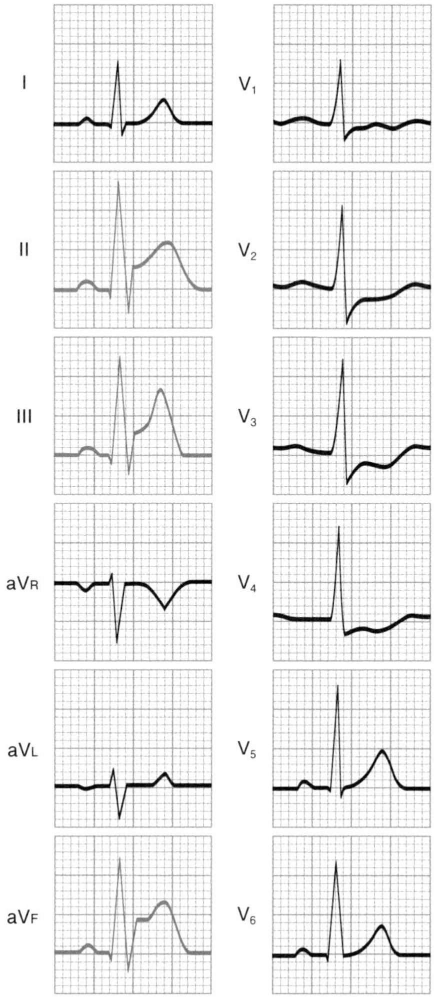

Ⅱ，Ⅲ，aVF：下壁梗塞→右冠動脈の閉塞
→刺激伝導系・右室への血流が途絶える
→完全房室ブロック，右室梗塞を合併し
やすい

図Ⅻ-1-10　下壁梗塞の心電図

（4）抗血栓薬（A：アスピリン）

　抗血栓薬のアスピリンは，血小板凝集を誘発するトロンボキサン A_2 の生成を阻害する．アスピリンアレルギーの既往がある患者，活動性の消化管出血を示す患者を除き投与する．

b. 再灌流療法

　急性心筋梗塞の死因として高い割合を占める心不全は，梗塞範囲が広いほど出現しやすい．梗塞範囲を少しでも狭くする目的で再灌流療法が行われる．この再灌流療法には，血栓溶解療法と経皮的冠動脈インターベンションがある．

（1）血栓溶解療法

　血栓溶解療法とは，血栓溶解薬である遺伝子組換え組織プラスミノーゲンアクチベー

ター（t-PA）を静脈内に投与し，冠動脈内に形成された血栓を溶解させ，再灌流を得る治療である．冠動脈造影を行わずにすみやかに治療を開始できるが，再灌流されたか確認できないという難点がある．頭蓋内出血などの出血性合併症を起こすおそれがあるため，適応と投与量の決定は慎重に行う必要がある．

(2) 経皮的冠動脈インターベンション

経皮的冠動脈インターベンション（percutaneous coronary intervention：PCI）とは，冠動脈造影で狭窄・閉塞部位を確認後，バルーンで同部位を拡張したり，ステントを留置することによって，再灌流を得る治療法であり，良好な成績が得られている（**図XII-1-11**）．現在では，冠動脈の末梢に飛散する粥腫破片や血栓量を減少させる目的で冠動脈内血栓吸引療法も行われている．

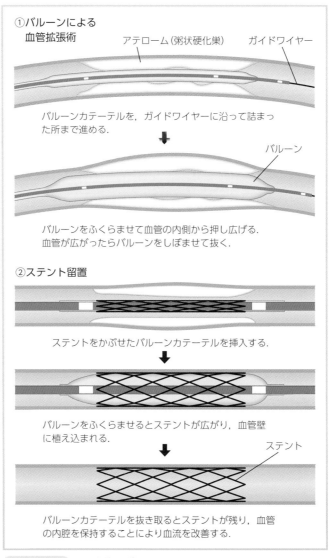

図XII-1-11　経皮的冠動脈インターベンション（PCI）

D. 急性心筋梗塞患者に対する救急外来での看護

1 ● 診断後から ICU 移送までの看護──問題・目標・計画

#1　致死性不整脈・心原性ショックの合併による生命の危機状態

#2　胸痛に伴う苦痛と不安

看護問題：#1　致死性不整脈・心原性ショックの合併による生命の危機状態

看護目標：致死性不整脈・心原性ショックによる生命の危機から回避される

OP：
　①バイタルサイン
　②自覚症状の有無（胸痛，放散痛，呼吸困難，悪心の有無）
　③心機能

TP：
　①心室細動や心原性ショックなどの重篤な合併症は死に直結することを念頭におき，患者の病態の変化に早期に対応し，緊急事態への進展を予防する
　②緊急時に備えた救急物品を整備する
　③各検査，再灌流療法の準備を行う
　④安静保持への援助を行う

EP：
　①疾患および変化する病態，今後の検査・治療について，患者を不安にさせないように理解度に合わせた説明をする
　②安静制限とその必要性について説明する
　③なんらかの症状や変化があったときには看護師に伝えてほしいことを説明する
　④家族に対する説明を行う

解　説

　急性心筋梗塞では，発症早期の致死性不整脈や，心機能の急激な低下による心原性ショックが出現し，死にいたる危険性が非常に高い．発症早期は，不整脈死を食い止めなければならない．またショックに対しては，低灌流による他臓器への影響が最小限になるように，迅速に処置を進める必要がある．初療では生命の危機から脱することが最大の目標となる．

　看護師は，患者の第一印象と症状から緊急度を，バイタルサイン・検査結果から重症度を把握する．胸痛という症状から急性心筋梗塞や急性大動脈解離などのとくに重大な疾患を疑い，患者の循環動態および心電図波形を十分注意し観察する．また，急変対応や緊急処置が必要になることがあるため，先を読んだ行動を心がける必要がある．再灌流療法では，血流再開時に，血圧低下や致死性不整脈などの再灌流障害を引き起こすおそれがあるため緊急薬品の投与や電気的除細動が必要となる場合がある．

看護問題：#2　胸痛に伴う苦痛と不安

看護目標：胸痛に伴う苦痛・不安が緩和される

OP：
　①胸痛の程度

②不安・苦痛
③身体に及ぼす影響の程度
　・バイタルサインの変化
　・心電図モニター上の変化（ST 変化の有無）

TP：
①胸痛を緩和する
②不安を緩和する

EP：
①心筋梗塞で心機能が低下していること，心臓の負担を軽減することが重要なことを説明する
②痛みや不安などは我慢せず看護師に伝えてほしいことを説明する

解　説

　激しい胸痛は，大きな苦痛となるだけでなく，不安や恐怖心を抱かせることがある．こうした苦痛や不安は，交感神経の緊張状態を招いたり，カテコラミンの分泌を増加させる．その結果，冠血流量の減少や心筋の酸素消費量の増加を招き心筋に悪影響を及ぼす．看護師は患者のすぐそばに寄り添い，訴えを聞き，早期に苦痛が緩和されるよう援助する必要がある．

　再灌流療法では，再灌流後に胸痛が増強することがある．麻薬性鎮痛薬も適宜使用できるよう準備が必要である．さらに，患者の表情や言動にも注意を払い，胸痛とそれに関連する苦痛を医師と連携し，最大限取り除くよう努める．

2 ● 診断後から ICU 移送までの A さんへの看護の実際

　治療として，緊急冠動脈造影での病変部位の確認と PCI が選択された．準備をしている途中で A さんは突然心室細動となり眼球は上転し全身けいれんが出現した．胸骨圧迫を行いながら除細動を施行し洞調律（正常のリズム状態）となった．その後，意識も回復した．A さんおよび家族に病状・治療の必要性などについて説明し同意が得られた．緊急冠動脈造影・PCI 中にも急変はありうるため，家族との面会時間を設けたあとで，血管造影室へ入室した．

　血管造影室入室後，心電図モニターなどを装着し，致死性不整脈の出現に備えた．カテーテル検査・治療中の合併症として，①造影剤によるアナフィラキシーショック，②ガイドワイヤーなどによる血管損傷，③造影剤の注入やカテーテルの刺激による不整脈，④脳梗塞などを起こすおそれがあり，注意し観察を行った．

　冠動脈造影では，左前下行枝の閉塞が確認されたため，引き続き PCI が行われた．ガイドワイヤーで血栓による冠動脈の閉塞が解除され，血流再開後，血圧 60 mmHg 程度まで低下したが，昇圧薬を使用し 100 mmHg に上昇した．致死性不整脈の出現はなかった．病変部位にはステントが留置され，胸痛も消失し終了となった．

　なお，A さんの追加情報として，職場では課長職にあり，毎日 9 時に出勤し 23 時に帰宅するという多忙な生活を送っていたこと，肥満 1 度という情報が得られた．

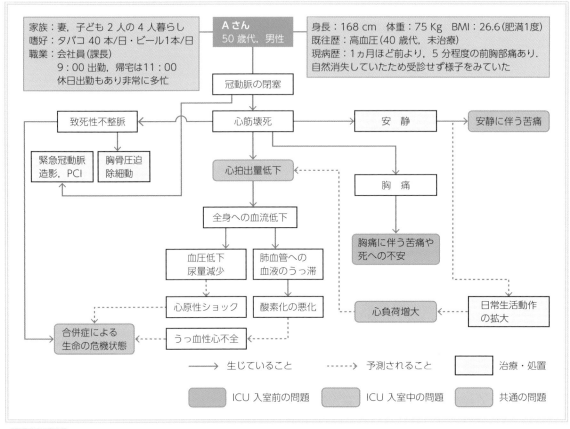

図XII-1-12　ICU入室時点におけるAさんの情報の関連図

E. ICUにおける看護

ICU入室時点におけるAさんの情報の関連図を**図XII-1-12**に示す.

1 ● ICUにおける看護——問題・目標・計画

#1　急性心筋梗塞に関連する心拍出量の低下

#2　安静に伴う苦痛

#3　日常生活動作の拡大に伴う心負荷増大の可能性

看護問題：#1　急性心筋梗塞に関連する心拍出量の低下
看護目標：致死性不整脈・心不全などの合併症が回避され，再梗塞を起こさない

OP：

　①バイタルサイン

　②顔色・表情，末梢循環状態

　③胸部症状，消化器症状などの有無

　④合併症の徴候の有無

・心電図モニターの持続監視

・心不全，ショック徴候の有無

⑤時間尿量と水分出納

⑥心機能

TP：

①重篤な合併症は死に直結することを念頭におき，緊急事態に進展するのを予防する（胸部症状出現時，部位・程度・バイタルサインを測定，12誘導心電図を施行し，医師の指示をあおぐ）

②緊急時に備えた救急物品の整備・点検を行う

③安静保持への援助を行う（心臓の過負荷とならないように，日常生活動作の介助を行う）

④病態に即した安楽な体位を保持する

⑤吸い飲み，ティッシュペーパー，時計などの日用品は手に届くところに設置する

⑥家族への対応を行う

EP：

①疾患および変化する病態，今後の検査・治療について説明する

②安静制限とその必要性について説明する

③なんらかの症状や変化を自覚したときには看護師に伝えてほしいことを説明する

④ベッド上の生活について説明する

⑤家族に対する説明を行う

・面会時の注意点について

・医師の説明で不明な点について，わかりやすい言葉で補足する

解　説

　発症から24時間以内は，致死性不整脈を起こしやすく，引き続き心電図波形に注意し早期対処に努める．また，PCI後には，抗凝固療法も開始されるが，ステント内血栓による再梗塞を起こすおそれもある．胸部症状の変化を早期にとらえる必要があり，患者への説明も忘れてはならない．循環動態が安定していれば，日常生活動作は徐々に拡大される．その際，心負荷が増大し心不全を合併するおそれがある．生活上のあらゆる動作に注意し，心不全徴候を早期にとらえることが重要となる．

看護問題：#2　安静に伴う苦痛

看護目標：安静による苦痛が最小限になる

OP：

①苦痛の内容と程度

・痛み（腰痛など）

・不安，緊張などの感情

・疲労，排泄行為に関する精神的ストレスなど

②身体に及ぼす影響の程度

・バイタルサインの変化の程度

・心電図モニター上の変化

③精神症状（せん妄）の有無

④入院前の生活パターン（食事習慣，排便習慣，睡眠パターン，清潔習慣）

　⑤睡眠状況

　⑥食事摂取状況

　⑦患者の社会的立場・役割（サポートシステムの状況）

TP：

　①腰痛を緩和する（マッサージ，鎮痛薬の使用）

　②不安を緩和する

　③生活パターン・習慣を考慮し対応する（十分な睡眠と休息の確保）

　④排泄行為に関する精神的ストレスを緩和する

　⑤心負荷軽減のため患者ができるだけリラックスできるように工夫する

　⑥制限範囲内で気分転換への工夫を行う

　⑦家族と情報交換を行い，協力を得ていく

EP：

　①心筋梗塞で心機能が低下していること，心臓の負担の軽減が重要なことを説明する

　②交感神経を刺激することが心臓の負担になることを説明する

　③痛みや不安などは我慢せず看護師に伝えてほしいことを説明する

　④安静度と活動範囲の拡大時期について説明する

　⑤家族と情報交換を行い，精神面のケアについて協力を得る

解　説

　再灌流療法後，胸痛は緩和されることが多い．しかし，ICU 入室後は安静が必要となるため，腰痛などの安静に伴う苦痛を訴える．苦痛は，前述したように心機能の回復に対しても悪影響となる．苦痛が緩和され，生活しやすい環境を提供する．

看護問題：#3　日常生活動作の拡大に伴う心負荷増大の可能性
看護目標：心機能に応じて安全に活動範囲が拡大できる

OP：

　①心機能およびバイタルサイン

　②労作前・中・後での血圧，心拍数の変化

　③心電図

　④呼吸状態の変化の有無

　⑤日常生活での労作の内容

　⑥心不全徴候の有無

　⑦自覚症状の有無

　⑧他覚症状の有無

　⑨疾患について，どのように認識しているか

　⑩活動範囲が守れているか

TP：

　①心臓への負荷が危険レベルを超えない範囲に調整する

　・胸痛，動悸，息切れ，疲労感，めまい，ふらつきなどの自覚症状が出現した場合は新しい活動に進まない．また，これに近い症状が出現した場合は休息を取り入れる

　②プログラムに則った心臓リハビリテーションを行う[3]

　③日常生活での注意

　・食事：体位，摂取時間，食事内容

・排泄：体位，方法，排泄時間，努責に注意
・清拭や入浴：室内の気温，湯やタオルの温度，実施時間，方法，体位などを考慮
④高齢者や心機能が著明に低下している患者については，とくに個別の病態を把握し，体位の変更や移乗動作などの労作時における自覚症状・他覚症状，バイタルサインに注意する

EP：
①患者の病態および心機能に適応した日常生活動作の拡大のしかた，またその日の安静度について説明する
②新たに活動を拡大するときは看護師が付き添うことを説明する
③安静制限内では積極的にセルフケアを行うことを勧める
④胸痛や倦怠感，呼吸困難などの症状が出現したときは安静にし，必ず看護師を呼ぶことを説明する
⑤日常生活動作における注意事項について説明する
・排便時の努責を避ける
・体位を変えるときはゆっくり行う
・食事はゆっくり摂取する
・食後，動いたあとは30分以上の休息をとる

解　説

　再灌流療法後は，循環動態が安定していれば安静が解除されていくので，今後の生活上の注意点についても少しずつ説明していく．食事や排泄は早期に実体験できるよい機会となる．心不全の症状について理解してもらい，患者自身が自分の状態を把握し，生活調整できるようにかかわる必要がある．

2● ICU における A さんへの看護の実際

＜ICU 入室1日目＞

　ICU 入室後，点滴による抗血栓療法，冠動脈拡張薬などの投与が行われた．A さんには，病状，安静の必要性ついて説明した．また，症状がなく血圧・脈拍が安定していれば，翌日には起き上がることができること，食事の開始や排泄の方法など，現在直面している生活上の問題や今後の見通しについて説明した．さらに，再梗塞を起こすおそれもあり，胸痛などの症状が再度出現した場合は，すぐ看護師に伝えてほしい旨を説明した．A さんは，「もう大丈夫です．明日にでも退院できそうなくらいです．仕事が心配なんですよ」と話した．そこで，心筋への血流は再開されたものの心機能はまだ回復していないことを説明し，入院の必要性について理解を得た．また，仕事上の心配については，家族から職場に連絡をとってもらうことになった．

　発症後24時間以内は致死性不整脈を起こすことがあるため，引き続き心電図モニターの監視を継続的に行った．また，バイタルサイン，胸痛などの症状のほか，PCI の穿刺部位の確認を行った．穿刺部位からの出血の有無，血腫形成の有無，痛みとしびれの有無など末梢循環の悪化に注意し観察を行った．CK，CK-MB については6時間ごとに測定した．24時間後にピークを迎え，CK 4,500 IU/L，CK-MB 252 IU/L であった．

　臥床による腰痛を訴えていたのでマッサージを実施したところ，痛みは緩和されたよう

で，睡眠も得られた．

＜ICU 入室 2 日目以降＞

発症翌日には，床上で自力坐位をとることも許可され，安静に伴う腰痛は消失した．食事・排泄時には，心臓への負担を考慮する必要があることなど，生活上の注意点を説明した．日常生活動作の拡大による心不全徴候や致死性不整脈の出現もなく，3 病日目に一般病棟へ転棟となった．

5 病日目には病院内を歩行できる程度まで回復し，ストレッチ運動なども開始した．退院後の生活では，自分自身で身体の状態を確認しながら行動範囲を拡大し，決して無理をせず，段階的に ADL を拡大していくことを説明した．

⊃⋻⋌　心臓リハビリテーション

循環動態が安定し，症状がなければ，質の高い社会復帰や冠危険因子の軽減などを目的に，心臓リハビリテーションを開始する．

急性期の心臓リハビリテーションでは，病室・病棟内での生活動作，負荷試験・運動療法などについて段階ごとにプログラムが組まれ，患者教育や心理的援助なども合わせて行われる．

急性期リハビリテーション負荷試験の判定基準[3] として，以下があげられる．

①胸痛，呼吸困難，動悸などの自覚症状が出現しないこと
②心拍数が120 回/分以上にならないこと，または40 回/分以上増加しないこと
③危険な不整脈が出現しないこと
④心電図上 1 mm 以上の虚血性 ST 低下，または著明な ST 上昇がないこと
⑤室内便器使用時までは 20 mmHg 以上の収縮期血圧上昇・低下がないこと

心臓リハビリテーションの効果として，動脈硬化の原因となる危険因子（高血圧，脂質異常症，糖尿病，肥満）が軽減される．また，血管が自分で広がる能力（血管内皮機能）や自律神経の働きがよくなり，血栓が形成されにくくなる．

引用文献

1) 日本循環器学会，日本冠疾患学会ほか：急性冠症候群ガイドライン（2018 年改訂版），4 確定診断，p.199～200，5-a 初期治療，p.201．〔https://www.j-circ.or.jp/cms/wp-content/uploads/2020/02/JCS2018_kimura.pdf〕（最終確認：2022 年 8 月 1 日）

2) 日本循環器学会，日本冠疾患学会ほか：ST 上昇型急性心筋梗塞の診療に関するガイドライン（2013 年改訂版），p.19〔http://www.j-circ.or.jp/guideline/pdf/JCS2013_kimura_h.pdf〕（最終確認：2019 年 1 月 10 日）

3) 日本循環器学会，日本心臓リハビリテーション学会ほか：心血管疾患におけるリハビリテーションに関するガイドライン（2021 年改訂版）〔https://www.j-circ.or.jp/cms/wp-content/uploads/2021/03/JCS2021_Makita.pdf〕（最終確認：2022 年 8 月 1 日）

2 激しい頭痛——くも膜下出血

救急隊からの情報

- 患者はBさん，40歳代の女性．
- 午前11時ごろ，友人とテニスをしていたところ，急に頭痛を訴えしゃがみこみ，その場で倒れ，嘔吐し，動かなくなったため，友人が119番通報した．
- 救急隊到着時，血圧180/90 mmHg，脈拍80回/分，呼吸は10回/分でいびき様であった．声かけに対する反応はなかったが，病院到着直前に声かけに対しうなずくようになり，頭を抱えるしぐさをしながら「頭が痛い」と訴えるようになった．

A. 頭痛の病態・診断・治療

1● 定　義

　頭痛とは，頭蓋内および頭蓋外の痛覚受容器への刺激によって生じる痛みをいう．脳実質には痛覚受容器はなく，脳血管や硬膜，骨膜，皮膚などが圧迫・伸展を受け，痛みとして感じる．頭痛には多くの種類があり，冷たいものを食べたときに「きーん」とする痛みや，風邪を引いて熱があるときに「ぼーっ」とする鈍い痛み，何かに頭をぶつけて「ズキズキ」する痛みなどがある．

2● 国際頭痛分類

　頭痛には国際分類があり，「一次性頭痛」「二次性頭痛」「有痛性脳神経ニューロパチー，他の顔面痛およびその他の頭痛」の3種類に大分類される（**表XII-2-1**）．一次性頭痛とは，機能性頭痛ともよばれるもので，頭蓋内病変などがないため原因が不明であるが頭痛という症状があるものをいう．二次性頭痛とは，症候性頭痛ともよばれるもので，頭蓋内病変や眼・耳などに生じる疾患が原因で出現している頭痛のことをいい，たとえばくも膜下出血による頭痛は二次性頭痛に分類される．

　実際の診断場面では頭痛の分類を考えるよりも，緊急性を要する重篤な疾患が潜んでいないかを鑑別する必要がある．緊急処置が必要となるのは頭蓋内病変がある場合であり，その判断としては，頭痛の起こり方（発症様式）と経過・持続時間，頭痛の部位や性質，随伴症状（失語や運動麻痺，意識障害，呼吸状態の悪化など），誘因などを問診することが大切である．

　その中でもとくに発症様式は重篤な疾患の鑑別のために重要なポイントであり，①急性頭痛，②亜急性頭痛，③慢性頭痛に分けて考えるとわかりやすい．以下では頭痛を引き起こす疾患について発症様式別に解説する．

表Ⅻ-2-1　国際頭痛分類第 3 版（ICHD-3）

一次性頭痛	1.　片頭痛
	2.　緊張型頭痛
	3.　三叉神経・自律神経性頭痛（TACs）
	4.　その他の一次性頭痛疾患
二次性頭痛	5.　頭頸部外傷・傷害による頭痛
	6.　頭頸部血管障害による頭痛
	7.　非血管性頭蓋内疾患による頭痛
	8.　物質またはその離脱による頭痛
	9.　感染症による頭痛
	10.　ホメオスターシス障害による頭痛
	11.　頭蓋骨，頸，眼，耳，鼻，副鼻腔，歯，口あるいはその他の顔面・頸部の構成組織の障害による頭痛あるいは顔面痛
	12.　精神疾患による頭痛
有痛性脳神経ニューロパチー，他の顔面痛およびその他の頭痛	13.　有痛性脳神経ニューロパチーおよび他の顔面痛
	14.　その他の頭痛性疾患

［国際頭痛学会・頭痛分類委員会（日本頭痛学会・国際頭痛分類委員会訳）：国際頭痛分類，第3版，医学書院，2018を参考に作成］

3 ● 頭痛を引き起こす主な疾患

a. 急性頭痛

　頭痛の発症が突然であり，緊急性を要する頭痛である（国際頭痛分類では二次性頭痛およびその他の頭痛に相当する）．

(1) くも膜下出血

　頭痛が生じる疾患の中で死亡率が高いものの 1 つである．脳動脈瘤破裂により生じることが多い．これによる頭痛は，「突然殴られたような，今まで経験したことのない激しい痛み」と表現されることが多く，痛みは持続する．嘔吐を伴うことが多く，重症例では意識障害や運動麻痺などの神経症状を認める．軽症例では頭痛が軽度の場合もあり見逃されることがあるが，再度出血することで死亡率はさらに高くなる．

　くも膜下出血の発症率は，日本における調査では女性に多く，男女比 1：2 である．また，発症好発年齢は 40〜50 歳代の働き盛りの年代に多い．くも膜下出血全体の死亡率は約 30〜50％である．また，たとえ救命できたとしても重篤な後遺症を残す場合もある．くも膜下出血患者の予後のおおまかな割合としては，死亡1/3，後遺症あり1/3，完全社会復帰1/3 といわれており，死亡率も高いが，社会復帰できるまでに回復する患者も同じくらい存在する．

(2) 脳内出血

　高血圧によりもろくなった脳の血管が破綻することで発症する高血圧性脳出血が最も多いが，それ以外に脳動静脈奇形などの血管異常によるものがある．突然の頭痛や嘔吐が出現することがあるが，頭痛の出現がない場合もある．意識障害や運動麻痺などの神経症状を伴っていることが多い．血腫が増大することで生命の危機的状況に陥ることがあるため，

早期の血圧コントロールが必要である.

(3) 髄膜炎

　風邪や中耳炎, 外傷などがきっかけとなり, 細菌やウイルスが脳内に侵入し, 髄膜に炎症を起こす疾患である. 後頭部を中心とした激しい頭痛のほかに, 高熱, 嘔吐, けいれん, 項部硬直（後頸部が固くなり頸を前屈できない状態）, 意識障害を伴うことも多い.

(4) 頭部外傷に伴う疾患

　頭部外傷後急性期の頭痛は, 軟部組織の損傷, くも膜下出血, 頭蓋内圧亢進*による頭痛が多い. 初めは意識があり頭痛や悪心を訴えていても, 時間の経過とともに意識障害が進行することがあるので注意が必要である.

(5) 急性緑内障

　突然の頭痛, 嘔吐で発症するため, くも膜下出血と鑑別する必要があるが, 多くは視力障害や眼球の圧痛, 結膜の充血などの眼症状を伴う. 放置すると失明の危険があり早急に眼科を受診する必要がある.

b. 亜急性頭痛

　頭痛の発症の日時が明確ではないが, 徐々に症状が増強する頭痛である（国際頭痛分類では二次性頭痛に相当する）.

(1) 脳腫瘍

　頭蓋内に腫瘍ができたことにより, その部位の脳の機能障害が出現する疾患である. そのため, 腫瘍が悪性でも良性でも出現する症状に大きな差はみられない. 頭蓋内の占拠性病変の大きさと発生部位が問題となる. 頭痛は, 数週間から数ヵ月の間に徐々にひどくなる場合が多い. また, 朝起床時に頭痛が強いが起きると楽になる, 早朝頭痛が特徴的である. 嘔吐を伴うことも多く, 悪心がないのに突然嘔吐することが多い. 脳の局所症状として, 運動麻痺や言語障害, 視力低下, けいれん, 意識障害などさまざまな症状を伴うことがある.

(2) 慢性硬膜下血腫

　頭部打撲後1〜2ヵ月くらいの期間に血液が硬膜下に溜まったものである. 徐々に頭痛や頭重感が強くなり, 嘔吐や物忘れが激しくなる, 軽度の麻痺がみられるなどで気づくことが多い. 高齢者やアルコール大量飲酒者に出現することが多く, しばしば認知症と誤認される.

(3) 脳膿瘍

　中耳炎や副鼻腔炎など, 脳に接した部位の化膿巣からの感染や, 胸膜炎や心内膜炎などからの血行性転移などにより, 脳実質内に膿が貯留する疾患である. 頭痛や発熱, けいれん, 運動麻痺などを伴うことがある.

c. 慢性頭痛

　数ヵ月から数年以上という長い期間出現する頭痛である（国際頭痛分類では一次性頭痛

---

*頭蓋内圧亢進：脳は固い頭蓋骨におおわれているために, 出血や腫れなどで頭蓋内の容積が増えると頭蓋骨の中で脳実質が強い圧迫を受けることにより生じる現象である. よくみられる症状として, 頭痛, 嘔吐, 徐脈と収縮期血圧の上昇（クッシング現象）, 意識障害, 呼吸障害, 瞳孔異常などがある. この頭蓋内圧亢進症状に気づかず, 進行すると脳ヘルニア（p.283参照）に移行し致命的となるため, 頭蓋内圧亢進症状を早期に発見し対応することは非常に重要である.

に相当する）．頭蓋内病変は否定的であるため，対症療法が行われる．

（1）片頭痛

女性に多く，頭部片側に限局する拍動性の頭痛である．頭痛とともに悪心，嘔吐を伴う
ほか，前兆や随伴症状として，幻視や視野欠損などの視覚前駆症状や片麻痺がみられるこ
とがある．症状は一過性のことが多く，原因は頭蓋内外の血管の収縮や拡張，脳・神経細
胞の活動の異常といわれているが機序は不明である．

（2）緊張性頭痛

やや女性に多く，慢性的に持続する鈍痛で，頭部全体が締めつけられ圧迫されるような
痛みである．筋収縮性頭痛ともよばれ，筋の収縮や過緊張ストレスと関連があるといわれ
ている．

（3）群発頭痛

男性に多く，片側の前頭部や眼の周囲に激しく刺すような痛みが数時間持続し，数週間
から2～3ヵ月にわたり続くことがある．痛みと同側の流涙や眼球充血，鼻閉塞，鼻漏を
伴うこともある．

4 ● 診断のためのプロセス （図Ⅻ-2-1）

a. 初期アセスメントと情報収集

突然の激しい頭痛で来院した場合は，くも膜下出血など頭蓋内疾患の可能性を念頭にお
き検査を進める．意識がはっきりしており話ができるようなら，頭痛の起こり方と経過・
持続時間，頭痛の部位や性質，随伴症状などを簡単に問診する．痛みが強く，話ができる
状況ではないことも多く，また意識障害や言語障害により状況確認ができないこともある．
その場合は，近くで目撃していた人に話を聞くなど情報収集に努める．

問診を進めながら，意識障害の程度や運動麻痺，言語障害などの脳神経症状を観察する．

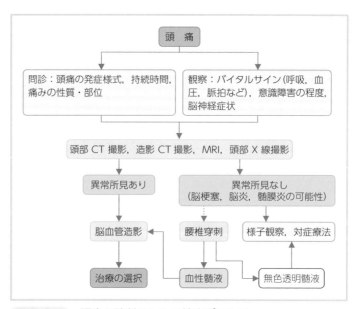

図Ⅻ-2-1　頭痛の診断のための検査プロセス

バイタルサインも重要であり，呼吸状態の観察，血圧，脈拍を測定する．

b. 検 査

頭蓋内病変を否定するために頭部CT撮影，さらに造影CT撮影，頭部X線撮影，MRIを行う．頭痛が強く検査に耐えられない場合や，痛みにより血圧が上昇しており再出血のおそれが強い場合は，鎮痛薬や鎮静薬を使用し検査を進める．薬剤投与のための末梢静脈ラインを確保し，その際，同時に血液を採取し検査室へ提出する．

頭部CT撮影やMRIにて頭蓋内に異常所見が認められなかった場合は，経過観察と対症療法となる．しかし，臨床症状や頭痛の発生状況から，くも膜下出血が強く疑われる場合は，腰椎穿刺を行い（p.222に注意事項の解説あり），さらに，詳細な脳血管の状態を確認するために脳血管造影を行う場合もある．

5 ● 主な処置・治療

a. くも膜下出血

動脈瘤破裂が原因のものについて述べる．治療の原則は，再出血を予防するために破裂した動脈瘤に対し早期に治療を行うことである．再出血による病状悪化が生命危機に直結するため，刺激を最小限とし，血圧を上昇させないようにする．また，鎮痛薬を使用し，苦痛緩和を図りながら採血や末梢静脈ラインの挿入，CT検査を行う．脳血管造影で動脈瘤の破裂部位を把握し治療方法を検討する　再出血を予防するために，緊急での脳血管内手術（コイル塞栓術）または開頭術によるネッククリッピング術が選択される場合が多い（p.223参照）．出血源不明の場合は，時間をあけて再度出血源の確認を行う．

b. 脳内出血

出血した原因を把握するため，CT検査後に造影CT検査を行い，脳血管異常による出血か，高血圧性の出血かを鑑別する．高血圧性の場合が多いため，すぐに降圧薬を投与して血圧が上昇しないようにコントロールを図る．

治療方法は，内科的治療と外科的治療がある．内科的治療の原則は降圧療法であり，外科的治療は救命目的で開頭血腫除去術や内視鏡下での血腫除去術を考慮する．また，脳血管異常の場合は，その血管に対する治療が必要であるのか検討し，必要であれば開頭術，脳血管内手術や放射線治療（ガンマナイフ）などを考慮する．

c. 髄膜炎

治療の原則は内科的治療である．頭部CT検査，腰椎穿刺，血液培養などの検査を行い，感染の程度を把握する．また，細菌性やウイルス性などの炎症にはさまざまな原因が考えられるが，原因に応じて抗菌薬や抗ウイルス薬を点滴投与する．

d. 頭部外傷

外傷による頭蓋内の損傷の程度により，保存療法や外科的治療が行われる．外傷性の脳内出血や脳挫傷が重度で，生命危機状態であれば，救命目的で開頭血腫除去術や脳浮腫による脳ヘルニア予防のための外減圧術を行う．また，術後の頭蓋内圧上昇を予防するため，ICP（頭蓋内圧）センサーや脳室ドレーンを挿入し，平温療法（体温が上昇しないようにコントロールする）を行う場合がある．

e. 急性緑内障

失明を予防するためには眼圧を低下させることが必要であり，早期に視力・眼圧・視野・眼底・隅角などの検査を行い，病型を決定する．薬物療法やレーザーによる外科的治療により眼圧降下治療を行う．

f. 脳腫瘍

良性の脳腫瘍の場合は手術療法のみが適応となる．悪性の脳腫瘍の場合は，外科的手術を中心に放射線治療と抗がん薬を併用することが多い．

g. 慢性硬膜下血腫

血腫の量が多く麻痺や頭痛，意識障害を生じている場合は，外科的治療を選択することが多い．手術は局所麻酔下で行うことができる．頭蓋骨に2ヵ所ドレーンを挿入する穴を開け，洗浄ドレナージによって血腫を排出する手術が一般的である．

h. 片頭痛

治療方法は鎮痛薬などによる対症療法である．

B. 頭痛を訴える患者への看護

1●搬送の受け入れ準備

激しい頭痛を訴えているなどの救急隊の情報から，くも膜下出血などの重篤な頭蓋内疾患の可能性を考慮し準備を進める．血圧計，心電図モニター，血液検査，末梢静脈ライン確保の準備と，CT検査，脳血管造影がすぐに行えるよう放射線科に連絡を取っておく．刺激は最小限とする．苦痛緩和，血圧コントロールのため，鎮痛薬・鎮静薬・降圧薬を準備する．

2●来院時の看護

来院時の看護で重要なことは，致死的で緊急性を有する疾患があることを念頭におき，情報収集を行うことである．頭痛の症状や発症様式以外に，自覚症状や意識障害の有無，バイタルサインの異常の有無などを全身状態を観察し情報収集する．聴取した情報より，緊急性・重症度が高いものから鑑別していくことが大切である．

くも膜下出血やそのほかの頭蓋内出血は検査中にも病状が進行する場合があるため，検査中のバイタルサインや自覚症状，意識状態の変化（消失していた意識が戻ったり，再出血で意識消失するなど）に注意し，継続的な観察が必要である．

3●来院時のBさんへの看護の実際

Bさんは突然の頭痛と嘔吐で発症したという友人からの情報と，意識消失を短時間認めたことから，くも膜下出血を疑い検査が進められた．

頭痛を強く訴えていたが，自分の氏名や年齢は正しく答えられていた．運動麻痺はなく，瞳孔所見も異常はなかった．嘔吐を繰り返しており，側臥位にさせ誤嚥を防止するとともに鎮痛薬と鎮静薬を使用し苦痛の緩和を図った．血圧は180/84 mmHgと高値であり，降圧薬の静脈内注射を実施し120/75 mmHgとなった．呼吸状態の異常はなかった．再出血

を予防するために，鎮痛薬の効果が持続している間に CT 検査を行うなど，外的刺激を最小限とするよう配慮した．再出血で意識が消失するなど，意識状態が変化することがあるため，できる限り傍で付き添い，早期発見・対応ができるようにした．

　救急車に同乗した友人の情報によると，B さんは専業主婦で病気について話したことはないが，頭痛がたびたびあり，市販の頭痛薬を飲んでいると聞いていた．家族は夫と高校生の娘，中学生の息子がいることがわかった．今後の治療方針決定や入院の手続きのため家族の来院が必要だと友人に伝えたところ，夫が勤務する会社名を知っていたため，連絡を入れて夫に状況を簡単に伝え来院を依頼した．

事例の概要②　診断　くも膜下出血
・頭痛の訴えと嘔吐のあと，くも膜下出血によると思われる一時的な頭蓋内圧変動による症状が出現し意識消失したが，経過途中に意識が回復した．
・意識が回復した後に自ら頭痛を訴え両手で頭を抱えていた．失語や麻痺などの脳局所症状は認められなかった．
・頭部 CT 撮影を実施し，くも膜下出血と診断された．

C. くも膜下出血の病態・診断・治療

1 ● 定　義

　脳は，頭蓋骨と，硬膜・くも膜・軟膜という 3 層の膜（脳脊髄膜，髄膜）に包まれており，くも膜と軟膜の間にはくも膜下腔とよばれる空間が存在する．くも膜下腔には脳脊髄液（髄液）や神経のほかに脳へ血液を供給する比較的太い動脈が存在する．外傷性くも膜下出血，静脈破綻によるくも膜下出血などもあるが，**くも膜下出血**のほとんどはこの太い動脈の分岐部に発生した動脈瘤が破裂することで発症する（**図XII-2-2**）．以下では主に動脈瘤破裂によるものについて解説する．

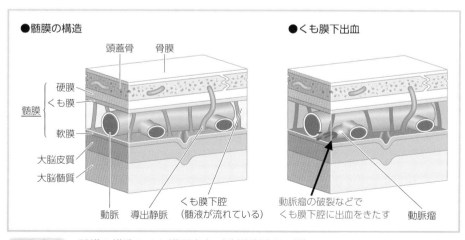

図XII-2-2　髄膜の構造とくも膜下出血（破裂動脈瘤の例）

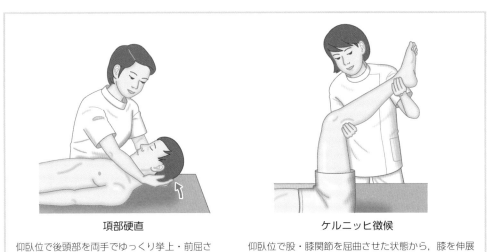

項部硬直	ケルニッヒ徴候
仰臥位で後頭部を両手でゆっくり挙上・前屈させると，項部の筋肉の硬直で前屈が不完全．	仰臥位で股・膝関節を屈曲させた状態から，膝を伸展させると，痛みや抵抗があり膝を伸展できない．

図XII-2-3　項部硬直とケルニッヒ徴候

2●病態・臨床症状

初回出血，再出血，遅発性脳血管攣縮（れんしゅく），水頭症に分けて解説する．

a. 初回出血

初回出血時の主な症状は，突然の激しい頭痛である．悪心・嘔吐，めまい，一過性の意識消失を伴うことも多い．また，髄膜刺激症状（項部硬直やケルニッヒ徴候）は発作直後には認めないが数時間後に出現する（**図XII-2-3**）．頭痛は数日から10日くらい持続するといわれている．一過性の意識消失は約30～50％の患者で頭痛と同時か少し遅れて出現するが，出血量が多い場合などは意識障害が回復せずに遷延（せんえん）することがある．

くも膜下出血では，血液がくも膜下腔に広がり，頭蓋内圧が一気に上昇するため突然の頭痛が発生する．血餅（けっぺい）が形成されるなどして早期に止血された場合は，頭蓋内圧が下がり血流は再開し意識が戻る．このため，くも膜下出血が見逃されることもある．しかし，出血量が多い場合は重症なことが多く，発症時から意識障害を呈する場合や，即死する場合もある．約30～40％の患者は初回出血で頭蓋内圧が著明に上昇することにより昏睡（こんすい）状態を呈し，急性期治療に持ち込むことができない状態となる．

通常くも膜下出血は，片麻痺や失語など脳局所症状が出現することは少なく，出現しても一過性である．脳局所症状が強い場合は，脳内血腫を合併していることが多い．

そのほか，交感神経の緊張により徐脈，QT延長，T波異常不整脈など心電図上の異常を示すことがあり，突然死の原因となることもある．また，重症のくも膜下出血では肺水腫を合併することもある．

＜重症度分類＞

脳動脈瘤破裂によるくも膜下出血は，診断の遅れが予後を悪化させる場合があり，専門医による早期の診断と治療が必要である．多くは臨床症状（自覚症状や意識障害・神経症状）でくも膜下出血の重症度を分類することができる．

表Ⅻ-2-2　　Hunt and Kosnik 分類（1974）

グレード0	非破裂例
グレードⅠ	意識清明で神経症状のないもの，またはあってもごく軽度の頭痛，項部硬直のあるもの
グレードⅠa	意識清明で急性期症状がなく神経症状の固定したもの
グレードⅡ	意識清明で中等度の強い頭痛・項部硬直はあるが，神経症状（脳神経麻痺以外の）を欠くもの
グレードⅢ	意識障害は傾眠，錯乱である．軽度の局所神経障害をもつこともある
グレードⅣ	意識障害は昏迷，中等度から強度の片麻痺，ときに除脳硬直，自律神経障害の初期症状を示すもの
グレードⅤ	昏睡，除脳硬直，瀕死の状態のもの

［Hunt WE, Kosnik EJ: Timing and perioperative care in intracranial aneurysm surgery. Clinical Neurosurgery 21: 79-89, 1974 を参考に作成］

表Ⅻ-2-3　　WFNS 分類（1988）

重症度	GCS スコア	主要な局所神経症状（運動麻痺や失語）
グレードⅠ	15	運動麻痺や失語の症状なし
グレードⅡ	14-13	運動麻痺や失語の症状なし
グレードⅢ	14-13	運動麻痺や失語の症状あり
グレードⅣ	12-7	運動麻痺や失語の症状は問わない
グレードⅤ	6-3	運動麻痺や失語の症状は問わない

［Report of World Federation of Neurological Surgeons Committee on a universal subarachnoid hemorrhage grading scale. Journal of Neurosurgery 68: 985-986, 1988 を参考に作成］

　重症度分類は古くから使用されているハント-コスニック（Hunt and Kosnik）分類（**表Ⅻ-2-2**）と，世界脳神経外科学会連合（WFNS）分類（**表Ⅻ-2-3**）などがあり，WFNS分類は意識レベルを評価するグラスゴー・コーマ・スケール（Glasgow Coma Scale：GCS）を使用している．グレードが高いほど予後不良である．ハント-コスニック分類では，グレードⅠでは90％以上の患者が自立した生活を送れるといわれている．

b. 再出血

　一度破裂した脳動脈瘤は，出血により頭蓋内圧が上昇し，動脈圧と頭蓋内圧がほぼ平行になった時点で出血が弱くなり，血餅ができて止血されるが，その部位は不安定であり，放置すれば何度も出血を繰り返す．これを再出血という．破裂動脈瘤の再出血率は約20％といわれている．発症してから24時間以内が再出血を最も起こしやすく，とくに発症早期に再出血しやすい．再出血時は嘔吐，血圧の急激な上昇，意識障害，神経症状の悪化を認める．また，いびき様呼吸，呼吸停止，不整脈を認めることもある．出血を繰り返すほど予後不良となる．

c. 遅発性脳血管攣縮

　遅発性脳血管攣縮とは，脳動脈の内腔が可逆的に狭くなることをいう．くも膜下出血発症から4～14日の間に起こりやすい．原因としては，髄液中に出血した血液の分解産物（ヘモグロビンなど）が時間とともに酸化され，化学反応を起こすことで脳血管を刺激し，血管が攣縮すると考えられており，くも膜下出血の量が多い場合に起こりやすいといわれ

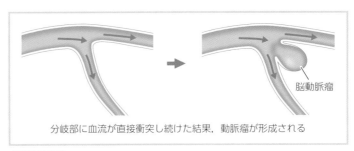

分岐部に血流が直接衝突し続けた結果，動脈瘤が形成される

図Ⅻ-2-4 脳動脈瘤の形成の例

ている．遅発性脳血管攣縮を生じると，脳虚血，脳梗塞をきたし，その血管の支配領域の局所症状（片麻痺，失語など）が出現する．脳虚血の範囲が広いと脳浮腫を起こし，頭蓋内圧の亢進から脳ヘルニア（p.283参照）にいたる場合もある．

d. 水頭症

水頭症とは，髄液の通過・吸収障害が生じることで髄液が脳室内に過剰に貯留してしまうことをいう．出血した血液の分解産物が，髄液の通り道や，髄液の吸収路であるくも膜顆粒を詰まらせてしまうことがその原因といわれている．急性期にも慢性期にも生じるもので，症状としては，記銘力・思考力低下，尿失禁，歩行障害などが出現する．

3●原　因

くも膜下腔へ出血する最大の原因は，脳動脈瘤の破裂（約80％）であり，そのほか脳動静脈奇形からの出血などがある．

a. 脳動脈瘤の発生原因

以前は発生原因として先天性の可能性が高いとされてきたが，近年は，先天的な脳動脈壁の中膜欠損部や，脳血管の分岐部など血管の構造上弱くなりやすい部位が，高血圧や加齢による動脈硬化，血流の影響により囊状や紡錘状に膨れて発生したものであるとされている．脳血管は，脳実質を囲むように走行しているため，急激に角度が変わる部位や分岐部がある．そのため，血流もそれに合わせ急激に走行を変えなければならなくなり，分岐部に直接血流が衝突することが繰り返され，そのストレスによって脳血管の分岐部に動脈瘤ができやすいと考えられている（**図Ⅻ-2-4**）．

b. 脳動脈瘤の好発部位

脳底部のウィリス動脈輪の血管分岐部に多い．とくに前交通動脈と内頸動脈に好発し，両者で脳動脈瘤の約半数を占める．次いで中大脳動脈に多い（**図Ⅻ-2-5**）．多くの場合，脳動脈瘤は1つであることが多いが，約20％の患者に2つ以上の脳動脈瘤がみられる（多発脳動脈瘤）．

近年は脳ドックにおいて，症状がなくてもMRI検査で未破裂動脈瘤が見つかる場合がある．脳動脈瘤は成人の100人に5人くらいの割合であるとされているが，くも膜下出血は10万人に10～20人であるため，破裂しない確率のほうが高い（小型の動脈瘤では破裂する確率は0.05～1％/年程度とされる）．そのため，未破裂動脈瘤を必ず手術しなければならないわけではない．最大径5～7 mm以上の脳動脈瘤や，拡大傾向にある脳動脈瘤の

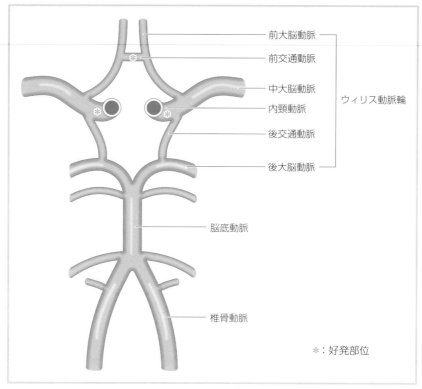

図Ⅻ-2-5　　脳動脈瘤の好発部位

場合，不規則な形状の瘤の場合などは治療を検討する．脳動脈瘤の種類として，解離性脳動脈瘤という，動脈壁の内部が解離することにより生じる動脈瘤がみられることがある．これは椎骨動脈に多く発生する．

c. くも膜下出血の危険因子

くも膜下出血の危険因子は，「喫煙習慣，高血圧保有，1週間に150 g*以上の飲酒」があげられている[1]．中でも過度の飲酒が最も危険な因子とされている．近親者（一親等以内）に脳動脈瘤を有する家族がいる場合は，その4％が脳動脈瘤を有するといわれている．

4 ● 確定診断

a. 頭部 CT 検査

頭部 CT 検査とは，X 線を多方向から照射することで脳を水平方向や垂直方向に細かく断層撮影した像が得られる検査であり，病変部位の特定や大きさを知ることができる．脳内の出血や骨は白く写り，髄液や梗塞部，脳浮腫は黒く抽出される．CT 検査により，出血の程度や広がりから出血部位の予測ができ，また，出血量や脳内出血・脳室内出血の存在の有無，急性水頭症の有無を知ることができる．出血量は予後や血管攣縮の程度に関連するため，治療法を選択する際の重要な資料となる．出血が少量の場合，症状もやや軽く，

---

*「150 g」は純アルコール量を示しており，目安としてアルコール度数5％のビール500 mLで純アルコール20 gに相当する．

単なる頭痛や風邪として見逃されることもあるため，少しでも疑いがあれば，くも膜下出血を否定するためにも頭部CT検査は必要である.

b. 造影CT検査

造影剤を使用しCT撮影することで，血管の走行や状態が明確に表れる．CTでくも膜下出血が見つかった場合に，出血原因の検索のために行う検査であり，低侵襲的に動脈瘤の診断が可能となってきている．ただし，造影剤を使用するためショックなどの副作用に注意する必要がある.

c. MRI検査

MRIは，血管や血腫，腫瘍などの脳内部の構造をCTより詳細な画像としてみることができるため，出血が不明瞭な場合にくも膜下出血を否定するために行うことがある．ただし，CTに比べ撮影時間が長いこと，音響刺激が強いこと，密室のため神経学的観察ができないことから注意が必要である.

d. 脳血管造影

カテーテルを頸動脈，椎骨動脈に挿入し造影剤を注入しながらX線撮影をすることで，脳血管の状態を詳細に撮影することができる検査である．くも膜下出血の原因検索において確実な診断が可能であるが，動脈穿刺が必要な侵襲的な検査である．脳動脈瘤以外にも脳動静脈奇形や脳膿瘍，脳血管炎，解離性脳動脈瘤の診断も可能である.

e. 腰椎穿刺

第3〜4腰椎間からくも膜下腔に向かって穿刺し髄液を採取することで，髄液の性状や頭蓋内圧の測定，薬剤投与ができる．一般的にくも膜下出血の患者に腰椎穿刺を行うのは頭蓋内圧が急激に低下して再出血を助長する可能性があるため禁忌であるが，臨床症状からくも膜下出血が疑われていてもCTやMRI画像上くも膜下腔に出血の存在を認めない場合のみ，確定診断として腰椎穿刺を行う．腰椎穿刺により血性髄液を認めた場合，くも膜下出血と診断される．髄液が黄褐色の場合は，キサントクロミーといい，赤血球溶血によるビリルビンの色であるため，3〜4日より以前に発症したくも膜下出血と判断できる．頭蓋内圧が亢進している場合は脳ヘルニアを誘発するおそれがあること，穿刺による痛みから再出血を起こす可能性があることに留意する.

5●治　療

治療内容はくも膜下出血発症後の時期と症状によって，再出血予防，脳動脈瘤根治術，脳血管攣縮予防，水頭症の治療と変化するのが特徴である.

a. 再出血予防

根治的治療は手術以外にないため，手術が行われるまでは再出血の予防に全力を注ぐ．鎮静・鎮痛薬を投与し，頭痛や苦痛の緩和を図る．降圧薬を投与し，血圧を高くしないようにコントロールする．検査により脳動脈瘤が確認されたら，早期に再出血を予防するための治療を行うかどうかを判断する.

b. 脳動脈瘤根治術

(1) 手術時期の判断（重症度の判定）

手術をすぐに行うかを判断するためには，重症度の判定が必要である．ハント-コスニッ

ク分類でグレードⅠ～Ⅳの場合，早期手術（発症から72時間以内の手術）が選択される．早期手術の目的は，再出血予防のほかに，くも膜下腔にある血腫の早期除去にある．脳室や脳槽にドレーンを挿入し，血性髄液を排液させることにより，脳血管攣縮の発生が少なくなる可能性がある．

　グレードⅤの重症例では脳浮腫が強いことが予測されるため，手術操作によってさらに症状を悪化させる可能性があり，早期手術を行わない場合が多い．

　また，発症から72時間以上経過しているときは，遅発性脳血管攣縮の時期がすぎてから根治術を行うことが多い．

(2) 手術方法の選択

　脳動脈瘤に対する治療は，開頭による外科的治療と開頭をしない血管内治療（コイル塞栓術）に分けられる．

　手術方法は，患者の臨床所見（重症度，年齢，合併症，既往歴など）と動脈瘤の所見（部位，大きさ，形状，周囲の血管や神経との関係など）を総合的に判断して決定する．たとえば，脳内出血を伴う破裂脳動脈瘤で開頭血腫除去を実施したほうがよい場合や，脳浮腫があり外減圧術が必要である場合は，ネッククリッピング術を行う場合が多い．

　動脈瘤の部位により，治療を行ったあと，頭蓋内圧亢進症状の軽減や血腫除去の目的で脳室ドレーン挿入や外減圧術など，治療を組み合わせて行う場合もある．外科的治療は出血後72時間以内の早期に行うことが一般的で，72時間を過ぎている場合には遅発性脳血管攣縮の時期を過ぎるのを待って治療を行うことが多い．血管内治療は脳血管攣縮の発症率に影響を及ぼさないといわれており，72時間にとらわれず治療が行われる．

①脳血管内手術（コイル塞栓術）

　全身麻酔下で治療を行う．大腿動脈からカテーテルを病巣の血管近くまで進め，その中にマイクロカテーテルを挿入し，動脈瘤内にコイルを詰める方法である（**図Ⅻ-2-6**）．このコイルにより動脈瘤内を30～40％充填させ，コイルを核として凝固することにより止血され，再出血を予防する．

　開頭しないため侵襲が少ない手術といえるが，塞栓術中に再出血を起こすと十分な対応

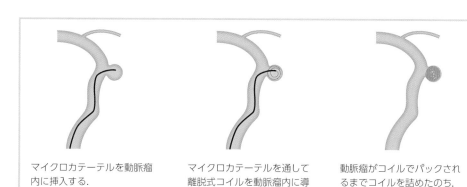

マイクロカテーテルを動脈瘤内に挿入する．

マイクロカテーテルを通して離脱式コイルを動脈瘤内に導入し，離脱し，留置する．

動脈瘤がコイルでパックされるまでコイルを詰めたのち，マイクロカテーテルを抜く．

図Ⅻ-2-6　脳血管内治療（コイル塞栓術）

[松本圭吾：くも膜下出血. 新・脳神経外科エキスパートナーシング（垣田清人，竹島春代，米戸浩子編），p.129，南江堂，2005より引用]

ができないことがある，動脈瘤内が十分に詰められず塞栓が不十分で追加治療が必要な場合がある，まれに血栓が血流にのって，正常な血管も塞栓してしまうことがある，などの欠点がある．

　最近の欧米における大規模試験で，開頭クリッピング術と血管内治療（コイル塞栓術）のどちらも可能とされた破裂動脈瘤患者では，1年後の無障害生存率はコイル塞栓術で有意に高かったとする報告もあるが，5年後の長期成績では有意差が認められないとの報告もある．また，再出血，再治療率はコイル塞栓術で高いという報告がある．日本では急性期にコイル塞栓術が行われる割合が著しく増加している．

②開頭術（ネッククリッピング術）

　全身麻酔下に開頭し，顕微鏡を用いて直視しながら動脈瘤に到達し，脳動脈瘤の根元（頸部）に脳動脈瘤専用のクリップをかけ，動脈瘤内の血流を遮断する（図Ⅻ-2-7）．血管の形状や位置などから，クリップがかけられない場合は，動脈瘤の前後2ヵ所で動脈を閉塞するトラッピングや，それもできない場合は，動脈瘤壁を補強する動脈瘤被包術（コーティング術，ラッピング術）を行う場合もある．

　開頭術で起こりやすい合併症としては，手術操作で脳を直接圧迫したり，直接動脈瘤にクリップがかけられず周囲の血管を一時的に遮断して治療したりする場合，脳の圧迫や血流の遮断による神経症状の悪化，脳浮腫の増強があげられる．また，メスで切開していることから，出血の持続や血腫の形成が考えられるため，頭皮下ドレーンを挿入する．脳槽洗浄や髄液排出の目的のため，脳室，脳槽にドレーンを入れることが多い（図Ⅻ-2-8）．

　遅発性脳血管攣縮の重症度とくも膜下腔の血腫量には相関があるといわれており，血腫を流すためにも脳槽ドレナージ留置を行うことがある．

c. 遅発性脳血管攣縮に対する治療

(1) 脳血管攣縮の予測

　脳血管攣縮をベッドサイドで非侵襲的に評価する方法として，経頭蓋超音波ドプラ（TCD）を用いた血流速度の測定があるが，これは，血管攣縮により血管径が小さくなると血流速度が増大することを利用した検査方法である．また，血管攣縮が疑われる場合の検査として，CT灌流画像（CTP）がある．CTPは通常のCT撮影時に続けて行うことができる侵襲の少ない検査であり，造影剤を急速静注したCT画像を用いて，脳血流量や脳血液量，平均循環時間を測定することで，血流が遅延している部分（攣縮部分）を知ることができる．確実な血管攣縮の画像診断には脳血管造影が必要である．そのほか，磁気共鳴血管撮影（MRA）や3D-CTアンギオグラフィ（3D-CTA）などを補助診断に用いることもある．

(2) 脳血管攣縮の血管内治療

　脳血管造影において攣縮が確認されたら，そのまま攣縮部位を治療することができる．治療方法は，攣縮血管に血管拡張薬を直接注入する動注療法や，バルーンによって攣縮血管を血管内から拡張させる方法（経皮的血管形成術）などがある．また，点滴治療として，脳血管攣縮およびこれに伴う脳虚血症状の改善薬（オザグレルナトリウム，ファスジル塩酸塩水和物）や，けいれん発作予防のための抗けいれん薬を使用することもある．脳血管攣縮は再出血とともに予後を大きく左右する因子であるため，早期発見，治療が必要である．

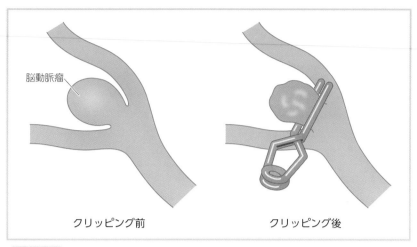

脳動脈瘤

クリッピング前　　　　　クリッピング後

図Ⅻ-2-7　ネッククリッピング術

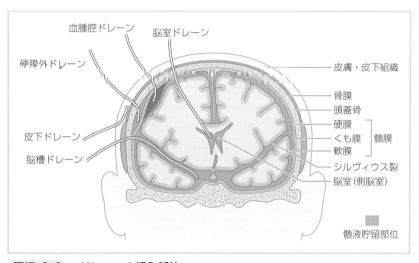

血腫腔ドレーン　脳室ドレーン

硬膜外ドレーン

皮下ドレーン

脳槽ドレーン

皮膚・皮下組織

骨膜
頭蓋骨
硬膜
くも膜　｝髄膜
軟膜
シルヴィウス裂
脳室(側脳室)

髄液貯留部位

図Ⅻ-2-8　ドレーンの挿入部位

(3) その他の治療

　開頭手術時に挿入した脳室や脳槽ドレーンからの血性髄液のドレナージや人工髄液による脳槽洗浄は，血管攣縮の予防になるといわれている．血管内治療を行った場合は腰椎からドレーンを挿入し，血性髄液のドレナージやウロキナーゼを髄液中に注入することで，赤血球の分解産物を溶解し排出させる治療を行うこともある．

　脳血管攣縮による脳虚血が疑われる症状が出現した場合は，トリプル H 療法（hypervolemia：循環血液量増加，hemodilution：血液希釈，hypertension：人為的高血圧）を考慮する．輸液や血液製剤，昇圧薬の投与による循環血液量増量と血液の粘度の低下，高血圧を維持させることにより，攣縮血管になるべく多くの血液を送りこむことで血管攣縮による虚血に対応する治療方法である．遅発性脳血管攣縮発症前のトリプル H 療法実施には科学的根拠がない．

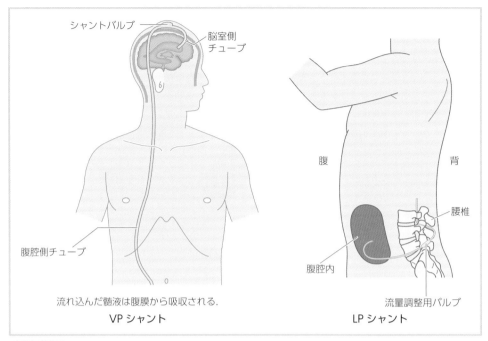

シャントバルブ
脳室側チューブ
腹腔側チューブ
流れ込んだ髄液は腹膜から吸収される.
VP シャント

腹
背
腰椎
腹腔内
流量調整用バルブ
LP シャント

図XII-2-9　VP シャントと LP シャント

d. 水頭症治療

　急性期は脳室・脳槽・腰椎ドレナージを実施している場合が多く，髄液が適切に排液されていれば水頭症はコントロールされる．発症1ヵ月後から生じる慢性期の水頭症は，脳室腹腔髄液短絡術（VP シャント）や腰椎腹腔髄液短絡術（LP シャント）を行うことで，症状が改善する（図XII-2-9）．この手術は細いシャントチューブを挿入し，過剰な髄液を持続的に腹腔内に排出し水頭症を改善する治療法である．永久的に挿入するため，まれに，閉塞や感染を起こすことがある．

D.　くも膜下出血患者に対する救急外来での看護

1 ● 診断後から ICU 移送までの看護──問題・目標・計画
　#1　再出血，急性水頭症による頭蓋内圧亢進，全身状態悪化の可能性
　#2　緊急入院に伴う患者・家族の不安

看護問題：#1　再出血，急性水頭症による頭蓋内圧亢進，全身状態悪化の可能性
看護目標：再出血のリスクが回避される

OP：
①意識障害，神経症状
　・意識レベル（GCS）
　・運動麻痺の有無と程度
　・瞳孔異常の有無
　・頭痛の有無・程度
　・薬剤効果
　・悪心・嘔吐の有無
　・発語や発声の障害の有無・程度
②バイタルサイン
　・血圧の変化
　・脈拍の変化（脈拍数，不整脈の有無）
　・呼吸状態の変化（回数，深さ，呼吸パターン）
　・体温（熱型）
　・水分出納
③頭蓋内圧亢進症状の有無，クッシング徴候の有無
④けいれん発作の有無，出現状況
⑤苦痛やストレス因子

TP：
①意識レベルや神経症状悪化を早期に発見し，対応する
　・悪化時はすぐに医師を呼ぶ
　・吐物の誤嚥を防ぐ，気道確保
　・緊急時に備えた準備をする（救急カートなど）
②再出血のリスクを増強させる因子を除去する援助を行う
　・目標血圧値の確認と維持
　・安楽な体位の援助
　・適切な水分出納管理
　・個室管理，音や光による刺激を最小限とする
　・自覚症状に合わせた疼痛コントロールを検討する
③危険防止の援助を行う
　・輸液ラインや膀胱留置カテーテルのトラブルや事故抜去の予防
　・転倒・転落の予防

EP：
①苦痛や疼痛には早めに対応することを伝え，我慢しないよう説明する
　・安静が必要なことを説明する
②家族に対する説明を行う（身体抑制について説明し，承諾を得ておく）

解　説

　初回出血から24時間以内は再出血の可能性が高く，再出血は予後を悪化させる最大の因子であるため，治療が始まるまでは再出血予防に全力を注ぐ．再出血予防では疼痛・血圧コントロールが重要であるが，くも膜下出血に伴う頭痛は強く，高血圧の既往がある患者も多く，コントロールが困難な場合がある．

　血圧をやや低めにコントロールするため，医師に目標血圧を確認しておく．頭痛などの痛みは，血圧を上昇させて再出血を引き起こす危険因子であり，すみやかに鎮痛・鎮静薬を使用するが，鎮痛・鎮静薬は呼吸抑制をきたしやすいため注意する．痛みがなく眠れており，声をかければ開眼し，受け答えができる程度に鎮静することが理想である．鎮静薬の効果が薄れてくると，状況がわからず急に起き上がるなどの行動もみられるため，安全対策，危険防止は重要である．

　根治的治療をしない限り，安静にしていても再出血はいつでも起こりうる．再出血時は，突然の嘔吐や意識消失，血圧の急激な上昇，下降，脈拍の大きな変動，呼吸様式の変化などさまざまな症状が出現するため，それらを見逃さないよう観察し，異常の早期発見，対応に努める．とくに吐物の誤嚥を予防すること，確実に気道を確保することが重要である．

看護問題：#2　緊急入院に伴う患者・家族の不安
看護目標：不安が軽減される
OP：
①患者・家族の表情や言動
TP：
①患者の訴えを傾聴し，患者を不安にさせる言葉は使わない
②患者が安心して休めるよう環境整備に努める
③家族の訴えを傾聴する
④医師からの病状説明や今後の予定，今後起こりうることなどについて，家族がどの程度理解しているか確認し，必要時，補足説明を行う
EP：
①意識障害の程度に応じて，何が起こっているのかを説明する
②病名について説明しない場合は，説明の内容を各医療者間で統一する
③家族が本人に病状を説明する場合は，医療者と言動を統一するようお願いする
④家族に状況を説明し，面会者を制限し，短時間で，患者を興奮させないよう穏やかに面会することを説明する
⑤医療者になんでも相談してよいことを家族に説明する

解　説

　一般的にくも膜下出血は死亡率が高い疾患という認識があり，意識障害が少なく清明であればあるほど，自分のおかれている状況や症状に不安を抱きやすい．このため治療するまで病名は伝えないこともある．

　一方，家族は患者と相談できない中で治療方法を選択しなければならず，心身の危機的状況が続く．家族の面会時は，患者が突然の発症に動揺し不安が増強しやすいため，病名を説明する場合は医療者と同一内容とすること，興奮させないよう面会することを伝え，患者を囲むすべての人が再出血予防に努められるよう，看護師が誘導することが大切である．

2●診断後から ICU 移送までの B さんへの看護の実際

　くも膜下出血と診断されたため，意識障害の程度や神経学的症状（運動麻痺や言語障害，瞳孔所見）を確認したあと，頭痛に対し鎮痛薬を使用し頭痛は軽減した．B さんは，入院

することや家族について不安を訴えていたため，鎮静薬を使用し，うとうとと入眠できるようにした．また，静かな環境を提供するため個室に入室してもらい，室内の電灯がまぶしく感じ刺激とならないよう，明かりを落とし暗室管理とした．

　血圧を測定したところ収縮期血圧 160 mmHg まで上昇していたため，医師に報告し，降圧薬の持続点滴が開始された．目標血圧を医師に確認したところ，収縮期血圧 120 mmHg 以下でコントロールするよう指示があり，経時的に血圧測定を行った．

　家族（夫，高校生の娘，中学生の息子）が来院したため，まず医師から病状説明を行い，その後看護師から，本人に余計なストレスを与えないよう注意すること，面会者を制限し短時間の面会とすることを説明してから，夫と子どもたちの面会が行われた．子どもたちが面会後泣き崩れてしまったため，患者の目につかないところで待機をしてもらうよう個室を案内した．また，夫には，相談できる近親者に連絡をとるよう説明した．患者本人には，頭痛の原因を調べるために少しの間入院することを伝えた．

　再出血の症状（頭痛の増強，嘔吐，急な血圧上昇，いびき様呼吸）などに注意して観察し，意識障害や神経症状の確認は必要最低限とした．急変に対応できるよう，救急カートを準備した．鎮静薬の効果により，いびき様呼吸となってきたため，そっと横を向かせ，酸素投与を開始した．また，頭蓋内圧の変動は頭痛を増強させるため，ベッドを20～30度上げることとした．

　脳血管造影検査室へ搬送前に，再度血圧測定，頭痛の程度，意識障害，神経症状を観察し，薬剤を追加投与して静かに搬送，移動を行った．脳血管造影の結果，開頭手術によるネッククリッピング術を行うことが決定し，家族に病状説明を行ったあと，手術室へ入室となった．家族へは，手術中は待機室で待機するよう説明した．

　ネッククリッピング術後，脳室・脳槽ドレーンを挿入し手術室よりICUへ入室となった．

E. ICU における看護

　ICU入室時点におけるBさんの情報の関連図を図XII-2-10に示す．

1 ● ICU における看護——問題・目標・計画
　#1　術後出血，脳浮腫に伴う頭蓋内圧亢進の可能性
　#2　脳血管攣縮に伴う脳虚血症状の出現
　#3　脳槽洗浄にかかわる合併症の可能性
　#4　頭痛と床上安静に伴う苦痛の出現
　#5　安静臥床による二次合併症出現の可能性
　#6　後遺症の存在によるセルフケア能力の低下

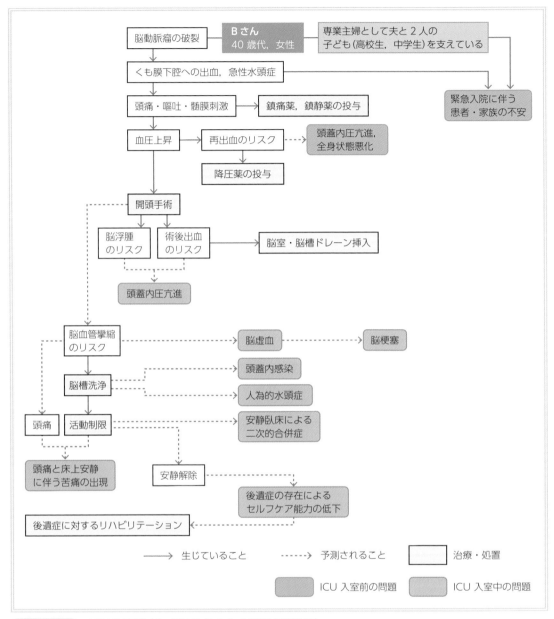

図Ⅻ-2-10　ICU 入室時点における B さんの情報の関連図

看護問題：＃1　術後出血，脳浮腫に伴う頭蓋内圧亢進の可能性
看護目標：頭蓋内圧亢進症状の予防と早期発見

OP：
　①意識障害・神経症状の変化
　　・意識障害（GCS）
　　・運動麻痺，失語の有無と程度
　　・瞳孔異常の有無と程度
　　・けいれん発作の有無

②バイタルサイン
- 血圧の変動
- 脈拍の変化（脈拍数，不整脈の有無）
- 呼吸状態
- 体温（熱型）

③水分出納管理
- 尿量・不感蒸泄
- 体重測定

④自覚症状
- 頭痛の有無・程度
- 悪心・嘔吐の有無
- 苦痛様表情の有無

⑤ドレーン
- ドレーンの量・性状
- 液面の拍動の有無，液面の高さ
- 頭部の滲出の有無

TP：
①頭蓋内圧亢進を予防する援助を行う
- 目標血圧の確認・維持
- 適切な輸液管理
- ベッドは常に 20〜30 度挙上する
- 頭痛の評価を行い，緩和ケアを実施する（鎮痛薬の検討）
②ドレーン管理を行う（屈曲・閉塞を防ぐようラインを整理する）

EP：
①覚醒度，理解度に合わせて，現状，疾患，今後の見通しや治療について説明を行う
②処置，ケアの必要性を説明する

解 説

　外科的治療により再出血のリスクはなくなったが，手術終了 24 時間以内は手術操作に伴う出血や脳浮腫が起こりやすく，頭蓋内圧が亢進し脳ヘルニアにいたる場合があるため，経時的な観察が必要である．全身麻酔での手術では，麻酔からの覚醒に時間を要することや，術後に新たな神経症状が出現することもある．また，術前からの神経症状が悪化することもあり，麻酔の影響なのか新たな合併症なのかを見分ける必要がある．

看護問題：#2　脳血管攣縮に伴う脳虚血症状の出現

看護目標：脳血管攣縮の予防と異常の早期発見

OP：
①意識障害・神経症状の変化
- GCS
- 日常会話や行動
- 運動麻痺，失語，瞳孔異常の有無と程度
- けいれん発作の有無

②バイタルサイン

・血圧，脈拍，呼吸数，体温

・水分出納管理（尿量・水分摂取量，体重測定）

TP：

①運動麻痺や話しにくさは患者が自覚することもあれば，自覚がないこともあるため，症状を見逃さないようにする

②トリプルH療法中は，目標血圧を維持することと，脱水にならないよう水分出納管理をし，飲水をすすめる．まれに心不全を起こすこともあるため，循環・呼吸状態などに注意して観察する

EP：

①いつもと違う症状が出現した場合はすみやかに伝えるよう説明する

②脱水予防のため，水分補給をこまめにするよう説明する

解　説

　くも膜下出血発症から4日目以降は脳血管攣縮を起こしやすい時期である．脳血管攣縮は再出血とならび予後を大きく左右する因子であり，攣縮による脳虚血が生じないように管理することが重要である．脳血流を低下させないためには，それまで低めに管理していた目標血圧を高めに管理し，輸液を大量に投与し循環血液量を上昇させるため全身状態の管理が必要である．脳血管攣縮による虚血症状については，日常生活動作を細やかに観察することにより，意識レベルだけでは評価できない異常を早期に発見することができる．たとえば軽微な運動麻痺などは患者本人も症状に気がつかないこともある．そのため，日常生活動作をよく観察する．

看護問題：#3　脳槽洗浄にかかわる合併症の可能性

看護目標：脳槽洗浄が問題なく行われ，合併症を予防できる

OP：

①ドレーン

・脳室，脳槽ドレーンの拍動の有無

・ドレーンの閉塞や屈曲はないか，汚染の有無

・排液の量・性状

・頭部からの滲出の有無

②感染徴候

・体温（熱型）

・ドレーンの刺入部や創状態

・尿路感染，肺炎などの感染徴候がないか

TP：

①脳槽洗浄，ドレーン管理を行う

・1時間ごとに脳槽洗浄液の入った量と排出した量を測定し，入れた分より排液のほうが少ない場合は医師に報告する

・指示されたドレーンの高さと洗浄液の注入量を保つ

②標準予防策（スタンダードプリコーション）を実施する

・ドレーンに触れるときは，必ず手洗いを行う

・排液バッグの交換や人工髄液の交換，包帯交換時は清潔操作で行う

EP：
①ドレーンが2本挿入されており髄液を洗い流していることを説明する
②ベッドアップや坐位になるときは看護師がドレーンの高さを合わせるため，1人で起き上がってはいけないこと説明する
③ドレーンには触らないよう説明する

解説

　脳血管攣縮予防のための脳槽洗浄では，人工髄液を微量ずつ脳室内に滴下するが，人工髄液の過剰滴下により人為的な水頭症を起こす可能性がある．また，人工物を頭蓋内に注入していることやドレーンが留置されていることで頭蓋内感染を起こしやすい状況である．それらの異常の早期発見のためには，ドレーンからの排液量・性状，ドレーン刺入部からの滲出などに注意を払うなど厳重な管理・観察が必要である．脳槽洗浄中はベッド上の生活を余儀なくされており，ドレーンの高さを調節するため，座るときも寝るときも看護師を呼ばなければならないため，ストレスの緩和も必要である．

看護問題：#4　頭痛と床上安静に伴う苦痛の出現

看護目標：頭痛や苦痛が緩和される

OP：
①痛み・苦痛の部位，程度
・痛みについての訴え
・苦渋表情の有無
・言動や行動
②バイタルサインの変化
・血圧や脈拍の上昇
・呼吸の促拍など
③日常生活の障害の程度，睡眠状況
④精神面（不安の訴え）

TP：
①訴えを傾聴する（受容的・共感的に受けとめる）
②苦痛の緩和を図る
・頭部冷罨法
・マッサージや温罨法
・安楽な体位の工夫
・効果の把握
③鎮痛薬の使用
・効果の把握
・鎮痛薬使用量や時間の調整
④ストレスを緩和する
・ラジオやテレビ，読書などは可能である
・床上排泄時はプライバシーの確保に努める
・面会時間の延長

EP：

①痛みは我慢せずに伝えるよう説明する

②鎮痛薬を使用するタイミングなどを相談する

③家族へ面会時間の調整を依頼する

解　説

　頭痛の緩和のために鎮痛薬が処方されることが多い．鎮痛薬使用による血圧低下や傾眠などの副作用の出現が，意識レベルの低下と重なるおそれがあるため注意が必要である．実施した疼痛緩和のためのケアについては効果の確認を行う．薬が効かない，すぐ効果がなくなるなど，患者によって効果はまちまちである．その患者に合った苦痛緩和法を医師や患者と相談することも必要である．ベッド上の生活により，腰痛が出現する患者も多い．その場合，固めのマットレスへの変更，湿布薬の貼付などで対応する．ストレスの緩和対策としては，食事や歯磨きなど自力で行えることは実施を促し，テレビ，ラジオや音楽鑑賞，読書などで気分転換を図る．また，家族との面会時間を調整しストレスの緩和を図る．

看護問題：＃5　安静臥床による二次合併症出現の可能性

看護目標：呼吸器合併症，尿路感染症，褥瘡，関節拘縮などの合併症を起こさない

OP：

①呼吸状態

・痰の量・性状

・呼吸音聴取，副雑音の有無

②排泄状況（尿量と性状，失禁の有無，排便の状況）

③皮膚の状態

・褥瘡好発部位の皮膚の状態

・発赤や水疱形成などの皮膚トラブル

・皮膚接触面の湿潤状態の有無

④運動麻痺の部位，程度

⑤嚥下障害，失語症の有無，程度

⑥感染徴候

⑦栄養状態

・体重の増減

・栄養摂取状況，消化状況

TP：

①呼吸器合併症を予防する

・体位変換，体位ドレナージ

・口腔ケアの実施

・唾液の飲み込み，アイスマッサージなどの嚥下基礎訓練

・静脈血栓予防のため，弾性ストッキング着用

②尿路感染症を予防する

・尿量維持のため水分補給

・陰部の清潔保持

・膀胱留置カテーテルを膀胱より高くしない．移動時はクランプする

　　③皮膚損傷を予防する
　　・体位変換や除圧
　　・皮膚の清潔保持
　　・褥瘡好発部位と麻痺側のマッサージ
　　④関節拘縮を予防する
　　・自動運動・他動運動による関節運動
　　・尖足予防
　　・関節の保護，脱臼予防
　　⑤スタンダードプリコーションを実施する
　　⑥栄養状態の改善を図る
　　・排便コントロール
　　・食事内容の検討

EP：
　　①家族に，拘縮予防のための他動運動の必要性とその方法を指導する
　　②家族に，感染予防（手洗いの励行，体調管理）について指導する
　　③面会時間の調整を依頼する

解　説

　患者はベッド上の生活を強いられるだけではなく，呼吸器合併症，尿路感染，褥瘡，関節拘縮，廃用症候群などの二次合併症のリスクはさらに高くなる．そのため，早期から合併症予防に努める．

看護問題：#6　後遺症の存在によるセルフケア能力の低下
看護目標：障害を受容し生活の再構築をすすめられる

OP：
　　①患者・家族が疾患と今後の生活をどのように受けとめているか
　　・患者の表情，言動，行動
　　・家族面会時の表情，言動，患者への思い，行動，対応
　　②患者・家族の生活調整への社会的・心理的適応の段階（不信の段階，自覚の段階，再編成の段階，解決と自己認識の変化の段階など）
　　③リハビリテーションの進行状況，安全の確保

TP：
　　①生活の再構築に向けた援助を行う
　　・どのセルフケア能力が低下しているのか，どのような援助が必要なのか目標を設定し，個々の患者に合わせた計画を立案する
　　②適応の段階に応じたかかわりをもつ
　　・患者の気持ちを理解し，自暴自棄にならないよう見守る
　　・感情に共感し受け止める
　　・再構築に向けての行動や意欲の現れをねぎらい，支持する
　　・障害をもちながらもその人らしく生きられるよう，感情の表出を助け，気持ちの整理や将来への見通しがもてるようにかかわりをもつ
　　③リハビリテーション中の転倒や転落に注意する

EP：

①家族の負担，マンパワーを考慮し，患者の病態，症状に応じた生活援助の方法を指導する

②リハビリテーションの方法を指導する（理学療法士，言語聴覚士の介入）

③退院後の生活がイメージできるように説明する（社会資源活用時，医療ソーシャルワーカーの介入）

解 説

　意識障害や後遺症によりセルフケア能力が低下している場合，食事・排泄・清潔・整容などの生活行為を他者にゆだねなければならない患者の気持ちを受け止めて援助する．また，早期からリハビリテーションを行い機能障害の回復を援助する．なんらかの後遺症が残った場合には，患者・家族が障害を受容し残存機能を活かした社会復帰ができるよう段階的に看護介入していく．そして，患者の生活の再構築にあたり最良のサポートシステムが得られるよう，医療ソーシャルワーカー（MSW）などとも協力して，転院・退院の調整を行う．

2 ● ICU における B さんへの看護の実際

＜ ICU 入室直後から覚醒まで＞

　ネッククリッピング術後は麻酔から徐々に覚醒するため，経時的に意識レベルの変化や神経症状を観察した．覚醒に伴い，状況認識ができないことによるライン抜去などの危険を考慮し，身体抑制を実施した．しっかり覚醒した時点で意識レベルを評価し，自分のおかれている状況が理解できていたため抑制は解除した．

＜ ICU 入室 2 日目〜11 日目＞

　呼吸状態は安定しており，手術翌日の頭部 CT 検査において，術後出血など異常所見はなく，脳槽洗浄が開始された．1 時間ごとに注入量と排出量を測定し，マイナスバランスで経過していることを確認した．また，頭部の包帯に汚染がないか観察した．

　頭痛は強く出現しており，1 日に 3〜4 回鎮痛薬を内服し，夜間の睡眠が確保されていた．麻痺や瞳孔異常はなく意識は清明で，食事も坐位で自力摂取できていたが，くも膜下出血後 6 日目に左上肢に軽度麻痺を認めたため，TCD，頭部 CT，CTP 検査を実施した．その結果，軽度の脳血管攣縮を起こしていることが判明し，トリプル H 治療を追加した．血圧の目標値上限は収縮期血圧 160 mmHg だったものを収縮期血圧 180 mmHg まで上昇させ，昇圧薬の持続点滴も開始された．尿量が増えたため，適宜水分補給ができるよう，手の届くところへ水のみを置くようにした．3 日後には麻痺が改善し，くも膜下出血後 10 日目に脳槽洗浄を終了してドレーンが抜去され，昇圧薬も終了した．

　B さんの入院中は家族の身のまわりのことは B さんの実母が代行していた．夫は毎日仕事帰りに面会に来ていた．11 日目に一般病棟へ転棟となった．

引用文献

1）日本脳卒中学会脳卒中ガイドライン委員会：脳卒中治療ガイドライン 2021，協和企画，p.152，2021

呼吸困難——気管支喘息

事例の概要① 救急外来受診時の情報

・患者はCさん，40歳代の女性.
・20歳代よりアレルギー性鼻炎あり．2年前より風邪を契機に，年に1～2回咳嗽と喘鳴（がいそう）（ぜんめい）を伴う呼吸困難を自覚するが，市販薬の内服で改善し，生活に支障をきたすほどではなかったため，特別な対処はせず様子をみていた.
・2日前より感冒症状が出現し，その後喘鳴，呼吸困難も出現してきたため，救急外来へ受診した.

A. 呼吸困難の病態・診断・治療

1● 定　義

呼吸困難とは，通常の呼吸とは異なる不快な感覚や息苦しさを患者が自覚する，主観的症状である．換気に必要な呼吸筋の努力量の増加，化学受容体への刺激などが情報として大脳に伝達されることも呼吸困難として自覚される要因となる．呼吸困難の客観的評価には，フレッチャー–ヒュー・ジョーンズ（Fletcher–Hugh–Jones）の分類（**表Ⅻ-3-1**）などが用いられている.

2● 呼吸困難を引き起こす主な疾患

呼吸困難は多くの呼吸器疾患でみられる．具体的には気管支喘息，間質性肺炎，慢性閉塞性肺疾患（COPD），肺血栓塞栓症，肺水腫，気胸，肺がん，胸膜炎などがある．気道内異物や誤嚥に伴う窒息や，アナフィラキシーに伴う喉頭浮腫による気道閉塞，心筋梗塞や狭心症などの冠動脈疾患，心不全，心タンポナーデなどでも起こりうる．その他，過換気症候群，貧血などによっても生じる.

表Ⅻ-3-1　フレッチャー–ヒュー・ジョーンズ（Fletcher–Hugh–Jones）の分類

Ⅰ	同年齢の健常者と同様の労作ができ，歩行，階段昇降も健常者並みにできる.
Ⅱ	同年齢の健常者と同様の労作ができるが，坂，階段の昇降は健常者並みにできない.
Ⅲ	平地でさえ健常者並みの労作はできないが，自分のペースでなら1.6 km以上歩ける.
Ⅳ	休みながらでなければ50 m以上歩けない.
Ⅴ	会話，着物の着脱にも息切れを自覚する．息切れのため外出できない.

3 ● 診断のための検査プロセス

a. 問　診

呼吸困難の発症，経過，随伴症状の有無を聴取する．咳嗽，喘鳴，喀痰などの症状がある場合は量や性状に加え，いつからどのように続いているのかを聴取する．また，患者本人や家族がアレルギー反応を起こしたことがないかを確認する．

b. 身体症状の観察

呼吸回数，呼吸様式，経皮的動脈血酸素飽和度（SpO_2）を測定し，呼吸音の聴取で連続性副雑音の有無や状態を確認する．その他，血圧，脈拍，心拍などの循環状態，意識状態，末梢冷感やチアノーゼの確認，フレッチャー–ヒュー・ジョーンズの分類を用いた評価を行う．

c. 検　査

(1) 動脈血液ガス検査

PaO_2 の低下，$PaCO_2$ の異常，pH の異常，SaO_2 の低下などがないか．

(2) 胸部 X 線検査

肺野の透過性の変化，肺容積や形態の変化がないか．

(3) 呼吸機能検査

フローボリューム曲線の異常，努力性肺活量（FVC），1 秒量（$FEV_{1.0}$）や 1 秒率（FEV1.0%），ピークフロー（PEF）の変化がないか．

4 ● 主な処置・治療

呼吸困難の原因となっている疾患を鑑別しその疾患や重症度に応じた治療が行われる．

a. 気管支喘息

発作時には，重症度に応じて対処する．軽度では，短時間作用性 β_2 刺激薬の吸入，中等度では，β_2 刺激薬の吸入や効果がある場合は短時間作用性抗コリン薬の吸入，ステロイド薬およびアミノフィリンの点滴静脈内投与が行われ，状態に応じて 0.1% アドレナリン（ボスミン®）を皮下注射する．高度の場合は，中等度の治療を反復して行い，1 時間以内に反応がなければ重篤状態の治療へ切り替える．重篤の場合は，上記治療を継続し，ICU に入室して人工呼吸管理，気管支洗浄などが行われる．

b. 間質性肺炎

特発性間質性肺炎の急性増悪の場合は，酸素投与や状態に応じて人工呼吸による呼吸管理を行い，ステロイド薬の大量投与が行われる．特発性肺線維症による場合は，酸素投与に加え，ステロイド薬および免疫抑制薬の投与が行われる．感染症による場合は，抗菌薬の投与などで原因疾患の治療を行う．薬剤性の場合は，原因薬物の投与を中止し，重症の場合はステロイド薬を投与する．放射線照射による場合も状態に応じてステロイド薬が投与される．

c. 慢性閉塞性肺疾患（COPD）

急性増悪の場合は，短時間作用性 β_2 刺激薬，短時間作用性抗コリン薬などの気管支拡張薬の吸入が行われる．また，呼吸困難の増悪がある場合はステロイド薬の投与，急性増悪を繰り返す場合はステロイド薬の吸入投与も有効とされている．その他喀痰調整薬や，

感染の徴候がある場合は抗菌薬の投与も行われる．PaO_2 60 mmHg 以下の呼吸不全状態では酸素投与が行われるが，慢性的な高 CO_2 血症がある場合に不用意な高濃度の酸素投与を行うと CO_2 ナルコーシスに陥る危険性があるため，低流量から実施する．

d. 肺血栓塞栓症

低酸素血症を改善するため酸素を投与する．急性期には血栓の形成および増加の予防のためヘパリンによる抗凝固療法が行われ，また状態に応じてアルテプラーゼ（組織プラスミノーゲンアクチベーター：t-PA）やウロキナーゼによる血栓溶解療法が行われる．内科的治療法が無効で再発を繰り返す場合は，下大静脈へのフィルター挿入や肺動脈血栓摘除術が行われることがある．

e. 肺水腫

低酸素血症を改善するため酸素を投与し，炭酸ガスの蓄積がある場合は人工呼吸器による呼吸管理を行う．静脈還流量低減のためセミファウラー位とする．利尿を促す利尿薬，呼吸困難感の軽減や過呼吸を抑制するためのモルヒネの静脈内投与が行われる．うっ血性心不全など左心不全に伴う場合は，腎機能などに配慮しながら強心薬であるジギタリス製剤が投与される．

B. 呼吸困難を訴える患者への看護

1 ● 来院時の看護

まず，症状を確認しながら呼吸困難の強度を判定する．加えて呼吸困難の発症から現在までの経過，随伴症状の有無や状態，対処方法，および既往歴とアレルギーの有無を聴取する．意識障害の有無や循環動態などバイタルサインを測定し変化に注意し，起坐位やファウラー位にするなど体位を調整しながら，症状が悪化しないよう迅速かつ適切に問診を行う．動脈血ガス分析と胸部 X 線検査，血液検査，スパイロメトリーなどが実施され，検査結果により，適切量の酸素投与，静脈ラインの確保などが行われるため，治療や処置に備える．呼吸困難に伴う恐怖や不安も大きいため，症状の緩和とともに精神的な安定が得られるよう留意する．

2 ● 来院時の C さんへの看護の実際

呼吸困難の状態を軽減するため，「呼吸が少しでも楽になるよう体勢を整えましょう」と声をかけてベッド上に移動し，ファウラー位や起坐位など C さんが楽な体位をとらせながら呼吸困難の強度を評価し，意識状態や脈拍，呼吸数と呼吸型，喘鳴，顔色やチアノーゼの有無を観察した．体位を整えた後，血圧などのバイタルサインを測定し，症状の出現や経過，既往歴，アレルギーの有無，内服薬などについて聴取した．SpO_2 を確認しながら，酸素投与を行い，動脈血ガス分析と血液検査を行った．

事例の概要② 診断 気管支喘息

・発作性呼吸困難，喘鳴，咳嗽の反復があり，連続性副雑音が聴取される．
・β₂刺激薬投与によって気流（気道の開通性）が改善した（気流制限は可逆性であった）ことから，COPDは否定された．
・アレルギー性鼻炎の既往があり，末梢血液中の好酸球7%で軽度上昇，血清抗体IgE（免疫グロブリンE）の上昇がみられた．
・診察および検査結果から気管支喘息（中等度発作）と診断され即日入院となる．
・短時間作用性β₂刺激薬の吸入の反復投与，抗コリン薬の吸入が行われた．静脈ラインを確保しアミノフィリンおよびステロイド薬の投与を開始し，発作が継続しているため0.1%アドレナリン（ボスミン®）の皮下注射を実施した．
・Cさんは，ときどき「はあ，苦しい」といって苦しそうな表情をしていたため，安楽な体位を工夫し，ひとつひとつの処置についてわかりやすく説明し実施した．

C. 気管支喘息の病態・診断・治療

1 ● 定 義

　気管支喘息（喘息）とは，気道の慢性炎症と変動性があり可逆性の気道狭窄と気道過敏性の亢進，臨床的には繰り返し起こる咳，喘鳴，呼吸困難を特徴とする疾患である．気道炎症が持続することで，気道傷害とそれに引き続く気道構造の変化（リモデリング）を惹起し，さらに気道過敏性を亢進させ，非可逆性の気流制限をもたらす場合がある．

　一般には気管支拡張薬で効果がなく，中発作以上の発作が24時間以上続いている状態を，喘息重積発作という．喘息発作重積状態とも表現される．

2 ● 病態・臨床症状

a. 病 態 （図XII-3-1）

　気管支喘息は，アトピー型と非アトピー型に分類される．アトピー型は環境アレルゲンに対する特異的IgE（免疫グロブリンE）が存在するもので（IgE依存型，外因性），小児期発症喘息はこのタイプが多い．一方非アトピー型はIgEが関与せず（IgE非依存型，内因性），成人喘息に多い．アトピー型喘息患者は，アレルゲンにさらされると，曝露数分後より即時性のアレルギー反応を起こす（即時型喘息反応）．このうち多くは一時寛解するが，3～8時間後に炎症細胞の浸潤により再び気道狭窄を起こす（遅発型喘息反応）．

　即時型喘息反応，および遅発型喘息反応のいずれの型においても認められる気道炎症は気管支喘息の特徴的病態である．気道炎症は，まずヘルパーT₂細胞（Th₂細胞）の活性化により，サイトカインであるインターロイキン（IL-4など）が産生され，これらがB細胞の産生や肥満細胞の増殖を招き，さらに好酸球やリンパ球，T細胞などの炎症細胞が気道粘膜へ浸潤することで惹起される．この気道炎症により，気道平滑筋の収縮や粘膜浮腫が引き起こされて気道粘液分泌が亢進する．一方で気道粘膜の線維化，気道平滑筋の肥厚，粘膜下腺の過形成などからなるリモデリングが生じ，気流制限が引き起こされる．加えて，気道炎症の持続により，気道上皮の傷害，気道過敏性が亢進し，さらなる気流制限をもた

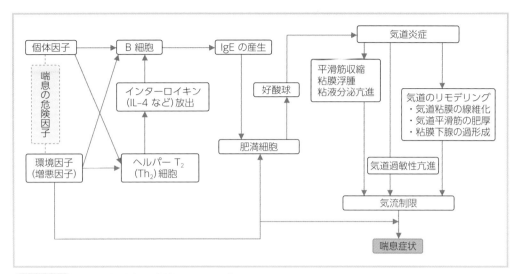

図XII-3-1　　気管支喘息の病態のメカニズム

らし，他の気道反応とあいまって，喘息症状が発現する．

b. 症　状

　喘息は可逆性の気道狭窄，気道過敏性の亢進があり，臨床症状としては，発作性の呼吸困難，喘鳴，咳，胸苦しさがみられる．とくに喘息では夜間，早朝，安静時にもこれらの症状が出現することが特徴である．発作がなければ副雑音および喘鳴は聴取されないが，発作時は，呼気時にヒューという高音の喘鳴が聞かれ，呼気が延長することが特徴的である．また，発作が強まれば吸気時にも喘鳴が聴取され，さらに重症化すると減弱することがある．

3● 原因（危険因子）

　喘息の発症には，さまざまな因子が関与するが，主としてその個人が生まれつきもっている要因である個体因子と，個人の外部の要因である環境因子とに分けられる．また環境因子は，喘息発症の原因因子である一方で，状態を悪化させる増悪因子ともなりうる．

a. 個体因子

　アレルギー素因，遺伝的素因，気道過敏性，性別，運動と過換気，ストレス，過労，月経，妊娠，肥満など．

b. 環境因子

(1) アレルゲン

　ハウスダスト，ダニ，食品（卵，牛乳，そば，小麦粉，大豆など），動物（猫，犬など），真菌類（アスペルギルスなど），花粉など．

(2) そのほか

　食品（脂肪酸など），食品添加物，薬物，大気汚染，喫煙，呼吸器感染，寄生虫感染，アルコール，気象など．

表XII-3-2　気管支喘息の診断の目安

1. 発作性の呼吸困難，喘鳴，胸苦しさ，咳の反復
2. 変動性，可逆性の気流制限
3. 気道過敏性の亢進
4. 気道炎症の存在
5. アトピー素因
6. 他疾患の除外
・1，2，3，6は診断に重要である．4が好酸球性の場合は診断的価値が高い．5は喘息の診断を支持する

[日本アレルギー学会喘息ガイドライン専門部会(監)：喘息予防・管理ガイドライン2021, p.5, 協和企画, 2021より許諾を得て転載]

表XII-3-3　気管支喘息との鑑別が必要な疾患

1. 上気道疾患：喉頭炎，喉頭蓋炎，vocal cord dysfunction (VCD)
2. 中枢気道疾患：気管内腫瘍，気道異物，気管軟化症，気管支結核，サルコイドーシス，再発性多発軟骨炎
3. 気管支～肺胞領域の疾患：COPD，びまん性汎細気管支炎
4. 循環器疾患：うっ血性心不全，肺血栓塞栓症
5. 薬剤：アンジオテンシン変換酵素阻害薬などによる咳
6. その他の原因：自然気胸，迷走神経刺激症状，過換気症候群，心因性咳嗽

[日本アレルギー学会喘息ガイドライン専門部会(監)：喘息予防・管理ガイドライン2021, p.6, 協和企画, 2021より許諾を得て転載]

表XII-3-4　気管支喘息とCOPDの違い

	気管支喘息	COPD
病　態	気道の慢性炎症による気道過敏性によって起こる	主として喫煙などの慢性刺激による気管支・細気管支壁の肥厚・線維化，肺胞壁の破壊による
症　状	ほとんどの場合，咳・痰に喘鳴を伴う	咳・痰および呼吸困難がある
気道狭窄の可逆性	あり	ほとんどない
予　後	自然または気管支拡張薬によって発作が治まれば，気道狭窄症状はほぼ寛解する	さまざまな治療によっても，気道狭窄症状の完治にはいたらない
治　療	ステロイド薬，β_2刺激薬，抗コリン薬	抗コリン薬，β_2刺激薬，ステロイド薬などを用いることもあるが，対症療法（酸素療法など）となることが多い

4 ● 確定診断

a. 診断の目安

　日本アレルギー学会・喘息ガイドライン専門部会による「喘息予防・管理ガイドライン2021」[1) によると，**表XII-3-2**のような診断の目安があげられている．表中の1～3および6の臨床症状や呼吸機能は重要で，4，5は診断の参考となる．気管支喘息と鑑別が必要な疾患を**表XII-3-3**に示す．

　1960年代，日本で**慢性閉塞性肺疾患**（chronic obstructive pulmonary disease：**COPD**）という用語が用いられ始めた当初は，慢性気管支炎，気管支喘息，肺気腫および他の疾患が含まれており，欧米諸国のCOPDの疾患概念とは異なっていたが，1980年代以降，COPDと気管支喘息では，病因や病態が異なることが明らかになってきた（**表XII-3-4**）．一方で

気管支喘息は，COPD に加え，重症度や病状によっては肺気腫や慢性気管支炎などとの明確な鑑別が困難なことも多い．最近は，気管支喘息と COPD が併存することが少なくないため，日本呼吸器学会ではこの併存状態を「喘息と COPD のオーバーラップ（Asthma and COPD Overlap：ACO）」と定義し[2]，その患者の病状や原因などに応じた診断および治療が行われている．

b. 呼吸機能検査

(1) スパイロメトリー

とくに 1 秒量（$FEV_{1.0}$）は重要で，気管支拡張薬の吸入前後に測定し，気道の可逆性を判定する．吸入後の値が吸入前に比して 12％以上増加している場合は喘息と診断される．またフローボリューム曲線の変化も病状の変化を反映するため有用である．

(2) ピークフロー（peak expiratory flow：PEF）

喘息長期管理における症状の評価が可能であり，容易に行えるため，自己測定としても用いられる．ただし呼出筋力などに影響されやすく，正確な評価はむずかしいため，定期的にスパイロメトリーでの状態把握が必要である．

c. 血液ガス分析

喘息発作の初期には，過換気ぎみとなり $PaCO_2$ は低下する．発作が重度になると肺の換気不良のため PaO_2 も低下し，この PaO_2 の低下に伴って $PaCO_2$ が増加する．

d. 胸部 X 線検査

発作の重症度により，肺の過膨張所見が認められる．

e. 血液検査

炎症反応の指標である白血球（好酸球，好中球，リンパ球など），赤沈，CRP と，赤血球，血小板，BUN，Cr，LDH など全身状態の把握，ほかの疾患との鑑別のための検査を行う．またアレルギー反応の有無の確認のため血清中の IgE 抗体を測定する．

f. 気道過敏性の測定

アセチルコリン，ヒスタミンを吸入させ，$FEV_{1.0}$ を 20％低下させる濃度を測る方法や，メサコリンを吸入させ，呼吸抵抗が上昇し始める濃度を測るアストグラフ法などがある．

5 ● 治　療

喘息の治療は，薬物療法が主体であるが，重篤発作の場合には人工呼吸器による管理など，入院治療が必要となる場合がある．また，慢性期に移行すると，薬物管理を中心とする自己管理が重要となる．適切な自己管理の継続には，患者と医療者とが良好な関係を築き，患者が適切な自己管理を維持できて，正常な呼吸機能が維持されるよう支援する必要がある．

喘息治療のための薬剤は，喘息発作の改善のための増悪（発作）治療薬と，喘息症状の軽減・消失と呼吸機能の正常化と維持を図るための長期管理薬とに大別される[1]．ただし同じ薬剤でも製剤形態や投与方法により長期管理薬となったり，増悪（発作）治療薬となったりする．

増悪（発作）治療薬としては，短時間作用性 β_2 刺激薬（吸入薬），アミノフィリン（注射薬，経口薬），ステロイド薬（注射薬，経口薬），抗コリン薬（吸入薬）などがある．一

　方，長期管理薬としては，副腎皮質ステロイド薬（吸入薬），テオフィリン徐放製剤（経口薬），長時間作用性β_2刺激薬（吸入薬，経口薬，貼付薬），ロイコトリエン受容体拮抗薬などがある．

　発作の初期には，短時間作用性β_2刺激薬の吸入，アミノフィリンやステロイド薬の点滴静脈投与を行う．慢性期に入ると，吸入ステロイド薬を定期使用し，必要に応じて長時間作用性β_2刺激薬，テオフィリン徐放製剤，ロイコトリエン受容体拮抗薬を使用するとともに病因アレルゲンが明らかであればアレルゲン免疫療法が行われる．

　また，急性増悪時において，短時間作用性β_2刺激薬の吸入，アミノフィリン薬，ステロイド薬の点滴静脈内投与，吸入薬などで十分な効果が得られない場合は，カテコラミン製剤（アドレナリン，ボスミンなど）を皮下注射し，SpO_2やPaO_2の低下がみられる場合には酸素を投与する．ただしCOPDを合併している患者においては，CO_2ナルコーシスの危険性を考慮する必要がある．さらに重篤発作にいたった場合には，気管挿管および人工呼吸管理の適応となり，ICUでの管理が必要となる．

> **事例の概要③**　入院から急変時までの様子
>
> ・入院時血液検査では，白血球数7,600/μL，白血球分画は好中球60%・好酸球7%・リンパ球28%，CRP 1.6 mg/dLであった．動脈血ガス分析では，pH 7.40，PaO_2 59 mmHg，$PaCO_2$ 38 mmHg，HCO_3^- 24.2 mEq/L，SaO_2 89.3%であった．
> ・入院後β_2刺激薬の吸入，酸素投与，アミノフィリン持続静脈内投与，全身性ステロイド薬の投与が行われるが，呼吸困難は持続していた．しかし同日夜半には，喘鳴および呼吸困難も少しずつ落ち着き，SpO_2 93%で，会話も可能となった．
> ・会社員の夫，大学2年生の娘，高校3年生の息子と4人で暮らしている．
> ・最近，勤務先で新たなプロジェクトに責任者として携わることになり，多忙な日々をすごしていた．
> ・入院翌日の午前4時50分，同室の患者よりCさんの様子が変であるとのナースコールがあった．看護師が訪室すると，喘鳴および呼気延長が増強し，発汗著明でチアノーゼおよび末梢冷感がみられた．声かけに対してなんとかうなずくが，開眼および発語はみられず，意識昏迷状態であった．血圧168/92 mmHg，脈拍数120回/分，呼吸数28回/分，体温37.0℃，SpO_2 85%であり，全肺で呼吸音が減弱し，喘鳴が著明であった．

D.　気管支喘息患者の急性増悪から ICU 入室までの看護

1 ● 急性増悪後から ICU 入室までの看護──問題・目標・計画

#1　呼吸状態の悪化

　#1-1　喘息重積発作

　#1-2　意識障害による排痰困難

　#1-3　意識レベル低下に伴う転倒・転落の可能性

#2　患者・家族の不安

看護問題：#1　呼吸状態の悪化
　　　　　　#1-1　喘息重積発作
　　　　　　#1-2　意識障害による排痰困難
　　　　　　#1-3　意識レベル低下に伴う転倒・転落の可能性

看護目標：①呼吸状態が現在より悪化しない
　　　　　②転倒・転落が発生しない

OP：
　①呼吸数，呼吸音，呼吸パターン，喘鳴，SpO_2 モニター値，痰の量・性状
　②バイタルサイン
　③意識レベル
　④検査データ（血液ガス分析，血液検査）
　⑤心電図モニター波形
　⑥チアノーゼ，末梢冷感
　⑦水分出納（輸液量・内容，尿量，発汗状態，水分摂取状況）
　⑧排痰状況，性状，量
　⑨不穏状態の有無
　⑩体動の状態
　⑪ベッド周囲の環境（ベッド上，ベッド柵の状態）
　⑫事故の発生状況
　⑬ナースコールの位置

TP：
　①起坐位あるいは，オーバーテーブルなどに前かがみに寄りかかる姿勢とし，さらにクッションなどで，より安楽な姿勢となるよう工夫する
　②指示による薬剤の投与管理を行う．静脈内投与，点滴静脈内投与，吸入など同種の薬剤でも投与方法が異なるため，指示を確認し，正確に投与する
　③経口的に水分摂取が可能であれば，水分摂取を促す
　④指示に基づき，適切な方法で酸素を投与する
　⑤加湿可能な酸素投与やネブライザーによる吸入などを適時行う
　⑥必要に応じて痰吸引を行う
　⑦発汗が著明な場合には，状態に応じて清拭や寝衣交換を行う
　⑧できる限り安静を保つよう，状態観察や処置などはすみやかにかつ適切に行う
　⑨ベッド上に危険物がないよう，ベッド柵を適切に使用するよう調整する．とくに処置後ベッドを離れるときなどは十分確認する
　⑩ティッシュペーパーや飲料水などの必要なものが取りやすく，邪魔にならない場所に置かれるよう配慮する
　⑪ナースコールを手に握らせるなど工夫する
　⑫頻回に訪室し，状況を確認する
　⑬患者のしたいことを，ていねいかつすみやかに確認し，したいことができるよう援助する
　⑭ ICU 入室準備を行う

EP：
　①治療や状態について患者本人が理解でき，可能な範囲で協力できるよう適切に説明する
　②可能であれば，水分をできるだけ摂取するよう説明する
　③苦痛がある場合は，我慢せず医療スタッフに伝えるよう説明する
　④現在の状態や治療について適切に説明し，ベッドから離れる必要のある用事がある場合は，自分1人で無理をせずナースコールで知らせるよう説明する

解 説

　喘息重積発作を起こし，呼吸状態の悪化から意識レベルも低下しつつある．この状態が改善されなければ死にいたるおそれがある．また，意識レベルの低下は，排痰困難や事故の発生につながる可能性がある．重症化および二次的障害を防ぎ，よりすみやかな状態の改善につなげることが，この時期の主たる看護目標になる．

看護問題：#2　患者・家族の不安
看護目標：患者および家族の不安が軽減する

OP：
　①患者・家族の表情，言動
　②患者の状態・治療の理解度，治療への態度，医療者への態度
　③患者・家族のそれぞれへの反応
　④不安の有無，内容

TP：
　①患者の状態や治療について，患者や家族の思いや理解を確認しながら適切に説明する
　②患者・家族の病状や治療に関する思いを十分聞く
　③様子に変化がある場合など，こちらから積極的に声かけをする
　④疑問や不安がある場合は，その解決に向け必要な対処をする
　⑤処置を行う場合は，必ず説明し，すみやかに適切な手技で行う
　⑥身体的苦痛を積極的に緩和する

EP：
　①呼吸に対する不安がある場合は，できるだけゆっくり呼吸するなど，具体的に一緒に
　　呼吸をしながら示していく
　②不安や疑問がある場合は，自分の中にとどめず，医療者に伝えるよう説明する

解 説

　呼吸状態が悪化している状況では，患者や家族は大きな不安を抱えている．とくに患者は呼吸困難によりパニック状態に陥る可能性もある．患者や家族の言動や表情に注意し，訴えに耳を傾け，適切な説明を行っていく必要がある．

2●急性増悪から ICU 入室までの C さんへの看護の実際

　ただちにほかの看護師に連絡し，医師への報告と救急物品の準備を依頼した．意識レベルが低下しているため心電図モニターを装着し，起坐位を保ち，クッションでより安定した体位になるよう調整した．声かけに対し，うなずきはあるが，うっすら開眼する程度である．発汗が著明で，チアノーゼおよび末梢冷感もみられた．

　医師到着後，診察および動脈血ガス分析の介助，血液検査のための採血を行った．医師の指示により吸入 β_2 刺激薬をネブライザーで持続投与し，アミノフィリンの点滴静脈内投与に加え，ステロイド薬の静脈内投与の介助を行った．動脈血ガス分析の結果は pH 7.37，PaO_2 58 mmHg，$PaCO_2$ 49 mmHg，SaO_2 84％であり，酸素流量アップと酸素濃度調整のため，鼻腔カニューレによる投与から，ベンチュリーマスクによる投与へと変更した．一方，喘息重積発作のため気管挿管し人工呼吸器管理が必要とのことで，ただちに ICU へ連絡

し，入室依頼をした．処置を行う際には，そのつど患者に今からすることについて説明して実施した．

　入院後8時間の尿量は270 mLで，経口水分摂取量100 mL程度，輸液量は約1,000 mL，痰はやや黄色がかり粘稠性があるが，固さはなかった．発汗著明で，尿量も少ないため脱水を考慮し輸液量を増量することになり，滴下調整した．また，ベンチュリーマスクからネブライザーの持続吸入も実施した．痰喀出を試みようとするが，自力喀出が困難であるため，患者に確認し，吸引を3回ほど行った．発汗のため寝衣に湿潤があり，交換を考慮したが，呼吸困難が強く意識レベルが低下しているため，タオルで調整した．

　一連の処置の後，問いかけにうなずきはあるが，うっすらとだけ開眼し，発語はほとんどなかった．時折，何かをしようとする動きがあるため，ベッドからの転落がないようベッド柵を必ず上げるようにし，またベッド柵で負傷することのないよう，またベッド柵と患者の身体の間に布団などでクッションを作製した．ナースコールは，患者の手に握らせるようにし，やわらかい紐やテープで圧迫のないように縛り固定した．10分おきに訪室し，危険な状況がないかを確認した．適時現在の状況を説明し，何かやりたいことがあればナースコールを押すよう伝え，また，何かしたいことや欲しいものはないか確認した．

　処置が進んでもCさんの意識レベルに変化はみられず，病状の説明に対してもうなずきはあるものの，ときおり苦痛表情を浮かべるのみで発語はほとんどなかった．患者の反応から，患者本人のみに理解や承諾を求めることは困難と判断し，医師より患者の夫に電話連絡し，現在の状態を伝えることとなった．医師が，ICUにて人工呼吸器管理が必要であることを説明したところ，「え，そうなんですか？　少しずつ落ち着いてきたと思っていたのに．大丈夫なんでしょうか？」という発言があった．さらに，「できる限りのことをしてください．1時間ほどで病院に着きます」と話した．ICUに入室し人工呼吸器管理をすることと，夫の病院到着時はすでにICUへ入室している可能性が大きいことについても承諾が得られたが，夫の反応には驚きと不安が感じられた．

E. ICUにおける看護

　ICU入室時点におけるCさんの情報の関連図を**図XII-3-2**に示す．

1 ● ICUにおける看護——問題・目標・計画

#1　呼吸状態悪化に関連した生命の危機状態
#2　喘息増悪および排痰困難に関連した肺炎の可能性
#3　ADLの低下に関連した清潔保持困難，褥瘡形成の可能性
#4　患者の状態変化に対する家族の不安

看護問題：#1　呼吸状態悪化に関連した生命の危機状態
看護目標：① $PaCO_2$ および PaO_2 が正常の値となる
② SpO_2 が90%以上に保たれる
③気道内圧が正常の値になる

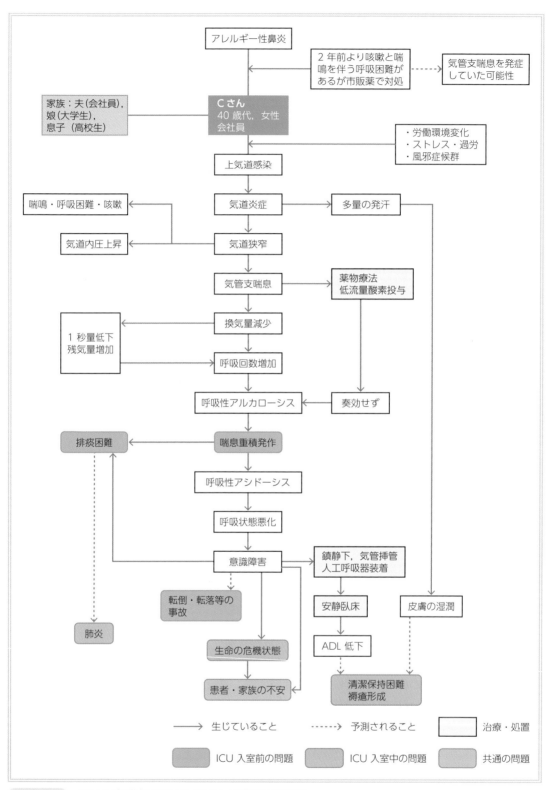

図Ⅻ-3-2　ICU入室時点におけるCさんの情報の関連図

OP：

①呼吸数, 呼吸音, 呼吸パターン, 喘鳴, 副雑音

②SpO₂ モニター値, 動脈血ガス分析データ（pH, PaO₂, PaCO₂, SaO₂）, 血液検査データ（CRP, WBC, 赤沈など）

③気道内圧

④バイタルサイン

⑤心電図, 動脈血圧

⑥人工呼吸器の設定および作動状況（呼吸数, 呼気吸気比, 呼吸様式, 酸素濃度, アラーム設定, 回路の状態, 加湿状況など）

⑦気管挿管チューブの固定（挿入の長さ, カフ圧, 固定状況など）

⑧痰の性状, 量

⑨刺激に対する患者の反応, 鎮静薬の効果および投与状況

⑩末梢冷感, チアノーゼ, 冷汗

⑪輸液量, 尿量, 水分出納

⑫吸入薬の効果

⑬呼吸理学療法の効果

⑭鎮静薬中止後の意識レベル

TP：

①人工呼吸器を適切に管理する. 作動状況の確認とともに, 回路の閉塞や過度の伸展がないよう保持する. また加湿用の蒸留水も適時追加する

②気管挿管チューブを最低1回/日固定し直す

③適時, 痰の吸引を行う. 痰の吸引時は気道に余計な刺激を与えず, SpO₂ の低下がないよう, すみやかに正確な手技で行う

④気道内圧の上昇や, バッキングやファイティング*がある場合には, ジャクソンリースなどを使用して呼吸を補助する

⑤経時的に観察を行い, 異常がある場合はすみやかに対処する

⑥適切な輸液管理を行う

⑦吸入薬を適切に管理する

⑧呼吸理学療法を行う（体位ドレナージ, スクイージングなど）

EP：

①息苦しさや痛みなど苦痛が生じた場合は, ナースコールで知らせるよう説明する

解　説

　喘息発作が落ち着き, 生命の危機的状態から脱するように全身状態の改善を図る. 呼吸状態および全身状態の経時的アセスメント, 状態変化へのすみやかで的確な対応, 気管挿管チューブ, 人工呼吸器, 輸液の適切な管理, 薬物の正確な投与, 排痰の援助が必要である.

看護問題：#2　喘息増悪および排痰困難に関連した肺炎の可能性

看護目標：肺炎が起こらない

OP：

①体温, そのほかのバイタルサイン

---

*ファイティング：何らかの原因により咳嗽反射が生じ, 患者と人工呼吸器の呼吸リズムが合わない状態（p.102参照）.

②呼吸数，呼吸音，呼吸パターン，喘鳴，副雑音
③ SpO_2 モニター値，血液ガスデータ（pH，PaO_2，$PaCO_2$，SaO_2）
④気道内圧
⑤痰の性状，量
⑥人工呼吸器の設定および作動状況
⑦口腔内，頭部の保清状況
⑧血液データ（CRP，WBC，赤沈など）
⑨呼吸理学療法の効果

TP：
①痰貯留状況に応じて，適切に痰の吸引を行う
②気道を十分に加湿し，指示に基づき適時ネブライザー吸入を行う
③口腔内を最低３回/日洗浄して汚染がないようにし，これ以外にも清潔保持と乾燥予防
　のためスワブなどで適時口腔内の清拭を行う
④体位ドレナージを行う
⑤発熱時は，クーリングや指示された薬剤投与などで，解熱を図る
⑥呼吸理学療法を行う

EP：
①息苦しさや痛みなど苦痛が生じた場合は，ナースコールで知らせるよう説明する

解　説

　呼吸状態悪化とともに全身状態が悪化することで二次的障害が発生するリスクが高ま
る．#1と同様に呼吸を含めた全身状態を経時的にアセスメントし支援することで，二次
的障害の発生予防に努める．

看護問題：#3　ADL の低下に関連した清潔保持困難，褥瘡形成の可能性

看護目標：身体の清潔が保たれる

OP：
①身体の清潔状況
②粘膜の汚染状況
③皮膚の状態
④体温，バイタルサイン
⑤血液検査データ（CRP，WBC，赤沈など）
⑥膀胱留置カテーテル挿入部および固定状況，尿性状
⑦動静脈カテーテルの刺入部および固定状況

TP：
①全身状態に応じて，可能であれば毎日清拭を行う
②全身状態に応じて，可能であれば１~２回/週洗髪を行う
③陰部洗浄を毎日行い，排泄があればそのつど洗浄する
④カテーテル挿入部を清潔に保ち，最低１~２回/週消毒を行う
⑤眼球の乾燥予防のため，アイパッチなどを使用して保護する
⑥定期的に体位変換を行う
⑦褥瘡予防マットレスを利用する

EP：
　①身体の痛み，瘙痒感などがある場合は知らせるよう説明する

解　説

　鎮静下で人工呼吸器が装着された状態，また，鎮静が中止されたあともしばらくは筋力が低下しているため，自分自身で清潔行動をとることは難しい．さらに発汗が著明で自発的な体動がない場合，感染のリスクとともに褥瘡のリスクも高まる．これらの二次的障害が発生しないように清潔保持と除圧に努め，早期離床に向け支援する．

看護問題：#4　患者の状態変化に対する家族の不安

看護目標：家族の不安が緩和される

OP：
　①家族の患者の病気，治療対する表情，反応，言動
　②患者に対する表情，反応，言動
　③医療者に対する表情，反応，言動

TP：
　①家族の表情，反応，言動に注意し，思いをていねいに聞く．
　②医師より患者の状態変化を適切かつ十分に説明するよう時間や環境を調整するとともに，家族の必要に応じて，医師との連絡調整をし，説明を補足する．
　③医療チーム内での言動の統一を図る
　④患者のそばにいる時間をとれるよう配慮する

EP：
　①不安や疑問がある場合には，遠慮せず医療者に伝えるよう説明する

解　説

　患者の危機的状態は，家族に大きな不安や精神的苦痛を引き起こす．家族が不安や思いを十分に表出できるように配慮し，思いを十分に聴く姿勢が求められる．また，患者の状態や行われている治療について，適切に説明し，患者とすごす時間をもてるよう配慮する．

2 ● ICU における C さんへの看護の実際

＜ICU 入室 1 日目＞

　鎮静薬および筋弛緩薬投与後，気管挿管のうえ，人工呼吸器を装着した．呼吸数 20 回/分，1 回換気量 370 mL，酸素濃度 70％で調節呼吸を開始した．気道内圧は約 43 cmH$_2$O であり，体位変換でやや上昇するため，状態をアセスメントしながら実施した．人工呼吸器装着後の動脈血ガス分析は，Pao$_2$ 116 mmHg，Paco$_2$ 54 mmHg，Sao$_2$ 97％．血圧 110/74 mmHg であった．心拍数 108 回/分で規則的，喘鳴あり，痰の量は多く白色まじりで粘稠性，アミノフィリンおよびステロイド薬点滴静脈内投与に加え，補液管理を行った．排痰をうながすため，十分な加湿と β$_2$刺激薬ネブライザー吸入を実施し，痰の吸引時はジャクソンリースで呼吸を補助し，カフ圧を確認した．

　ICU 入室後まもなく家族（夫，娘，息子）が来院した．家族に対し，患者は気管挿管し人工呼吸器装着直後であるという現在の状況について医師より説明された．家族は，説明

中うなずきながら聞いてはいるが,「こんなことになるなんて」とつぶやいていた. 説明を受けたあと患者と対面した. 夫はベッドサイドに立ちじっと患者を見つめていた. 手を握ってみるよう促したところ, 控えめに握る様子があった.

<ICU入室2日目>

　朝, 夫が面会に来た. 家族に対し, 状態に顕著な変化はなく落ち着きつつあることを伝えた. 夫は, 急ぎの仕事があるので本日は出社し, 夕方早い時間に来院するとのことであった. 何かあったら携帯電話に連絡してほしいとのことであり, 番号を確認した. 午後, 患者の実父母が来院し, 驚きと不安が混じった表情で患者を見つめ,「どうなんでしょうか. もうびっくりしちゃって」と語った. 医師からの説明を聞きたいとのことで, 夕方, 夫と子どもたちが到着した時点で, 家族に対し医師からその後の状態について説明がなされた. 夫は昨日よりも医師の話に耳を傾けている様子であり, 患者に対しても声をかけていた. 子どもたちも発語は少なかったが手を握っていた.

　夫は少しずつ平静を取り戻している様子がみられた. しかし, 自分がしっかりしなければという思いから平静を装っているとも考えられる. 夫の思いを尊重し支援しながら, つらいときには表出してよいということを伝えた.

<ICU入室3日目>

　午前中, 気道内圧 25 cmH$_2$O, 動脈血ガス分析 PaO$_2$ 130 mmHg, PaCO$_2$ 42 mmHg, SaO$_2$ 97%であり, バイタルサインなどに変化なく, 喘鳴はほとんど聴取されなかった. 痰の量は多いが性状は無色透明であった. 気道内圧が下降したため, ウィーニング(人工呼吸器からの離脱)を開始することとし, 鎮静薬投与を中止した. 中止後15分くらいで眼球の動きや体動など, 覚醒の徴候があり, 約1時間で自発呼吸がみられ呼吸器設定をプレッシャーサポートモード(自発呼吸を補助する場合の換気モード)とした. 気道内圧 25 cmH$_2$O, 呼吸数 18回/分, 自発呼吸の1回換気量は, はじめは約200 mLであったが, 数時間後 250 mLとなり, 声かけに開眼し, 簡単な指示に応じるようになった.

　午後, 適時スクイージング, 咳嗽時の補助を行い深呼吸を促した. 気道内圧 23 cmH$_2$O で喘鳴はみられず, 呼吸数 18回/分, 1回換気量は約280 mLであり, 咳嗽力もつきつつあった. PaO$_2$ 108 mmHg, PaCO$_2$ 42 mmHg, SaO$_2$ 99%となり, 喘息発作の出現がないため, 気管チューブが抜管された. 抜管後も呼吸数は16回/分で規則的, 呼吸音は両下葉でやや弱めだが, 喘鳴なく, 十分な加湿による酸素投与, ネブライザー吸入を実施し, 痰の量は多いが性状は異常なく発熱もなかった. 鎮静下での人工呼吸管理により呼吸筋の力が低下していることを考慮し, 呼吸理学療法を継続した. 口腔内は定期的に洗浄および清拭を行い, 舌苔や乾燥などもなかった. PaO$_2$ 98 mmHg, PaCO$_2$ 42 mmHg であり, モニター上 SpO$_2$ 97%以上を維持していた. 血液検査データは CRP 0.8 mg/dL, WBC 6,700 であった. 患者は「発作のときはつらかったけど, 今は苦しくない. ちょっとだるくて声がよく出ない感じがする」と語った.

　発汗は徐々に減少しつつあった. 全身清拭および陰部洗浄を毎日施行し, 発汗著明時は状態をみながら清拭や寝衣交換を行い, 皮膚粘膜の清潔は保持され, カテーテル挿入部にも発赤などのトラブルはなかった.

　翌朝, 夫が来院した際に, 呼吸状態が改善されていることを伝えると, 少し安心した様

子であった．夫は，患者に声をかけてから出社し，夕方，再び子どもたちとともに来院した．患者の気管チューブが抜管されていたため，家族は嬉しそうな表情で声をかけていた．患者も小声ながら家族と話をしていた．患者が快方に向かい家族の不安が軽減しつつある一方で，家族の疲労が蓄積している可能性があるため，今後は家族の疲労についても配慮していく．

引用文献

1）日本アレルギー学会 喘息ガイドライン専門部会監：喘息予防・管理ガイドライン2021，協和企画，2021
2）日本呼吸器学会 喘息とCOPDのオーバーラップ診断と治療の手引き2018作成委員会編：喘息とCOPDのオーバーラップ（Asthma and COPD Overlap：ACO）診断と治療の手引き2018，日本呼吸器学会，2017

4 急性腹症①
──急性大動脈解離

> **事例の概要❶** 救急隊からの情報
> ・患者はDさん，40歳代の男性．一人暮らし．
> ・昨日の日中から腹部，腰部の周囲に痛みがあり，夜間も様子をみていたが朝方増強した．歩けないため友人女性を電話で呼び出し，救急要請してもらい付き添われて来院した．
> ・ペインスケール10分の5程度，血圧217/137 mmHg，脈拍100回/分，呼吸20回/分，体温36.4℃，SpO₂ 97％，既往に高血圧あり．

A. 腹痛の病態・診断・治療

1● 定　義

　腹痛とは，腹部のすべての臓器に起因する疼痛である．腹痛は，体性痛と内臓痛に大別される．体性痛は，神経終末への化学的刺激や圧迫・捻転などの物理的刺激により起こる鋭い刺すような痛みである．内臓痛は，管腔または嚢状臓器（胃，腸管，胆囊，膀胱など）の被膜の伸展などにより生じる間欠的な鈍痛である．また，腹部外傷による腹壁血腫や心筋梗塞，胸膜炎などの胸部の疾患により腹痛が訴えられる場合もある．

　なお，**急性腹症**とは，急激に発症する腹痛を主訴とし，緊急に治療を要する腹部症候群と定義される．短時間で緊急手術の適応かどうかの判断を要する．

2● 腹痛を引き起こす主な疾患

　腹痛を起こす疾患は，きわめて多い．腹痛の部位だけで疾患を特定するのは困難であるが，ある程度の臓器特異性はある（**図Ⅻ-4-1**）．

3● 診断のためのプロセス

a. 病歴の聴取

　急性腹症の診断には，正確な病歴の聴取が必要である．既往歴（消化器疾患や心血管系疾患の既往，腹部手術の既往など），腹痛発症時の様子（突然の発症か，徐々に強まったか），腹痛の部位，性状（食事，排便との関係，持続的か間欠的かなど），随伴症状（吐・下血，悪心，嘔吐，発熱，黄疸，貧血など），女性であれば，最終月経などを確認する．

b. 身体所見

　全身所見として，顔色，顔貌，バイタルサインに注意する．とくにショック症状の有無を確認する．局所所見として，視診では，患者のとっている体位（疼痛が軽減する体位），腹部の膨隆，手術痕の有無を観察し，聴診では腸蠕動の程度，金属音の有無などを調べる．

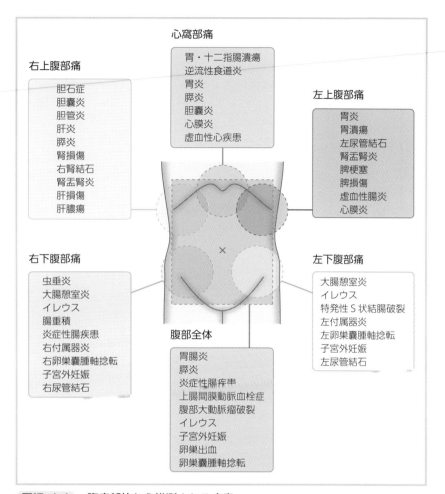

図XⅡ-4-1　腹痛部位から推測される疾患

[佐野哲孝：腹痛．救命救急エキスパートナーシング（大橋教良, 澁谷正徳, 坂本哲也編）, p.180, 南江堂, 2005を参考に作成]

触診・打診は重要であり，腹壁の抵抗，圧痛，反跳痛，筋性防御，叩打痛など，腹痛の部位と腹膜刺激症状の有無を中心に診察する．

c. 検査所見

　血液検査，尿検査，単純X線検査，腹部超音波検査，腹部CT検査などがある．血液検査は，血算，生化学検査の項目，CRPなどを測定する．腹腔内臓器や腹膜に炎症がある場合は，白血球増多やCRPの上昇が認められ，ビリルビン値やアミラーゼ値の上昇は，膵胆道系疾患を疑わせる．尿検査は，泌尿器系疾患による腹痛などでは有用である．単純X線検査では，横隔膜下に腹腔内遊離ガス像（free air）の存在が確認できれば，消化管穿孔の診断となる．超音波検査は，非侵襲的な検査であり，実質臓器の異常の診断や腹水の有無などの診断にも有用である．腹部CT検査は，腹腔内の異常をかなりの精度で客観的に評価できる．

　診断までの大まかな流れを**図XⅡ-4-2**に示す．

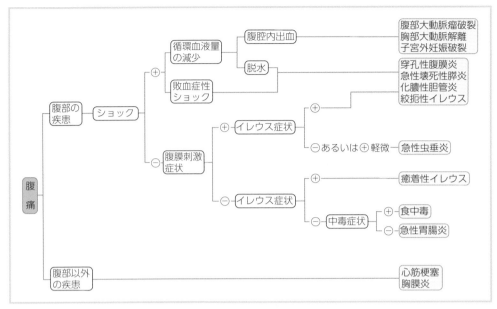

図Ⅻ-4-2　腹痛の診断のフローチャート

［小濱啓次（編著）：救急マニュアル—救急初療から救命処置まで，第3版，p.399，医学書院，2005より許諾を得て改変し転載］

4 ● 主な処置・治療

a. 急性大動脈解離

　初期治療は，薬剤による血圧コントロールと除痛である．緊急性が高い場合は，緊急手術となるが，緊急手術を行わない場合は，血圧コントロールと除痛を中心に内科的治療を行う（p.260 参照）．

b. 急性心筋梗塞

　p.201 参照．

c. 急性膵炎

　急性膵炎は，軽症・中等症と重症に分けられる．軽症・中等症の治療は，絶食にし，点滴でタンパク分解酵素阻害薬や抗菌薬の投与を行う．

　重症の場合は，厳密な循環呼吸管理と多臓器障害や感染症に対処できる集中治療が必要である．タンパク分解酵素阻害薬・抗菌薬持続動注療法，血液浄化療法や開腹手術が必要となる．

d. 急性胆管炎・急性胆嚢炎

　急性胆管炎の基本的治療として，絶食，輸液，抗菌薬投与，鎮痛薬投与を開始し，急性の炎症が落ち着いた時点で，炎症の原因をとり除くために総胆管結石に対する内視鏡的胆管結石除去術や膵胆道がんに対する根治術などを行う．軽症の場合は基本的治療（絶食，輸液，抗菌薬投与，鎮痛薬投与）で軽快するが，中等症では早期に胆管ドレナージを行う．多臓器障害を伴う重症例の場合は，全身管理のもと緊急胆管ドレナージを行う．

　急性胆嚢炎の場合も，基本的治療は急性胆管炎に準ずる．軽症の場合は，基本的治療で十分だが，早期の腹腔鏡下胆嚢摘出術の適応となる．中等症の場合は，早期の腹腔鏡下胆嚢摘出術か胆嚢ドレナージを選択する．多臓器障害を伴う重症例の場合は，全身管理のも

と緊急胆嚢ドレナージを行う.

e. 消化管穿孔

上部消化管穿孔では，症状が軽ければ絶飲食，抗菌薬投与，酸分泌抑制薬投与，胃管挿入などの保存療法が行われる．しかし，重症例では開腹し，穿孔部の閉鎖術を行う．下部消化管穿孔では，開腹し穿孔部閉鎖とともに腹腔内に漏れ出した内容物を洗浄するため，腹腔洗浄ドレナージも実施する.

B. 腹痛を訴える患者への看護

1● 搬送の受け入れ準備

救急隊の情報を踏まえ，腹部以外の疾患も想定しながら受け入れの準備を行う．緊急手術，ショック状態にすみやかに対応できるよう，救急処置，術前検査を含んだ各検査の準備を行う.

2● 来院時の看護

患者が来院したら，バイタルサイン，腹膜刺激症状，ショック症状の有無を早期に判断し，緊急度と重症度の変化を見逃さないように経時的に観察を続ける.

診察，検査の介助を行いながら，不安・苦痛の緩和，ベッドからの転落予防，プライバシーの保護に努める．診断が確定したら，医師の指示ですみやかに鎮痛薬の投与を行う.

医師から患者・家族への説明時には必ず同席し，患者・家族の理解を確認する．理解が不十分な部分を補足し，納得したうえで治療が受けられるように環境を整える.

3● 来院時のDさんへの看護の実際

心電図モニター，パルスオキシメーターを装着し，バイタルサイン測定を行った．血圧は200/136 mmHg，脈拍100回/分．胸腹部CT検査中に腰部・腹部の激痛が起こり，血圧も210/110 mmHgと収縮期血圧が上昇した．鎮痛薬としてモルヒネ塩酸塩水和物10 mgを静脈内注射した．痛みが強く安静を保持することができなくなり，「痛い，痛い」と訴えペインスケールも10分の10となったため，急性大動脈解離（および解離の進展）を疑い，随伴症状の観察，ベッドからの転落予防を行った．モルヒネによる呼吸抑制，血圧低下などの症状を観察し，そばに付き添った.

事例の概要② 診断　急性大動脈解離

・血液検査では，肝・胆道系酵素の上昇はなく，アミラーゼも正常域であった．トロポニンも陰性.
・腹部は平坦でやわらかく，筋性防御も認めなかった.
・胸腹部CT検査で，下行大動脈から腎動脈付近までの血栓閉塞を伴う偽腔（ぎくう）があり，腹腔動脈や上腸間膜動脈は造影されたため，他臓器には虚血性変化を起こしていない急性大動脈解離（スタンフォードB型）と診断された.
・下肢の運動麻痺や感覚障害もなく，脊髄梗塞の合併も否定的であった.

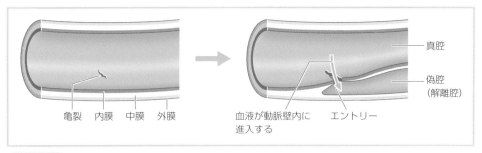

図Ⅻ-4-3　大動脈解離の病態
［成瀬好洋：大動脈解離．心臓病の治療と看護（百村伸一編），p.204，南江堂，2006より引用］

C. 急性大動脈解離の病態・診断・治療

1●定　義

　大動脈解離とは，内膜に生じた亀裂より大動脈壁内に血液が急激に流入することで，大動脈壁が層状に解離した状態をいう．前状態として大動脈の中膜の壊死や変性が存在している場合が多い．

2●病態・臨床症状

a. 病態と分類

　大動脈壁は，内膜・中膜・外膜の3層構造になっているが，構造的にやや脆弱な内膜側に亀裂（エントリー）が生じると動脈壁が中膜レベルで2層に剥離し，本来の動脈内腔（真腔）のほかに，新たに中膜層の内腔（偽腔）を形成した状態となる（**図Ⅻ-4-3**）．偽腔内には血流もしくは血腫（血栓）が存在する．

　病型分類には，エントリーの部位と解離の進展範囲に基づいたドベーキー（DeBakey）分類と，上行大動脈解離の有無によるスタンフォード（Stanford）分類がある．

①ドベーキー分類

　ドベーキーⅠ型は，上行大動脈にエントリーが存在し，大動脈弓，下行大動脈，腹部大動脈から総腸骨動脈，外腸骨動脈まで解離が進行する型で，Ⅱ型は，解離が上行大動脈に限局する型である．Ⅲ型は，鎖骨下動脈分岐部より遠位側の下行大動脈にエントリーが存在し，横隔膜より中枢側の下行大動脈に解離が限局したⅢa型と，横隔膜を超えて腹部大動脈，それより遠位側にも解離があるⅢb型に分類される（**図Ⅻ-4-4**）．

②スタンフォード分類

　スタンフォードA型は上行大動脈に解離が存在し，B型は上行大動脈に解離が存在しないものである（**図Ⅻ-4-5**）．

b. 症　状

　急性大動脈解離の症状は，エントリーの部位や解離の進展範囲や合併症などにより複雑で多彩である．突然の激痛が特徴的で，激しい痛みが持続し，解離した大動脈の部位により痛みの場所は異なり，また解離の進展によって，その範囲が移動することがある．

　上行大動脈領域の解離では，急性冠症候群，心タンポナーデ，大動脈弁閉鎖不全の合併

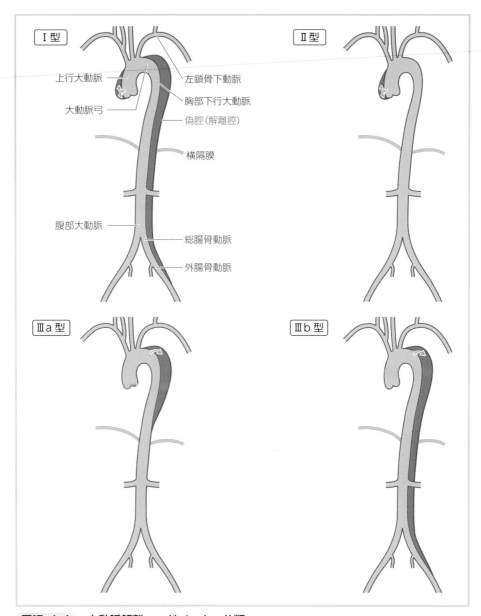

図Ⅻ-4-4　大動脈解離——ドベーキー分類

が重篤で，呼吸不全，不整脈，血圧低下，ショックなどで致死的な状況になりうる．大動脈弓領域では，上肢や脳の血行障害が生じ，上肢の冷感や意識消失などを生じる．胸部大動脈領域では脊髄虚血による対麻痺を発症することがある．腹部大動脈領域では，腹腔動脈や腸間膜動脈などの血行障害が起こり，腸管虚血が生じ，腹痛，悪心，下血，腰痛などの症状を呈する．さらに末梢の血流障害で，下肢の血行不全・冷感・しびれ・麻痺などが出現する[1]．このように，胸痛だけでなく，意識障害，腹痛，背部痛，腰痛，下肢神経症状などが主訴となる場合がある．

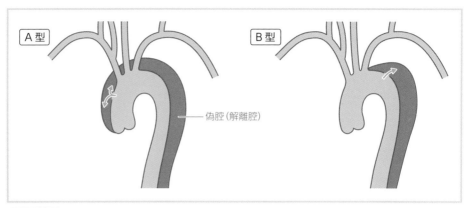

図XII-4-5　大動脈解離──スタンフォード分類

3●原　因

高血圧，マルファン（Marfan）症候群，エーラス・ダンロス（Ehlers-Danlos）症候群，大動脈疾患などがある．

4●確定診断

（1）身体所見，血液検査

四肢の血圧測定，心雑音の聴取，心不全徴候の観察を行う．血液検査では，WBC，Hb，CRP，D-ダイマーを測定する．

（2）心電図，X線検査，超音波検査

急性冠動脈症候群の所見や心囊液の貯留がないかのチェックを行う．超音波検査では，心タンポナーデ，大動脈弁逆流・分枝への解離の進行や血流状態・心機能を評価する．

（3）CT検査

大動脈解離の有無，エントリーの部位，解離の進展範囲（スタンフォード分類，ドベーキー分類）はCT画像によって判別することができる．偽腔の血流の状態は，造影CT検査で確認する．

5●治　療

初期治療は，スタンフォードA型，B型ともに薬剤による血圧コントロールと除痛である．スタンフォードA型では緊急手術が行われることが多く，スタンフォードB型で動脈瘤破裂や臓器血流障害を起こしている場合は，緊急手術の適応となる．緊急手術を行わない場合は，血圧コントロールと除痛を中心に内科的治療による対処が原則となる．

外科的治療としては人工血管置換術が主流だが，近年ではより侵襲の少ないステントグラフト内挿術も行われるようになった．

D. 急性大動脈解離患者に対する救急外来での看護

1 ● 診断後から ICU 移送までの看護─問題・目標・計画

#1　再解離，破裂による生命の危機状態

#2　激痛に伴う苦痛

#3　激痛や疾患による死の恐怖

看護問題：#1　再解離，破裂による生命の危機状態

看護目標：収縮期血圧が 120 mmHg 程度の範囲でコントロールできる

OP：

　①バイタルサイン（血圧四肢測定値の血圧差，脈拍の欠損・減弱）

　②疼痛の有無（部位，程度，持続時間，鎮静薬の効果）

　③随伴症状の有無

　・腹痛，腰痛，悪心，下血

　・血行不全の有無，足背動脈の触知，冷感，しびれ

　④尿の性状

　⑤血液検査データ

TP：

　①モニター装着，バイタルサインを測定する

　・5 分ごとに血圧測定

　・痛みが増強する場合にはそのたびに測定

　・四肢測定

　②疼痛コントロールを行う

　③適切な薬剤管理を行う（収縮期血圧 120 mmHg 目標）

　・降圧治療にて確実な血圧コントロール

　④体幹をねじらないよう安楽な体位を保持する

　⑤膀胱留置カテーテル挿入の介助

EP：

　①安静臥床について説明をする

　②すぐそばにいるので痛いときは教えてもらえるよう説明する

解　説

　発症から 48 時間以内は超急性期であり再解離や破裂を起こしやすい状況である．冠動脈・中枢神経系・内臓諸臓器・腎臓などの重要臓器の血流を維持し，臓器に不可逆的な虚血変化をきたさない程度に血圧を低値に維持することが重要となる．

　急性大動脈解離が疑われたら，呼吸困難，冷汗，チアノーゼなどのショック症状の有無，意識状態，呼吸，脈拍，血圧などバイタルサインのチェックを経時的に続ける．

　とくに，破裂を予防するためにも降圧が重要となるため血圧の変動に注意しながら目標値まで薬剤でコントロールを図る．

　四肢や頸動脈の脈拍の欠損や減弱，四肢動脈（上下肢，左右肢）の血圧差（15 mmHg以上）は，解離による四肢虚血や血流障害が考えられる．

　解離が進行し，血行障害が生じるとその臓器に合併した随伴症状が出現するため観察が

必要である．たとえば，腎動脈の解離の進行では，血尿や尿量の減少などの症状が生じることがある．

看護問題：#2　激痛に伴う苦痛
看護目標：疼痛を軽減する
OP： 　①疼痛の有無（部位，程度，持続時間，鎮静薬の効果） 　②バイタルサインの観察（血圧の変動，呼吸抑制） 　③安静度の理解
TP： 　①疼痛管理を行う（薬剤に関する副作用の有無） 　②体幹をねじらないような体位を保持する（安静が維持できるようそばに付き添う） 　③患者の訴えを傾聴する
EP： 　①安静が守られないことで血圧上昇となってしまうため，必要性を説明する

解　説

大動脈解離の痛みは，体位を整えることなどによって軽減するものではない激しい痛みである．また，疼痛は血圧を上昇させ，再解離や破裂のリスクを高めるため，そのコントロールは重要となる．患者の苦痛を観察し，鎮痛薬の使用を医師と話し合い決定する．

疼痛の部位の移動は，解離の進展と関係するため，疼痛の部位・程度を観察する．解離が進展すると痛みは移動するため経時的に観察が必要である．

解離による疼痛では，鎮痛薬として，モルヒネなどの強力な薬剤が使用されるため呼吸抑制，血圧低下，せん妄などの副作用に注意しなければならない．

看護問題：#3　激痛や疾患による死の恐怖
看護目標：過度の不安が除去できる
OP： 　①病状説明中の患者，友人の言動，表情 　②病状説明内容の理解 　③安静度の理解
TP： 　①医師の病状説明に同席する 　②看護師や家族が付き添えるようにする 　③説明を理解できたか，質問がないかなどを確認をする 　④患者の訴えを傾聴する
EP： 　①質問などがある場合は，遠慮なく聞いてもらえるよう説明する

解　説

疼痛に加え突然の発症で，患者は死の恐怖や重篤な状態に陥る可能性などの不安を抱えることになる．病状や治療について理解し，治療に自ら参加できるよう訴えを傾聴し，不安を緩和することが重要となる．

　　医師からの患者・家族の説明には同席する．患者・家族の理解内容や程度を確認し，不安を軽減し，安寧が保てるように援助することが重要である．

2●診断後からICU移送までのDさんへの看護の実際

　　鎮痛薬としてモルヒネを投与した後は，血圧176/92 mmHg，呼吸抑制なく，意識レベル清明，痛みはペインスケールで10分の7とやや軽減したものの持続していた．他臓器の虚血変化がないことが確認されたあと，血圧高値のため，ニカルジピン塩酸塩（ペルジピン®）を1 mg静脈内注射後，1 mL（1 mg)/時で持続投与を開始した．収縮期血圧120 mmHgを目標に，5分ごとに血圧測定を施行し，医師の指示により降圧薬の流量を変更した．30分後，188/84 mmHgで目標値を超える血圧であったため，プロプラノロール塩酸塩（インデラル®）2 mgを静脈内注射した．30分後，160/80 mmHgと下降したが目標値まで下降しないため，ニトログリセリン（ニトログリセリン注射液®）12 mL/時，ニカルジピン塩酸塩（ペルジピン®）12 mL/時を併用した．痛みや安静が維持できないことにより血圧が上昇し，解離が進展してしまう可能性を伝え，1時間後，再度モルヒネ塩酸塩水和物10 mgを静脈内注射し，痛みはペインスケールで10分の5となった．疼痛のコントロールを図りながら安静を促した．

　　腎動脈付近までの解離のため膀胱留置カテーテルを挿入し，尿の性状の観察を行った．潜血（2+）であったが，尿量は80 mL/時であり，腎動脈の血流は維持できていた．また，腸管虚血による下痢や嘔吐に注意して観察するとともに解離の進展に伴う下肢の虚血症状として冷感，疼痛の観察，足背動脈を触知した．さらに，足の動かしにくさやしびれを自覚したとき（脊髄梗塞）は，すぐに教えるよう伝えた．

　　救急外来において，血圧100/50 mmHgと目標値を下回る結果となったが，再解離や重要臓器の虚血症状の出現はなかった．

　　Dさんは28歳ごろより高血圧を指摘されていたが受診することなくすごしていた．その後も高血圧を指摘されたが，仕事（自動車整備士）も充実した時期であり，自覚症状も少ないことから，高血圧を理解することや，受け入れて受診行動をとることができなかった．

　　Dさんは独身で，家族は母親と弟とのことだった．母親は健康にとくに問題はないが，遠方で高齢であるため連絡はしたくないという本人の意思を尊重した．医師が本人と付き添いの友人に対して，「急性大動脈解離の死亡率は90%近いともいわれています．好発部位は，胸部の大動脈弓ですが，今回は腹部の血管が裂けていました．胸部の場合は手術の適応となりますが，腹部の場合は内科的に治療します．再び裂けてしまった場合，急変もありえます．お母様に連絡させていただくこともあります」と病状を説明した．患者は説明をうなずきながら聞いていて質問はなかったが，医師が部屋を出ると，「そんなに大変な状況なのか．この先はどうなるのか，整備の仕事は続けられるのか」と訴え，不安な表情をみせた．再度，痛みを軽減し，血圧を下げることを説明した．安静を保つことに協力してほしいことを要請した．また，しばらくの間は看護師が日常生活の手伝いをすることを伝えた．病状に対して少しであるが理解を得られた．今後のことに対しても不安があるため，引き続きケアができるようICUへ引き継いだ．

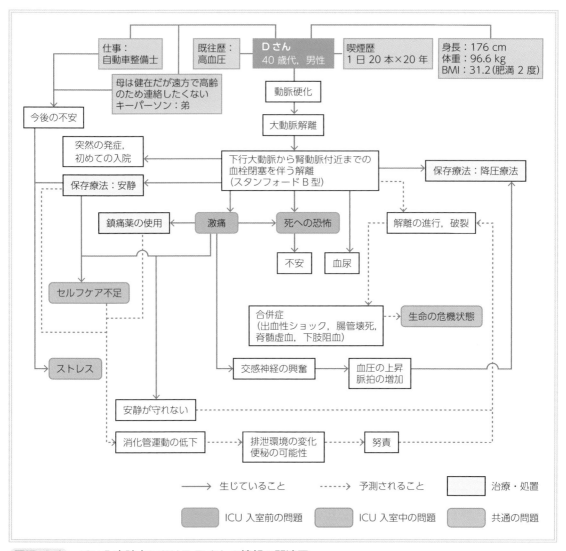

図Ⅻ-4-6　ICU 入室時点における D さんの情報の関連図

E. ICU における看護

ICU 入室時点における D さんの情報の関連図を**図Ⅻ-4-6**に示す.

1 ● ICU における看護──問題・目標・計画

#1　再解離に伴う重要臓器の虚血・出血による生命の危機状態

#2　突然の発症と安静臥床を強いられることによるストレス

#3　安静臥床によるセルフケア不足

看護問題：＃1　再解離に伴う重要臓器の虚血・出血による生命の危機状態
看護目標：収縮期血圧 120 mmHg 程度の範囲にコントロールされ，重要臓器の虚血・出血が回避できる

OP：

　①バイタルサイン
　・血圧四肢測定値の血圧差，動脈圧波形
　・心拍数の変化，不整脈の有無
　②疼痛の有無（部位，程度，持続時間，鎮静薬の効果）
　③随伴症状の有無
　・腹痛，腰痛，悪心，下血，対麻痺
　・血行不全の有無
　・足背動脈の触知，冷感，しびれ
　④安静の必要性に関する理解度
　⑤ラムゼイスコア（鎮静スコア）を使用した鎮静薬の効果
　⑥排便の有無
　⑦尿量
　⑧水分出納
　⑨採血データ
　⑩X 線所見
　⑪CT 所見

TP：

　①バイタルサインの測定，モニターを装着する
　・痛みが増強する場合にはそのたびに測定
　・各勤務帯につき 1 回の頻度で四肢測定を行う
　②適切な輸液管理を行う
　・降圧治療による確実な血圧コントロール
　・確実な鎮静薬の投与
　・感染対策のための点滴のルート交換
　③安楽な体位の保持，体位変換は看護師が行う（体幹をねじらないように行う）
　④検査結果はすみやかに説明が受けられるよう医師と連携する

EP：

　①痛みが強くなったり違和感があったりするときは，看護師にすぐ伝えるよう説明する

解　説

　救急外来においてすでに治療は開始されているが，継続して血圧コントロールを厳密に行い，再解離・破裂予防に努める．冠動脈，腎動脈，中枢神経系などの重要臓器の血流を維持し，不可逆的な虚血変化，出血を回避することが重要となる．

　血圧の左右差があれば，いずれかの動脈で解離による血流障害が生じている可能性がある．腎動脈付近までの解離があり進行すると，腸骨動脈領域の血流障害などで下肢の血行不全が出現することがあるため，その随伴症状を観察する必要がある．

　また，検査後はすみやかに病状説明が受けられるように医師と連携する必要がある．

看護問題：#2　突然の発症と安静臥床を強いられることによるストレス
看護目標：病状を受け止め，ストレスが軽減できる

OP：
　①言動，表情
　②現状をどうとらえているか
　③睡眠状況
　④せん妄，幻覚の有無
　⑤安静の必要性についての理解度
　⑥疼痛の有無
　⑦本人のこれまでの役割
　⑧面会時の様子や疲労感の有無

TP：
　①患者の訴えを傾聴する
　②昼夜のリズムが整えられるようにする（ラジオ，新聞などの持込）
　③必要に応じて鎮静薬を使用する
　④安楽な体位を保持する（臥床に伴い腰痛軽減への援助）
　⑤ベッドの位置を変更し，気分転換を図る
　⑥今の思いを表出できるような声かけを行う
　⑦現在の状況を伝えられるよう医師と連携する
　⑧面会時間を検討する

EP：
　①現在の処置，治療について説明し，何か気になることがある場合には声をかけてもら
　　えるよう説明する
　②友人にもストレス軽減に協力してもらえるよう説明する

解　説

　急性大動脈解離の超急性期は，身体的にクリティカルな状況にある．さらに突然の発症で非常に重篤な状態となり，ICU 入室まで短時間に環境が変化し，精神的にもストレスにさらされる．

　患者が現状をどう認識しているかを知り，身体的・精神的な面に表出される徴候や症状を観察する必要がある．とくに病状を理解し，受け止めて治療に協力できる状況がつくれるように，患者をサポートする周囲の人々との連携も必要である．

　とくにスタンフォードB型で，内科的治療が開始され安静期間が長くなることによってストレスが増強することが考えられる．さらに，せん妄になると安静を維持することが困難となるため，適度な鎮静によってストレスを緩和していく必要がある．

　ICU では，ベッドサイドモニターの明かりやアラーム音，照明などにより，昼夜の区別をする環境をつくりにくい．サーカディアンリズムの乱れはストレスを増強させるため，環境を整えたり，気分転換ができるような工夫が必要である．

看護問題：#3　安静臥床によるセルフケア不足
看護目標：病態に応じた日常生活を送ることができる

OP：

①皮膚状態

②口腔内の状態

③睡眠状況

④排便状況，腸蠕動音

⑤安静の必要性についての理解度

⑥ケア実施中，血圧値等および自覚症状

TP：

①状態に合わせた清潔ケアの援助を行う．または本人と相談しセルフケアを介助する

②疼痛，血圧のコントロールができない場合には，部分清拭を行う

③口腔ケアを行う（朝，夕）

④排便がない場合は緩下薬の使用を検討する

⑤排便時，プライバシーを確保する

⑥体幹をねじらないように2時間ごとに体位変換を行う．または本人の希望があるときに行う

⑦ベッドサイドに「安静が必要であり，体の向きを変えるときは看護師が行います」と注意事項を書いて貼っておく

EP：

①安静が必要な期間の身のまわりのことは，看護師が手伝うことを説明する

②排便時，過度の努責をかけないようにすることを説明する．また緩下薬などの使用について説明する

解　説

　保存的治療では，血圧コントロールと安静の保持が余儀なくされる．しかし，数時間前まで普通に生活していた患者にとって，日常生活のすべてを他者にゆだねなければならないという状況は，とくに壮年期の患者では，抵抗感を覚えやすい．

　セルフケアが不足している部分について，患者がリラックスした状態で看護介入を受けられるようにする必要がある．入院前の日常生活パターンについて情報収集し，清潔・排泄・食事・活動と休息について，そのパターンをできるだけ反映させて計画することが必要である．清潔ケアは，疼痛や血圧のコントロールができた状況で行い，気分転換となるよう本人の要望を取り入れて行うことが望ましい．

　また，安静やモルヒネの持続投与により排便困難をきたしやすいが，努責は血圧を上昇させるため，緩下薬やマッサージによる排便コントロールが必要である．

2 ● ICUにおけるDさんへの看護の実際

＜ICU入室1日目＞

　入室時，血圧118/62mmHg，四肢測定に有意な差はなく動脈の触知は良好であった．持続的に血圧の観察ができるよう動脈ライン（観血的血圧）を挿入し，モニタリングを開始した．ニカルジピン塩酸塩（ペルジピン®）の持続投与を開始したが，プロプラノロール塩酸塩（インデラル®）も併用し，医師の指示により降圧薬の流量を変更した．

　痛みに対しては，ICU入室時よりモルヒネ塩酸塩水和物の持続投与，疼痛時にロキソプロフェンナトリウム水和物（ロキソニン®）の内服にて対応した．腰痛については，再解離によるものか，安静臥床によるものかを見極め，疼痛の発症様式から安静臥床によるものと判断されたため湿布などで対応した．

　収縮期血圧は，入眠時は100～120 mmHgと目標値を達成できたが，起床とともに140 mmHgまで上昇した．

　1日目は「こんなに横になったことはないね．自分で体の向きも変えられないんだから困ったよ」と苦笑しながら話し，安静に関しても理解は得られていた．自動車整備士であるDさんは，普段からよく身体を動かしていたという背景から，突然の発症による絶対安静に伴うストレスを感じているであろうと考え，体位変換を早めに行ったり，マットレスの硬さを変更したりと本人と相談しながらケアを進めた．

＜ICU入室3日目～4日目＞

　3日目の15時にCTを施行した結果，再解離の所見があり，安静時間が長期になることが余儀なくされた．本人と面会に訪れた友人に対して，「解離が上のほうまで及んでいます．治療は急性期の内容に戻ります」と病状の説明がされた．CT検査前に頭部挙上（ベッドアップ）60度までの許可があったが，ベッド上安静，看護師による体位変換のみ可と，再び安静の指示が加わることになった．そろそろ一般病棟に移れるかもしれないという状況の中で再び急性期に逆戻りしたことによる患者のストレス，安静の維持の必要性を考慮し，鎮静薬の持続投与が開始となった．鎮静薬の開始後も血圧が145/67 mmHgと高く，ニカルジピン塩酸塩を増量して血圧110/80 mmHgと目標範囲でコントロールした．

　日中はラジオを聴き，仕事の関係者や友人との電話も可能となり，仕事ができないことのストレスの軽減や昼夜のリズムの保持ができた．

　翌日には，医師の説明を受けて，「大変な病気なんだね．安静が必要なんですよね」とスマートフォンで大動脈解離について自ら調べたことを話し，治療に関して協力的な言動がみられた．

＜ICU入室7日目～18日目＞

　7日目より食事が開始となった．安静臥床による苦痛を緩和する目的で，鎮静薬が持続投与されていたが，嚥下に問題はなく，全量摂取することができた．食事は開始されたが発症後排便がなかったため，排便コントロールのための緩下薬の内服が開始となった．努責をかけることなく1日1回の排便があり，コントロールは良好であった．

　10日目，頭部挙上が90度まで可能となり，造影CTを施行した．その結果，解離の範囲は前回と比較し変化はなかった．このころよりベッド上での排泄行為にストレスを強く感じるようになり，看護介入に対しても拒否的な言動が聞かれるようになった．排泄介助時の具体的行動をスタッフ間で共有し，対応した．また，医師と安静の指示について相談し，徐々に安静の指示を解除し，一般病棟へ移動になる前に室内トイレまで歩行が可能となった．

　清潔ケアでは，「悪いからいいよ」という言動があったが，清拭時のマッサージや足浴時にアロマオイルを使用するなどを続け，「今日は髪を洗って欲しい」という本人からの要望が聞かれるようになった．清拭は，羞恥心を考慮し，「前はご自分で拭きますか」などと本人と相談しながら実施した．

　18日目，プロプラノロール塩酸塩（インデラル®）とニトログリセリン（ニトログリセリン注射液®）投与で収縮期血圧 120 mmHg と目標値を維持できており，ICU より一般病棟へ移動となった．

引用文献

1) 後藤視英子，草地真由美，小栗明美ほか：一目でわかる！　救急患者のプロトコール．エマージェンシー・ケア 19(12)：47, 2006

5 急性腹症② ── 尿路結石

事例の概要❶ 救急外来受診時の情報

- ・患者はＥさん，40歳代の男性，会社員．
- ・深夜に強い側腹部痛があり，激痛であったため救急外来を受診した．
- ・救急外来受診時のバイタルサインは血圧140/60 mmHg，脈拍数120回/分，体温36.4℃，呼吸数20回/分，SpO_2 98％であった．

A. 腹痛の病態・診断・治療

腹痛の病態については，前項の p.254～257 を参照．

B. 腹痛を訴える患者への看護

搬送の受け入れ準備，来院時の看護は前項の p.257 を参照．

1 ● 来院時のＥさんへの看護の実際

　救急外来に来院したＥさんは左側腹部から腰部にかけての激痛を訴えた．冷汗があり座ってはいられないほどの痛みが持続して，オロオロと動きまわり痛みを我慢している様子であった．バイタルサインは 36.5℃，血圧は痛みの影響か 180/90 mmHg と高値であり，痛みをこらえるように呼吸は促迫であった．看護師は安静が保てないＥさんに対して安全の確保を行った．そこで，Ｅさんに今回の腹痛の発症の経緯を確認したところ，次のような情報が得られた．

　1週間前，仕事中に急に背部から左側腹部にかけての鈍い痛みが出現したが，我慢できる程度で，数分して改善したため，その日は受診せず様子をみていた．そのときの尿は通常よりも色が濃かったが，量には変化はなかったという．しかし数日後，同じような痛みが再び出現し，そのときは以前より強い痛みで間欠的であった．そして本日深夜，我慢できない程度の強い左側腹部痛が出現したとのことであった．またＥさんは，仕事上飲酒する機会が多く，食事の内容も肉類が中心の生活ということであった．

　診断・治療に向けては超音波検査での診断をスムーズに進めるため，排尿は我慢するようＥさんに説明した．超音波および KUB（kidney, ureter, bladder；腎尿管膀胱単純 X 線撮影，p.273 参照）検査の終了後には，尿検査のため尿を採取し潜血反応を確認した．

・Eさんの尿の潜血反応は陽性であった．超音波検査では左腎盂の拡張なし．KUBでは左尿管に直径4mm大の高吸収域を認めた．また，左側腹部から腰部にかけての叩打痛と急激な激痛を認めた．これらの状況からEさんは左尿管結石と診断された．

C. 尿路結石の病態・診断・治療

1●定　義

尿路結石はさまざまな要因により尿路に結石が生じる疾患であり，疼痛を伴い泌尿器科を受診する救急疾患の中で最も多い疾患である．

2●病態・臨床症状

a. 病　態

尿は左右の腎臓で生成されて尿管を通り膀胱に一時的に溜められ，尿道を通って排泄される．この尿が排泄されるまでの経路を尿路と総称している．尿路に結石が生じた状況が尿路結石である．男女比は2.4：1で，男性に多い疾患である[1]．

尿路結石は，プリン体や動物性タンパク質を長期に過剰摂取した場合や，尿路感染，尿の濃縮や尿中pHの変化などにより形成され，その結石が尿路に詰まることでさまざまな症状が発生する．結石はカルシウムや尿酸，シュウ酸，シスチンを成分としたものが主である．結石の大きさは砂のように細かい小さなものから15mmを超えるものまでさまざまである．また複数存在する場合もある．結石の大きさや数は，治療の方針を立てるうえで大きな要素を含んでいる．

<結石の種類（図XII-5-1）>

結石は腎杯で作られる．その結石が存在する位置により名称は異なり，**腎結石**（腎杯，腎盂），**尿管結石**，**膀胱結石**，**尿道結石**に分けられる．尿路結石の好発部位は，生理的狭窄部位である①腎盂尿管移行部，②尿管と総腸骨動・静脈との交差部，③膀胱開口部である．また腎から尿管に結石がある場合を**上部尿路結石症**といい，膀胱以下のものを**下部尿路結石症**ともよぶ．日本では上部尿路結石症が全尿路結石の中で95%以上を占めている．

b. 症　状

尿路結石における三大症状として，疼痛・血尿・結石の排泄があげられる．

尿路結石による疝痛発作は，尿路の通過障害による腎内圧の上昇と尿管の蠕動運動の亢進が原因としてあげられる．尿管部の結石では，結石がある側の側腹部から下腹部にかけての痛みと，結石がある部位の背部に叩打痛を認める．疼痛の程度は非常に強く，よく「転げまわるような痛み」や「身の置き所がない痛み」と表現される．このような表現は身体を動かすことで，痛みが少しでも紛らわせられるという感覚からくるものと考えられる．また疼痛は交感神経の働きを活発にさせるため，冷汗や，腸蠕動運動の麻痺などによる腹部の膨満，悪心も併発する場合がある．なお，腎結石では疼痛は少ない．

血尿は尿路に結石による炎症や損傷がある場合に認められる．尿に血液が混入し血液色

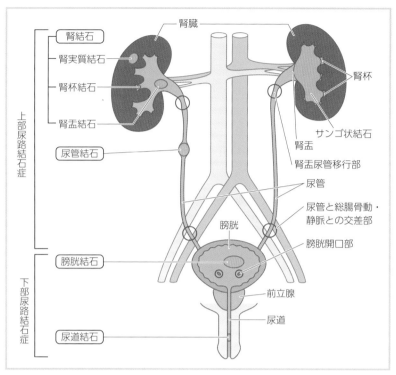

図Ⅻ-5-1　結石の種類

が混ざっている尿を肉眼的血尿といい，顕微鏡的に赤血球を認める場合を顕微鏡的血尿という．

　結石の大きさにより，結石が尿路（尿管・尿道）を下降し尿とともに排石が確認される場合がある．ただし，排石が確認されても，結石は複数存在する場合があるため，残存結石の存在を確認する必要がある．

　また，上部尿路結石症による尿路閉塞に発熱などの感染徴候が認められた際には，結石による閉塞性急性腎盂腎炎が考えられる．

3●原　因

　尿路結石の原因としては，肉類中心などの食生活の関与が大きい．

　結石の成分の1つであるシュウ酸は，通常は腸内でカルシウムと結合して便中に排泄される．また，脂肪は体内で分解されて脂肪酸となって腸に到達するが，脂肪酸はカルシウムと結合しやすい性質がある．このため，肉類などの動物性脂肪の多量摂取のために腸内に脂肪酸が増えると，シュウ酸と結合するはずだったカルシウムが脂肪酸と結合してしまうため，シュウ酸は便中に排泄されきれずに尿中へ排泄される．すると尿中のカルシウムとシュウ酸が結合し，結石となって増大していく．このような結石が尿の通過障害をきたし，尿管を詰まらせる．

4 ● 確定診断

症状についての問診のほか，尿検査・画像診断が行われる．

a. 尿検査

疝痛発作を起こしている患者では血尿を認める場合が多い．肉眼的に血尿の確認がとれなくても，顕微鏡的血尿を認める場合がある．しかし，結石が同じ位置に長期間停滞している場合や左右どちらかの尿管が完全閉塞している場合では血尿を認めない場合もあるため，血尿は補助診断の1つであるといえる．

b. 画像診断

(1) KUB

KUB とは腎尿管膀胱部単純 X 線撮影のことであり，腎（kidney），尿管（ureter），膀胱（bladder）の頭文字をとって KUB と表現される．尿酸結石やシスチン結石では X 線画像には写らないため，結石の成分や大きさ，腸管ガスにより診断の有効性が左右される．そのためほかの検査や症状とともに診断を行う必要がある．

(2) 超音波検査

超音波検査では，上部尿管閉塞による水腎症や尿管の拡張が確認できる．また検査時には膀胱内に尿を溜めておくことで尿管膀胱移行部の結石の有無も確認できるため，検査前は排尿しないように注意が必要である．

(3) CT

KUB により結石像が得られず，それでも結石が疑われる場合には CT による尿路結石の確認が行われる．

(4) 排泄性尿路造影

排泄性尿路造影には2種類あり，造影剤を点滴注入して KUB を撮影する DIP（drip infusion pyelography）と，造影剤を急速静注して撮影する IVP（intravenous pyelography）とがある．腎機能が正常であればこの排泄性尿路造影を行い，尿路の通過障害を確認する場合がある．

5 ● 治　療

尿路結石の治療法には，保存的治療，外科的治療，溶解療法がある．尿路結石では尿路の閉塞により尿のうっ滞が起こり，そこに感染が併発すると閉塞性腎盂腎炎へと移行する可能性がある．そのため，尿路結石がある患者では排尿により自然排石が可能な石（5 mm 以下）かどうかを判断し，飲水により自然排石を促すか，または排石が不可能な場合にはその他の治療を検討する必要がある．

a. 保存的治療

結石が5 mm 以下の大きさで，自然排石が望める場合に選択される治療である．水分を多く摂取し適度な運動が指導され，尿路結石治療薬が投与される．

b. 積極的治療

自然排石不可能な結石に対して適応される．**図XII-5-2** に尿路結石の場合の治療方針のアルゴリズムを示す．

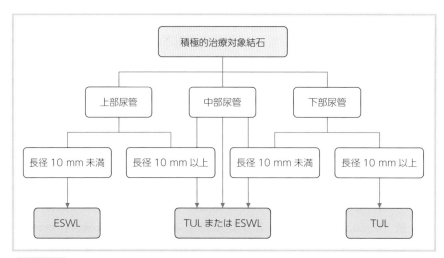

図XII-5-2 尿路結石の治療方針のアルゴリズム
[日本泌尿器科学会, 日本泌尿器内視鏡・ロボティクス学会, 日本尿路結石症学会(編)：尿路結石症診療
ガイドライン, 第2版, p.30, 金原出版, 2013より許諾を得て転載]

（1）体外衝撃波結石破砕術（extracorporeal shock wave lithotripsy：ESWL）

外科手術をせずに放射線と超音波を用いて結石に体の外より衝撃波を当て，破砕し体の
外に流し出す治療法である.

（2）経皮的結石破砕術（percutaneous nephro-uretero lithotripsy：PNL）

サンゴ状結石などの大きな結石に対して行われる手術であり，腎臓に経皮的に直接内視
鏡を挿入し結石を破砕する手術である.

（3）尿路ドレナージ

急性腎盂腎炎が認められた場合には早急な尿路ドレナージが必要となる. 尿路ドレナー
ジではステントの留置や腎瘻*の造設術により腎盂尿管の内圧を下げることと，閉塞部位
より尿を採取することで，感染の起因菌を調査することが可能となる.

（4）経尿道的結石破砕術（transurethral lithotripsy：TUL）

TULとは内視鏡を尿道から挿入し結石をモニター観察下でのレーザー砕石，または鉗
子での摘出を行う治療法である. X線画像に映りにくい部分の結石や，ESWLが困難な
骨盤に囲まれた部分の結石には，直接モニターで確認しながら実施するTULのほうが確
実に砕石・摘出が可能となる.

c. 溶解療法

結石の成分が尿酸結石やシスチン結石と判明した場合には，薬物の内服や水分摂取によ
り尿アルカリ化，尿量増加を図り結石の溶解性を高める治療が行われる.

---

*腎瘻：尿路結石により尿のうっ滞が起こり，水腎症または腎盂腎炎を併発した際には，緊急的に腎瘻が造設される場合
がある. これは経皮的に腎盂にカテーテルを挿入し，溜まった尿を体外に排泄させる方法である. しかし尿路の閉塞の
原因である結石が除去はされてはいないため，のちに結石除去の治療が必要となる.

D. 尿路結石患者に対する救急外来での看護

1 ● 診断後の救急外来における看護——問題・目標・計画

#1 尿路結石による疝痛発作

看護問題：#1　尿路結石による疝痛発作

看護目標：①疝痛発作が消失する

OP：

　　①疼痛の状況（部位・程度・持続時間）

　　②疼痛による生理的反応（血圧の上昇，脈拍増加，頻呼吸）

　　③疼痛の随伴症状（悪心，嘔吐，冷汗）

　　④排石の有無

　　⑤血尿の程度

TP：

　　①指示内容の鎮痛薬を投与し疼痛管理を行う（投与薬剤の副作用を把握）

　　②安楽な体位の保持（シムス位や下肢を屈曲した体位を工夫する）

　　③疝痛により身の置き所がない場合があるため，転倒や転落に注意し安全の確保を行う

　　④指示された輸液を管理する

　　⑤疼痛により不安が増強するため安心感を与える

EP：

　　①鎮痛薬で痛みをとり除くことを説明する

　　②画像検査が終了するまでは排尿しないようにすることを説明する

解　説

　尿路結石の疝痛は，結石によって尿路のどの位置が閉塞したかによって痛みの部位が異なる．上部尿路結石では背部から側腹部にかけての痛みがあり，下部尿路結石では側腹部から下腹部にかけての激痛を訴えることが多い．痛みとともに，随伴症状である冷汗，悪心，嘔吐，頻脈なども出現する場合がある．痛みによって患者が不安を抱くこともあるため，除痛に努めることが主たる看護目標となる．

2 ● 診断後の救急外来でのEさんへの看護の実際

　Eさんは，数日前より背部から左側腹部にかけての痛みがあり，その痛みが激痛へと変わり救急外来を受診している．救急外来では患部側の腰部の叩打痛が認められた．

　超音波検査では水腎症は認められなかった．尿検査では潜血反応が陽性であった．結石の大きさを医師より確認し，自然排石が可能であることの情報を得た．医師と相談のうえで飲水の必要性を説明し，帰宅の方針となった．

　図Ⅻ-5-3に，診断後の救急外来におけるEさんの情報の関連図を示す．

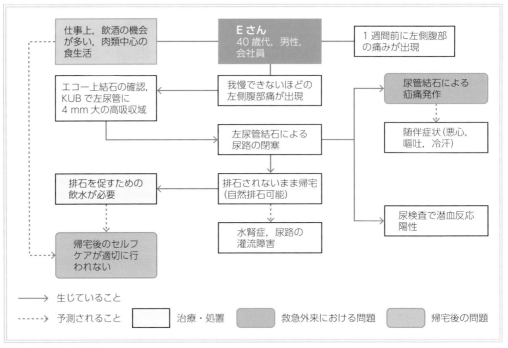

図Ⅻ-5-3　診断後の救急外来における E さんの情報の関連図

E. 救急外来から帰宅する患者に対する看護

1 ● 救急外来から帰宅する患者への看護——問題・目標・計画

#1　帰宅後適切なセルフケアが行われない可能性

看護問題：#1　帰宅後適切なセルフケアが行われない可能性
看護目標：帰宅後のセルフケアに必要な知識を獲得できる
OP： 　①疾患に関する理解度 　②生活状況，食生活 　③介助者の有無 　④介助者の協力の有無
EP： 　①現在の病状と帰宅後に生じる可能性のある症状等を説明する 　②疼痛が出現した場合は処方された鎮痛薬を使用するよう説明する 　③鎮痛薬を使用する場合は量と回数を守るよう説明する 　④多めに飲水し排石を促すよう説明する 　⑤痛みが緩和されない場合や異常が認められた場合には来院するよう説明する 　⑥来院する際は，自家用車ではなく，タクシーや公共交通機関を利用するよう説明する 　⑦日々の食事や生活環境を見直し再発予防に努めるよう動機づける

解　説

　尿管結石は1年以内の再発の可能性が15％とされており，この確率は5年以内で40％，10年以内で80％に高まる．そのため，日々の食事や生活環境を見直すことで再発の予防に努める．

2●救急外来から帰宅するEさんへの看護の実際

　看護師はEさんが今後自宅での管理を行うにあたり，結石が尿管内にいまだ残存しているため，再度疼痛が出現する可能性が高いこと，疼痛時には処方薬を使用すること，その際には必要量と回数を守り使用すること，現在は自然排石可能な大きさの結石であるため多めに飲水して排石を促すこと，痛みがコントロールできない場合や尿に異常が認められた場合には来院すること，また来院時には激しい痛みが予測されるため，自家用車などは使用せずタクシーや公共機関の交通路を使用することを説明した．

　日々の食生活の注意として動物性脂肪・たんぱく質（肉類など），シュウ酸を多く含む食品（ほうれん草，なす，チョコレート，コーヒー，紅茶・緑茶など）を摂りすぎると結石ができやすくなることを説明し，再発予防に努めるよう動機づけた．

　疼痛のコントロールが図られたことを確認し，Eさんは頓用薬としてNSAIDsの坐薬の処方を受け自宅へ帰宅した．

引用文献

1）日本泌尿器科学会ほか（編）：尿路結石症診療ガイドライン，第2版，p.3，金原出版，2013

意識障害——低血糖

事例の概要❶ 救急隊からの情報

・患者はFさん，40歳代の女性.
・21時ごろ，自宅で倒れているところを帰宅した夫が発見し，救急要請した.
・救急隊到着時，JCSIII-300，瞳孔径R＝L（2.0 mm），対光反射あり．呼吸数16回/分，
　SpO_2 98%，脈拍数86回/分，血圧158/88 mmHg，体温35.3℃，冷感著明であった.
・既往歴に1型糖尿病がある（夫からの情報）.

A. 意識障害の病態・診断・治療

1●定　義

　意識とは，外界からの刺激を受け入れ，自己を外界に表出することのできる機能を意味
する．意識がある状態（意識清明）とは，まず「覚醒」していること，周囲を「認識」で
きていること，加えて外界からの刺激や情報に開眼，言葉，動作などで「反応」できる状
態である．これに対し，「意識障害とはこの認知機能と表出機能が低下した状態」[1]と定義
されている．つまり，意識障害とはなんらかの形で意識清明でなくなった状態である.

2●意識障害を引き起こす主な疾患

　意識障害が生じる疾患・病態は多岐にわたるが，その原因は大きく一次性脳障害と二次
性脳障害に分類される．一次性脳障害は大脳皮質または皮質下の広範な障害，視床下部の
病変，または脳幹の上行性網様体賦活系（**図XII-6-1**）の障害など脳自体の原因により起
こる．二次性脳障害は各種ショックによる循環不全や低酸素血症，中毒や環境障害など，
脳以外の病変に伴う脳血流や脳代謝の異常によって起こる.

a. 一次性脳障害

（1）脳卒中

　脳卒中は，脳の血管が詰まる①脳梗塞，脳の中の細い血管が破れて出血する②脳出血，
主に脳動脈瘤が破裂してくも膜下腔に出血する③くも膜下出血，の3つに分けられる．こ
の中では脳梗塞が最も多く74.0%を占める．次いで脳出血が19.5%，くも膜下出血が6.5%
である[2]．脳卒中では，病変や頭蓋内圧亢進により，大脳皮質や視床，脳幹に障害が起こ
ると意識障害を生じる．また，いずれも重症の場合，頭蓋内圧が亢進し，脳ヘルニア（後
述）へと悪化することがある.

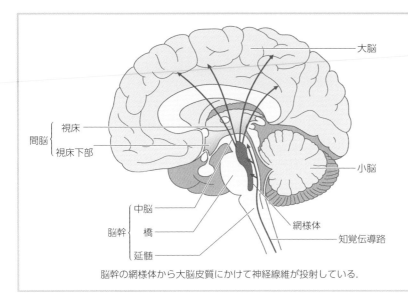

上行性網様体賦活系は，覚醒状態を維持する脳内機序である．意識を覚醒状態に保つ中枢を網様体といい，中脳から橋にかけて，背側に存在する．網様体に伝わった情報は整理・統合されて視床に伝わり，大脳皮質や視床下部に指令を出す．これによって脳は絶えず刺激を受けることになり，覚醒レベルを維持している．つまり，意識障害を呈している患者は，広範囲な大脳皮質の障害か，網様体や視床のどこかが障害されている可能性がある．

大脳

間脳 〔 視床
　　　　視床下部

小脳

脳幹 〔 中脳
　　　　橋
　　　　延髄

網様体

知覚伝導路

脳幹の網様体から大脳皮質にかけて神経線維が投射している．

図Ⅻ-6-1　上行性網様体賦括系

①脳梗塞

　脳梗塞は脳を栄養する動脈が閉塞することで発症する．発症機序はアテローム硬化などに伴う血栓性（脳血栓）と，心臓や主幹動脈に形成された塞栓子（左心房内血栓など）の流入によって脳動脈の閉塞を生じる塞栓性（脳塞栓）がある．症状は梗塞部位によって異なり，運動麻痺，感覚障害，意識障害，失語，視野障害などさまざまな症状を生じる．脳梗塞の診断には，神経学的所見，頭部 CT 検査や頭部 MRI 検査，血液検査，心電図検査が必要となる．

②脳出血，くも膜下出血

　「激しい頭痛」（p.212）参照．

(2) 外傷性脳損傷

　外傷による脳障害は，力学的損傷により生じる．頭部に外力が加わると，まずは打撲部位の直下には頭皮の損傷，頭蓋骨骨折，急性硬膜外血腫や脳挫傷などの直接的損傷が生じる．また，衝撃部の反対側の頭蓋骨内面で損傷を受け，急性硬膜下血腫や脳挫傷などの対側損傷が生じる．さらに交通事故などの高リスク受傷機転による外傷では脳組織にひずみやねじれが生じて，びまん性脳損傷が発生する．重症例では外傷死の原因となりうる．

(3) 脳炎，髄膜炎

　脳と脊髄を包む脳脊髄膜（髄膜）に細菌やウイルス，真菌などが感染して起こる髄膜炎や，脳細胞に感染する脳炎では，意識障害や昏睡，けいれんを生じることがある．

(4) 水頭症，けいれん

　水頭症には交通性水頭症と非交通性水頭症があるが，いずれの場合も軽症では見当識障害などの軽度の意識障害を認め，重症の場合は昏睡にいたる（p.220 参照）．

　また，全身けいれんでは意識障害を認めることが多く，けいれんが治まった後にも一定時間意識障害が遷延することが多い．

b. 二次性脳障害

（1）低血糖

p.286 参照.

（2）ショック，低酸素血症

ショックとは，さまざまな原因により全身の臓器・組織に十分な血流が保てなくなった状態である．ショックに陥ると 5 徴候（5P 徴候）として，蒼白（pallor），虚脱（prostration），冷汗（perspiration），脈拍触知不能（pulselessness），呼吸不全（pulmonary insufficiency）を認める．ショックの初期では脳の血流は維持されるため意思の疎通は可能であるが，ショックが進行して脳が低酸素状態になると，活気が低下し，意識障害を生じる．

（3）低体温，高体温

低体温，高体温による脳の代謝異常も意識障害の原因となる．低体温は，あらゆる生理機能を低下させる．体温が低下するにつれて中枢神経系の機能障害が進行し，嗜眠や錯乱，易刺激性，ときに幻覚が生じ，ついには昏睡に陥る．高体温では脳細胞自体の傷害だけでなく循環血液量減少と電解質異常や急性腎不全などの影響により意識障害を生じる．

（4）頭部以外の外傷

頭部以外の外傷によって引き起こされる低酸素血症，低血圧，高 / 低二酸化炭素血症，高/低体温によって意識障害が生じる．

（5）アルコール摂取，中毒

アルコールを大量に摂取すると，急性の中毒症状が起こり，大脳や脳幹の機能低下の結果，意識障害が生じる．

薬物中毒でも，意識障害が生じることがあり，また一酸化炭素中毒でも，血中一酸化炭素濃度の上昇により，めまい，呼吸困難，錯乱，けいれん，意識障害が生じる．

（6）腎不全や肝不全の進行，糖尿病性昏睡

腎不全により有害物質が体内に蓄積することで悪心や嘔吐，頭痛，けいれん，幻覚，昏睡などの症状が生じる．肝不全が進行すると，脳症状として錯乱や昏睡，意識障害を起こす（肝性昏睡）．糖尿病患者では，糖尿病性ケトアシドーシス，非ケトン性高浸透圧性昏睡による意識障害に注意する必要がある．

（7）電解質異常

電解質は細胞内に多く存在し，多種多様の生理および生理学的役割を担っている．血液中のナトリウム，カリウム，マグネシウムなどのバランスが崩れると，意識障害，筋肉の異常，けいれん，不整脈などが出現する．

3 ●診断のためのプロセス

a. 原因検索

原因を考えるうえでは「AIUEOTIPS（アイウエオ・チップス）」（p.127 参照）がしばしば用いられる[3]．そのほかにも発症様式や時間経過（**表Ⅻ-6-1**），既往歴（**表Ⅻ-6-2**），前駆症状（**表Ⅻ-6-3**）などを聴取することで意識障害の原因を推定することができる[4]．いずれの病態においても，意識障害をきたしているということはすでに緊急性の高い状態であるため，迅速なアセスメントが求められる．

表XII-6-1　発症様式と時間経過の違いによる意識障害の原因

発症様式，時間経過	意識障害の原因
突然	くも膜下出血，心停止・不整脈など
数分～数時間	脳梗塞，低酸素，低血糖，薬物中毒
数時間～数日	髄膜炎，敗血症
繰り返して起こる	てんかん，低血糖

表XII-6-2　意識障害の患者の既往歴から推定できる緊急性の高い原因疾患

既往歴	推定できる疾患
高血圧	脳卒中，心・血管疾患
心疾患	不整脈，心筋梗塞・心原性ショック，血栓塞栓（脳，肺）
神経疾患	てんかん
呼吸器疾患	CO_2ナルコーシス，低酸素脳症
肝疾患	肝性脳症，吐血・出血性ショック
糖尿病	低血糖，糖尿病性ケトアシドーシス，高浸透圧性昏睡
外傷	慢性硬膜下血腫，外傷性くも膜下出血
精神疾患	薬物中毒，悪性症候群，過換気症候群，ヒステリー発作

表XII-6-3　意識障害の患者の前駆症状から推定される原因

前駆症状	予想される疾患
なし	不整脈，中毒，外傷
胸痛	急性冠症候群（急性心筋梗塞，不安定狭心症），大動脈解離，肺塞栓
動悸	不整脈，低血糖，甲状腺クリーゼ
呼吸困難	肺塞栓，喘息，肺炎
頭痛	くも膜下出血，髄膜炎，脳炎，脳出血
けいれん	てんかん，不整脈，アルコール離脱
悪心	髄膜炎，糖尿病性ケトアシドーシス，失神
発熱	髄膜炎，脳炎，敗血症，熱中症
冷汗	失神，ショック，低血糖

b. アセスメントのポイント（図XII-6-2）

意識障害の患者に対して迅速にバイタルサインと意識レベル（GCS，JCS）（p.77参照）を把握し，まずバイタルサインの安定化を図る．症状に左右差を認めない場合には低血糖などの二次性脳障害の可能性が高い．年齢や既往歴などから脳卒中が疑われる場合には「FAST（表XII-6-4）」をチェックし，瞳孔所見や異常肢位（除脳硬直・除皮質硬直，p.79参照）などの脳ヘルニア（図XII-6-3）の徴候の有無を評価する．いったん脳ヘルニアが完成すると致命的な状態となり，救命できたとしても意識障害が遷延する状態となりうる．

二次性脳障害が疑われる場合には，まず低血糖を否定しなければならない．血糖値 50 mg/dL 以下の低血糖では中枢神経症状（意識障害，2%の確率で片麻痺）が出現する

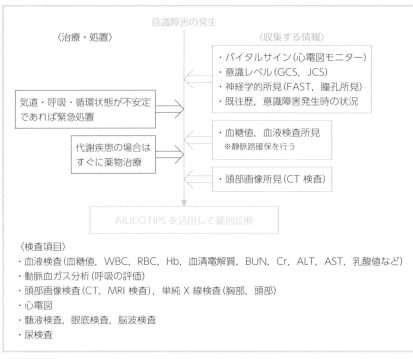

図XII-6-2 意識障害診断のためのアセスメントの流れ

表XII-6-4 FAST

	評価項目	評価のポイント
Facial droop	顔面神経麻痺	「イー」と言ったときに口角を引っぱれないと顔面神経麻痺を起こしている
Arm drift	挙上した上肢の維持	手のひらを上に向けてまっすぐ胸の前で15秒間維持できるか確認する.回内しながら落ちてくれば麻痺を起こしている
Speech	失語,構音障害	脳の優位半球の障害(言語中枢障害)の場合に失語が出現する
Time	発症時間	t-PAの適応に発症時間が必要となる

[Bergs J, Sabbe M, Moons P : Prehospital stroke scales in a Belgian prehospital setting: a pilot study. Eur J Emerg Med **17** : 2-6, 2010 より引用]

ため,脳卒中との鑑別が必要となる.低血糖による意識障害がみられるのは,救急搬送患者の約1%程度ではあるが,低血糖は治療のタイミングを逃すことで不可逆的な脳障害を引き起こす可能性があるため,静脈路確保の際に血液を採取し,血糖簡易測定器で迅速に血糖値を確認する[5].

CTやMRI検査で脳に異常所見がなければ代謝異常を含めた原因を検索する.

4 ● 主な処置・治療

a. 生命維持のための緊急処置

意識障害を伴う患者では,舌根沈下や嘔吐による気道閉塞の危険性が高い.また,意識

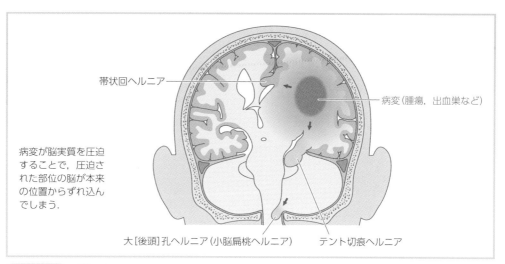

図XII-6-3　脳ヘルニア

障害の原因となった疾患・病態によっては心停止にいたる可能性があることも念頭におい
て対応する．まず生命維持のために気道・呼吸・循環を安定させるための緊急処置，すな
わち気管挿管，酸素投与，静脈路確保と輸液を優先する．次に原因疾患の鑑別診断を進め，
根本的治療を開始することになる．

b. 脳梗塞

　脳梗塞では，発症後きわめて早期に血流再開が得られれば，脳梗塞を回避あるいは最小
範囲にとどめることができることが明らかになった．具体的には発症から4.5時間以内で，
慎重に適応判断された患者（発症時間が不明でも診断画像などから発症から4.5時間以内
の可能性が高い患者を含む）に対して血栓溶解療法[*1] として，遺伝子組換え組織プラスミ
ノーゲンアクチベーター（t-PA）の静脈内投与が適応になる．t-PA療法が無効または禁
忌の場合は，原則発症8時間以内の血管内治療（機械的血栓回収療法）が適応となる（症
例によっては発症24時間以内）．これらの治療に加えて，脳保護療法としてエダラボン
（ラジカット®）[*2] の使用が勧められる[6]．

c. 脳出血，くも膜下出血

　「激しい頭痛」（p.222〜226）参照．

d. その他の病態に対する迅速な治療

　意識障害はさまざまな病態が関与することが多いため，原因となる疾患・病態に対する
治療が必要となる．たとえば，緊急性が高く，見逃せば重篤な病態となりうる低酸素血症
や低血糖は，酸素吸入やブドウ糖の静脈内注射など，適切で迅速な治療により病態の改善
が期待できる．

[*1]血栓溶解療法に合併した脳出血に対しては，血栓溶解薬や抗凝固薬をすみやかに中止し，活性化部分トロンボプラスチ
ン時間（APTT）の延長を正常化させる．
[*2]エダラボン（ラジカット®）は，脳虚血から再開通時に産生されて細胞膜傷害や脳浮腫を引き起こすフリーラジカルを除
去し，脳を保護する作用が期待される．脳梗塞（脳血栓，脳塞栓）患者の治療法として推奨されている．

B. 意識障害のある患者への看護

1 ● 搬送の受け入れ準備

　救急隊から提供される症候やバイタルサインの事前情報から，搬送時の患者の状態をABCD（A：airway［気道］，B：breathing［呼吸］，C：circulation［循環］，D：disability of CNS［意識］）に沿って系統的に予測する．ABCを安定化させるための吸引，気管挿管，酸素投与，輸液，必要に応じた薬剤（昇圧薬，降圧薬，ブドウ糖液など），モニタリングの準備を行う．

　意識障害の原因については，得られている情報からAIUEOTIPSを活用して予測し，来院時には診断と治療が同時に進められるよう，準備・調整に努める．簡易血糖測定器をすぐに使える状態にし，採血の準備も行う．CT検査やMRI検査が早期に行えるよう，放射線科にも連絡しておく．脳卒中や頭部外傷が疑われる場合には，脳外科や手術部にも連絡する．

2 ● 来院時の看護

　まずは迅速なABCの評価と安定化を優先する．適切な気道・呼吸管理，循環管理を行った後，意識障害の原因を検索するため意識レベルや神経学的所見を評価し，血糖測定や動脈血ガス分析，早期に頭部CT検査が行われる場合が多い．看護師は，この診断の流れを理解している必要がある．

　また，突然のできごとにより患者や家族は強い不安や恐怖心を抱き，危機的な心理状態となりうる．患者・家族の表情や言動を観察し，ニーズに基づいた看護を実施する．

a. 気道の確保

　昏睡状態にある患者では筋肉の弛緩が生じ，重力によって舌根部が咽頭後壁に落ち込むことで，舌根沈下が起こる可能性がある．舌根沈下は気道閉塞の原因となるため，用手的気道確保，または経咽頭エアウェイなどの気道維持器具による気道確保が行われる．また，吐物による気道閉塞にも注意する．気道閉塞は最も緊急性の高い状態であり，気道閉塞への対応は他の処置より優先される．したがって，重度の意識障害がある場合は気管挿管が行われる場合が多い．

b. 呼吸の安定化

　呼吸の回数・深さやリズムの異常は呼吸中枢に障害があることを示唆し，緊急性の高い状態である．また，呼吸の異常の種類からは，意識障害の原因を予測することもできる．呼吸状態の変調に伴う低酸素血症や高CO_2血症は，二次性脳障害を招いて意識障害を悪化させるおそれがあるため，呼吸状態に応じた酸素供給具（酸素マスク，バッグ・バルブ・マスク）を用いて，適切な酸素化と換気に努める．なお，アルコール臭，ケトン臭，アンモニア臭など，呼気臭が意識障害の原因疾患診断の端緒となることがある．看護師は呼気臭にも注意して観察する．

c. 循環の安定化

　身体所見（ショックの5P徴候）やバイタルサインから，ショックの有無を評価する．意識障害に加えて著しいショック徴候を認める場合，まずは輸液と昇圧薬で循環動態を維持

し，とくに心・血管系疾患の原因を考慮して身体を観察する．

d. 意識障害の原因検索

ABC の安定化を図りつつ前述のような意識障害の病態の特徴を念頭におき，医師と連携して原因検索にあたる．なお，意識障害のために患者本人から病歴などの情報収集が困難となるため，家族や状況を知っている関係者から情報を収集する．また，患者・家族に対する心理的不安の軽減を図り，転倒・転落やルート類の抜去などの危険を回避し，安全・安楽の確保に努める．

3 ● 来院時のＦさんへの看護の実際

Ｆさんは来院時，呼びかけに反応なく，いびき様の呼吸を呈していた．舌根沈下をきたしていると考え，用手的気道確保を実施したところ呼吸が改善し，気道の開通性が保たれたことを確認した．呼吸促迫症状は認めなかった．循環については，皮膚の湿潤，冷感を認めたものの，橈骨動脈の触知が可能であることから，収縮期血圧は 80 mmHg 以上保たれているものと考えられた．

これらの第一印象から緊急性は高いと判断し，早急に初療室へ搬送のうえ，緊急性についてチーム内で共有した．迅速な初期診療につなげるため，バイタルサインの測定やモニターを装着し，全身状態を評価しながら，ABC の維持・安定化のため緊急処置を行っていく必要があると考えた．また同時に意識障害の原因検索を行い，必要な治療を早急に行えるよう，検査や処置の準備・介助，場の調整を行った．

救急隊からの情報で低血糖による意識障害が疑われたため，すぐに血糖値を測定した．クッシング現象を疑うバイタルサインの変化，麻痺や瞳孔などの神経学的所見，嘔吐やけいれんの有無を観察し，ABC の安定を確認して CT 検査を行った．

救急車に同乗してきた夫は不安な表情を浮かべ，突然のできごとに動揺している様子がうかがえた．家族控室（個室）へ案内し，心理的不安に配慮した言葉かけを行った．

事例の概要❷　診断　**低血糖**

- 来院時バイタルサインは GCS E1V1M1，瞳孔径 R ＝ L（2.0 mm），対光反射あり．呼吸数 20 回/分，SpO_2 100％，血圧 161/80 mmHg，心拍数 93 回/分，体温 35.0℃であった．
- 尿失禁あり，背面全体が湿潤していた．
- 末梢静脈路確保とともに採血を行い，簡易血糖測定器により血糖測定を行ったところ，28 mg/dL と低血糖を認めた．
- 嘔吐・けいれんなし．CT 画像上，明らかな脳卒中を疑う所見はなかった．
- 1 型糖尿病の既往あり．夫によると，ふだんＦさんは自己血糖測定，インスリンの自己注射を行っていたという．救急隊によると，救急車がＦさんの自宅に到着したとき，夕食の支度がされていたものの食事をした様子はなかったという．

C. 低血糖の病態・診断・治療

1 ● 定　義

　低血糖とは血糖値が正常範囲を下まわった状態（70 mg/dL 未満）であり，重症低血糖とは一般的に「血糖値が 50 mg/dL 以下で意識障害をきたし，受診・治療に第三者援助を必要とする低血糖」と定義されている[7]．

　血糖値は，ブドウ糖の供給とブドウ糖の利用のバランスで調整されている．血糖の調節には，血糖値を下げる唯一のホルモンであるインスリンと，インスリン拮抗ホルモン（グルカゴン，アドレナリン，カテコラミン，副腎皮質ステロイド〔コルチゾール〕，成長ホルモンなど）が重要な働きをしている．

2 ● 病態・臨床症状

　低血糖症状は，血糖値の低下に伴って段階的に起こる（**表Ⅻ-6-5**）．その症状は，交感神経症状（低血糖時に分泌されるカテコラミンなどによる自律神経系の症状）と中枢神経症状（グルコース欠乏による中枢神経機能低下に起因する症状）の 2 つに分類される（**表Ⅻ-6-6**）．通常，中枢神経系の機能低下による症状が現れる前に，交感神経の刺激による症状が認められる．中枢神経症状は，低血糖により脳機能に影響が生じていることを意味するため，迅速な対応が必要となる．

3 ● 原　因

　低血糖による意識障害で救急搬送される患者は，インスリンや経口糖尿病薬治療中の糖尿病患者が多い．すなわち，糖尿病患者におけるインスリン注射の過剰投与や経口糖尿病薬の過剰摂取による低血糖である．また，抗不整脈薬やニューキノロン系抗菌薬，一部の

表Ⅻ-6-5　血糖値と生体反応の変化

血糖値	生体反応と症状
80 mg/dL	インスリン分泌の抑制
70 mg/dL	グルカゴン・アドレナリン分泌
60 mg/dL	成長ホルモン・コルチゾール分泌
50 mg/dL	低血糖症状
40 mg/dL	傾眠
20〜30 mg/dL	けいれん，脳障害
10 mg/dL	脳死

表Ⅻ-6-6　交感神経症状と中枢神経症状

分類	血糖値	主な症状
交感神経症状	血糖値 70 mg/dL 以下（個人差がある）	不安，心悸亢進，顔面蒼白，冷汗，低体温，振戦，頻脈，高血圧，瞳孔散大
中枢神経症状	血糖値 50 mg/dL 以下	頭痛，倦怠感，眠気，意識障害，錯乱，興奮，嘔吐，失語，麻痺，昏睡，浅呼吸，徐脈

降圧薬なども低血糖の原因となる．それ以外にはインスリノーマ，アジソン病（副腎皮質ホルモンの分泌障害によって起こる），下垂体機能低下症などが原因となる．

4 ● 確定診断

交感神経症状が出現した場合には低血糖を疑い，簡易血糖測定器（または動脈血ガス分析）で血糖値を測定する．また，症状や所見が乏しい場合でも血糖値が 70 mg/dL 未満の場合には低血糖と診断して対応すべきである．低血糖となった原因を検索するため，血液検査によって血清電解質，インスリン，C ペプチド，コルチゾール，スルホニル尿素，エタノールなどを測定する．インスリン注射や経口糖尿病薬内服をしているかなど，病歴聴取も重要となる．

5 ● 治　療

低血糖による意識障害が持続すると遷延性意識障害から非可逆的脳障害をきたすため，病因を問わず迅速な低血糖の是正が必須である．すみやかに 50% ブドウ糖液 20〜40 mL を静脈注射する．その後，5% ブドウ糖液を点滴し，血糖値を 100〜200 mg/dL に保つ．低血糖による意識障害は，血糖値の改善後しばらくして改善する可逆的なものが大部分であり，救急外来に搬送される低血糖症の多くがこれに該当する．ただし，スルホニル尿素薬を内服している場合には低血糖が遷延することがあり，ブドウ糖の静脈注射で血糖が上昇した後も再発することがあるため，入院して継続的な管理が必要である．

低血糖性昏睡が数時間以上続いていた場合や，ブドウ糖投与によって血糖が上昇した後も意識が回復しない場合には，脳浮腫やその他の脳神経疾患の合併を考え，CT 検査などによる原因の検索と脳を保護するための治療が必要となる．

D. 低血糖状態にある患者に対する救急外来での看護

1 ● 診断後の救急外来における看護——問題・目標・計画

#1　低血糖により意識障害が遷延するリスク
#2　突然の状態変化に伴う家族の心理的危機

看護問題：#1　低血糖により意識障害が遷延するリスク
看護目標：血糖値が 70 mg/dL 以上で経過する

OP：
　①意識レベル（JCS，GCS）
　②呼吸数，SpO$_2$
　③血圧，心拍数
　④呼吸状態
　⑤神経学的所見
　⑥インスリン投与量と血糖値
　⑦低血糖に伴う交感神経症状（頻脈，動悸，冷汗，振戦など）
　⑧低血糖に伴う中枢神経症状（頭痛，倦怠感，傾眠，思考障害など）

⑨自宅での内服・インスリン管理の状況

TP：
　　①ブドウ糖をすぐに投与できるよう準備する
　　②低血糖を認めた際には医師の指示のもと，ブドウ糖を迅速に投与する
　　③ブドウ糖投与後は，意識レベルや神経学的所見の変動を継続的に観察する
　　④医師の指示のもと，定期的に血糖値を測定する
　　⑤低血糖症状を認めた際は医師に報告し，血糖値を測定する
　　⑥意識レベルの回復がみられない場合に必要となる追加の検査の準備を行う

EP：
　　①動悸や頭痛，倦怠感などの自覚症状が出現した際には我慢せずに看護師に伝えるよう
　　　説明する

解　説

　低血糖の是正のためには，50％および5％ブドウ糖液の点滴静注が必要となるので準備する．なお，ブドウ糖液投与後に意識レベルの回復が認められない場合に備えてCT検査など追加の検査にすみやかに移行できるよう準備・調整しておくことも重要である．

看護問題：#2　突然の状態変化に伴う家族の心理的危機

看護目標：現在の状況を家族が正しく把握し，心理的危機に陥らない

OP：
　　①家族の言動と表情
　　②家族の関係性
　　③他の家族員の来院の有無
　　④医師からの病状説明内容と患者・家族の理解
　　⑤家族の対処機制

TP：
　　①状況や病態を正しく認識できるよう，医師からの説明を受ける場を設定する
　　②必要があれば医師の説明をわかりやすく補足する
　　③対処機制を強化する（感情表出しやすいよう面談時は個室を用意する）
　　④家族員が他にいればサポートを要請し，いない場合は医療者がサポートする

解　説

　予期せぬ発症によって家族も不安や恐怖といった感情を抱きやすく，また救急処置室での治療や検査を要する事態は患者の死や重症感を連想させるために，家族もまた，心理的危機状態に陥りやすい．そこで家族が心理的危機状態に陥らないことを目標として，救急外来での看護を展開する．

　家族が心理的危機状態に陥ることを回避するためには，できごとの正しい認識が必要である．そこで，医師から詳しい病状説明を受ける場を早期に設定する．説明には看護師も同席し，医師からの説明に対する家族の反応を観察しながら，必要に応じてわかりやすく補足説明することで理解を助ける．

2 ● 診断後の救急外来におけるFさんへの看護の実際

　Fさんの来院時の血糖値は28 mg/dLであり低血糖が意識障害の原因である可能性が高いと推測された．そのため，すみやかにブドウ糖の準備を行った．なお，Fさんは昏睡状態にあったため，経口摂取が困難であることを踏まえ，50%ブドウ糖注射液を準備した．50%ブドウ糖注射液20 mLには10 gのブドウ糖が含まれており，20 mLの投与で血糖値が30〜50 mg/dL上昇する．40 mL（ブドウ糖20 mg）では60〜100 mg/dL上昇することが期待できる．医師の指示を仰ぎ，血糖値を70 mg/dL以上とすることを目標に，準備しておいた50%ブドウ糖注射液を40 mL静脈注射し，意識の回復状況を継続的に観察した．同時に，ブドウ糖投与後も意識レベルの回復が認められない場合に備え，CT検査など追加の検査にすみやかに移行できるよう，準備・調整を行った．

　ブドウ糖投与から約2分後，開眼はないが離握手の指示に反応できる程度に意識レベルの改善を認めた．約10分後にはGCSがE3V5M6と意識はほぼ清明となった．意識回復後の遷延性の低血糖の可能性に備え，低血糖に伴う交感神経症状，中枢神経症状の出現に注意して観察を継続した．また，医師より30分ごとの血糖測定の指示があり，実施した．

　ブドウ糖投与から30分後，FさんのバイタルサインはGCS E3V5M6，呼吸数15回/分，SpO$_2$ 100%，血圧146/91 mmHg，心拍数91回/分．呼吸状態は平静であり，低血糖に伴う交感神経症状や中枢神経症状も認めず，血糖値は138 mg/dLであった．血糖値が上昇した後も，再度低血糖になることがあるため，動悸や頭痛，倦怠感などの自覚症状が出現した際には我慢せずに看護師に伝えるよう，Fさんに説明した．

　ブドウ糖投与から1時間後，バイタルサインは正常範囲内で経過し，低血糖に伴う交感神経症状や中枢神経症状も認めなかった．入院のうえ経過に合わせた治療を行うことが望ましかったものの，本人からの強い希望もあり，血糖値は120 mg/dLと安定したため帰宅の方針となった．

　一方で，意識障害で倒れたFさんの第一発見者であり，来院時に動揺する様子がうかがえた夫に対しても心理面への介入を行った．家族は，とくに患者の状況や状態を理解するための情報を得るまでは，非常に混乱しやすいことを踏まえ，説明可能な範囲で救急室の状況を夫へ伝えた．また，サポートを求められる家族員の有無を確認したところ，「妻と二人暮らしで他に家族はいません．私の兄が近くに住んでいるので来てくれると思います」との情報から，夫の兄に病院に来てもらうよう要請した．兄の到着までの間には，感情表出を促すため個室に案内し，夫の安全確保と心理的なサポートのために短時間のサイクルで何回か訪室し言葉をかけた．

　また，看護師も同席のもとで医師から詳しい病状説明を受ける場を早期に設定し，夫の理解度に合わせて補足説明を行った．今後の問題志向的対処を支援するために，今回の状況となった大まかな理由，低血糖症状や対処方法などを夫にも説明し，わからないことや困ったことがあればかかりつけ医に相談できることも伝えた．

　図Ⅻ-6-4に，診断後の救急外来におけるFさんの情報の関連図を示す．

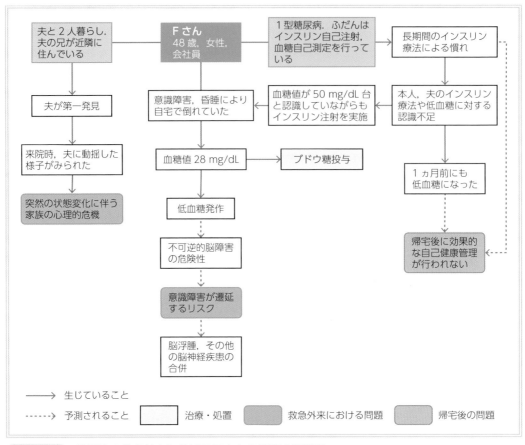

図XII-6-4　診断後の救急外来におけるFさんの情報の関連図

E. 救急外来から帰宅する患者に対する看護

1 ● 救急外来から帰宅する患者に対する看護──問題・目標・計画

＃1　効果的な自己健康管理が行われない可能性

看護問題：＃1　効果的な自己健康管理が行われない可能性
看護目標：低血糖の危険性や症状について説明できる

OP：
　①糖尿病，低血糖症状に関する理解度
　②インスリン注射に関する理解度
　③血糖管理の状況（インスリン投与量と血糖値の推移）
　④過去数日間の食事摂取量
　⑤過去数日間の運動量
　⑥家族の理解とサポート状況

TP：
　①医師からの病状や帰宅後に必要な療養法などの説明に家族も同席できるよう，環境調整

　　を行う

　　②必要があれば，医師の説明を補足する

　　③かかりつけの病院への紹介状（申し送り）の記載を医師へ依頼する

EP：

　　①患者・家族へ低血糖の危険性や症状について説明する

　　②患者・家族へ低血糖の症状が出たときの対処方法について説明する

　　③かかりつけの病院を早期に受診するよう伝える

　　④家族の支援が重要であることを説明する

解　説

　　低血糖の自己管理の指導に際しては，低血糖症状や対処方法を説明するだけでなく，低血糖が起こる要因は食事療法・薬物療法・運動療法・シックデイなどと深く関連していることを踏まえ，日常生活での患者の個々の習慣や環境に沿った対応を考える必要がある．それまでの自宅での生活や低血糖に対する認識を確認のうえ正しい知識を提供し，今後，低血糖を起こさないための健康管理を遂行できるよう支援する．

　　ただし，救急外来での指導は一時的なものになりがちであり，患者を長期間にわたって支援していくためには，他部署，他機関との連携も必要となる．患者の同意のもと，低血糖に陥った要因・背景を主治医に情報提供し，主治医側で患者の日常生活に沿った療養指導を行ってもらうようにすることが　救急外来における低血糖患者・家族とかかわりにおいては重要である．

2 ● 救急外来から帰宅するＦさんへの看護の実際

　　インスリンは低血糖を遷延させる可能性は低いものの，帰宅後再度低血糖になる可能性も否定はできないことから，帰宅後には食事を摂取するようまずは説明した．

＜低血糖による意識障害に至った状況の確認＞

　　帰宅後の自己管理の指導のために，Ｆさんと夫に今回の意識障害までの経緯を尋ねた．Ｆさんは48歳の会社員で，仕事と家事とで忙しい日々を送っているということであった．「最近仕事が忙しくて疲れていました．今日も夕食を作ろうと思って，インスリンを打ったんですけど，作っている最中から記憶がないです．夕方，血糖値が50台くらいだったから少し低いなとは思ったんですけど……．1ヵ月くらい前にも低血糖になりました」と話した．

　　Ｆさんは自己血糖測定を行い，血糖値が低いと認識していながらも，インスリンを投与しており，調理中に意識障害を呈したと考えられる．普段の血糖値は120〜140mg/dLで経過することが多かったとのことだが，「血糖が低くなるとなんとなく体がわかりますので，忙しいときは血糖値を測らずにインスリンを打つときもありました」と，インスリン療法や低血糖に対する認識が正確ではないことがわかった．

　　1ヵ月前にも低血糖を起こしており，低血糖を繰り返すことによって，低血糖に対する閾値が低下し，今回のように明らかな徴候がなく突然昏睡に陥った可能性もある．また，糖尿病に伴う自律神経障害によって交感神経症状が欠如し，無自覚性低血糖に陥る場合もあることから，Ｆさん自身が身体症状から低血糖を認識するのは困難である可能性も高い．

しかし，何度か低血糖を繰り返しても重篤な後遺症なく経過している経緯から，低血糖に対する不安や恐怖をFさんがそれほど感じていない可能性も考えられた．

＜家族も含めた対応法の説明＞

Fさん自身による対処が困難であれば夫に協力を仰ぐ必要があるが，夫は「私も仕事が忙しく，帰宅も遅いもので十分にサポートできていませんでしたし，まさかこんなことになるとは考えてもいませんでした」と話しており，低血糖への認識が十分ではなかったことがわかった．そこでFさんと夫に対し，正しい病識を得てもらうため，低血糖は重篤な後遺症や死にいたる可能性もあることを説明した．そして自己血糖測定で血糖値の低下がみられたり低血糖症状を自覚した際には飴玉をなめるなどの対応を行う必要があることをFさんに伝えた．

Fさんは「いつも気をつけてはいるのですが，疲れがたまってくると注意できなくなるのかもしれません．とくにここ数日はバタバタと出張も多くて，食事の量も一定ではありませんでしたし．低血糖はこわいですよね……．飴玉をいつももっておいて，いまうかがった症状を感じたら血糖値を測ってなめるようにします．そして，かかりつけの先生にも相談しますね」と低血糖に対する恐怖を口にし，低血糖症状と対処についても理解できたようである．

＜かかりつけ医受診に際して＞

これまでも低血糖に対して注意はしていたようだが，認識の不足と対処行動が不十分であったことが問題であると考えた．患者自身による対処が不十分な場合は家族など周囲の人たちを巻き込んだ支援が必須であるため，主治医と相談しながら夫のサポート体制も取れるよう説明し，Fさんと夫の理解を得た．

また，今回のエピソードについて医師に診療情報提供書を作成してもらったのでFさんには次回かかりつけ医へ受診の際には診療情報提供書を持参し，可能であれば，夫にも同行してもらうよう指導した．

▌引用文献▌

1) 日本救急医学会：意識障害，医学用語解説集，[http://www.jaam.jp/html/dictionary/dictionary/word/1025.htm]（最終確認：2021年1月10日）
2) 脳卒中データバンク2021編集委員会（編）：脳卒中データバンク2021，p.20，中山書店，2021
3) 寺沢秀一，島田耕文，林　寛之：意識障害，研修医当直御法度-ピットフォールとエッセンシャルズ，第6版，p.40，三輪書店，2016
4) 若杉雅浩：Secondary Survey-系統的な全身検索と鑑別診断のコツ（堤　晴彦ほか編），レジデントノート別冊 救急・ERノート5意識障害の初期診療，p.45-46，羊土社，2012
5) 髙橋哲也，伊藤敏孝，武居哲洋ほか：救急外来における低血糖症例の検討．日本救急医学会雑誌**24**(7)：391-398，2013
6) 日本脳卒中学会 脳卒中ガイドライン委員会：脳卒中治療ガイドライン2021，協和企画，2021
7) 島津　章：低血糖性昏睡，内分泌・代謝疾患の救急-初期対応のポイント．日本内科学会雑誌**105**(4)：683-689，2016

7 ショック ——アナフィラキシー

事例の概要❶　救急隊からの情報

- 患者は　Gさん，50歳代の男性．林業（樹木の伐採）に従事．
- 樹木の伐採中に右前腕をハチに刺された後に，全身の瘙痒感，呼吸困難感が出現したため，同僚が救急車を要請した．
- 救急隊到着時，バイタルサインは，血圧80/45 mmHg，脈拍数123回/分，呼吸数32回/分，SpO_2 92%，JCSII-10，全身に蕁麻疹がみられており，四肢末梢は温かく，吸気性喘鳴（ストライダー）は聴かれなかった．
- 救急隊より，ショック状態であるとの報告があった．

A. ショックの病態・診断・治療

1 ● 定義・分類・症状

a. 定　義

　ショックとは，急性の全身性循環障害を招く病態である．何らかの原因による**循環の急激な変調**に伴って重要臓器への血流が低下することで，十分な酸素供給が維持できなくなった結果，細胞の代謝障害や臓器障害をきたした状態である．死に直結する危機的状態に陥る．

　ショックは循環の変調によって起こるが，循環とは，「循環血液量（**前負荷**）」，「心臓ポンプ機能（**駆出力**）」，「血管容積（**後負荷**）」の3つの要素で維持されている（**図XII-7-1**）．これらの要素のいずれかが，急激に破綻するとショックに陥る．

b. ショックの分類（表XII-7-1）

　ショックは，出血などが原因となる**循環血液量減少性ショック**，急性心筋梗塞など心臓に障害を負った際に陥る**心原性ショック**，敗血症やアナフィラキシーによる**血液分布異常性ショック**，心タンポナーデや緊張性気胸による**心外閉塞・拘束性ショック**の4つに分類される．

c. ショックの症状

　ショック時の5徴候（5P徴候）としてよく知られている症状として，①蒼白（pallor），②虚脱（prostration），③冷汗（perspiration），④脈拍触知不能（pulselessness），⑤呼吸不全（pulmonary insufficiency）がある．その他に，CRT（capillary refilling time，毛細血管再充満時間）の延長（2秒以上），乏尿，無尿などがある．

　ただし，ショックの初期の段階では，血圧低下に対し，血圧を維持しようとする生体の代償機転によって，交感神経やカテコラミンが働き，血圧上昇（心拍出量の増加），頻脈，

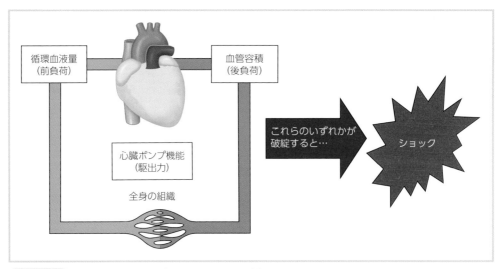

図XII-7-1　循環の３つの要素とショックの関係

表XII-7-1　ショックの分類

ショックの分類	主な原因
循環血液量減少性ショック	・出血性ショック：外傷，大動脈瘤破裂，消化管出血 ・体液喪失性ショック：広範囲熱傷，重症下痢や嘔吐による脱水
心原性ショック	・急性心筋梗塞，拡張型心筋症，重症弁膜症，不整脈
血液分布異常性ショック	・アナフィラキシーショック ・敗血症性ショック ・神経原性ショック
心外閉塞・拘束性ショック	・心タンポナーデ，緊張性気胸，肺血栓塞栓症

呼吸促迫などの症状が現れる．また，ショックの病態によっては上記の５徴候を示さない場合もある．たとえば，末梢血管の拡張や血管透過性の亢進によって起こるショックでは，冷汗や蒼白はみられず，むしろ四肢末梢は温かくなる．このため，アセスメントの際には注意が必要である．

2●各ショックの病態・原因・症状

a. 循環血液量減少性ショック

　循環血液量減少性ショックには，外傷・大動脈瘤破裂・消化管出血など出血によるものと，広範囲熱傷，脱水など血漿成分が血管外へ流出したことによるものがある．これらは，循環の３要素の**循環血液量（前負荷）**の減少が原因でショックとなる．

　出血に伴い血圧を維持するために，代償機転として交感神経やカテコラミンが働き，頻脈や四肢末梢の冷感，湿潤といった症状がみられる．また，体液を維持するために，RAA（レニン・アンジオテンシン・アルドステロン）系の活性化，抗利尿ホルモン（ADH）の働きによって，水やNa^+の再吸収が行われるため，乏尿や無尿がみられる．また，ショックが遷延することで，意識障害や不穏をきたすことがある．

b. 心原性ショック

　心原性ショックは，心臓のポンプ機能が障害され，**心拍出量が減少**することにより生じる．その病因は，急性心筋梗塞，拡張型心筋症など心収縮力の異常によるもの（心筋性），重症弁膜症，心室中隔欠損症など心筋の機械的異常によるもの（機械性），また，不整脈など脈拍の異常によるもの（不整脈性）に分類される．

　心拍出量が低下すると，代償機転として，血圧を維持するためにカテコラミンや交感神経が活性化される．そのため，さらに心筋負荷が増加し，心筋酸素消費量や心筋仕事量が高まり，心機能はさらに低下し悪化していく．心原性ショックは代償機転がさらなる悪化をまねき，悪循環となるため早期に介入する必要がある．

　症状については，典型的なショック症状（5P 徴候）と心原性ショックの病因に伴う症状が出現する．急性心筋梗塞を疑う場合は胸痛の有無など随伴症状を問診することが重要である．また，肺うっ血がみられる場合は，呼吸困難や，呼吸音聴取で断続性副雑音が聴かれることがある．ショック症状と各病因の症状とを統合しながらアセスメントすることが重要である．

c. 血液分布異常性ショック

　血液分布異常性ショックには，**アナフィラキシーショック**，**敗血症性ショック**，**神経原性ショック**がある．共通する病態は，末梢血管が拡張して血液量が相対的に減少し（後負荷障害による），ショックに陥る．症状の特徴として，末梢血管が拡張するため，ショックでは珍しく四肢末梢が温かくなるため，ウォームショックとよばれる．

(1) アナフィラキシーショック（**図XII-7-2**，**図XII-7-3**）

　アナフィラキシーは重篤な全身性の過敏反応であり，通常は急速に発現し，死に至ることもある[1]．重症のアナフィラキシーは，致死的になりうる気道/呼吸，循環器症状によ

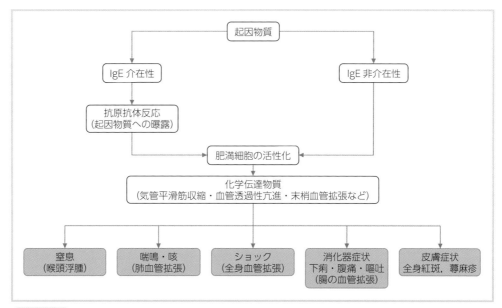

図XII-7-2　アナフィラキシーショックの病態

以下の 2 つの基準のいずれかを満たす場合, アナフィラキシーである可能性が非常に高い.

1. 皮膚, 粘膜, またはその両方の症状（全身性の蕁麻疹, 掻痒または紅潮, 口唇・舌・口蓋垂の腫脹など）が急速に（数分～数時間で）発症した場合.

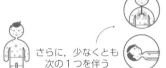

さらに, 少なくとも次の 1 つを伴う

A) 気道 / 呼吸：呼吸不全（呼吸困難, 呼気性喘鳴・気管支攣縮, 吸気性喘鳴, PEF［ピークフロー；最大呼気流量］低下, 低酸素血症など）

B) 循環器：血圧低下または臓器不全に伴う症状（筋緊張低下［虚脱］, 失神, 失禁など）

C) その他：重度の消化器症状（重度の痙攣性腹痛, 反復性嘔吐など［特に食物以外のアレルゲンへの曝露後］）

2. 典型的な皮膚症状を伴わなくても, 当該患者にとって既知のアレルゲンまたはアレルゲンの可能性が極めて高いものに曝露された後, 血圧低下*1 または気管支攣縮または喉頭症状*2 が急速に（数分～数時間で）発症した場合.

乳幼児・小児：
収縮期血圧が低い（年齢別の値との比較）または 30％を超える収縮期血圧の低下*1

成人：
収縮期血圧が 90 mmHg 未満, または本人のベースライン値に比べて 30％を超える収縮期血圧の低下

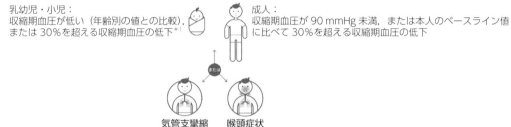

または

気管支攣縮　　喉頭症状

図XII-7-3　アナフィラキシー診断基準

*1 血圧低下は, 本人のベースライン値に比べて30％を超える収縮期血圧の低下がみられる場合, または以下の場合と定義する.
　i 乳児および10歳以下の小児：収縮期血圧が(70＋[2×年齢(歳)]) mmHg 未満
　ii 成人：収縮期血圧が90 mmHg 未満
*2 喉頭症状：吸気性喘鳴, 変声, 嚥下痛など.
［一般社団法人日本アレルギー学会：アナフィラキシーガイドライン2022, p.2.〔https://www.jsaweb.jp/uploads/files/Web_AnaGL_2022_0914.pdf〕（最終確認：2022年10月26日）より許諾を得て転載］

り特徴づけられるが, 典型的な皮膚症状や循環性ショックを伴わない場合もある（**図XII-7-3**）. 体内に侵入した起因物質（薬物, 抗菌薬, 食事, ハチによる刺針など）や, それによって引き起こされた抗原抗体反応で, 直接, 肥満細胞が刺激されることにより, 化学伝達物質（ヒスタミン, ロイコトリエンなど）が放出され, 血管拡張や血管透過性亢進（前負荷障害による）が起こり, 循環の要素である循環血液量（前負荷）, 血管容積（後負荷）が障害されショックに陥る（**図XII-7-2**）. また, 冠動脈や心筋に存在する肥満細胞の活性化は, 心筋虚血や不整脈を誘発するため, アナフィラキシーショックから致死的不整脈や急性冠症候群を併発する可能性もある.

　循環障害以外では, 血管拡張による喉頭浮腫が起こると窒息をきたす. 気管支平滑筋の収縮によって肺の血管の拡張が起こると, 喘鳴や咳などが出現する. 同様の機序で腸の血管拡張を伴うと, 腹痛や嘔吐, 下痢が出現することがある. 皮膚症状としては, 瘙痒感, 蕁麻疹, 全身紅斑などが出現する. 皮膚症状と呼吸障害, もしくは循環障害をきたしている場合は, アナフィラキシーを疑う（**図XII-7-2**, **図XII-7-3**）.

（2）敗血症性ショック

　敗血症は「感染症によって重篤な臓器障害が引き起こされる状態」[2]と定義され, 敗血症性ショックは「急性循環不全により細胞障害および代謝異常が重度となり, ショックを

伴わない敗血症と比べて死亡の危険性が高まる状態」[2]と定義されている．敗血症性ショックでは，感染症が起こると，免疫担当細胞や血管内細胞の炎症性受容体が，サイトカインなどの炎症性メディエーターに反応する．その結果，末梢血管が拡張し，また，血管透過性も亢進するためショックに陥る．また，心筋障害を起こすこともある．呼吸についても，びまん性肺胞障害によって，毛細血管の血管透過性が亢進し，非心原性肺水腫をきたし，急性肺障害や急性呼吸促迫症候群に陥ることもある．

　症状には，頻脈，意識障害，四肢温暖などがあり，また，敗血症の原因とされる感染臓器に応じた症状も生じる．中でも，肺，腹部，尿路の感染率は高く，肺炎，胆嚢炎，胆管炎，腎盂腎炎などに随伴する症状が出現する．

(3) 神経原性ショック

　神経系の循環調節機構が障害され，血圧が低下するショックである．外傷などによる場合が多く，原因として脊髄損傷がある．通常ショックに陥った際は，循環調節機構が働き代償機転として，交感神経症状，カテコラミンの分泌による頻脈，冷感，冷汗などの症状が出現するが，交感神経が遮断されるため通常の代償機転が働かず，徐脈となる．また，初期より重篤な低血圧がみられる．

d. 心外閉塞・拘束性ショック

　心外閉塞・拘束性ショックとは，心臓自体の問題以外の原因によってポンプ機能が障害されることで起こるショックである．心タンポナーデや緊張性気胸などに伴い静脈還流量が減少し，心拍出量の低下をきたすことによってショックに陥る．

(1) 心タンポナーデ（図XII-7-4）

　心タンポナーデの原因には，急性大動脈解離の合併症や，急性心筋梗塞における心破裂，外傷などがある．心膜腔内に液体が貯留するため，心拡張が著しく制限され心臓へ戻る血液の量が減少しショックに陥る．症状は，ベックの三徴といわれる症状（頸静脈怒張，低血圧，心音微弱）や，脈が吸気時に弱くなり呼気時に強くなる奇脈がみられる．

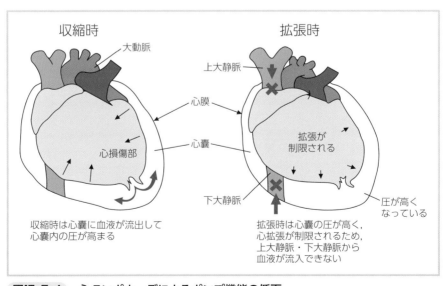

図XII-7-4　心タンポナーデによるポンプ機能の低下

（2）緊張性気胸

　緊張性気胸の原因には，自然気胸，外傷による気胸，医原性の気胸などがある．患側の胸腔内圧が異常に上昇することにより患側の肺は虚脱し，さらに，縦隔や心臓が偏位するため，健側肺も圧迫され，換気障害が生じる．また，胸腔内圧が上昇すると静脈還流が障害され，ショックに陥る．初期症状は，頸静脈怒張，片肺の呼吸音の減弱もしくは消失，胸郭運動の左右差，皮下気腫がみられる．

3 ● 診断のためのプロセス

a. 原因検索

　まずは一次評価としてショック状態にあるかどうかの判断をするために，生理学的徴候（呼吸不全，循環障害，脳神経障害）について診察する．また，生理学的評価を目的にベッドサイド検査として超音波検査やX線検査が行われる．二次評価として問診や身体所見に基づき原因検索を行い，その他の検査結果を踏まえショックの病態を明らかにする（図Ⅻ-7-5）．

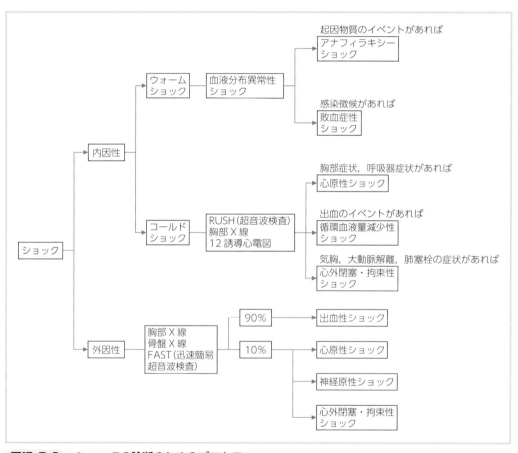

図Ⅻ-7-5　ショックの診断のためのプロセス

b. アセスメントのポイント
(1) 外因性か内因性かの判断

ショックの診断の際は，まずは外因性か内因性かの判断が重要であるが，これは救急隊から得られる情報をもとに判断できる．

外因性のショックと判断されれば，外因性のショックの90％は循環血液量減少性ショックであることを踏まえ，出血性のショックを前提に身体所見から判断する．なお，外因性のショックのうち，心外閉塞・拘束性ショックをきたす緊張性気胸は緊急度が非常に高く，X線検査を実施する時間がないほど切迫された状態であるため，身体所見から診断し，蘇生（治療）を迅速に行う必要がある．

内因性のショックと判断された場合は，心外閉塞・拘束性ショック（緊張性気胸，心タンポナーデ）や神経原性ショックをきたす可能性は低く，心原性ショック，循環血液量減少性ショック，血液分布異常性ショックを鑑別にあげ，ショックの原因検索を行う．

(2) コールドショックかウォームショックかの判断

末梢血管が虚血状態となるコールドショックか，末梢血管が拡張して末梢への血流が増えるウォームショックか，という観点からショックの原因を探ることもできる．

ウォームショックは，血液分布異常性ショックでみられ，末梢血管が拡張することでショックに陥る．発熱をきたしていれば敗血症性ショックを，起因物質の影響が考えられるイベントを伴う場合はアナフィラキシーショックを疑う．

コールドショックの場合は，心原性ショックか循環血液量減少性ショックが想起できる．胸部症状や呼吸器症状がある場合は心原性ショックを，出血の原因となる吐血や下血などの主訴がある場合は循環血液量減少性ショックを疑う．

このプロセスに沿ってアセスメントしてもショックの原因が鑑別できない場合は，再度，心外閉塞・拘束性ショックを想定した鑑別も行う．また，敗血症性ショックでは，ウォームショックが遷延することでコールドショックへ移行するため，この点も念頭において鑑別しなければならない．

c. 検 査

ここでは，ショックの鑑別をするための検査について述べる．

外因性のショックでは，移動型X線装置を使った胸部や骨盤X線の検査を行い，大量血胸，骨盤骨折の診断を行う．また，FAST（focused assessment with sonography for trauma）といわれる超音波検査を行い，心タンポナーデ，大量血胸，腹腔内出血の診断を行うことで，循環血液量減少性ショック，心外閉塞・拘束性ショックの鑑別をすることができる．

内因性のショックでは，RUSH（rapid ultrasound in shock）examといわれる超音波検査を行うことで，心臓の収縮能，壁運動異常，心囊液貯留，右心拡大，IVC（inferior vena cava；下大静脈）虚脱，胸水，腹水，気胸の判断が可能である．その結果，心原性ショック，循環血液量減少性ショック，心外閉塞・拘束性ショックの鑑別が可能となる．

そのほかに，移動型X線装置による胸部X線では心拡大，肺水腫が，12誘導心電図では急性心筋梗塞が診断可能であり，心原性ショックの原因検索として有用である．他に血液検査等も行い原因検索を進めていくが，ショックの原因検索としては検査に時間がかかるため，上記のような検査と身体所見からショックの鑑別診断を行う．

表XII-7-2　各ショックの初期対応

ショックの分類		緊急処置，治療
循環血液量減少性ショック		・大量輸液（細胞外液製剤）製剤 ・輸血（出血の場合）
心原性ショック		・昇圧薬，強心薬 ・循環補助法（IABP，V-A ECMO）
血液分布異常性ショック	アナフィラキシーショック	・アドレナリン0.3〜0.5 mg筋肉注射 ・急速輸液（細胞外液製剤） ・ステロイド薬 ・H₁受容体拮抗薬 ・気管挿管，外科的気道確保
	敗血症性ショック	・急速輸液（細胞外液製剤） ・血管収縮薬
	神経原性ショック	・急速輸液（細胞外液製剤） ・昇圧薬の投与
心外閉塞・拘束性ショック	緊張性気胸	・胸腔穿刺 ・胸腔ドレナージ
	心タンポナーデ	・心嚢穿刺

4 ● 主な処置，治療 （表XII-7-2）

　一次評価でショックと判断したのちは，どのショックであっても，基本的な初期対応として，血圧，心拍数，心電図，呼吸困難（SpO_2）のモニタリング，気道確保，酸素投与，末梢静脈ラインの確保という救命処置を行う．また，重度のショックの場合は気管挿管の適応となる．その他の処置については，ショックの原因によって緊急処置が以下のように異なる．

a. 循環血液量減少性ショック

　大量輸液として細胞外液製剤（生理食塩水，乳酸・酢酸リンゲル液）を使用する．出血が原因の場合は輸血を行う．出血によるショックの根本治療としては止血を行う必要がある．止血の処置として，手術療法や緊急内視鏡的止血処置，経カテーテル的動脈塞栓術など，ショックの原因によって止血方法が選択される．

b. 心原性ショック

　末梢静脈ラインを確保したのちに，強心薬，昇圧薬などの薬物療法を行う．改善がみられなければ，補助循環法として，大動脈内バルーンパンピング（IABP）や体外式膜型人工肺（V-A ECMO）の適応となる．心原性ショックの原因が急性心筋梗塞の場合は，根本治療として，経皮的冠動脈インターベンション（PCI）が施行される．

c. 血液分布異常性ショック

(1) アナフィラキシーショック

　初期治療としては，後負荷，前負荷の変化への対応が必要である．初期治療薬としてアドレナリンが重要である．アドレナリンは，上気道の浮腫や気管支攣縮を軽減させ，低血圧に対する効果が高い．投与方法は筋肉注射が推奨され，アドレナリン0.3〜0.5 mgを大腿四頭筋外側に，症状が改善し血圧が保てるようになるまで，5〜20分ごとに反復投与を行う．また，急速輸液も考慮する必要があるため，細胞外液製剤（生理食塩水，乳酸・酢酸リンゲル液）の輸液を行う．その他に，H₁受容体拮抗薬の投与は，抗ヒスタミン作用

として，アレルギーを起こす作用の物質抑制があり，また，ステロイド薬は作用発現には時間を要するが，アナフィラキシーの遷延性や二相性の発症を防止する作用がある．

　呼吸器系の症状をきたしている場合は気管挿管が必要であり，喉頭浮腫などによって気管挿管困難の場合は，外科的気道確保，（輪状甲状靱帯切開）を要することがある．

(2) 敗血症性ショック

　細胞外液製剤（生理食塩水，乳酸リンゲル液）を用いて初期輸液を行う．輸液負荷を避けることも重要であるため，乳酸値のモニタリングや心臓超音波検査を行いながら組織酸素代謝や血行動態評価を実施していく．薬物としては血管収縮薬を使用する．また，根本治療は原因となる疾患によってさまざまであるが，抗菌薬については診断後，1時間以内に投与する必要がある．

(3) 神経原性ショック

　初期対応としては，末梢静脈路確保後，輸液を開始する．低血圧が持続する場合は，ノルアドレナリン，ドパミン，ドブタミンなどの循環作動薬を使用し，徐脈が続く場合は，アトロピンを使用する．脊髄損傷が原因の場合は，脊髄灌流圧を維持するためにも，血圧は高めにコントロールする必要がある．また，観血的治療である手術療法を早期に行うことも検討する必要がある．

d. 心外閉塞・拘束性ショック

　緊張性気胸については，胸腔穿刺，胸腔ドレナージを行い，胸腔内の貯留した空気を体外へ脱気し，肺の虚脱を改善する．心タンポナーデにおいては，心嚢穿刺を行い，心嚢液を排出させる．その後は，原因の疾患（急性大動脈解離，心破裂，外傷など）の根本治療を行う必要がある．

5 ● ショック離脱後の合併症

a. 循環血液量減少性ショック

　出血性ショック時には，ショック離脱後に血圧が上昇することによる出血の助長などがみられるため，継続的な観察と水分出納バランスの確認が必要である．また，早急的な止血術を行わなければ，再度ショックに陥る可能性がある．

　輸血の実施は，アレルギー反応が起こる可能性や，大量輸血ではクエン酸の影響で代謝性アシドーシス，出血傾向が起こる可能性，また，保存血の影響によって，高カリウム血症をきたすこともある．

　広範囲熱傷においては，急速輸液によってショック離脱後は，利尿期のリフィリングによる細胞外液の増加に伴う心不全，肺水腫，胸水などの合併症をきたすことがある．

b. 心原性ショック

　初療室において，心原性ショックからの離脱は循環作動薬によるものであり，心疾患の根本治療が行われていないことがほとんどである．そのため，不整脈をきたし突然，心停止に陥ることもある．また，心不全，呼吸不全については，ショック離脱後も改善されていないことが多いため，引き続きの観察，治療が必要となる．

c. 血液分布異常性ショック

　アナフィラキシーショックでは，ショック離脱後においても，引き続きアナフィラキシー

の症状観察は24時間続けて行う必要がある．アナフィラキシーの発症パターンは，①即発性反応，②二相性反応，③遷延性反応，④遅発性反応に分けられる．とくに注意しなければならない発症パターンは二相性反応である．二相性反応は，即発性の症状がいったん消失した数時間後に，再びアナフィラキシーの症状が出現するものをいい，成人の最大23％，小児の最大11％のアナフィラキシーに発生する[3]．二相性アナフィラキシーの遅発相は，即時相の症状が安定してから2〜6時間後に発症する．また，10時間以内，もしくは24時間以内に発症するという報告もある．そのため，発症後，症状が安定した後も，24時間の経過観察を行う必要がある．

　敗血症性ショックの離脱後も，感染臓器の治療を早期に行う必要があり，また，DIC，呼吸不全，腎不全，肝不全，中枢神経障害など全身の臓器障害をきたしている可能性が高いため，ICUでの全身管理が必要である．

d. 心外閉塞・拘束性ショック

　心囊穿刺後の出血の助長に伴い，一時的なショック離脱後に不整脈，心停止をきたすことがある．緊張性気胸に対し，胸腔ドレナージを行い，ショック離脱後に胸腔ドレーンのトラブルが起こると，再度，緊張性気胸を起こす可能性がある．

B. ショック状態にある患者への看護

1 ● 搬送の受け入れ準備

　救急隊からの情報をもとに準備を進める．3つの視点で準備しておくことが重要である．1つ目は蘇生処置の準備，2つ目はショックの原因検索のための検査の準備，3つ目は各ショックの原因への治療の準備である．

　蘇生への準備として，バイタルサインの安定化を図るために，気管挿管，バッグ・バルブ・マスク，酸素マスク，輸液（細胞外液），除細動器の準備が必須である．検査については，超音波検査（心臓，腹部），12誘導心電図，動脈血ガス分析，血液検査，胸部X線検査の準備，治療については，薬剤（昇圧薬，強心薬，抗菌薬など），体外式膜型人工肺（V-A ECMO），輸血，胸腔ドレーン，心囊穿刺の準備を行うが，ショックの原因によって変わる．そのため，ショックの原因を予測しながら準備することが重要である．また，初療室から移動して治療を行うことがあるため，手術室，血管造影室，内視鏡室への連絡調整を行う．

2 ● 来院時の看護

　患者来院時には，一次評価とバイタルサインの測定を行う．声かけを行い，気道開通の有無の観察，頸静脈の怒張，呼吸補助筋の使用の有無，胸郭の運動の左右差，ショック症状（頻脈，末梢冷感，湿潤など），意識状態の観察を行う．早期にショックを認知することが重要であり，また，この時点でウォームショックもしくは，コールドショックの判断が可能である．医師と情報を共有しながら，血圧，心拍数，心電図，呼吸回数，SpO_2のモニタリングを開始し，二次評価の観察を続けながら，末梢静脈路の確保，血液検査を行い，超音波検査，12誘導心電図を準備・実施する．ショックの原因がわかり次第，医師と連携をとりながら，治療の準備を行っていく．

患者は，症候が強ければ強いほど不安も強くなるため，症候緩和とともに，処置等を行う際は処置の説明を行い実施する．今後の治療方針については，ショックから離脱後，医師より患者・家族へ説明されるため，環境調整を行う．また，患者の訴えを傾聴するときや処置の説明の際は，タッチングを併用することで，疼痛緩和や不安の軽減につなげることができる．

3 ● 来院時のGさんへの看護の実際

来院時，「わかりますか」「病院に着きましたよ」と声をかけ，Gさんから返答があることで，喘鳴もなく気道が開通していることを確認した．すぐに服を脱がしながら呼吸音を聴いたところ，呼吸音は問題なかった．上肢末梢を触れ，脈が弱く速いこと，末梢が温かいことを医師に告げ，全身に蕁麻疹が出現していることを観察した．バイタルサインは，血圧 86/56 mmHg，脈拍数 126 回/分，SpO$_2$ 97%（room air），呼吸数 20 回/分，意識レベルは JCS I-1，体温は 36.5℃ であった．

救急隊より状況の説明を受け，かつ二次評価を行っている医師のかたわらで，Gさんに対して急いで処置をする必要があることを説明し，ショック体位の保持として下肢を 30 cm 挙上し，その後，末梢静脈ラインを確保した．Gさんは，過去にハチに刺されたことがあるかどうかわからないと話していた．そのほかの既往歴や内服薬，アレルギーについて医師と情報を共有した．アナフィラキシーショックが疑われるということで，アドレナリン投与の準備を行った．

事例の概要②　診断　アナフィラキシーショック

・発症までの経緯，皮膚所見の出現，循環障害があることから，アナフィラキシーと診断され，かつ，低血圧をきたしていることから，アナフィラキシーショックと診断された．

C. アナフィラキシーショックを起こした患者に対する救急外来での看護

1 ● 診断後の救急外来における看護―問題・目標・計画

#1　アナフィラキシーショックによる前負荷，後負荷の変化に伴う心拍出量低下
#2　アナフィラキシー症状に伴う苦痛，呼吸困難による死を想起させる不安

看護問題：#1　アナフィラキシーショックによる前負荷，後負荷の変化に伴う心拍出量低下

看護目標：①ショックから離脱できる
　　　　　②アナフィラキシー症状が消失する

OP：
　①アナフィラキシー症状
　・喘鳴（ストライダー）

- 呼吸音（副雑音の有無）
- ショック症状
- 意識レベル
- バイタルサイン（血圧，心拍数，心電図，呼吸数，SpO_2）
- 皮膚症状（瘙痒感，蕁麻疹，全身紅斑）
- 消化器症状（腹痛，下痢，悪心・嘔吐）

TP：
　①ショック体位の保持：下肢を 15～30 cm 挙上する
　②初期治療の準備，実施，介助を行う
- アドレナリン 0.3～0.5 mg の筋肉注射（大腿四頭筋）
- 急速輸液
- H_1 受容体拮抗薬の静脈投与
- ステロイド薬の静脈投与
- 酸素投与
- 気管挿管/外科的気道確保（輪状甲状靱帯切開）
　③環境調整
- ベッド上の枕元のスペースを確保する
- 救急カートをベッドサイドに配置する
- ベッド周辺の環境を整える
　④アナフィラキシー症状の新たな出現・増悪を早期に発見し，対応する

EP：
　①アナフィラキシー症状について説明する．
- 皮膚症状
- 呼吸器症状：呼吸困難，喘鳴など
- 循環器症状：眼前暗黒感，動悸など
- 消化器症状
　②アナフィラキシー症状の新たな出現や変化があったときには看護師に伝えてほしいこ
　　とを説明する

解　説

　生理学的徴候に異常をきたしているため，緊急度が高く，早期に介入する必要がある．ショックの初期対応として，ショック体位の保持，末梢静脈ライン確保後，医師の指示に従い薬剤投与を行う．

　呼吸器症状についての対応として，喉頭浮腫による窒息の可能性もあるため，気管挿管の準備，介助を行い，喉頭浮腫が強く，気管挿管困難である場合は，輪状甲状靱帯切開による気道確保が行われることもあるため，気管挿管が行われるときは，常に，輪状甲状靱帯切開の準備を行っておく必要がある．

　薬剤投与後のショックからの離脱，アナフィラキシー症状の改善の評価として，継続的な観察が必要となる．

看護問題：#2　アナフィラキシー症状に伴う苦痛，呼吸困難による死を想起させる不安
看護目標：①苦痛や不安が表現できる 　　　　　②苦痛の緩和ができる 　　　　　③不安の緩和ができる

OP：
　①患者の言動，行動，表情
　②苦痛の程度（NRS：numerical rating scale*，p89 も参照）
　③バイタルサイン
　④アナフィラキシー症状（喘鳴，呼吸困難，疼痛，瘙痒感，悪心，下痢など）
　⑤病状，治療方針の理解度

TP：
　①訴えを傾聴し，苦痛や不安について共感を図る
　②タッチング
　③環境調整
　・訴えやすい環境づくり
　・家族の面会
　④安楽な体位の保持
　・衣服をゆるめるなどして束縛感を取り除く
　⑤バイタルサインが安定したら，医師に相談して鎮痛薬を使用する
　⑥苦痛症状（瘙痒感，呼吸困難など）の緩和
　⑦プライバシーの保護

EP：
　①症状があれば，我慢せずに伝えるよう説明する
　②アナフィラキシーの症状について説明する
　③病状や治療方針の理解度を確認しながら，必要に応じて補足説明を行う

解　説

　アナフィラキシーショックは，上気道狭窄に伴う喘鳴を呈し，患者は呼吸困難感を訴える．上気道障害に伴う呼吸困難時は，死を想起させ不安を増強させるため，タッチングとともに，病院に到着したことを伝え，また医師から病状や治療方針を聞く機会を設け，不安軽減に努める．薬剤を使うことで症状が緩和されていくことを説明する．

　患者には，疼痛や瘙痒感，悪心・嘔吐などの症状があるときは我慢せずに伝えるよう説明する．患者からの訴えがある場合は，傾聴，共感を図りながら，処置を行う際は，処置の目的を説明しながら実施していく．疼痛やその他の症状が続く場合は，医師と相談し鎮痛薬の使用を考慮する．

2●診断後の救急外来におけるGさんへの看護の実際

　来院時のバイタルサインは，血圧 86/56 mmHg，脈拍数 126 回/分，SpO₂ 97%（room air），呼吸数 20 回/分，意識レベルは JCS Ⅰ-1，体温は 36.5℃ であった．ハチ刺傷により IgE が介在し，抗原抗体反応により肥満細胞から化学伝達物質が放出され，血管透過性の

---

*NRS：痛みの程度の指標．0（痛みなし）～10（最も強い痛み）の数字で，患者に痛みの程度を表現してもらうもの．

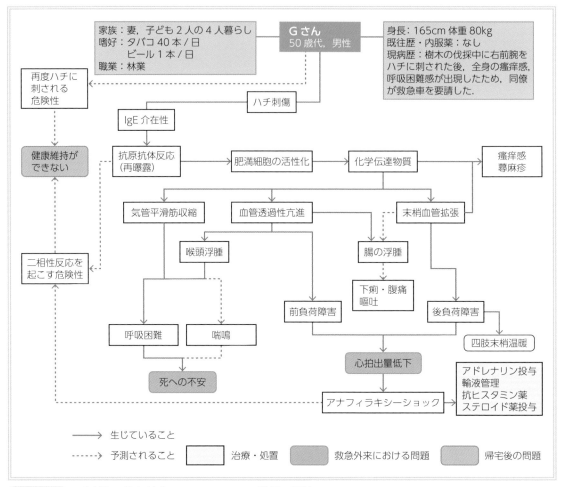

図Ⅻ-7-6　診断後の救急外来におけるGさんの情報の関連図

亢進，血管拡張作用が出現し，前負荷，後負荷の破綻をきたし，アナフィラキシーショックに陥っている．また，患者は呼吸困難感を訴え，苦渋の表情を呈しており，その他の訴えはほとんどみられなかった．不安感が強いと考え，医師に病状および治療方針の説明を依頼した．医師が説明している間はタッチングを施行し，末梢静脈ライン確保や薬剤投与の処置の目的を説明した後で，医師の指示のもと，ボスミン®0.3 mgを右大腿部外側に筋肉注射を行った．

　その後は，バイタルサインが血圧120/78 mmHg，心拍数87回/分と安定し，ポララミン®1A（5 mg/mL/A）静脈内注射，ソル・メドロール®125 mg/生食50 mL持続静脈内注射を行った．継続的な患者観察を続け，バイタルサインは安定し，瘙痒感，蕁麻疹，全身紅斑の症状は消失した．新たな，呼吸困難，喉頭浮腫，消化器症状もなく経過した．

　図Ⅻ-7-6に，診断後の救急外来におけるGさんの情報の関連図を示す．

D. 入院後に帰宅する患者に対する看護

1 ● 入院後に帰宅する患者への看護—問題・目標・計画

#1　知識不足により効果的な健康維持ができない可能性

看護問題：#1　知識不足により効果的な健康維持ができない可能性
看護目標：アナフィラキシーの予防と対応の知識を獲得することができる

OP：
　①病状，治療方針，アナフィラキシーの発症パターン（二相性反応）の理解度
　②再発の予防に対する意欲
　③再発予防ができる職場環境であるかどうか

TP：
　①患者が理解できているか随時確認しながら患者指導を行う
　②患者指導時には，家族や（患者の同意を得たうえで）職場の上司などにも同席しても
　　らい一緒に説明する

EP：
　①アナフィラキシーの発症パターン（二相性反応である可能性）を説明する
　②アナフィラキシー症状を説明する
　③病院を受診する際に，救急車をよぶ判断について説明する
　④仕事をするうえでの予防法について説明する
　⑤アドレナリンの自己注射薬（エピペン®*）の使用方法について説明する

解　説

　アナフィラキシーショックに陥った患者は，24時間経過観察のために入院が推奨されている．それは，アナフィラキシーの発症パターンとして，24時間以内に再度アナフィラキシーの症状が発症する，二相性反応を示す場合があるためである．しかし，症状が安定し，仕事を休めないなどを理由に帰宅を希望する患者は少なくはないが，とくに一人暮らしの患者については，それでも入院を強く勧める必要がある．やむをえない事情で帰宅する場合は，帰宅時の患者教育を十分に行うことが重要である．

　このような中での帰宅の患者教育としては，アナフィラキシーの発症パターンや症状の説明を行い，加えて，救急車をよぶ基準について説明する．

　また，仕事に復帰した場合の基本的な予防対策について説明する．

　また退院時には医師にエピペン®の処方を相談し，使用方法の指導を行うことが重要であり，エピペン®の処置を行うことで，重症化の予防を図ることができることを説明する．

2 ● 入院後に帰宅するGさんへの看護の実際

　救急外来での処置中に家族（妻，高校生・中学生の子どもたち）が駆けつけた．Gさん

---

*エピペン®：アナフィラキシーショックに対する初期対応として，アドレナリン0.3mgを大腿四頭筋に筋肉注射する．このアドレナリン（成人0.3mg，小児0.15mg）を自動的に筋肉内投与ができる注射器をエピペン®という．

のバイタルサインが安定し，症状が消失したのちに，救急医が患者，家族へ入院の話を行ったうえで，大事をとって一泊入院することとなった．職業が林業であり，過去にも同僚がハチに刺されたことはあったが，今回のように救急搬送という事態にまではいたらなかったという．

　Gさんと家族に対し，帰宅後の安静と今後のアナフィラキシーの予防について教育を行った．まず，帰宅後の安静の期間の注意点として，医師からの説明に加え，二相性反応を起こす危険性について，成人では最大で23％の患者に起きていることを説明した．もし，呼吸困難，喘鳴，失神，眼前暗黒感，意識障害をきたしている場合はすぐに救急車をよぶこと，また，皮膚症状や消化器症状が出現した場合もすぐに受診するように説明した．

　今後の予防については，「作業中は作業着を着てはいるが，暑くなると半袖になっている」と話していたため，「ハチの巣やハチには近づかないこと」「ハチが近づいてきたら危険区域から離れること」「黒地の着衣，長靴，ヘアスプレー，化粧品の匂いなどを避けること」「ハチが生息している可能性のある場所での作業がある場合は，顔面を保護するための防蜂網を着用すること」を指導した．作業開始前に，ハチの巣，ハチの存在を確認することや，黒っぽい服装は避け，作業着だけではなく防蜂網等の着用も勧めた．

　また，エピペン®は知らないとのことであったため説明し，作業中の携帯の必要性について会社に相談するように伝えた．今回のような状況があった場合は，迅速にエピペン®を使用し，救急車をよぶことが救命できる最良の方法であることを説明した．

　翌朝，バイタルサインが安定しており，二相性反応を疑う症状もみられなかったことから，帰宅の方針となった．

┃引用文献┃

1)　一般社団法人日本アレルギー学会：アナフィラキシーガイドライン2022．p.2〔https://www.jsaweb.jp/uploads/files/Web_AnaGL_2022_0914.pdf〕（最終確認：2022年10月26日）
2)　江木盛時，小倉裕司，矢田部智昭ほか：日本版敗血症診療ガイドライン2020．日本集中治療医学会雑誌**28**（S21），2021〔https://www.jsicm.org/pdf/jjsicm28Suppl.pdf〕（最終確認：2021年11月20日）
3)　一般社団法人日本アレルギー学会　アナフィラキシーガイドライン2022．p.17〔https://www.jsaweb.jp/uploads/files/Web_AnaGL_2022_0914.pdf〕（最終確認：2022年10月26日）

8 体温異常——熱中症

救急隊からの情報

・患者はHさん，10歳代後半の男性.
・夏休みの部活動（野球部）の練習中に倒れ，救急搬送された．野球部顧問の教員によると，朝の9時から部活動をしており11時ころに悪心を訴えたため，日陰で休息をとらせていたところ意識がなくなったので，13時ころ救急車を要請したとのことであった．屋外の気温は30℃.
・救急車内情報としては，JCS II-10．体温40℃，脈拍110回/分，呼吸30回/分，血圧96/54 mmHg，SpO₂ 98%（酸素10 L投与下）．搬送中に全身性のけいれんが1回あったが現在はなし．同乗者は野球部顧問の教員.

A. 体温異常の病態・診断・治療

1 ● 定　義

　ヒトは恒温動物であり，恒常性（ホメオスタシス）により体温を一定に保っている．その体温とは36〜37℃で，体内でさまざまな生化学反応がスムーズに行われるための酵素活性の至適温度である．体温調節中枢は間脳の視床下部にあり，**セットポイント**（体温の調節目標値）とそのときの体温との比較で，熱産生や体外への熱放出を行い一定の体温を維持している．この産生熱量と放出熱量のバランスが崩れた結果，体温を一定に保つことができず，高体温や低体温を呈する状態のことを**体温異常**という.

<**熱放出**>

　熱放出には，放射（輻射）・伝導・対流・蒸散の4つの機序がある.
　①放射（輻射）：媒介する物質なく熱が消失すること．つまり，環境温度が皮膚温より低く，その温度差が大きいほど喪失熱量は増える.
　②伝　導：接触により熱が直接伝わること.
　③対　流：空気の動きに伴う熱の移動.
　④蒸　散：液体の気化熱により熱を放出すること.

2 ● 体温異常を引き起こす主な原因

体温異常をきたす身体的な原因

①セットポイントの変移：感染症や内分泌疾患など
②核心温度逸脱感知閾値の拡大：全身麻酔中や鎮静管理下にある状態
③体温調節中枢の機能破綻：過酷な温度環境に長時間さらされた結果

体温異常には，大きく高体温と低体温があり，さらにそれぞれに種類がある．

a. 高体温

広義の高体温症とは中心体温が 37.5℃ を超えるものと定義され，発生機序により能動的体温上昇と受動的体温上昇に分けられる．

(1) 能動的体温上昇（発熱）

炎症・悪性腫瘍・膠原病などによる体温調節中枢への指令により，セットポイントが上がった結果，体温が上昇したものである．能動的体温上昇（発熱）は生体が体温上昇を必要としているために起こるものであり，代謝や免疫能を高めるなど，生体の正常なストレス反応であるともいえる．

(2) 受動的体温上昇（うつ熱）

体温調節中枢への指令がないにもかかわらず，熱産生の異常増加や熱放散障害などにより体温が上昇したものである．具体的には，熱中症，悪性症候群[*1]，悪性高熱症[*2] のほか，薬物によるものや内分泌疾患などに伴う高体温症がある．

b. 低体温

熱産生の低下や熱放散の増加により，深部体温が 35℃ 以下になった状態である．低温環境下に長時間おかれたことに起因するもの（冬山での遭難や川や海などへの転落など）を一次性低体温（偶発性低体温）という．また飲酒や薬剤の使用や基礎疾患（甲状腺機能低下症，低血糖，低栄養など）の背景があり，寒冷にさらされた結果として起きるものを二次性低体温とよび，こちらは前者に比べると予後が悪い．

3 ● 病態・臨床症状

体温異常が生じたとき，生体はさまざまな反応を呈する（**表Ⅻ-8-1**）．基本的には体温の上昇は代謝の亢進，体温の低下は代謝の低下をもたらし，それに伴って各種臓器機能の異常が起こる．

a. 高体温

高体温時には熱放散を行うために，皮膚などの末梢血管の拡張や発汗などによって，相対的な循環血液量の減少状態となる．

体温の限界としては，一般的に体温が 40℃ を超えると，体温調節中枢障害が起こる．さらに 42℃ 以上が持続すると，タンパク変性やミトコンドリアのダメージなどにより致

[*1] 悪性症候群：抗精神病薬の投与中や抗パーキンソン病薬の突然の休薬時に，錐体外路症状や自律神経症状を中心とした症候を呈するもので，適切な治療を受けなければ重篤な状態となり，死にいたる場合もある．
[*2] 悪性高熱症：骨格筋小胞体からのカルシウムの取り込みと放出の異常により筋収縮や熱産生を起こし高体温による細胞障害を呈する疾患．遺伝性素因が強く，脱分極性筋弛緩や吸入麻酔薬の使用時にみられる．

表XII-8-1　異常体温時の生体の変化

	高体温	低体温		
		軽　度 35〜32℃	中等度 32〜28℃	重　度 28℃以下
循　環	体温1℃上昇で脈拍は約8回/分増加 循環血液量の減少	心拍出量増加（交感神経緊張による代償機能）	心拍出量減少（30〜50％），徐脈，不整脈	心拍出量減少 25℃で心室細動 20℃で心停止
呼　吸	増加	交感神経緊張により増加	呼吸中枢抑制により減少	徐呼吸 呼吸停止
中枢神経症状	脱水や低ナトリウムによる頭痛，悪心，めまい，筋けいれんなど 41℃で脳細胞の機能障害 43℃で意識障害	自律神経中枢機能の低下，健忘，構音障害，運動失調，腱反射亢進	意識障害 瞳孔散大 腱反射低下	26℃で反射消失
尿　量	減少	増加（寒冷利尿）		
代　謝	7〜13％/℃ずつ上昇 42℃以上でタンパク変性	6％/℃ずつ低下 基礎代謝3〜6倍	基礎代謝減少 30℃以下で震え（シバリング）消失	基礎代謝率50％
そのほか	不感蒸泄：体温が1℃上昇すると約15％増加	34℃で麻痺性イレウス		

死的状態となる．熱中症の臨床症状は後述する．

b. 低体温

　低体温の重症度は体温の程度により，軽度（32〜35℃），中等度（28〜32℃），重度（28℃以下）に分類される．**表XII-8-1**に示したように，重症度に応じて代謝機能が徐々に低下していく．呼吸や循環は，軽度低体温の状態では交感神経の緊張により代償機能が働くため亢進するが，中等度・高度ではそれも困難となり低下していく．低体温状態になると，熱産生を増すために初期には筋緊張が生じ，いわゆるシバリング*がみられるが，30℃以下では熱産生のための反応もなくなり，25℃以下では致死性不整脈である心室細動が出現しやすくなり，20℃以下では心停止となる．

4 ● 診断のためのプロセス

　高体温では能動的体温上昇または受動的体温上昇の可能性があり，前者の場合は感染症の可能性を疑い，炎症反応や感染源の検索などを行う．後者の場合には環境が大きく影響している場合がある．また低体温は寒冷環境の影響が考えられる．したがって，体温異常の患者をみた場合には，要因として暑熱環境や寒冷環境がなかったかを必ず確認したうえで，**表XII-8-1**に該当するような症状がないかを観察する．

　高体温・低体温ともに必要な検査には，血液検査・尿検査・12誘導心電図・胸部X線検査・頭部CT検査などがある．また薬物が原因と考えられる体温異常の場合には薬物同定検査も考慮する．動脈血ガス分析は通常は37℃での条件下で分析されるため，検査結果への影響を考慮し，体温補正を行う必要がある．検査室に動脈血ガス分析を依頼する場

*シバリング：骨格筋を細かく収縮させることによって筋肉の代謝を盛んにし，熱を産生している振戦状態．

合には，体温の値を伝えなければならない．

　高体温ではとくに電解質異常（Na，K，Cl），肝臓や筋からの逸脱酵素（AST，ALT，CK，LDH），腎機能（BUN，Cr），凝固能，血糖値などに注目する．

　低体温では，32℃以下の場合，12誘導心電図では徐脈性不整脈やQT延長などがみられることがある．

5 ● 主な処置・治療

a. 高体温

　治療の原則は「不必要な熱産生をさせることなく，熱放出を促すこと」である．

　熱中症の治療はp.315の**表Ⅻ-8-2**にあるように，重症度によって異なる．Ⅰ度では涼しい環境・体表冷却・経口的な水分とNaの補給で対応可能なケースが多い．Ⅱ度の場合は体温管理と経口摂取が困難な場合には経静脈的な補液を行う．Ⅲ度ではより積極的な体温管理だけでなく，呼吸・循環・凝固異常などにも十分注意した全身管理をする必要がある．冷却法に関してはp.316参照．

b. 低体温

　治療の原則は「熱放出を最小にし，熱産生を高める」ことである．

　復温（低体温から回復させること）し深部体温を正常に近づけていくことが重要である．復温方法としては，軽度の低体温であれば保温（体温が低下しないよう保つ），中等度なら電気毛布などによる表面加温（体表面から温める），重度の場合には中心加温を行うのが一般的である．中心加温では温めた輸液や酸素の投与だけでなく，42℃程度に温めた生理食塩水などを用いた胃内や膀胱内からの加温，また場合によっては体外循環装置による復温なども考慮される．復温時には高度の低血圧（リウォーミングショック[*1]）を生じることがあるので，重症低体温の場合は体幹部を中心に復温し，30℃を超えてからの温度上昇は急がずに輸液量を多くする．

　また重度低体温にある心肺停止患者について，「救急蘇生法の指針（2020）」では，「中心部体温が30℃以下では電気ショックに反応しないことがあるので，初回の電気ショックに反応しない場合は質の高いCPRを行いながら復温を図る．ECPR[*2]はこのような場合の復温と呼吸・循環の手段として有効である」[1]とされている．

B. 体温異常が疑われる患者への看護

1 ● 搬送の受け入れ準備

　救急隊からの情報を踏まえ，高体温症の可能性がある場合は，冷却処置ができるように準備する．胃冷却法（冷水での胃洗浄）などの冷却処置への対策として気管挿管の準備をしておく．ショック状態に対応できるよう，モニター心電図を準備し，酸素飽和度，深部体温の測定が持続的にできるように準備する．大量輸液が必要になる可能性を考慮し，2

[*1] 低体温では末梢血管が収縮して循環血漿量が減少している．復温で四肢を温めると末梢血管が拡張して相対的に循環血漿量が不足して血圧が低下する．

[*2] ECPR（extracorporeal CPR）：体外循環補助を用いたCPR．

本以上の静脈路を確保できるように，また冷却した輸液を用意する．さらに低酸素血症の状態にあることが予測される場合，酸素投与がすぐにできるようにしておく．加えて，意識障害やけいれんを起こす可能性があるので，抗けいれん薬や換気補助ができるようバッグ・バルブ・マスクをすぐに使用できるようにしておく．

意識障害や全身性のけいれんがある場合，頭蓋内評価が必要となる．放射線科へ連絡しておき，来院後早期にCT検査ができるように手配しておく．

低体温症が疑われる場合は，室温を上げておくほか，毛布や電気毛布，温めた輸液などの保温・加温が行えるよう準備しておく．

2● 来院時の看護

体温異常のある場合も，大切なことは意識・呼吸・循環のチェックである．そして同時に本人や救急隊，同行者などから体温異常にいたった背景について情報収集を行い，原因の究明とそれに合わせた対応をしていく．とくに二次性体温異常の場合，高体温や低体温は結果であり，そこにいたることになった原因を調べることは適切な治療を行ううえで大変重要である．

a. 基礎疾患に関する情報聴取

基礎疾患に関する情報は，初期から患者本人や家族から聴取する．とくに心疾患や慢性呼吸不全の患者では，輸液負荷による心負荷から心不全・肺水腫に移行する可能性を視野に入れる必要がある．また基礎疾患に伴い常用している内服薬があるかどうかにも注意が必要である．たとえば，糖尿病の患者では体内の急激な水分量の変化に合わせて内服薬（血糖降下薬など）の影響から血糖値も大きく変動する可能性がある．また高齢者では，脱水による循環血液量減少のため，脳血流が低下し脳梗塞を合併しやすくなることもある．

b. 体温測定の際の注意点

体温は必ず深部体温も測定し，末梢温との格差がないかにも注意する．末梢温（前額部・手掌・足底・前腕・指尖などで測定した体温）が低いときは，指尖など末梢の動静脈吻合が閉じて血流が遮断され，末梢温が環境温と同じ程度になっていることを意味する．この場合，中枢温（直腸・膀胱・鼓膜・肺動脈・食道などで測定した体温）と末梢温との温度格差が開大しているほど，末梢循環は悪くなっているということになる．これは，体温を維持しようとする生理学的な反応であるが，2℃以上の温度格差があるときは循環不全のサインとされる．

3● 来院時のHさんへの看護の実際

意識レベルJCS Ⅲ-100，血圧90/50mmHg，脈拍110回/分（整），呼吸35回/分，体温39.5℃（腋窩温）・41.3℃（直腸温），SpO$_2$ 98％（酸素10L投与下）．来院直後に再び全身性のけいれんが出現するが，10秒程度で自然に消失した．皮膚は発汗がなく，乾燥していて熱感が著明であった．瞳孔不同なく，対光反射あり．四肢の自発的な運動はないが，刺激に対しては左右差なく反応を示した．付き添いの顧問の教員に尋ねると，部活動中には一切水分補給をしていなかったとのこと．また既往歴は，同教員の知る限りでは大きな疾患はないとのことであった．

事例の概要❷　診断　熱中症

・来院時直腸温41.3℃の高体温状態であり，来院直後にけいれんがみられた.
・頭部CT・心電図・胸部X線写真上では明らかな異常所見がなく，血液検査データから
　は高度の脱水と肝や筋の逸脱酵素の上昇が認められた.
・高温環境下で運動をしていたという背景があった.
・以上を総合した結果，Hさんは熱中症（III度）と診断された.

C. 熱中症の病態・診断・治療

1●定　義

　熱中症とは，暑熱環境における身体適応の障害によって起こる状態の総称である.

2●原　因

　熱中症の原因は，高温環境に曝露されたことに伴うものである. たとえば労作（スポー
ツや肉体労働）による熱産生の増加や，炎天下のみならず高温多湿・無風環境などによる
外界からの熱獲得があげられる. 発汗能力の障害や発汗に見合う水分や塩分補給が行われ
ないことも原因となる. また素因としては体温調節機能が不十分な小児や機能が低下して
いる高齢者では，体温調節がうまくできず熱中症になりやすい.

3●病態・臨床症状

　熱中症は，熱による臓器障害と，脱水など循環血液量の低下による臓器障害が主病態で
ある. 高熱による臓器障害は軽症では筋や消化管が，重症化するに従い中枢神経や循環
器，肝，腎，凝固系が傷害を受ける. 非労作性熱中症*では，高温環境で直接中枢神経が
傷害されるので脱水を伴わない場合もある. 労作性熱中症*では，ほぼ脱水を伴う.

　熱中症にはこれまで長い間，「熱失神」「熱けいれん」「熱疲労」「熱射病」などの分類が
用いられてきた. 日本救急医学会では疾病概念の明確化と誤診防止，早期診断・治療に向
けて，熱中症をI度からIII度に分類し提唱している. しかし，現在はまだ従来の分類と学
会による分類のどちらも用いられているので，ここではI〜III度分類とこれまでの分類の
両方を確認できるものを示す（**表XII-8-2**）.

　I度は意識障害を認めることはなく，立ちくらみ，発汗，筋肉痛などの症状がみられる.
II度では頭痛，嘔吐，倦怠感，判断力の低下などがある. III度はJCS II以上の意識障害，
肝腎機能障害，血液凝固異常などの症状を呈する.

　なお，熱中症の合併症には，横紋筋融解症，高カリウム血症，低カルシウム血症，高乳
酸血症，そのほか（腎前性腎不全，肝機能障害，DIC［播種性血管内凝固症候群］など）
があり，最も重症化した場合は多臓器障害で死亡することもある.

---

*労作性熱中症とは，スポーツや肉体労働などの筋肉運動によって生じる熱中症を指す. 非労作性熱中症は，それらを伴
　わない暑熱環境のみによって生じる熱中症を指す.

表XII-8-2　熱中症の分類と治療

	症　状	重症度	治　療	臨床症状からの分類
Ⅰ度 （応急処置と 見守り）	めまい，立ちくらみ，生あくび，大量の発汗，筋肉痛，筋肉の硬直（こむら返り） 意識障害を認めない（JCS＝0）		通常は現場で対応可能 →冷所での安静，体表冷却，経口的に水分とNaの補給	熱けいれん 熱失神
Ⅱ度 （医療機関へ）	頭痛，嘔吐，倦怠感，虚脱感，集中力や判断力の低下（JCS≦1）		医療機関での診察が必要 →体温管理，安静，十分な水分とNaの補給（経口摂取が困難なときには点滴にて）	熱疲労
Ⅲ度 （入院加療）	下記の3つのうちいずれかを含む （C）中枢神経症状（意識障害JCS≧2，小脳症状，けいれん発作） （H/K）肝・腎機能障害（入院経過観察，入院加療が必要な程度の肝または腎障害） （D）血液凝固異常（急性期DIC診断基準（日本救急医学会）にてDICと診断）⇒Ⅲ度の中でも重症型		入院加療（場合により集中治療）が必要 →体温管理（体表冷却に加え体内冷却，血管内冷却などを追加） 呼吸，循環管理 DIC治療	熱射病

Ⅰ度の症状が徐々に改善している場合のみ，現場の応急処置と見守りでOK

Ⅱ度の症状が出現したり，Ⅰ度に改善がみられない場合，すぐ病院へ搬送する（周囲の人が判断）

Ⅲ度か否かは救急隊員や，病院到着後の診察・検査により診断される

［日本救急医学会「熱中症に関する委員会」：熱中症診療ガイドライン2015, p.7, 日本救急医学会, 2015より許諾を得て転載］

4 ● 確定診断

a. 診断基準

　日本救急医学会「熱中症診療ガイドライン2015」[2] では，熱中症の診断基準は以下とされている．「暑熱環境に居る，あるいは居た後」の症状として，めまい，失神（立ちくらみ），生あくび，大量の発汗，強い口渇感，筋肉痛，筋肉の硬直（こむら返り），頭痛，嘔吐，倦怠感，虚脱感，意識障害，けいれん，せん妄，小脳失調，高体温等の諸症状を呈するもので，感染症や悪性症候群による中枢性高体温，甲状腺クリーゼ等，他の原因疾患を除外したものとする．

b. 重症度

　3段階に分類されており，Ⅰ度は意識障害はなく，めまいや筋肉痛などの軽い身体症状，Ⅱ度はJCS1桁で頭痛・嘔吐・倦怠感などがあるもの，Ⅲ度は中枢神経症状や肝・腎機能障害，血液凝固異常（DIC）などの臓器障害を認め，場合によっては集中治療管理を要するもの，である．Ⅱ度とⅢ度の鑑別のためには臓器障害とDIC診断のために血液検査が必須となる（表XII-8-2）．

5 ● 主な処置・治療

　基本的にはⅠ度では応急処置と見守り，Ⅱ度では医療機関での処置・治療，Ⅲ度では入院加療（場合によっては集中治療）を行う（表XII-8-2）．

a. 呼吸・循環障害の改善

　まずは，呼吸・循環が安定することを目標にする．

表XII-8-3　冷却法

分　類	方　法	実際の方法	注意点，備考
体表冷却法	冷罨法	表在動脈や背部を氷嚢や氷枕などを用いて冷却する	長時間の同一部位への冷却は皮膚損傷（発赤や水疱形成など）の可能性があるので，30〜60分ごとに冷却部位を変更する
	蒸発法	ウォームエアスプレー：40〜45℃の微温湯を霧吹きなどで吹きかけながら扇風機で扇ぐ アルコールを用いる場合は40％程度に湯で薄め使用する	冷水やアルコールをそのまま用いると皮膚の血管収縮に関連して，①皮膚血流の低下による熱交換の効率不良，②シバリングに伴う熱産生，が起きるので避ける
	水循環式体温調節装置	クーリングブランケット	急激な循環水温度の低下は，皮膚血管の収縮を起こすので温度設定に注意し，またブランケットが直接皮膚にあたらないようにする
	浸漬法	冷水浴	浸水するため，モニタリングが行いにくい
体腔冷却法	冷却輸液	4℃に冷却した輸液を静脈投与する	およそ0.25℃/Lの体温低下となる
	胃洗浄	冷水（氷水）を注入→回収	意識障害のある場合は気管挿管して行う
	膀胱洗浄	冷水（氷水）を注入→回収	
	体腔冷却法には上記以外にも腹膜灌流，胸腔内灌流，持続血液濾過透析（CHDF）などの方法があるが，これらは侵襲的な処置を必要とする		
体外循環法	PCPS（経皮的心肺補助装置）	体外循環装置を用いて，冷却還流を行う	侵襲的処置を必要とするが，最も急速に冷却が可能である

急速に冷却しているときには，循環系に負荷が大きくかかることがあるため，体温低下に伴う不整脈の出現などがないか，細心の注意が必要である．

意識障害を伴うような熱中症では，SpO_2 が基準値であったとしても，できるだけ高い PaO_2 を保つのがよいという理由から酸素投与を行う．2〜3 L/分程度から吸入を開始し，そのあとは SpO_2 の変化や呼吸パターンをみながら調節する．

b. 冷　却

冷却法は**表XII-8-3**に示すようにさまざまな方法がある．大きくは体表面から冷却する方法，血管内・胃内・膀胱内などから冷却する方法，体外循環で冷却還流する方法などがあり，それぞれに侵襲の程度も異なる．冷却方法の選択としては，Ⅰ度熱中症では体表冷却法，Ⅱ度熱中症では体表冷却法や体腔冷却法，Ⅲ度熱中症では体腔冷却法に加えて体外循環法を考慮するのが一般的な目安である．

緊急時の目標体温は38℃台までとして下がりすぎに注意する（after drop 現象[*]が起きることがある）．また，急激な冷却によりシバリングが出現したときには，血管収縮を助長し熱産生に働くため，冷却方法が妥当なのかを検討する必要がある．

体腔冷却法は，血液透析の仕組みを利用した冷却法である．これは血液透析の合併症には低体温症があることに着想を得たもので，冷却した透析液を循環させることで体温を降下させる方法である．冷却の効果が得られやすいため，体温の下がりすぎに注意する必要がある．この方法を開始した直後は，循環血液量の変化から循環動態が変動し血圧低下を

---

[*]after drop現象：体表面を冷却しているとき，体表を通る末梢血液も冷却され，その血液が深部臓器に流れるために冷却を中止したあとも中枢温の低下が持続する現象．

起こしやすいため，とくに注意深く頻繁に観察する必要がある．そのため，動脈ラインから血圧を，中心静脈ラインからは中心静脈圧を持続的にモニタリングする．

D. 熱中症患者に対する救急外来での看護

1 ● 診断後から ICU 移送までの看護――問題・目標・計画

#1　40℃以上の高体温・脱水

#2　家族・同行者の不安

看護問題：#1　40℃以上の高体温・脱水
看護目標：深部体温が 38℃台まで下降する

OP：

①バイタルサイン

- 体温：現在以上に深部体温の上昇がないか，または 38℃台以下になることはないか
- 脈拍：110 回 / 分以上の頻脈はないか，不整脈の有無（とくにテント状 T 波）
- 血圧：90 mmHg 以下は報告
- 呼吸：35 回 / 分以上，10 回 / 分以下は報告
- SpO₂：95％以下は報告
- 意識：瞳孔異常の有無，神経学的所見の異常の有無

②水分出納（尿量，不感蒸泄，輸液量，体重）

③皮膚の状態

- 発汗の程度・乾燥と湿潤の有無
- 冷却している部位の発赤・水疱など皮膚損傷の有無

④悪寒戦慄（シバリング）の有無

⑤けいれんの有無（どのようなけいれんであったか，持続時間）

⑥尿の性状（比重・ミオグロビン尿の有無）

⑦検査

- 血液検査：電解質異常（Na，K，Cl），肝臓・筋肉からの逸脱酵素（AST，ALT，CK，LDH），腎機能（BUN，Cr），凝固機能，血糖値，動脈血ガス分析
- 心電図，胸部 X 線写真（ポータブル検査），頭部 CT

TP：

①バイタルサインを継続的に観察する

- モニター装着
- 体温は直腸温を持続モニタリングする

②酸素投与を行う（SpO₂ や呼吸状態をみて，必要に応じ医師と相談し増減する）

③静脈ライン確保の介助を行う

- できれば 20 G 以上の留置針でライン確保する．発汗によりテープが剥がれやすいため確実に固定する
- 可能であれば採血と簡易血糖測定も同時に行う

④循環量管理を行う

- 医師の指示に基づき輸液管理を行う（バイタルサインや尿量と合わせて報告する）
- 膀胱留置カテーテルの挿入と管理を行う
- 検体採取と検体提出

・尿量が 1 mL/kg/ 時以下のときは医師に報告する
・ポータブルで胸部 X 線を撮影する（心拡大や肺病変，うっ血などのチェック）
⑤体表冷却を行う
・表在動脈への氷枕貼用，ウォームエアスプレー＋扇風機，クーリングマットの使用（クーリングマットや氷枕は直接皮膚にあたらないようにカバーで保護する）
⑥気管挿管介助と呼吸管理を行う（体腔冷却を実施する前に行う）
⑦体腔冷却を行う
・冷水による胃洗浄と膀胱洗浄
・4℃に冷やした生理食塩水または乳酸リンゲル液を使用
・冷却はシバリングが出現したら医師に報告し冷却方法と鎮静薬の使用を考慮する
⑧体位変換を行う
・30～60 分を目安にして表在動脈クーリングの位置変更とともに，同一体位にならないよう少しずつ体位調節を行う
⑨安静を保持する（不要な熱産生を起こさせないようにする）
⑩けいれんに対応する（抗けいれん薬のスタンバイ，確実な気道確保と酸素投与）
⑪情報収集を行う
・既往歴などをまずは同行者，その後，来院したら家族に聴取し，治療・看護に影響を及ぼすものがないかを確認する

（解　説）

　まずは確実な救命に向けて，これ以上の悪化がないように体温管理を行う必要がある．来院後1時間を目安に 38℃ 台まで体温の下降を図るために，すぐに行える冷却処置から開始する．常にモニタリング数値や全身状態の観察を行いながら，いつでも不測の事態に対応できるような準備のもとで行うことが重要である．

　熱中症では，脱水状態改善のために大量輸液を行うことが多く，過剰輸液になって心肺系に負荷をかけていないかをモニタリングする必要がある．また電解質異常に伴う不整脈出現の有無も要観察項目である．とくに横紋筋融解症や急性腎不全などにより高カリウム血症をきたしている場合には，心電図上で T 波増高として現れることが多い．

　同時に，大量の輸液負荷に対して尿量が確保できているかを経時的に観察する必要がある．尿量が少ないときには，その性状が濃縮か・希釈かにも注目し，尿比重を測定するなどして，循環血液量が少ないのか・足りているのかの判断指標とする．また，熱中症の合併症である横紋筋融解症の症状としてミオグロビン尿（褐色あるいは暗赤色の尿）が出現することがある．

　また，けいれんは高体温によるものである可能性が高いが，別の病態が存在していることもありうるので注意する．

看護問題：#2　家族・同行者の不安
看護目標：家族および同行者が現状を正しく認識できる

OP：
　①表情や言動，態度，精神状態
　②問題に対してのとらえ方
　③サポート状況
　④疾患・治療・予後についての知識や理解度
　⑤病状説明時の反応
　⑥家族への連絡状況の確認

TP：
　①話を傾聴する．話しやすい雰囲気をつくる
　②親族ではない同行者に対しては，問題のない範囲での治療の進行状況について説明する
　③家族が来院した場合には，医師より病状説明（途中段階であっても，経過報告）を行う
　　・病状説明時には看護師も同席する
　④なるべく早い段階での面会をセッティングする

EP：
　①不安や気になることなどがあれば，看護師に伝えてもらうように伝える

解　説

　家族や同行者の状況を把握する．患者が不安定な状態では，同行者が自責の念を強く感じていることもある．その場合，熱中症対策について説明すべき段階ではないため，まずは思いを傾聴するように努める．また，このような点に関しても記録に残し，ICUへ申し送る．

2 ● 診断後から ICU 移送までの H さんへの看護の実際

　持続的なモニタリングと全身観察を行いながら，クーリングマットとウォームエアスプレー＋扇風機の使用，胃冷却法（冷水での胃洗浄）を行った．シバリングの出現はなく，体温は少しずつ下降し，来院1.5時間後に38.6℃まで低下したが，意識レベルの改善はなくJCS Ⅲ-100 のままであった．初療室にいる間，けいれんもなく経過した．なお，クーリング処置に伴う皮膚損傷の出現は認められなかった．

　輸液は冷却した乳酸リンゲル液を全開で投与し，2,000 mL 輸液したが，尿量は 30 mL/時と少なく（性状は濃い黄色），BUN 53.0 mg/dL，Cr 1.86 mg/dL，と基準値を超える数値を示したことから，まだ循環血液量の不足状態であると判断され，さらに輸液負荷を続けた．バイタルサインは血圧90/50 mmHg，脈拍100回/分（整），呼吸25回/分，SpO_2 100%と，わずかではあるが改善傾向であった．心電図上は洞性頻脈のみで，胸部 X 線でもとくに異常所見は認められなかった．

　呼吸に関しては，意識障害がある状態での胃洗浄を行うにあたり，気管挿管し人工呼吸器（自発呼吸モード）での管理を開始し，誤嚥（ごえん）防止に努めた．

　呼吸パターンや酸素飽和度の数値の変動に注意し，悪化の徴候を認めた場合にはすぐに医師に報告し，呼吸管理方法について再検討した．カリウム値も 5.8 mEq/L とやや高めであり，引き続き不整脈の出現に注意する必要があった．ほかには脱水（Na 160 mEq/L，

Ht 48.2%），軽度の肝機能障害（AST 103 IU/L，ALT 741 IU/L，LDH 519 IU/L），筋のダメージ（CK 893 IU/L）なども示唆された．水分出納に注意しながらの輸液管理を続けるとともに，これ以上の悪化がないかデータや新たな臨床症状の出現に気をつけて観察を続けた．

　呼吸と循環の一応の安定を確認した状態で，モニタリングしながら頭部CT検査に医師とともに同行したが，明らかな異常所見は認めなかった．

　Hさんは熱中症Ⅲ度の診断でICU入室し，全身管理を行うことが決定した．なお，家族とも連絡がつき，病院に向かっている旨を，顧問の教員より確認した．病状に関しては，家族の来院後に同意を得てからの説明となることの了承を得た．

E. ICUにおける看護

　ICU入室時点におけるHさんの情報の関連図を**図XII-8-1**に示す．

1 ● ICUにおける看護——問題・目標・計画

#1　体温調節機能の破綻に関連した高体温
#2　冷却，安静に関連した褥瘡発生の可能性

看護問題：#1　体温調節機能の破綻に関連した高体温
看護目標：合併症を起こすことなく中枢温が37℃台を維持できる

OP：
①バイタルサイン
・体温：体温は37℃台を維持することを目標とし，38℃台になった時点で冷却を中止し，体温の下がりすぎに注意する．冷却の方法とそれに対する体温の変化を読み取る
・脈拍：100回/分以上の頻脈に注意する
・血圧：90 mmHg以下の低血圧に注意する
・呼吸：とくに頻呼吸に注意する．肺水腫を疑う症状が出現しているときには，過剰輸液になっていないか注意する
・意識レベル：JCS，GCSで評価，せん妄状態の出現に注意する
②不整脈の有無
・T波の増高は高カリウム血症のときに特徴的である
③水分出納（尿量，不感蒸泄，輸液量，体重）
・体温の値・発汗の程度・呼吸数などによって不感蒸泄は変化することを加味する
④中心静脈圧（3〜10 cmH$_2$O）
・基準値を参考にしながら，絶対的ではなく相対的に経時的な変化を評価する
⑤末梢循環障害の有無（中枢温と末梢温の格差）
⑥皮膚の状態
・発汗の程度・乾燥（ツルゴール）と湿潤の有無
・冷却している部位の発赤・水疱など皮膚損傷の有無
⑦シバリングの有無
⑧after drop現象（p.316参照）の有無
⑨尿の性状（比重・ミオグロビン尿の有無）

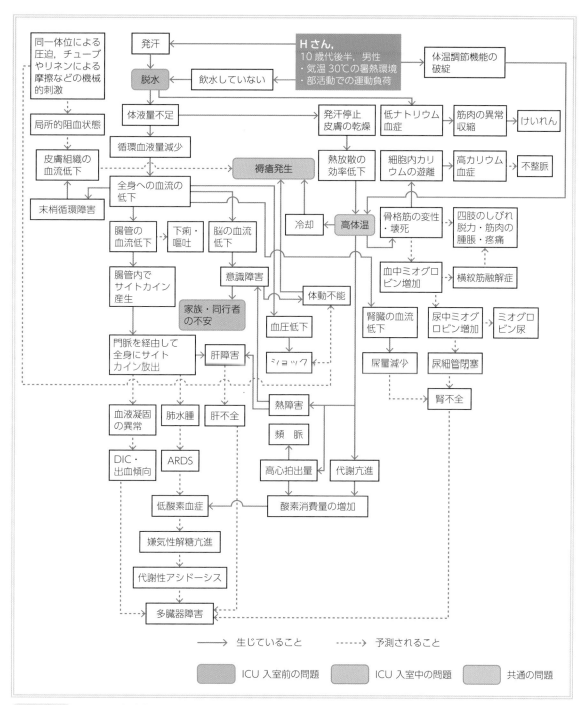

図XII-8-1　ICU 入室時点における H さんの情報の関連図

⑩直腸温のプローブへの血液などの付着物の有無，肛門周囲の皮膚・粘膜の損傷の有無

⑪検査結果

・血液検査（Na，K，Cl，AST，ALT，CK，LDH，BUN，Cr，凝固機能，血糖値，血液ガス分析），心電図，X線写真，頭部CT

⑫瞳孔径（左右差の有無），対光反射

⑬けいれん・不随運動の有無

⑭運動障害・感覚障害の有無（とくに小脳性運動失調に注意する）

TP：

①全身の冷却（クーリングマット，氷枕，ウォームエアスプレー，扇風機，体腔冷却）

・体温は急激に下降しないように注意する

・氷枕は，表在性の太い動脈がある腋窩（えきか）・鼠径（そけい）・頸部（けいぶ）などに使用する

②1回/日は直腸温のプローブをいったん抜去し，挿入位置を確認して固定しなおす

③シバリングが出現したら医師に報告し，冷却方法の再検討と鎮静薬の使用を考慮する

④医師の指示に沿って輸液を管理する

⑤尿量が0.5〜1mL/kg/時以下のときは医師に報告する

⑥安静を保持する

⑦不必要な肌の露出を避ける

⑧意識障害があるときに体腔冷却の目的で胃洗浄を行う場合は，誤嚥に注意する

⑨けいれん出現時：

・早期に医師に報告し，できるだけ早期にけいれんを止める治療が行えるように抗けいれん薬の準備を行う

・酸素消費量が増加することを考慮し，医師の指示に基づいて吸入気酸素濃度を上げる

・けいれんによる体動によってベッド柵などで外傷を受けたり，ライン類が抜去されたりしないように安全の確保を行う

解説

　ICU入室後も，引き続き全身の冷却に努める．直腸温は，肛門から直腸に10〜15cm程度プローブを挿入し，テープなどで固定する．挿入時は，直腸を損傷しないように注意する必要がある．また冷却とともに合併症予防のためのモニタリングが重要である．重症熱中症の合併症としては，①急性腎不全，②意識障害，③DIC（播種性血管内凝固症候群），④ARDS（急性呼吸促迫症候群）などがあげられる．以上の合併症を起こしていないか，その徴候となるサインを見逃さないことが求められる．

　急性腎不全を予防するための急速大量輸液はときには過剰輸液となり，肺水腫を引き起こすこともあるため，水分出納や中心静脈圧を注意深く観察していく必要がある．

　体腔冷却で胃洗浄を行うときに，とくに意識障害のある患者では誤嚥の合併に注意する．

　血清ナトリウム値が急激に低下すると脳浮腫をきたすことがあるため，2mEq/時以上の速度で低下していないか注意して観察する必要がある．

　暑熱ストレスに対しては小脳の感受性が高く，小脳症状が出現することがある．具体的には，構音障害の有無，指–鼻試験・膝–踵試験で失調の有無をみる．

看護問題：#2　冷却，安静に関連した褥瘡発生の可能性
看護目標：褥瘡が発生しない

OP：
①ブレーデンスケール*でリスク状態を評価する
② BMI
③末梢循環不全の有無，昇圧薬の使用の有無
④体位変換のときは，下側になっていた褥瘡好発部位に発赤がないかを観察する
⑤ライン類の固定方法（皮膚を圧迫していないかどうか）

TP：
①皮膚の清潔を保持する
②クーリングマットや氷枕によって特定の部位が長時間冷却されないように，定期的に冷却位置を変えることで凍傷による皮膚損傷を予防する
③クーリングマットや氷枕は直接皮膚に触れないようにカバーで保護する
④テープ固定の部位は定期的に位置を変える
⑤皮膚が乾燥しているときは，皮膚保護剤を使用する

解　説

　ICUでは，褥瘡やせん妄などの二次障害の予防が重要である．褥瘡などの二次障害を予防することは，病態が回復する助けとなり，病状が安定してから社会復帰までの期間を早めることにつながる．
　ICU入室後には，安静に加え，継続した冷却や末梢循環障害によって皮膚組織の血流が低下し，褥瘡発生のリスクがある．一側の側臥位が長時間続くと，圧反射により下側となった部位の発汗が促進され湿潤環境となりやすい．同一体位が持続すると，皮膚損傷の原因となるリスクが高く，「2時間ごと」などと画一的に体位変換を計画するのではなく，患者に合わせて体位変換を行うタイミングを計画する必要がある．

2● ICUにおけるHさんへの看護の実際

＜ ICU入室直後＞

　クーリングマットでの冷却を続行しながら，深部体温が38℃台以下になったら冷却を中止できるように，注意深く体温をモニタリングしていった．
　循環動態の観察のために中心静脈路を確保し，中心静脈圧の観察を行った．また頻繁に血液検査を行うため，動脈路を確保し，100mL/時で乳酸リンゲル液の輸液を行った．尿量は0.5mL/kg/時程度であった．初療時と比べて血圧は上昇しているが，依然として頻脈が続いていた．
　また，頻呼吸も続いており，酸素消費量をできる限り少なくできるように，不必要な刺激を避け，侵襲的な治療・処置を行う時間が重ならないように調整したり，気管吸引や全

---

*ブレーデンスケール：褥瘡発生予測スケールのこと．①知覚の認知，②湿潤，③活動性，④可動性，⑤栄養，⑥摩擦とずれ，の6項目に分けて点数化し，褥瘡発生のリスクがどのくらいあるのかを把握するもの．23点満点で14点以下になると褥瘡発生のリスクが高く，介入が必要である．ほかの褥瘡発生予測スケールには，「K式スケール」「OH式スケール」などがある．

身清拭などのケアは実施可能なのかアセスメントしたうえで必要なときだけ行うように配慮した.

血清 K 値が高値で推移しており，心電図モニター上での不整脈の出現に注意を払った．高 K・高 CK 血症のため，腎不全へ移行することが危惧され大量に輸液されていたが，尿量が少なめであったので，肺水腫へ移行していくようなサインがないか中心静脈圧や呼吸状態を経時的に観察した．また横紋筋融解症を疑わせるような筋肉の肉眼的な所見はなく，ミオグロビン尿もみられなかった.

＜ ICU 入室 4 時間後〜 2 日目＞

入室 4 時間後には直腸温が 37℃ 台に安定した．循環動態も安定し，第 2 病日の朝までには尿量は 1〜2 mL/kg/時程度が得られるようになり，不整脈の出現もなかった．血液検査では CK と K は来院時の数値より徐々に低下傾向を示した.

中枢温が安定し尿量も確保できてきたため，人工呼吸器からの離脱が考慮されたが，意識レベルは改善せず，引き続き人工呼吸器管理とされた．乳酸リンゲル液を継続して投与し，経過観察することになった．遅発性に臓器不全へ移行することも危惧されたが，血液凝固能の異常・肝酵素の上昇はみられなかった．ミオグロビン尿も認めず，腎不全を疑わせるサインも出現しなかった．そのほかの血液検査の結果も徐々に正常化していった.

夕方ごろより徐々に意識レベルが改善し，人工呼吸器を離脱，気管チューブも抜管できた．意識レベルが改善していく過程では，せん妄症状の出現に注意を払い，ライントラブルの予防に努めた.

＜ ICU 入室 3 日目〜退院＞

第 3 病日には意識清明となり，一般病棟に退室した．その後はけいれん発作を認めず，第 7 病日に自宅退院となった．なお，熱中症予防の知識として，運動中の水分補給の重要性と暑さ指数（WBGT）*について野球部顧問に伝わるように働きかけた.

引用文献
1）日本救急医療財団心肺蘇生法委員会監：救急蘇生法の指針2020（医療従事者用），へるす出版，2022
2）日本救急医学会「熱中症に関する委員会」：熱中症診療ガイドライン2015，日本救急医学会，2015〔https://www.jaam.jp/info/2015/pdf/info-20150413.pdf〕（最終確認：2022年8月1日）
3）環境省：熱中症予防情報サイト，〔http://www.wbgt.env.go.jp/wbgt.php〕（最終確認：2018年9月5日）

*暑さ指数（WBGT）：熱中症を予防することを目的として1954年にアメリカで提案された指標．①湿度，②日射・輻射（ふくしゃ）など周辺の熱環境，③気温の3点から，運動に関する指針を5段階で，日常生活に関する指針を4段階で表している．WBGTは摂氏度（℃）で表現されるが，気温とは異なる．WBGT28℃以上31℃未満は「厳重警戒」，31℃以上は「危険」に該当する．WBGT28℃を超えると，熱中症患者が著しく増加する[3].

9 外傷——胸部外傷

事例の概要❶ 救急隊からの情報

・患者はIさん，40歳代の男性．建設作業員．
・建設現場にて作業中，3階部分の足場より足を踏み外し，建築資材とともに落下．落下した場所はコンクリート上であった．自力にて起き上がり坐位となるも，息苦しさを訴えた．徐々に顔面から右上肢にかけて腫脹を認め，同僚が救急車を要請し，搬送された．
・到着時，血圧128/88 mmHg，脈拍112回/分，呼吸34回/分，SpO₂ 88%．呼吸時に胸郭の変形を認める．

A. 外傷の病態・診断・治療

1 ● 定義（分類）

外傷とは，なんらかの外部からの力により起こる生体の損傷をいう．受傷機転，損傷部位などにより分類される．

a. 受傷機転による分類

（1）穿通性外傷

穿通性外傷とは，包丁やナイフ，銃などにより，外部より直接生体に傷をつけることにより起こる損傷で，表面に傷が見えるのが特徴である．包丁やナイフ，ドライバーなど，先が尖ったものによるものを刺創といい，銃器によるものを銃創，先が尖っていない杭やパイプ，棒などによるものを杙創という．

（2）鈍性外傷（非穿通性外傷）

鈍性外傷とは，交通事故や高所からの墜落・転落などにより，外部より力がかかることで生体内部に起こる損傷で，あざや打撲痕を除き，表面上傷がみえない場合が多い．

b. 損傷部位による分類

損傷を受けた解剖学的な部位によっては，頭部外傷，胸部外傷，腹部外傷，骨盤・四肢外傷，脊椎・脊髄損傷などに分類される．これらの分類で，複数の部位に重度の損傷があった場合には多発外傷といい，単独外傷と区別される．

また，臓器による分類として心臓外傷，肝臓外傷などとよばれることもある．

（1）頭部外傷

脳は硬い頭蓋骨でおおわれているが，頭部外傷は頭蓋骨の外にある頭皮の損傷，頭蓋骨自体の損傷，頭蓋骨内部の損傷に分類することができる．その病態は，単なる頭皮のみの損傷や，頭皮の下に出血し血腫を形成する頭皮下血腫などの軽症のものから，頭蓋骨およびその内側の脳実質を損傷する重症なものまで，さまざまである．

頭蓋内の損傷は，外部からの力が直接脳を損傷する一次性脳損傷と，一次性脳損傷に伴う脳腫脹やその結果起こる頭蓋内圧亢進などと，ほかの合併症（呼吸や循環の障害など）により起こる二次性脳損傷に分類される．二次性脳損傷を可能な限り予防，軽減することが重要となる．

（2）胸部外傷

胸部には，肋骨や胸骨，椎体などの骨性胸郭と，その内側にある生命維持装置でかつ循環と呼吸の中心である心臓や肺，大血管，気管，食道などがある．胸部外傷では，これらの重要臓器が損傷を受けることが多く，生命にかかわる重篤な状態となりうる．

（3）腹部外傷

腹部には，肝臓や脾臓，腎臓などの実質臓器と，胃，腸のような管腔臓器がある．実質臓器の損傷では出血，管腔臓器の損傷では感染が問題となる．腹部外傷のほとんどは鈍性外傷であり，自覚症状を含めた観察が診断の重要なポイントとなる．

（4）骨盤・四肢外傷

骨折では大量に出血をする．とくに，骨盤では付近の動静脈の損傷を伴うことが多く，大量に出血し出血性ショックとなりうる．四肢の外傷は直接的に生命に影響を及ぼすことは少ないが，出血と開放骨折時の感染に注意を要する．

（5）脊椎・脊髄損傷

脊椎は体を支える重要な骨であり，脳と末梢神経をつなぐ重要な役割を担う脊髄を保護している．脊髄は神経細胞からできているため，いったん損傷されるとその機能回復はほとんど望めない．そのため，脊椎・脊髄損傷の見逃しや診断の遅れは，予後を大きく左右することになる危険性がある．

2 ● 外傷を引き起こす主な原因

原因はさまざまであるが，原因によりその外力の大きさを知ることができ，外傷の程度を予測することが可能となる．そのために，初療においては外傷の原因を知ることが重要となる．

外傷の原因としていちばん多いのは交通事故であり，次いで墜落（転落），転倒などがあげられる．交通事故・墜落（転落）は，そのかかる力により損傷の程度に違いが生じる．**外傷病院前救護ガイドライン**（Japan Prehospital Trauma Evaluation and Care：JPTEC™）では，人体に加わる力の程度が大きい事故を**高エネルギー事故**（**表Ⅻ-9-1**）とし，早急に医療施設へ搬送することを重視している．高エネルギー事故である交通事故や，墜落（転

表Ⅻ-9-1　高エネルギー事故

・同乗者の死亡	・車の横転
・車から放り出された	・転倒したバイクと運転者の距離：大
・車にひかれた	・自動車が歩行者・自転車に衝突
・5 m以上跳ね飛ばされた	・機械器具に巻き込まれた
・車が高度に損傷している	・体幹部が挟まれた
・救出に20分以上要した	・高所墜落

［救急振興財団：救急搬送における重症度・緊急度判断基準作成委員会報告書,p.5, 2004 より引用］

落）などは，損傷部位が複数にわたる多発外傷の可能性が高く，早急に専門的治療を要することが多い．

そのほかの原因として，熱による熱傷，刃物などによる刺創・切創，重量物に挟まれたことによる損傷，機械などへの巻き込まれによる損傷，スポーツによる損傷などがある．

3 ● 診断のためのプロセス

重度の外傷患者の死亡には3つの群がある．第1は脳，頸髄，心・大血管の損傷によるもので即死または数分で死亡する．第2は出血性ショックや頭部外傷，緊張性気胸などが原因で2〜3時間後に死亡する．第3は敗血症や多臓器不全などが原因で数日以降に死亡する．この中で，第2の群には，適切な診療を行うことで防ぎうる死亡症例があるといわれている．

このような「防ぎえた外傷死（preventable trauma death：PTD）」を減らすために，日本の現状に即した**外傷初期診療ガイドライン**（Japan Advanced Trauma Evaluation and Care：**JATEC**™）が開発され，普及のための教育コースが開設されている．JATEC™では，初期の全身評価で生命危機を把握する primary survey と蘇生，治療を必要とする損傷を検索する secondary survey，そして損傷部の根本治療，根本治療後の全身損傷の再検索である tertiary survey により構成される．そして，JATEC™ に整合性をもたせた外傷患者の初期看護についてのガイドラインが，2007年に**外傷初期看護ガイドライン**（Japan Nursing for Trauma Evaluation and Care：**JNTEC**™）として完成し，教育コースが開設されている．

＜ JATEC™ に沿った診断プロセス（図Ⅻ-9-1）＞

まず救急車から降り初療室に入るまでの間に，「病院に着きましたよ，わかりますか？」などと声をかけて手などの体の一部に触れる．それに対する返事の有無で**気道**（A：Airway）の開放と，**意識**（D：Dysfunction of CNS）の状態を把握する．同時に胸郭の動きを見て**呼吸**（B：Breathing）状態を確認し，触れた皮膚の状態（末梢が蒼白で冷たくないか，脈が触れにくいことがないかなど）で**循環**（C：Circulation）と**体温**（E：Exposure and Environmental control）の状態を把握する．ここまでで，蘇生など緊急を要する状態の有無がないかどうかを確認し初療室に入る．

初療室に入ってから改めて ABCDE の評価を行い，生命危機を把握する．まず呼吸の状態を「見て」，呼吸の音を「聞いて」，息を「感じて」，気道（A）の評価を行う．気道の閉塞またはその危険性が解除されたら呼吸（B）の評価を行う．呼吸数・様式，呼吸音の左右差，頸部から胸部にかけての身体所見，SpO$_2$ を確認する．異常がみられた場合には胸部X線検査を行う．次に循環（C）評価を行う．外傷はどこの部位の損傷であっても血液を失う．失う量が多い場合には出血性のショックを起こすことになる．出血性ショックでは血圧の低下が指標となるが，そのほかに皮膚の蒼白，頻脈，脈の弱さ，意識状態などで判断できる．外傷におけるショックの最大の原因は出血である．ほかの原因が証明されるまでは急速輸液を実施し循環動態の安定を図りながら，非出血性ショックである緊張性気胸と心タンポナーデなどの鑑別を行い，出血源の検索を行う．出血源の検索は，簡易超音波検査（focused assessment with sonography for trauma：FAST）と，胸部X線お

第一印象→緊急度を大まかな全体像で把握		
「わかりますか？　お名前は？」〔声かけしながら（A と D の確認）〕 ・前頸部や胸部に目をやり，息づかい(B)を観察し，前腕部皮膚と脈拍を触れ，循環(C)と体温(E)を観察する ・結果をチームで共有する		

A：気道確保と頸椎保護→酸素化とモニタリングの開始，気道緊急か否か？		
観察のポイント	行うべき処置	※陽圧換気を行う前には必ず身体 所見・超音波などで気胸の有無を チェック
・「見て・聴いて・感じる」 ・陥没呼吸，シーソー呼吸・気管牽引 ・口鼻腔の挫創，出血，異物，分泌物 ・口腔内の異常音，喘鳴，嗄声	・高濃度酸素投与 ・吸引，異物除去 ・用手的気道確保／確実な気道確保 ・頸椎保護	

B：呼吸と致命的な胸部外傷の処置→呼吸数，身体所見，胸部 X 線，SpO$_2$	
観察のポイント	行うべき処置
・視診：呼吸数，胸郭の動き，呼吸補助筋の使用，頸部/胸部の創傷・変形 ・聴診：左右差/異常音 ・打診：鼓音/濁音 ・触診：気管偏位/皮下気腫/圧痛/胸郭運動 ・検査：SpO$_2$/胸部 X 線	低酸素血症・低換気→陽圧補助換気* フレイルチェスト→気道確保と陽圧補助換気 開放性気胸→胸腔ドレナージと閉創 緊張性気胸→胸腔穿刺・ドレナージ *換気前に気胸の有無をチェック(EFAST)

C：循環と止血→外出血と内出血の検索「FAST＋胸部・骨盤 X 線撮影」	
観察のポイント(ショックの早期認知)	行うべき処置
・皮膚所見：蒼白/冷感/冷汗 ・脈の強さ/速さ/不整 ・意識レベル：不穏/昏睡 　外出血の有無の観察 　モニタリング：血圧/心拍数・酸塩基平衡	外出血→止血(圧迫/縫合) 末梢静脈路確保(18 G 以上 2 本)→困難ならば骨盤内輸液考慮 初期輸液(温めた細胞外液補充液を成人 1 L，小児 20 mL/kg)開始 循環破綻または初期輸液に反応ない場合 →気管挿管，止血術(手術・IVR)・massive transfusion protocol 発動
観察のポイント(ショックの原因検索)	行うべき処置
・身体所見：緊張性気胸 ・FAST：心タンポナーデ，腹腔内出血 ・胸部 X 線，FAST：大量血胸 ・骨盤 X 線：後腹膜血腫(不安定型骨盤骨折)	緊張性気胸→胸腔穿刺・ドレナージ 心タンポナーデ→心嚢穿刺 大量血胸→胸腔ドレナージと開胸止血術 腹腔内出血→開腹止血術 不安定型骨盤骨折→簡易骨盤固定/TAE

D：中枢神経障害の評価→切迫する D の有無，二次性脳損傷回避	
観察のポイント(切迫する D)	行うべき処置(切迫する D の対処)
・GCS 合計 8 点以下 ・GCS が急速に 2 点以上低下 ・脳ヘルニア徴候を伴う意識障害	・A・B・C の安定化/確実な気道確保 ・CT 撮影の準備(撮影は A・B・C が安定した後，secondary survey で) ・脳神経外科医コール

E：脱衣と体温管理→体温測定と保温	
観察のポイント	行うべき処置
・全身の衣服を取り活動性の外出血や開放創の有無を観察 ・体温測定	体表保温・体表加温・深部加温

モニタリング・検査・処置
必要に応じて ECG モニター，パルスオキシメーター，ET$_{CO_2}$，血液ガス，血液検査，尿道カテーテル，胃管などを行う．

図Ⅻ-9-1　初期診療：Primary survey と蘇生

〔日本外傷学会，日本救急医学会(監)，日本外傷学会外傷初期診療ガイドライン改訂第6版編集委員会(編)：外傷初期診療ガイドライン JATEC™，改訂第6版，p.25，へるす出版，2021 より許諾を得て転載〕

および骨盤X線検査により胸腔・腹腔・後腹膜腔の3部位に焦点をあてて行う．このABCの評価の間に致命的な損傷となる気道閉塞，フレイルチェスト，開放性気胸，緊張性気胸，大量血胸，心タンポナーデ，腹腔内出血，後腹膜出血などの有無・状況を明らかにし，対処を行う．ABCの評価は順番に記載してあるが，複数のスタッフがいる臨床現場では，同時に状態の把握を行っていくことになる．

　次に意識（D）の評価である．脳は外傷による直接的な損傷だけではなく，低酸素やショックなどによる循環不全の影響を受けるため，まず気道・呼吸・循環の安定を図りながら意識の評価を行う．意識レベルがグラスゴー・コーマ・スケール（GCS，p.77参照）で合計点が8点以下の場合，レベルが急激に悪化した場合（GCS合計点2以上の低下），脳ヘルニア徴候（瞳孔不同・片麻痺・クッシング現象［徐脈と高血圧］）が出た場合は，生命をおびやかす重症頭部外傷と位置づけ，ABCの安定が図れたら頭部CT検査を優先させる．

　ABCの安定が図れたことを確認して，治療を必要とする損傷を検索するsecondary surveyに入る．まず受傷機転を確認し病歴を聴取し，全身診察に入る．全身診察は頭から足の先まで系統立てて，体の前面と後面とで行う．そのうえでX線検査，CT検査，超音波検査，MRI検査などで画像診断を行い，血液検査の結果と合わせて最終診断を行う．

4 ● 主な処置・治療

　外傷治療の基本は，気道（A）の確保および呼吸（B），循環（C）の安定である．そのうえで，意識（D）に対する処置・治療となる．

a. 気道の確保

　気道の閉塞や狭窄が疑われる場合の気道確保の方法の1つ目としては，頭部後屈を伴わない下顎の挙上である．外傷の場合は，頸部の損傷が疑われる場合が多く，頭部後屈は不用意に実施しない．エアウェイの使用は用手法の補助とする．また，外傷の場合は出血や吐物などの異物が気道をふさいでいる場合があるため，口腔内を確認し吸引などで異物の除去を行う．

　用手，エアウェイで気道を確保できない場合は，気管挿管を実施する．頸部を保護している外傷患者の場合，気管挿管は困難なことがある．その場合には，輪状甲状靱帯穿刺・切開の外科的気道確保を実施する．

b. 呼吸の安定

　リザーバー付フェイスマスクを用いて高濃度酸素投与をしながら，呼吸の安定を妨げる原因を探し，それに応じた処置を実施する．酸素投与だけでは低酸素が改善しない場合には，気管挿管をして補助換気を実施する．

　フレイルチェスト（p.332，334参照）を認めた場合には，確実な気道確保を実施した後に，陽圧補助換気を実施し，内部空気圧による胸郭の安定化を図る．緊張性気胸や開放性気胸の場合には，胸腔ドレナージを実施する．大量血胸は，Bの異常とともにCの異常も引き起こすことが多く，胸腔ドレナージを実施しても出血が多く持続する場合には，開胸止血術も考慮する．

c. 循環の安定

　循環動態を安定させるために必要な処置は，止血と輸液である．18 G 以上の太い静脈ラインを 2 本確保し，成人の場合は 1〜2 L 細胞外補充液を負荷する．大量に輸液を入れると体温低下をきたすため，あらかじめ輸液は温めておく．そして，外出血に対しては直接圧迫止血を実施する．初期輸液に反応がない場合には，輸血を準備する．また，原因に応じた処置を実施する．具体的には，心タンポナーデには心嚢穿刺，大量血胸や緊張性気胸には胸腔ドレナージ，不安定型骨盤骨折にはシーツラッピングなどの処置を実施する．

　これらの処置は，すべて初療室で実施されるものであるが，これらでも循環が安定しない場合には，止血のための手術や経カテーテル的動脈塞栓術（transcatheter arterial embolization：TAE）などの画像下治療（interventional radiology：IVR）の実施を考慮する．

d. 意識の安定

　A，B，C の安定が図れたところで，本格的な原因検索・治療（secondary survey）に移行する．まずは緊急に対処が必要な中枢神経障害の有無を確認し，必要な場合には脳外科医への診療応援を要請し頭部 CT 検査を実施する．この場合，頭部 CT の検査は，secondary survey の最初に実施する．頭部外傷の中でも，硬膜外血腫や硬膜下血腫の場合は緊急に血腫除去の手術が必要であり，短時間で手術を実施できるように準備が必要となる．

e. 保　温

　診断，処置，治療を実施中に重要なことは，保温である．外傷の場合，損傷の見落としをしないように全身の観察をするため，全身脱衣が必要となる．この間，患者の体温は環境温，輸液の影響もあり，急激に低下しやすい状態にある．低体温は，代謝性アシドーシスの進行や，凝固異常による出血傾向を助長する可能性があるため，保温に努める．

f. その他

　secondary survey に入ったら，全身の精査を実施し，損傷部位に対する処置・治療を実施する．

　その中で，外傷に特徴的なものとしてクラッシュ症候群（挫滅症候群）とコンパートメント症候群（筋区画症候群）がある．

　クラッシュ症候群という言葉は阪神淡路大震災以降，広く知られるようになったが，交通事故など，挟まれたり下敷きになることなどでの外傷でも発生する．ある程度の範囲の筋肉が長時間圧迫されることによる虚血に加え，圧迫の解除による虚血部分の再灌流による筋細胞内容物の流出（横紋筋融解）および筋細胞内に大量に含有するミオグロビン，カリウムなどの流出により，高カリウム血症や急性腎不全などをきたすものである．

　再灌流により血液中の水分が血管外に漏出すると，その部分に腫脹が生じる．筋は，骨，筋膜などで囲まれた区画（コンパートメント）に分かれており，腫脹や外傷による血腫によりその区画内圧が上昇し，筋肉，血管，神経などが圧迫されることで，循環不全のための壊死や神経麻痺を起こす．これがコンパートメント症候群であり，四肢に起こることが多い．

　クラッシュ症候群の治療は，腎不全の進行を阻止するための，大量輸液と重炭酸ナトリウムの投与である．それでも腎不全の進行がある場合には，血液透析を実施する．また，コンパートメント症候群の治療は，除圧のための筋膜切開（減張切開）である．

B. 外傷のある患者への看護

1 ● 搬送の受け入れ準備

　まずは救急隊からの事前情報を基にアセスメントを行い，準備を行う．緊張性気胸の場合は呼吸不全，循環不全を併発しショックとなる可能性が高い．そこで酸素投与，気管挿管，人工呼吸，大量輸液，胸腔ドレナージの準備が必要となる．また転落外傷は多発外傷の可能性が高く，ほかにも隠された損傷があることも考えられる．壮年期の患者であれば，隠された既往なども考慮する必要がある．さらに，外出血が予測されるため，感染に対する標準予防策が必須である．以上を基に，医師や他の職種とともに患者の受け入れ準備を行う．

2 ● 来院時の看護

　患者が入室したら全身状態を，見て・聞いて・触れて確認する．転落外傷の場合は損傷部位が多数にわたっている場合があり，見落としがないようにするためにはこの全身観察が重要となる．呼吸は十分か，循環は維持されているか，打撲の部位と程度は，出血傾向は，循環障害はどうなのかなど，観察だけでも診断の予測は可能である．その予測を基に対処への準備を進める．

　救急外来で重要となるのは，このような観察と緊急時への対応だけではない．情報収集や体温管理も重要となる．少ない情報の中で，患者の状態を把握することはむずかしい．情報が多ければ多いほど患者の病状を把握しやすくなる．救急外来では情報をもっている患者自身が詳細を語れない場合が多くある．そのような場合には，誰がどのような情報をもっているのかを把握し，的確に情報を収集する．そのためにも救急隊との情報共有は重要である．また，体温管理は全身状態への影響もあり重要となる．全身観察のためには脱衣が必要となるが，低体温は末梢循環不全，血圧低下，不整脈などを誘発するおそれがあるので注意する．

　不安・苦痛への対応は看護師が率先して行うべきことである．初療時はバイタルサインの維持が優先されるため，鎮痛薬の使用は制限される場合もある．さらに，苦痛のある中で処置・検査が実施される．息苦しさは，患者にとって死を連想させる苦痛である．このような状況の中で，患者の訴えを聞き，患者の立場になり，医師に患者の情報を提供していくのが看護師の重要な役割である．事前に次に行う処置・検査を説明することで，患者は状況を認識できる．それにより少しでも不安を取り除き，苦痛を最小限にするように努める．また，処置や検査が優先されていると，プライバシーの保護がなされない場合が多い．全身を精査するために脱衣は必要であるが，保温とともにプライバシーの保護も重要となる．

3 ● 来院時の I さんへの看護の実際

　高所からの転落および息苦しさの訴えから胸部外傷が考えられた．顔面から上肢にかけての腫脹は皮下気腫が考えられ，緊急の胸腔穿刺やドレナージを含む胸部外傷に対する処置・治療の必要性を考え，患者受け入れの準備を実施した．

　患者到着時には，「わかりますか．病院に到着しましたよ」と声をかけ，同時に患者の体に触れて冷感・冷汗があることを確認するとともに，声をかけて触れることで不安の軽減を図った．Iさんからは「はい」という返事が聞かれ，気道の開放と意識の確認ができた．初療室入室後に，改めて全身状態の観察・バイタルサインの測定を行い，全身の評価を行った．全身の観察と触知から，顔面から体幹，両上肢，左大腿にかけての腫脹は皮下気腫であることを確認した．そのほか，チアノーゼも認め，右の胸郭は吸気時に陥没を認めた．「苦しい，息ができない」との訴えが聞かれた．

事例の概要❷　診断　胸部外傷（肺挫傷，血気胸，フレイルチェスト）

- Iさんは，受傷直後より顔面から上肢にかけての腫脹が出現し，握雪感（さわると雪を握ったような感じ）があったことから皮下気腫が診断され，胸部外傷が疑われた．
- 胸部X線，CT検査から肺挫傷，血気胸，多発肋骨骨折と診断された．
- 胸郭の変形があり，吸気時に陥没し呼気時に膨隆することからフレイルチェストと診断された．

C. 胸部外傷の病態・治療

1● 病　態

　胸部には，生命維持に重要な循環と呼吸を担う心臓・肺・気管・大血管や，食道などの重要臓器があり，これらを肋骨や胸骨，脊椎などの骨格が囲っている．胸部に損傷を受けた場合には，臓器を保護している骨の骨折とともに重要臓器の損傷から，呼吸，循環，またはその両方が妨げられるため，死につながる危険性がある，重篤な病態であることが多い．

a. 緊張性気胸

　胸部外傷で致死的な損傷となりうるものの1つが**緊張性気胸**である．緊張性気胸は，肺や胸壁の一部が損傷し，その損傷部が一方弁となり胸腔内に大量の空気が貯留した状態である（**図XII-9-2**）．それにより患側の胸腔内圧が著しく上昇し，縦隔は健側に偏位し，心臓・上下大静脈も圧迫を受けることで呼吸不全，循環不全をきたしショックとなる．

b. 開放性気胸

　開放性気胸は，胸壁に大きな開放創ができたことにより，吸気のたびに陰圧に保たれていた胸腔内に開放創から直接的に空気が流入することで，肺が虚脱し換気障害が発生するものである（**図XII-9-3**）．

c. 心タンポナーデ

　心臓への鈍的または穿通性外傷により心囊内に血液や空気が貯留した状態を心タンポナーデといい，心臓の拡張運動が阻害され心拍出量が減少することでショックとなる．

d. フレイルチェスト

　フレイルチェストとは，上下連続した肋骨・肋軟骨がそれぞれ2ヵ所以上で骨折することで，胸壁の一部がほかの胸郭との連続性を失った状態である（**図XII-9-4**）．連続性を失った部分をフレイルセグメントといい，ほかの胸郭の動きと反対に，吸気時に陥没し呼気時

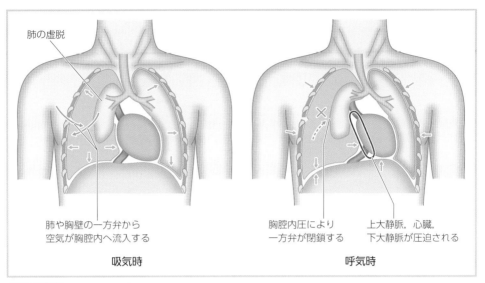

肺の虚脱

肺や胸壁の一方弁から
空気が胸腔内へ流入する

吸気時

胸腔内圧により
一方弁が閉鎖する

上大静脈，心臓，
下大静脈が圧迫される

呼気時

図Ⅻ-9-2　緊張性気胸

[久志本成樹：胸部外傷. 救命救急エキスパートナーシング（大橋教良, 澁谷正徳, 坂本哲也編）, p.233, 南江堂, 2005
を参考に作成]

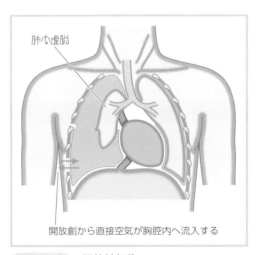

肺の虚脱

開放創から直接空気が胸腔内へ流入する

図Ⅻ-9-3　開放性気胸

に膨隆する．強い胸痛を呈し，呼吸障害を起こす．肺挫傷，血気胸を併発していることが
多い．

e. 血　胸

　血胸は，胸膜腔に血液が貯留した状態で，肺の損傷や肋間動静脈，内胸動脈の損傷で起
こる．出血量は少量のことから大量のことまで幅があるが，大血管の損傷により血胸を起
こす場合には，大量出血となるため，生命に危険が及ぶ．

f. 肺挫傷

　肺挫傷は，胸部外傷の場合高頻度に認める損傷である．肺実質の損傷で，肺胞や毛細血
管の断裂や破壊で生じる肺の間質と肺胞内への出血，周囲の浮腫や微小無気肺を形成す

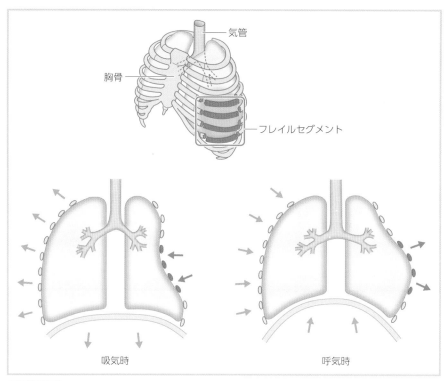

気管

胸骨

フレイルセグメント

吸気時

呼気時

図XII-9-4　フレイルチェスト

る．軽微なものから重篤なものまでさまざまである．直後の画像検査でははっきりとしないことが多く，陰影は時間経過につれて増大する．

2●治　療

a. 呼吸管理

　胸部外傷では呼吸が障害されることがほとんどで，呼吸管理が必須である．高濃度の酸素を投与しても酸素化が改善しない場合には人工呼吸管理が必要となる．とくに，肺実質の損傷とフレイルチェストは，人工呼吸管理が必要となることが多い．

　フレイルチェストの場合，気管挿管下で陽圧換気を行うことで，フレイルセグメントを内側から固定する（内固定）ことができる．この内固定を実施している間に，胸郭の整復・骨癒合を図る．しかし，外傷患者の場合は気胸を併発していることがあり，圧を加えて換気をすることで，気胸が増大したり，気胸が新たに発生したりする場合もあるので注意が必要である．

　人工呼吸管理を実施する場合には，適切な鎮痛・鎮静が必要である．とくにフレイルチェストなど，多発肋骨骨折がある場合は，疼痛により呼吸が抑制され換気障害を起こすため，呼吸管理のためにはとくに重要となる．また，疼痛による呼吸抑制がある場合には，人工呼吸管理を実施しない場合でも，鎮痛薬の投与は必要である．フレイルチェストの疼痛管理としては，持続硬膜外麻酔が考慮される．

b. 胸腔穿刺・胸腔ドレナージ

　緊張性気胸は胸腔内圧が上昇することで呼吸不全・循環不全を起こし，死につながる危険性があるため，早急に減圧が必要となる．ドレナージの準備に時間がかかる場合には，減圧のための姑息的な処置として胸腔穿刺を実施する．ドレナージの準備ができ次第，ドレナージに切り替える．

　大量血胸や開放性気胸など，空気や血液により肺が虚脱している場合にはドレナージを実施する．空気だけの場合は径の小さいドレーンを選択するが，血液がある場合にはそれより径の大きいドレーンを選択する．開放性気胸の場合は，ドレナージを実施後に創を閉鎖する．

c. 心嚢穿刺・心嚢ドレナージ

　心タンポナーデは，可及的すみやかに心嚢内の血液や空気を除去し，心臓の拡張障害の原因を取り除かなければ，循環不全から心停止を起こす．外傷の場合は，60〜100 mL 程度の少量の貯留で循環不全を起こす．まずは，心嚢穿刺を実施し貯留しているものの性状を確認する．血液の場合，15〜20 mL 吸引できれば，一時的な症状の改善が図れる．これは循環不全による心不全を一時的に回避するためのものであり，その後ドレナージが必要となる．

　また，心嚢内に凝固した血液の塊がある場合には穿刺では除去することが困難であるため，除去のためには剣状突起下小切開または開胸手術が必要となる．

d. 緊急手術

　a〜c の治療を実施しても循環不全・呼吸不全がコントロールできない場合は，外科的治療を検討する．その内容としては，

①心タンポナーデの解除と心損傷部位からの出血コントロール

②重篤な肺損傷による胸腔内の出血コントロール

③開胸心マッサージ

となる．また，出血のコントロールとしては，画像下治療（IVR）として大動脈損傷に対するステントグラフトによる治療や，血胸の出血源に対する経カテーテル的動脈塞栓術（TAE）についても検討される．

D. 胸部外傷患者に対する救急外来での看護

1 ● 診断後から ICU 移送までの看護——問題・目標・計画

#1　気胸・血胸，フレイルチェストによるガス交換障害

#2　疼痛，検査・処置に伴う不安と苦痛

看護問題：#1　気胸・血胸，フレイルチェストによるガス交換障害
看護目標：SpO$_2$ が 90%以上で維持できる

OP：

　①全身状態（視診，触診による観察）

　　・顔色，顔貌，発汗，頸静脈の怒張の有無，チアノーゼ

　　・皮下気腫の範囲の増減

②バイタルサイン

・血圧の低下，心拍数の上昇の有無
・呼吸回数，様式，胸郭の動き，SpO_2 の変動，呼吸音
・体温

③意識状態（呼名への反応）

④検査データ

・胸部 X 線，CT，血液データ（血球計算，動脈血ガス分析，生化学）

⑤胸腔ドレナージの排液（排液量，性状，エアリークの状態）

⑥水分出納バランス（輸液量，尿量）

TP：

①バイタルサインはモニターの変動をみながら，5〜15 分ごとに確認する

・血圧は収縮期血圧 100 mmHg 以上を目標とする

②輸液管理を行う

・事前に 39℃程度に輸液を温める
・急速投与できるように血管確保は 18 G 以上を使用する
・必要に応じて 2 ヵ所の血管確保

③胸腔ドレナージの準備と介助を行う

・滅菌操作，ガウンテクニック（帽子，マスク，ガウン）の準備
・吸引圧の確認

④体温管理を行う

・室温の調整
・加温機材の活用（電気毛布，加温マット）

⑤的確な情報収集を行う（既往，自覚症状）

解　説

　看護問題としてまずあげられるのは，気胸・血胸，肺挫傷，フレイルチェストのために効果的な換気がなされないことによるガス交換障害である．気胸・血胸の改善のために胸腔ドレナージが必要となるので，そのための準備と介助が重要な看護のポイントとなる．胸腔ドレナージが安全に，そして効果的に実施できるように介助する必要がある．

　また，実施された処置の効果を評価するために，呼吸状態を含めバイタルサインを観察していく．とくに処置の前後では必ずバイタルサインの測定を行い急変に備える．血気胸は胸腔ドレナージで改善が図れるが，肺挫傷やフレイルチェストの治療にはならない．そのため，すぐに酸素化が改善することは望めず，場合によっては気管挿管を実施し，人工呼吸器を装着して陽圧換気を行うことで内部から固定するという治療を行う可能性もあり，予測をもって対処していく．

　処置のためには脱衣が必要である．外傷（血気胸）の場合はショック状態にあることが多く，その対処として大量輸液が必要となる．その一方，大量輸液を行うと低体温となりうるので室温を調整し，加温機材などを活用して調整を行っていく．

看護問題：#2　疼痛，検査・処置に伴う不安と苦痛

看護目標：①不安や苦痛が表現できる

②苦痛の表情が和らぐ

③患者自身が状況を理解できる

OP：

①患者の言動，行動，表情

②苦痛の程度

③バイタルサイン

④疾患，状況に対する理解度

TP：

①訴えを傾聴し，理解していることを伝える

②バイタルサインが安定していれば，医師と鎮痛薬について相談する

③次に行う検査・処置について情報を提供する

④プライバシーの保護に努める

EP：

①家族や救急車への同乗者の情報を患者に伝える

②質問は同じことを繰り返さず，YES/NO で答えられることを中心にする

解　説

　次に看護問題としてあげられるものはフレイルチェストによる強い疼痛と，その中でさまざまな検査・処置を受けなくてはならない，どうなるのか予測ができないことなどに対する不安である．こうした不安や苦痛に対して，少しでも緩和できるようにアプローチする．そのためには患者の訴えをよく聞き，表情や動きで疼痛などの苦痛を察知し，それを医療者側が理解していることを患者に伝える．疼痛は血圧や脈拍の上昇を招くので，バイタルサインで患者の苦痛の程度を評価できる．一方で疼痛や苦痛による血圧や脈拍の上昇がショックの徴候を隠してしまうことの危険性にも注意する必要がある．

　また，鎮痛薬は血圧の低下を招くため，患者の状況を観察しながら，必要に応じて医師と投与について検討する．医師は検査・処置に追われ，患者の表情や訴えに気がつかない場合があるので，看護師側から患者の訴えを代弁していくことも必要である．

　さらに，先の予測や現状が理解できていないことに対する不安への対応として，次に何を・なぜ・どのように行うのか，時間はどのくらいかかるのか，救急車への同乗者はどうしているのか，家族には現状が伝わっているのかなどの情報を積極的に提供し，患者の現状理解を促していく．

2 ● 診断後から ICU 移送までの I さんへの看護の実際

　皮下気腫により気道が圧迫されている可能性もあり，早急に気胸の解除が必要となり，胸腔ドレナージが実施された．患者に説明を行い，苦しい状況であることに共感を示しながら両側の胸腔ドレナージを実施した．その結果，エアリークを多量に認めた．右の胸腔ドレナージからは血性排液を 500 mL 認めた．血圧は 98/70 mmHg まで下降した．普段の血圧値はわからなかったが，年齢と性別からは現在の値はショック状態であると評価し，輸液の大量投与を開始した．SpO_2 は 97％まで改善したが，右胸郭の吸気時の陥没に変化はなかった．

　胸腔ドレナージ実施後は表情がやや穏やかになり，痛みについてたずねると「少しよくなった，でもまだ痛い」との返事があった．血圧は120/76 mmHgまで上昇したが右の胸腔ドレーンからは少量ずつ出血が持続しており，手術室の準備を行った．フレイルチェストの疼痛は呼吸の抑制を引き起こすため，バイタルサインを確認後，医師へ相談し鎮痛薬の投与を行った．鎮痛薬の投与後は，バイタルサインの変化，意識状態の観察を行い，副作用を含めた異常の早期発見に努めた．

　救急外来で経過中，妻が3人の子どもたち（10歳，6歳，4歳）を連れて来院した．苦痛の強い本人からではなく妻より日常生活や既往について情報収集を行ったところ，Iさんは高血圧の既往があったが，自己判断で内服を中止している経緯がわかった．また，30本/日×20年間という喫煙歴があり，気道分泌物が多いことが予測された．家族には現在の患者の状況を説明し，あとで医師より病状について説明があることを伝えた．また本人にも，妻と子どもが来院したことを説明した．

　バイタルサインに変化はなかったが，SpO_2は94％まで下降した．呼吸音も弱く「息をすると痛くて，息ができない感じがする」との訴えが聞かれた．疼痛による呼吸抑制が考えられ，気管挿管の準備を行った．医師から本人に病状について説明が行われ，気管挿管の可能性についても説明がなされ同意を得た．家族にも同様の説明がなされ，妻へは皮下気腫で顔貌が変化していることを説明したうえで面会の場を設けたのち，ICUへ入室した．

E. ICUにおける看護

　ここでは，ICUにおける看護について，人工呼吸管理中と抜管に向けた時期の2つの時期に分けて解説する．

　ICU入室時点におけるIさんの情報の関連図を**図XII-9-5**に示す．

1● ICUにおける看護——問題・目標・計画：鎮静下の人工呼吸管理中の時期

#1　気胸・血胸，フレイルチェストによるガス交換障害

#2　鎮静下の人工呼吸管理による合併症の可能性

#3　疼痛に伴う苦痛

　看護問題で大きなものは，ガス交換障害と疼痛である．長い喫煙歴があれば気道分泌物の増加を起こし，フレイルチェストから発生する疼痛は咳嗽（がいそう）の抑制を発生させる．これらにより，ガス交換障害はさらに悪化する．また，両側の血気胸によるドレーンの挿入も疼痛につながり，疼痛は深呼吸の抑制を起こし，ガス交換障害へとつながる．ガス交換障害の結果，人工呼吸器管理となるが，これによって合併症の可能性が生じる．また，疼痛が体動の制限を生み，体動の制限はやはり合併症へとつながる可能性がある．

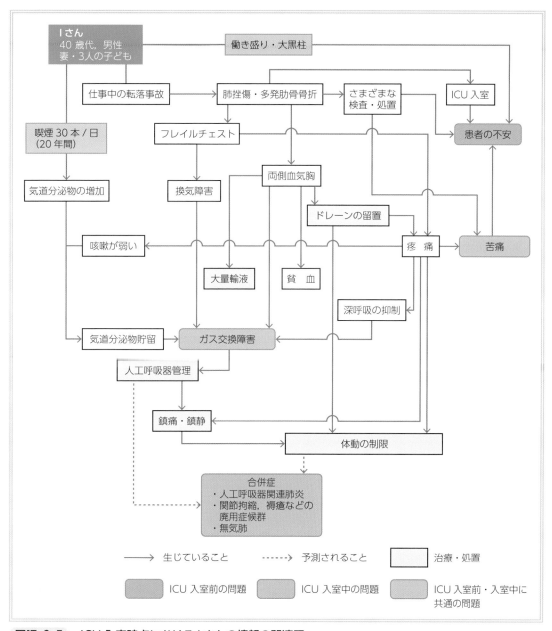

図XII-9-5　ICU 入室時点における I さんの情報の関連図

看護問題：#1　気胸・血胸，フレイルチェストによるガス交換障害
看護目標：①酸素化が改善し，人工呼吸器のウィーニング（離脱）が進む
②気胸，血胸が改善し，ドレーンが抜去できる
③胸郭の動きが改善する

OP：

①呼吸

・回数，リズム，深さ，胸郭の動き

　・呼吸音（副雑音，左右差）
　・SpO₂
②循環（血圧，脈拍，水分出納）
③痰の性状（量，色調，粘稠度）
④データ（動脈血ガス分析，胸部 X 線検査）
⑤胸腔ドレーン
　・呼吸性移動，エアリーク
　・排液量，性状

TP：
①排痰を促す援助を行う（呼吸理学療法）
　・2 時間ごとの角度をつけた体位変換
　・右側臥位は軽度で実施
　・体位変換後の気管吸引
　・加温，加湿の徹底と必要に応じたネブライザー
　・咳嗽時の胸郭の保護
　・必要に応じた体位ドレナージ
②疼痛の緩和に対するケアを行う（▶次頁，#3 に準じる）
③人工呼吸器の管理を行う
　・設定の確認
　・指示された圧，濃度，設定の実施
　・回路の定期的な点検
④胸腔ドレーン管理を行う
　・指示された吸引圧
　・カテーテルの圧迫，屈曲の防止
　・血性排液時の閉塞予防
　・体位変換時の逸脱予防

解 説

　ガス交換障害の看護問題に対しては，酸素化の改善，人工呼吸器からの離脱を目標におく．人工呼吸器による呼吸管理は，陽圧換気となるためフレイルチェストには有効な治療となる．人工呼吸器管理中は，呼吸理学療法が中心の計画となる．鎮静されているこの時期は積極的に，胸郭の動き，呼吸，循環の状態などをみながら排痰を促すために呼吸理学療法を推進する．実施することでガス交換障害が改善し急性期を乗り切ることが可能になる．呼吸理学療法を実施するうえでは，肋骨の骨折部位の保護やドレーンの管理なども注意すべき点である．人工呼吸器の管理と胸腔ドレーンの管理も重要な看護の 1 つである．

看護問題：#2　鎮静下の人工呼吸管理による合併症の可能性

看護目標：①無気肺を起こさない
　　　　　②肺炎を併発しない
　　　　　③関節拘縮を起こさない
　　　　　④皮膚トラブルを起こさない

OP：

　①呼吸（▶前頁，#1に準じる）

　②痰の性状

　③体温：熱型

　④データ（動脈血ガス分析，TP，Alb，胸部X線検査）

　⑤皮膚の状態（湿潤乾燥状態，発赤，臭気）

　⑥関節可動域

TP：

　①排痰を促す援助を行う（▶#1に準じる）

　②感染予防を行う

　・標準予防策（スタンダードプリコーション）の徹底

　・3回/日の口腔ケア

　・口腔ケア後のチューブ再固定

　・適正なカフ圧を保つ

　③保清を行う

　・毎日の清拭

　・定期的な手浴，足浴，洗髪

　・必要に応じた保湿クリームの使用

　④体位変換時の関節可動訓練を行う

　　四肢の関節他動運動の実施

　・ベッドを挙上しての坐位保持

解　説

　鎮静し，人工呼吸器管理を行うと，人工呼吸器関連肺炎（ventilator associated pneumonia：VAP）や無気肺などを起こすため，それらの合併症を起こさないことが目標としてあげられる．そのために，前述した呼吸理学療法を計画的に実施することと，感染予防としての保清や気管チューブの管理，関節拘縮予防，褥瘡予防などを実施する．

看護問題：#3　疼痛に伴う苦痛

看護目標：苦痛の表情が認められない

OP：

　①表情（深呼吸時，咳嗽時，体位変換時）

　②バイタルサイン

　③鎮静の程度（呼名への反応など）

TP：

　①鎮痛・鎮静の効果の評価と投与量の検討を行う

　・日々の観察を医師と情報交換

　・必要に応じて薬の追加

　②痛みに配慮したケアを行う

　・気管吸引は鎮痛・鎮静効果を確認し胸部の保護をして行う

　・損傷部位を考慮した体位を検討する

解 説

　鎮静の目的は，患者の苦痛や不安を回避し，快適さを確保することであり，「眠らせること」ではない．胸部外傷による人工呼吸管理中の患者は，損傷部位の痛みのほか，ドレーン刺入部の疼痛，気管チューブ留置による疼痛・苦痛，気管吸引による苦痛などが持続しており，鎮静薬を使用するだけでなく，適切な痛みの除去，軽減を図ることが重要となる．

　鎮痛・鎮静中の看護としては，その効果が適切に維持されることが重要となる．そのために，呼吸理学療法時やケア時には，患者の苦痛がなるべく少なくなるように工夫する．また，日々患者の状態は変化するので，それに合わせて観察を行いながら鎮静の程度を評価していき，医師と話し合いながら調整を行っていく．患者のそばにいる看護師が最も患者の状態を理解できるはずである．ケア時の患者の表情，呼吸状態の変化，バイタルサインの変化などで患者の苦痛の程度を評価し，情報を医師と共有していくことが必要である．

2 ● ICU における看護──問題・目標・計画：抜管に向けた時期

#1　フレイルチェストに伴う疼痛によるガス交換障害
#2　疼痛に伴う苦痛

看護問題：#1　フレイルチェストに伴う疼痛によるガス交換障害

看護目標：①抜管できる
　　　　　②抜管後の呼吸状態が安定する

OP：
　①呼吸
　・回数，リズム，深さ，胸郭の動き
　・呼吸音（副雑音，左右差）
　・SpO$_2$
　②血圧，脈拍，水分出納
　③排痰の状態（量，性状，色調，粘稠度，咳嗽状態）
　④データ（動脈血ガス分析，貧血指標，炎症反応，胸部X線検査）
　⑤胸腔ドレーン（排液量，性状，エアリーク）

TP：
　①排痰を促す援助を行う
　・定期的に側臥位を取り入れる
　・坐位をすすめる
　・加温，加湿の徹底
　・必要に応じてネブライザーの実施
　・胸部をバストバンドで保護する
　・咳嗽時は胸部を手で保護する
　・深呼吸誘導
　②疼痛への緩和ケアを行う（▶次頁，#2に準じる）
　③胸腔ドレナージ管理を行う

EP：
　①排痰の必要性を理解してもらう
　②深呼吸の練習を実施する

解　説

　この時期の看護としては，酸素化が改善して抜管できるように，そして抜管後に再挿管にならないようにすることが目標となる．そのためには#2にあげる疼痛コントロールが重要となるが，疼痛と酸素化は密接な関係がある．フレイルチェストは強い疼痛が特徴であり，それが有効な換気を障害する．鎮静状態から覚醒したこの時期は，疼痛コントロールをしながら呼吸理学療法を進めていくことが計画のポイントとなる．

　疼痛が強くある中で呼吸理学療法を進めていくためには，患者本人にその必要性を理解してもらい，参加してもらうことが必要である．フレイルチェストの内固定期間は2～3週間程度であるが，胸郭動揺が著しく酸素化が改善しない場合には，手術による胸骨固定（外固定）が検討される．

看護問題：#2　疼痛に伴う苦痛

看護目標：①苦痛が表出できる
　　　　　②自分の状況が理解できる
　　　　　③治療に希望がもてる

OP：
　①表情（深呼吸時，咳嗽時，体位変換時）
　②自らの身体の動き（速さ，姿勢）
　③言動（苦痛の訴え，治療についてなど）

TP：
　①本人の訴えに合わせて鎮痛薬を投与する
　②排痰や体位移動前の鎮痛薬の検討
　③安楽な体位の工夫
　④休息の時間を設ける
　⑤患者の訴えを傾聴する
　⑥現状や今後の予測について医師の説明の補足をする

EP：
　①移動時，体動時，胸部の保護を行うように指導する
　②疼痛がどのようなときに強くなるのか自ら考えるように指導する
　③鎮痛薬の計画的な使用について考えるように指導する
　④我慢しなくてよいことを伝える

解　説

　抜管の時期には，疼痛のコントロールが最も重要となる．疼痛がコントロールできなければ，ガス交換障害は改善せず無気肺などの合併症を併発し，場合によっては再度人工呼吸器管理となることもある．

　疼痛のコントロールにおいて重要となるのは，患者自身を疼痛管理に参加させることである．なぜ痛いのか，どうすると痛いのか，よくなるためには何をしなくてはいけないかなど，本人を参加させ一緒に疼痛について考え，鎮痛を図っていく．疼痛を理解することで自分なりの対処を導き出せるような援助が大切である．

3 ● ICU における I さんへの看護の実際

＜ ICU 入室 1 日目〜12 日目＞

　ICU 入室後，SpO₂ の低下，二酸化炭素の蓄積，低酸素血症を認め，鎮静下にて気管挿管を実施し，人工呼吸管理となった．十分な鎮静と鎮痛による人工呼吸器管理により，ガス交換障害は改善されてきた．陽圧換気による内固定は，フレイルチェストには有効であった．陽圧換気による合併症を起こすことなく，血気胸も改善しウォーターシール*となった．

　喫煙歴が長く痰が多かったが，2 時間ごとの角度をつけた側臥位や体位ドレナージ，坐位の保持などの呼吸理学療法により痰を除去することができた．鎮静下では，呼吸器合併症をはじめとした各種合併症を起こす可能性が高いが，気管挿管当日に無気肺の形成はあったものの，徐々に改善傾向であった．感染予防対策を実施し，関節可動域訓練を行うことでそのほかの肺炎，関節拘縮，褥瘡などの合併症を起こすことなく急性期を乗り切り，早期離床の準備もできた．

　呼吸理学療法や合併症予防を実施していくうえで，鎮静と鎮痛の評価を実施することが重要となった．ケアなどで体を大きく動かすときには，事前に鎮痛薬を投与して鎮痛を図るなど，持続的に鎮静・鎮痛をしていくだけではなく患者の状況に合わせて工夫を行った．持続的に鎮静・鎮痛を行っていくと，薬に対して耐性をもつ場合があり，効果が薄れていくことがある．このケースでもそのようなことがないか，常に患者の変化に注意をしながら鎮静・鎮痛を図ることで人工呼吸器のウィーニング（離脱）が進んだ．

＜ ICU 入室 12 日目：抜管時＞

　抜管の時期は疼痛コントロールに力を入れた．フレイルチェストによる疼痛で浅い呼吸となり，咳嗽も弱くなることでガス交換障害や無気肺を起こすことが予測された．また，痛みにより自分から動くことを制限するためにほかの合併症を起こすことも考えられた．

　加えて，I さんの生活背景をみると，妻と 3 人の子どもを養う大黒柱であり，長期の入院は生活に直接的な影響を与える．子どもをかかえた妻にも患者自身にも今後についての不安がつきまとう．不安はストレスとなり，疼痛に直接的に影響する．

　そこで，今の治療で何が必要かを話し，壮年期にあり家庭のある患者の治りたいという気持ちに働きかけることで，患者自身の協力を得ながら呼吸理学療法を実施することができた．疼痛については，患者自身にどのようなときが痛いのか，何時ごろ鎮痛薬を使用したいのかなど，鎮痛薬の使用方法についての検討に参加させることで，有効な疼痛コントロールが図られた．それにより効果的に呼吸理学療法を行い，抜管にいたった．再挿管となることを防ぎ，離床を進めていくこともできた．

---

*ウォーターシール：胸腔内は陰圧であり，そのまま大気圧にドレーンを開放すると肺はしぼんでしまう．そのため，胸腔内（陰圧）と大気（陽圧）を水で遮断してさえぎるのがウォーターシール（水封式）である．胸腔内に空気や液体が貯留しているときには，低圧持続吸引を行う．

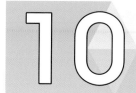

熱傷——広範囲熱傷

事例の概要❶ 救急隊からの情報

・患者はJさん，60歳代，女性．
・自宅で火災が起こり消火活動をしようとして受傷（電気ストーブよりこたつ布団に引火し出火）．
・救急隊到着時には玄関に立っていた．
・意識は清明，左の上下肢を中心とした熱傷を認める．また，顔面，頭部は黒い煤（すす）でおおわれていた．口腔内にも軽度だが煤の付着あり．
・救急車内では酸素10 L/分投与下でSpO₂99％であった．搬送中も意識レベルの低下なし．バイタルサインも安定していた．
・救命センター到着時，熱傷部の痛みを訴えていた．

A. 熱傷の病態・診断・治療

1 ● 定義と病態の変化

　熱傷は皮膚や粘膜に熱エネルギーが作用して生じる皮膚の物理的障害の1つである．熱で皮膚の組織が破壊され，本来もっている防御機能が失われてしまった状態である．高温な環境では短時間でも生じるが，低温でも持続時間が長かったり受傷部位の血流が低下していると，比較的深達性（しんたつせい）の熱傷になることがある．軽症では外来通院で処置が可能だが，損傷面積や深度によっては生命をおびやかすこともある．外傷の中でも生体へ最大の侵襲を与え，生命危機を伴う代表的な病態でもあり，局所変化に伴い二次的な全身反応もみられる．そのため表面にみえている皮膚の損傷のみにとらわれないように心がけることが大切である．

a. ショック期（受傷48時間以内）

　ショック期は熱傷の局所および全身の血管透過性が亢進し，血管外に血漿（けっしょう）成分が漏出するため循環動態が不安定になる時期である．そのため，低タンパク血症と浮腫（ふしゅ）が生じ，24〜48時間持続する．この時期は熱傷によって赤血球が破壊され，その結果，溶血によるヘモグロビン尿や筋肉壊（え）死によるミオグロビン尿が認められるが，これにより尿細管壊死を起こす危険性があるため，腎障害を起こさないように適切な尿量を維持できるよう輸液管理が必要となる．

b. ショック離脱期（受傷後2〜3日）

　ショック期を輸液で乗り切ると，血管透過性が回復する時期に入る．間質液が血管内に戻り，循環血液量が増加するため，血圧・中心静脈圧（CVP）・肺動脈楔入圧（せつにゅう）（PCWP）

表Ⅻ-10-1　熱傷の種類と原因

種　類	原　因
火炎熱傷	火事やタバコなどの炎により直接受傷した熱傷
気道熱傷	熱気や火炎などを吸入することによって気道に発症する熱傷
熱湯熱傷，湯傷	熱湯への接触や高温の浴槽への転落などによって発症する熱傷
接触熱傷	ストーブなどへの接触によって発症する熱傷
圧挫熱傷	高温物質によって圧迫を受け発症する熱傷
低温熱傷	湯たんぽなど，中等度の温度の物に長時間接触することによって発症する熱傷
化学熱傷	アルカリや酸などの化学薬品によって損傷を受け，発症する熱傷
電撃傷	感電，電気スパーク，溶接アーク光などの熱による組織損傷 特殊なものに落雷による雷撃傷がある
凍傷	氷点下の寒冷刺激に曝露されることによって生じる外傷
放射線熱傷	放射線による皮膚障害で，病態はDNA損傷

が上昇し，大量利尿となる．これをリフィリング（refilling）現象という．この時期は，反応尿量が不十分であると心不全や肺水腫を合併しやすいので，呼吸・循環管理が重要となる．心疾患を有する患者や高齢者などでは，容易に心不全を発症するので注意が必要である．重症例ではCHF（持続血液濾過）などの血液浄化が必要となる場合がある．

c. 感染期（受傷後1週間以降）

　リフィリング期を含めて熱傷創が閉鎖されるまでの間は，感染期または異化亢進期といわれる．皮膚の損傷により防御機能が低下しているため，熱傷創部の感染が，敗血症から播種性血管内凝固症候群（DIC），多臓器障害（MODS）へと進展し死亡することも多い．継続的な創部の観察などによる感染防止対策や，栄養管理が必要となる．また，輸液ラインやカテーテル類など身体の内外を結ぶものは，感染の機会を増やすため，可能な限り早期に抜去する．

d. 回復期

　感染期を脱して組織の修復が進み，熱傷創がすべて上皮化し，疼痛が軽減する時期である．社会復帰に向けて準備が始まる．モニタリングは必要なくなる．

2 ● 熱傷を引き起こす主な原因

　熱傷は，火炎による熱だけではなく，さまざまな原因によって発症する（表Ⅻ-10-1）．

3 ● 深度分類

　傷害組織の深さによって，Ⅰ度，浅達性Ⅱ度，深達性Ⅱ度，Ⅲ度に分類される（図Ⅻ-10-1，表Ⅻ-10-2）．

　熱傷創は時間経過とともに局所所見が変化することが多く，しかも熱傷深度は，受傷機転（火災か熱湯か），損傷部位（局所血流の豊富さや皮膚の厚さ），患者の基礎疾患（糖尿病や循環器疾患など）や服用中の薬剤などさまざまな要素の影響を受ける．したがって，初療時に熱傷深度を正確に評価することは非常に困難であり，時間をおいた再評価が必要となる．

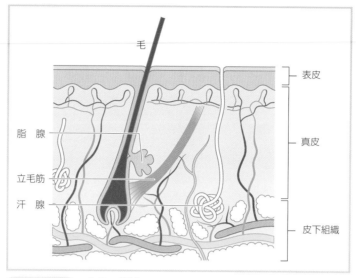

図Ⅻ-10-1　皮膚の構造

毛
脂腺
立毛筋
汗腺
表皮
真皮
皮下組織

表Ⅻ-10-2　熱傷深度の分類と治癒経過

熱傷深度	外見	症状	治癒過程	治療目的
Ⅰ度 （epidermal burn：EB）	紅斑（血管の拡張・充血）	疼痛，熱感	数日で治癒 瘢痕なし	初期治療として冷却することが効果的であるがほかに特別な治療を必要としない
浅達性Ⅱ度 （superficial dermal burn：SDB）	水疱形成（水疱底の真皮が赤色）	強い疼痛 灼熱感	感染を起こさなければ1〜2週間で上皮化し治癒 肥厚性瘢痕を残さない	水疱蓋を除去せずに治療することが原則だが，破損され除去された場合でも局所療法により上皮化させることが可能な創で，外用療法のもつ意義がきわめて大きい
深達性Ⅱ度 （deep dermal burn：DDB）	水疱形成（水疱底の真皮が白色，貧血状）	疼痛 知覚鈍麻	感染を合併してⅢ度熱傷の深さの壊死に進行しやすい 治癒には3〜4週間を要し，肥厚性瘢痕ならびに瘢痕ケロイドを残すことが多い	
Ⅲ度 （deep burn：DB）	壊死，白色レザー様，褐色レザー様，完全に皮膚が炭化	無痛 知覚なし	治癒にはかなりの時間がかかり，自然治癒なし 植皮をしないと肥厚性瘢痕，瘢痕拘縮あり	早期に壊死組織除去と遊離植皮術を施行して創を閉鎖することが必要で，受傷直後から感染の予防と植皮術などの外科的治療が主となる

4●熱傷面積

　熱傷面積（全体表面積に対する熱傷部分のパーセンテージ）を％TBSA*という．熱傷面積は予後推定因子として最も基本的なものである．

a. 熱傷面積の算出

　熱傷面積は，体表面積の何％が受傷しているかを表す．算出方法を**図Ⅻ-10-2**に示す．それぞれの算出方法で特徴があり，受傷者に合ったものを使用する．

---

*TBSA：total body surface area

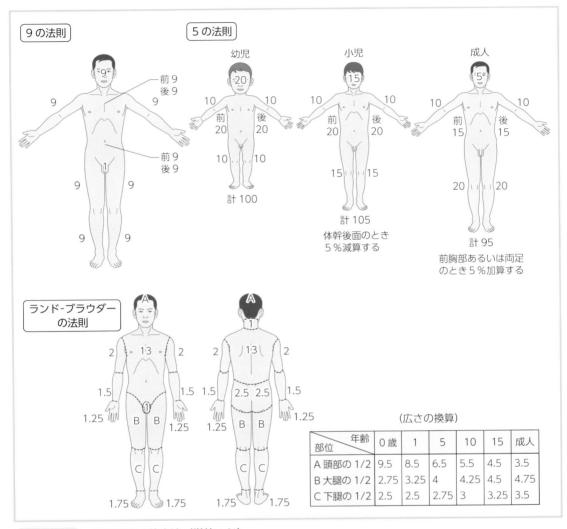

図Ⅻ-10-2　熱傷面積の算出法（単位：%）

（1）9の法則

　成人に適した簡便な方法で，体表面積を9の倍数に分けて算出する．

（2）5の法則

　体表面積を5の倍数に分けて算出する．9の法則と5の法則の間に大差はないが，相対的に頭部が大きく四肢が短い乳幼児では，5の法則を使用すべきである．

（3）ランド-ブラウダー（Lund-Browder）の法則

　最も正確な熱傷面積の測定法である．複雑であるため，あらかじめ法則を記載した用紙（burn sheet）を用意しておく．年齢別に細かく設定されており，乳幼児の場合でも正確な熱傷面積を算定できる．

（4）手掌法

　手掌の面積を約1%として概算する方法であり，局所的な推定法として推奨される．

b. 広範囲熱傷

30％ TBSA 以上に及ぶような熱傷を一般に**広範囲熱傷**という．広範囲熱傷では血管の透過性亢進によって急速に体液を喪失することで循環血液量が減少し，さらに心筋抑制因子や熱傷トキシンなどが関与することで心拍出量が低下し，ショックとなる．この場合，循環動態は不安定になり，全身の各臓器が傷害され，生命自体が危険な状態になる．さまざまな病態が刻々と生じ，そのどれをとっても生命予後に影響することが多いため，ひとつひとつを的確にとらえ，モニタリングを行い，迅速に対応していかなければならない．

全身管理を必要とする広範囲熱傷では，壊死組織からの体液の喪失による熱傷ショックの遷延と細菌感染に伴う重症感染症を早期に治療することが必要であり，そのためには超早期手術（受傷後 48 時間以内），早期手術（受傷後 1 週間以内）が必要である．しかしながら，超早期手術の最大の懸念は熱傷ショック期に過剰侵襲に陥る可能性があることであり，生体の侵襲度を的確に把握し，手術の適応や方法についての十分な対策が必要である．

5 ● 重症度判断

熱傷の重症度は，受傷面積，深度，年齢，部位（気道熱傷の有無），合併症の有無，受傷前の栄養状態や既往の有無などにより総合的に診断し分類される．重症度の判断には問診，観察も大変重要である．

熱傷指数（BI）と熱傷予後指数（PBI）は，熱傷の重症度を示す指標の 1 つである．値が高いほど重症度も高くなる．

(1) 熱傷指数（burn index：BI）

熱傷指数（BI）＝ Ⅱ度熱傷面積（％）× 1/2 ＋ Ⅲ度熱傷面積（％）
・10〜15 以上の場合を重症とする．

(2) 熱傷予後指数（prognostic burn index：PBI）

PBI は，BI が同じ値でも年齢により予後が異なることから考えられた方法である．

熱傷予後指数（PBI）＝ 年齢 ＋ 熱傷指数（BI）
・PBI　100 以上：予後不良
・PBI　120 以上：予後はきわめて不良

(3) 熱傷患者の入院基準（アルツ［Artz］の基準）

気道熱傷が疑われる場合は重症として扱われる．また，会陰部の熱傷では感染を合併する頻度が高く，重症として扱われる．

重症熱傷（熱傷センターないし総合病院に入院が必要） ＊輸液治療が必須で特殊な治療が必要なため	・Ⅱ度 30% TBSA 以上 ・Ⅲ度 10% TBSA 以上 ・顔面，手，足のⅢ度熱傷 ・気道損傷の合併 ・軟部組織の損傷や骨折の合併 ・電撃症
中等度熱傷（一般病院での入院が必要）	・Ⅱ度 15%〜30% TBSA のもの ・Ⅲ度 10% TBSA 以下のもの 　（顔，手，足を除く）
軽度熱傷（外来で治療できるもの） ＊輸液治療の必要はなく，通院治療が可能	・Ⅱ度 15% TBSA 以下のもの ・Ⅲ度 2% TBSA 以下のもの

6 ● 主な処置・治療

　熱傷は，広範囲に及ぶと死にいたることもある．受傷面積や受傷深度，受傷部位，年齢などを踏まえて，緊急度・重症度を判断し治療を行うことが重要である．

a. 気道確保

　受傷直後からの2〜3時間は気道熱傷による上気道の浮腫性狭窄が問題となる．

　気道熱傷は，火災や爆発による煙，高圧水蒸気，有毒ガスなどを吸引した結果起こる，咽頭・喉頭や気管・気管支の粘膜損傷あるいは肺胞の損傷などをいう．気道熱傷が疑われる徴候には，嗄声（させい），喘鳴，鼻毛がこげている，口腔内や気道に煤がある，顔面熱傷，呼吸困難，チアノーゼなどがある．

　気道熱傷の診断は，受傷早期には動脈血ガス分析，胸部 CT 検査，胸部 X 線検査では異常所見を認めないこともあり，気管支鏡検査による観察が最も重要となる．

　気管挿管の適応については，気道熱傷の有無が重要であるが，それ以外にとくに頸部・胸部の熱傷では，局所の障害による呼吸運動制限や気管の圧迫も重要である．経過とともに挿管困難となることが予想される場合には予防的挿管を行うことがある．

b. 換気の維持

　一酸化炭素中毒が疑われる場合は，早期に高濃度酸素を投与する．末梢気管支に及ぶ気道熱傷では，無気肺などの合併症の可能性がある．また，人工呼吸器管理下で，吸引や呼吸理学療法などが行われる．

　胸壁の高度な熱傷では，胸郭の運動が障害され換気不全となる場合もある．

c. 循環管理

　輸液公式をもとに輸液が開始される．成人で 15% TBSA，小児で 10% TBSA 以上で，循環血液量減少性ショック（hypovolemic shock）を生じるため，熱傷受傷後2時間以内に初期輸液を開始する．

（1）輸液公式

　一般的な初期輸液の速度は定まっていないが，代表的な輸液の計算方法としてパークランド（バクスター）の公式が広く知られている．しかし，公式に従って輸液を投与しても，その反応は個人差が大きく，実際には循環動態と尿量を指標に輸液量が調節されているこ

表Ⅻ-10-3　代表的な初期輸液の方法（初期24時間の輸液）

輸液公式	方　法
【成人】 パークランド（バクスター） 〔Parkland(Baxter)〕の公式	乳酸リンゲル液　4（mL）/体重（kg）/熱傷面積（%TBSA） ・半分を最初の8時間，残り半分を次の16時間で投与.
【小児】 シンシナティ（Cincinnati） 公式	年長児：4（mL）/体重（kg）/熱傷面積＋1,500 mL/m² BSAの乳酸リンゲル液 ・半量を最初の8時間，残りを次の16時間で投与. 幼児　：4（mL）/体重（kg）/熱傷面積＋1,500 mL/m² BSAの乳酸リンゲル液 ・最初の8時間ではその半量を50 mEq/Lの重炭酸ナトリウムを加えて投与，次の8時間で1/4量，最後の8時間で1/4量を5%アルブミンを加えて投与.

〔日本熱傷学会編：熱傷診療ガイドライン（改訂第3版）. 熱傷47(Suppl), 2021〔https://minds.jcqhc.or.jp/docs/gl_pdf/G0001306/4/Burns.pdf〕（最終確認：2022年8月1日）をもとに作成〕

とも多い. 熱傷では，呼吸循環動態のモニタリングと適正な尿量の維持ができるように水分出納を評価しながら輸液管理を行うことが重要である. 代表的な輸液公式であるパークランド（バクスター）の公式，シンシナティの公式を**表Ⅻ-10-3**に示す[1].

（2）輸液量の指標

①時間尿量

成人の場合は0.5 mL/kg以上，小児の場合は1.0 mL/kgを目標として輸液量を増減する. 輸液量の指標として不感蒸泄量の計算のため，体重測定も有用である.

②検査値

中心静脈圧（CVP）は5 cmH₂O前後，肺動脈楔入圧（PCWP）は5 mmHg前後とするが，適正な尿量が得られていればこの範囲に保たれていなくてもあまり問題ない. ヘマトクリット（Ht）は35〜45%以上，血清総タンパク（TP）は3 g/dL以上とする. 近年，中心静脈カテーテルと専用の動脈カテーテルを使用した経肺熱希釈法（transpulmonary thermodilution technique：TPTD）によって，胸腔内血液容量指数（intrathoracic blood volume index：ITBVI）や肺外水分量などが容易に計測できるようになった. また，観血的動脈圧測定で得られる波形を解析することで脈圧変動（pulse pressure variation：PPV）や1回拍出量変動（stroke volume variation：SVV）などの指標をモニタリングできるようになった.

③バイタルサイン

意識清明であり，収縮期血圧100 mmHg以上，脈圧30〜40 mmHg以上とし，脈拍は成人で120回/分以下とする. 呼吸数は20回/分以下，また体温は皮膚冷感なく温かいことなどが指標である.

d. 創部の冷却

熱傷では冷却が必要である. 冷却することで疼痛が軽減され，創部の浮腫を抑制することができる. また，組織温を低下させることで，深部熱傷への進行が予防できる. 一方，広範囲熱傷では冷却に伴って低体温症が引き起こされるとむしろ全身状態は悪化するので，行わない.

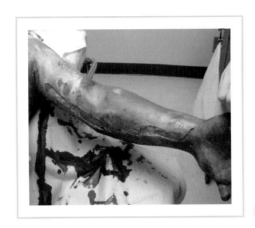

図XII-10-3　減張切開

e. 減張切開（減圧切開）

　深達性II度熱傷やIII度熱傷が，四肢や頸部，胸部の広範囲に及んだ場合，受傷後に進行していく浮腫のために，手足の末梢循環不全や呼吸障害を起こすことが多い．その場合にはメス刃や電気メスを用いて長軸方向に切開を加えて減圧させる．時期を逸すると末端の壊死をきたすことがあるので，受傷後12 〜 72時間程度の期間は注意深い観察が重要である（図XII-10-3）．

f. デブリードマンと植皮術

　深達性II度やIII度熱傷部分の壊死組織を取り除くことをデブリードマンという．デブリードマンと同時に植皮術が行われることが多い．

　植皮術には，シート状植皮術（採皮片をシート状に植皮），メッシュ状植皮術（採皮が少ない場合に，植皮に網目状の切り込みを入れて使用する），パッチ状植皮術（採皮片を小さく切り創面にばらばらに植皮する）がある（図XII-10-4，図XII-10-5）．

g. 局所治療

　必要時，鎮痛薬を使用しながら創部を洗浄し，範囲や深度を観察する．特別なベッド（熱傷ベッド）を使用することもある．I度や浅達性II度熱傷ではワセリン基材の軟膏を塗布することが多く，広範囲深達性II度やIII度熱傷では，感染防止目的の抗菌薬が入った軟膏や壊死組織を除去する軟膏が塗布されたり，デブリードマンと植皮術が行われる．

h. 栄養管理

　広範囲熱傷は，生体にとって最大の侵襲のひとつである．熱傷の受傷によって，内分泌系の反応などが起こり，エネルギー代謝亢進が増大するため低栄養となる．十分な栄養補給が行われないと創治癒が遅延し，また，感染防御能が低下する．そのため早期からの栄養管理が必要となる．

i. 疼痛管理

　熱傷の治療に対する拒否感を緩和し，治療の成果を上げるためにも疼痛を軽減することが重要である．熱傷患者における疼痛は，熱傷病期（蘇生時期，急性期，リハビリテーション期），熱傷深度などにより異なる．組織破壊に伴う単なる表在痛だけではなく，熱の深達による末梢神経の機能障害が痛みの閾値を低下，痛覚反応の増人を示すために，痛

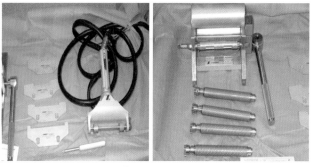

採皮の器械（エアーデルマトーム[左]，メッシャー[右]）

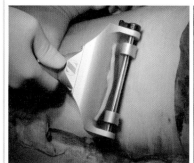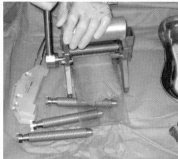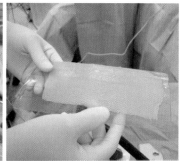

エアーデルマトームで採皮し，メッシャーで採皮した皮膚を2倍メッシュにしている.

図Ⅻ-10-4　採　皮

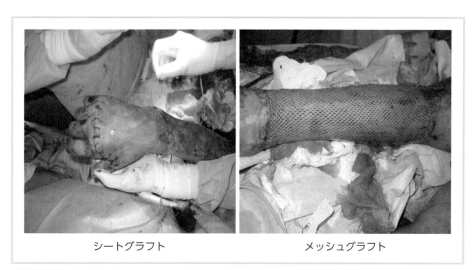

シートグラフト　　　　　　　　　　　メッシュグラフト

図Ⅻ-10-5　植　皮

覚過敏をきたす.とくに包帯交換時には，患者に疼痛を感じさせないよう鎮痛薬を十分に使用し，恐怖心を植えつけたり，精神的悪影響を及ぼしたりしないようにする.

また，広範囲熱傷では，しばしば長期にわたる人工呼吸器管理が必要となるが，この場合には持続的鎮静薬と鎮痛薬を併用することになる.

重症熱傷患者に対する多面的ケアの必要性

　　長期化する熱傷治療では，患者および家族の身体的・精神的・経済的負担は大きい．急性期から慢性期，社会復帰まで熱傷患者の治療において，精神科リエゾン（精神科医と一緒に患者の精神的治療を行うこと）は，予後を改善するために大切である．重症熱傷患者に対する治療は，受傷直後の患者が混乱した心理状態にあるときから始まる．身体的機能の喪失，火災や事故では家族との死別，財産の喪失により社会的立場を失っていることもある．自殺企図に対する治療も必要な場合がある．自殺や事故による受傷の場合は，患者だけではなく家族へのケアも重要になる．広範囲熱傷では，場合によっては予後が見込めない患者に侵襲的処置を継続しなければならないため，医療スタッフの心理的負担も大きくなる．熱傷患者やその家族，医療者のメンタルサポートも大切である．

　　熱傷診療において，医学的治療方針の決定は緊急かつ重大である場合が多く，さらに患者本人に代わり家族などがその決定を行う必要がある．代理意思決定が必要となる場合には，重症熱傷患者や小児患者が多い．患者を救命すること，いかに熱傷患者を治すかは重要なことだが，いかに看取るかも今後は必要なことである．熱傷患者の終末期医療においてのbest supportive care（BSC）や代理意思決定支援などが重要とされている．多職種が連携し，患者の状況に的確に対応した医療を提供できる「チーム医療」が必要である．

参考文献
ⅰ）日本熱傷学会編：熱傷診療ガイドライン(改訂第3版)．熱傷47(Suppl)，2021
　　〔https://minds.jcqhc.or.jp/docs/gl_pdf/G0001306/4/Burns.pdf〕（最終確認：2022年8月1日）
ⅱ）日本皮膚科学会創傷・熱傷ガイドライン委員会：創傷・褥瘡・熱傷ガイドライン―6：熱傷診療ガイドライン．日本皮膚科学会誌127(10)：2261-2292，2017
ⅲ）特集 熱く語るぜ!! 進化する熱傷診療．救急医学45(11)，2021

B. 熱傷のある患者への看護

1 ● 搬送の受け入れ準備

　　患者収容の連絡を受けたら，受傷部位や状況から状態を予測し，必要と判断されるものの準備を行う（**表Ⅻ-10-4**）．なお熱傷面積の確認や熱傷創保護のため脱衣を行うが，皮膚損傷の影響によって体温調節機能が破綻し，低体温となる可能性があるため洗浄室や治療室は保温しておく．

2 ● 来院時の看護

　　患者来院時より声をかけ，意識状態の確認とともに気道狭窄の有無を確認する（上気道の浮腫性狭窄は受傷直後2～3時間で生じるため）．必要に応じて気管挿管が行われるが，会話が可能な状況であれば，受傷機転の把握は重要であるため情報収集をしておく．

　　また，すみやかに身体観察を行い，バイタルサイン測定，モニタリングなどにより呼吸・循環を評価し，必要時，酸素投与しながら治療や急変に備える．

　　熱傷創の範囲や重症度の判定終了後より，創部の冷却を行う．冷却することで熱傷の進行を停止させることができる．また創部の浮腫を抑制することができるので，疼痛が軽減される．広範囲熱傷の場合，低体温症が引き起こされる可能性があるため，創部の冷却は行わず保温する．

表XII-10-4　熱傷患者受け入れの際に準備する主な物品

準備内容	備　考
心電図モニター	
乳酸リンゲル液	大量輸液による体温低下を予防するため，加温しておく
輸液ライン	大量輸液，カテコラミン使用の可能性があるため準備しておく．中心静脈ラインを使用することもある
動脈ライン	
検査用スピッツ	動脈血ガス分析の準備もしておく
気管挿管の準備	喉頭鏡，気管チューブ，スタイレット，バイトブロック，潤滑剤，カフ用注射器，チューブ固定具，バッグ・バルブ・マスク
洗浄と洗浄室の準備	ドレッシング材，医師が処方した軟膏，ガーゼ固定用テープ 洗浄室の保温
膀胱留置カテーテル	

静脈ラインを確保し指示された輸液を早期より開始する．同時に，痛みなどによる苦痛に対しては鎮痛・鎮静を行うことで緩和に努める．

3 ● 来院時の J さんの看護の実際

　J さんの患者来院前より，洗浄室，治療室を保温した．患者到着時には，「J さん，病院につきましたよ」と声をかけながら意識レベルや身体観察，呼吸状態を確認した．呼吸は頻呼吸であり，顔面や頭部は黒い煤で覆われている状況であったが会話は可能であった．救急車内より継続していた酸素投与は，パルスオキシメーターで SpO$_2$ を測定しながら継続した．治療室で心電図モニターの装着およびバイタルサインの測定を実施し，同時に，年齢，既往歴，内服薬やアレルギーの有無などを確認したところ，J さんは 65 歳で既往歴はとくになかった．さらに，家族と連絡がとれているかを確認したところ，連絡はとれているとのことであった．静脈ラインを確保しながら，同時に血液検査などの検査も実施した．この間に，鎮痛薬による疼痛コントロールを行った．検査終了時点で，低体温に注意しながら洗浄室で創洗浄を行った．

事例の概要❷　診断　広範囲熱傷
・熱傷の程度はII度10%，III度25%（BI：30，PBI：95）．
・II度熱傷の部位：左頬，左肩～側腹部まで，左の大腿～下腿外側，右上肢外側
・III度熱傷の部位：左上肢全周性（手掌，手背），肩から背部

C.　広範囲熱傷患者における救急外来での看護

1 ●診断後からICU移送までの看護——問題・目標・計画

#1　広範囲熱傷に伴う循環動態不安定
#2　気道熱傷に伴うガス交換障害
#3　突然の発症・重症熱傷による家族機能の変調

看護問題：#1　広範囲熱傷に伴う循環動態の不安定
看護目標：ショック期から離脱することができる

OP：
　①バイタルサイン
　②輸液量
　③尿量，尿比重
　④水分出納
　⑤CVP（中心静脈圧）
　⑥末梢循環状態（冷感，チアノーゼ），皮膚湿潤状態
　⑦検査所見（WBC，CRP，TP，Alb，Hb，BUN，Cr）

TP：
　①輸液ラインの管理を徹底し，確実な輸液投与を行う
　②モニタリングを行い，異常時は医師に報告する
　③1時間ごとにバイタルサイン（血圧，脈拍，呼吸，体温）を評価する
　④時間尿の流出状況，比重，性状を観察する
　⑤CVPを測定し，水分出納を算出する
　⑥体温の管理を厳重に行う
　⑦創部からの滲出液が多いときは適宜ガーゼ交換，ガーゼカウントを行う
　⑧体重測定を行う

EP：
　①症状がある場合はすぐに知らせるよう説明する

解説

　熱傷ショック期であり，循環血液量の減少が起こりショックを引き起こす可能性が高いため，異常の早期発見に努め輸液量を調整していく必要がある．また，受傷により体温調節機能が破綻しており，熱傷面積の確認や熱傷創保護のために脱衣を行うことで体表のほとんどを露出するため，低体温に注意が必要である．さらに大量輸液により体温が低下することもあり体温管理に努める．熱傷ユニットへの移動時には掛け物で保温し体温管理に努める．

看護問題：#2　気道熱傷に伴うガス交換障害
看護目標：良好な酸素化を保つことができる

OP：
　①呼吸状態（呼吸数，様式，呼吸音，副雑音の有無，SpO$_2$，痰の量，性状）

②人工呼吸器の管理状況（1回換気量，気道内圧，コンプライアンス，設定，カフ圧測定）
③気管支鏡検査の結果
④胸部X線
⑤検査データ（血液ガス［pH，Pao_2，$Paco_2$，BE］，P/F比，RBC，Hb，Ht）

TP：

①医師の指示した設定で人工呼吸器の管理を行う
②Spo_2の測定を行い，呼吸状態や酸素化を評価する
③呼吸音で痰貯留音を聴取できるときは痰の吸引を行い気道の浄化を図る
④吸引後も酸素化が改善しない場合は医師に報告する
⑤吸引前にはカフ上の吸引も行う（必要時，カフ圧測定も実施する）
⑥吸引は閉鎖式吸引とする
⑦適宜，体位変換を実施し，体位ドレナージを行う

EP：

①呼吸困難などの症状がある場合はすぐに知らせるよう説明する

解説

　広範囲熱傷で気道熱傷が生じている場合，気道浮腫などにより気道狭窄し低酸素となる可能性が高い．気道熱傷がない場合でも頸部熱傷により皮下組織の浮腫が生じることで，気道を外から圧迫し閉塞させてしまうこともある．熱傷ショック期は循環維持のためにも大量輸液が必要である[2]．そのため，浮腫や（肺胞腔には水分が貯留し）肺水腫を起こし呼吸状態が悪化する可能性があり，呼吸状態には十分注意し観察を行っていく必要がある．

看護問題：#3　突然の発症・重症熱傷による家族機能の変調

看護目標：家族が自ら思いを表出することができる

OP：

①家族の表情・言動・声のトーン
②医師からの説明時の表情や質問の有無
③キーパーソンとなる家族員の有無

TP：

①面会時に受け持ち看護師が自己紹介をする
②椅子を用意する，カーテンを閉めるなど周囲の環境が目に入らないようにする
③訴えを傾聴する
④面会時に質問しやすいように，そばで付き添う
⑤必要時，医師からの病状説明をセッティングする
⑥面会前には患者の身だしなみを整える

EP：

①家族に対し，患者の外観の変化について説明する
②不安や疑問などの思いは抱え込まず，表出してほしいことを説明する

解説

　突然の発症によって家族は危機的状態に陥りやすく，予後に対する不安も抱いていることが多い．面会時には，椅子を用意し，カーテンを閉めることで，ゆっくりと面会できる

環境をつくる．看護師が付き添って話を傾聴したり，わからないことに対して補足的な説明を加えることで不安の軽減を図る．また，熱傷によって外見が変化する可能性もあるため，面会時の衝撃を少なくするために，面会前に患者の身だしなみを整えるなどの配慮も必要である．

2 ● 診断後から ICU 移送までの看護の実際

　Jさんはほぼ全身のⅡ度およびⅢ度熱傷であり，BI 30，PBI 95 からも重症熱傷といえ，血管の透過性亢進による循環血液量の減少が起こることが予測された．医師より，少なくとも時間尿 0.5 mL/kg の確保が目標と指示された．体重 60 kg でありバクスターの公式で 525 mL/時以上の輸液が必要と算出され，中心静脈・末梢静脈を確保し，600 mL/時の指示で輸液投与を開始した．血圧の持続的観察のために動脈圧測定を行った．熱傷によってミオグロビン尿が流出する可能性があるため，尿量や性状の観察目的で膀胱留置カテーテルが挿入された．ミオグロビン尿と思われる尿の流出があったが，凝固系や血小板に異常が認められなかったため経過観察となった．

　Jさんの顔面は黒い煤でおおわれており，気道熱傷が疑われた．気道熱傷を発症していると予測し，気道浮腫による窒息を予防するため，気管挿管の準備・挿管介助を行った．吸引を行うと黒い煤のような分泌物が回収された．SpO_2 の低下はなく経過した．

　嘔吐予防，胃内容物の観察や栄養管理（経管栄養）のため胃管カテーテルを挿入し，ストレス性の潰瘍発生の予防のためヒスタミン H_2 受容体拮抗薬投与が開始された．

　駆けつけた家族には医師から病状説明したあと面会してもらったが，動揺を示していた．

　患者の心拍数は上昇していたものの，ほかのバイタルサインは正常範囲内で経過し，指示どおりの輸液管理が行われたまま入院となった．

D.　ICU における看護

　ICU 入室時点における J さんの情報の関連図を**図Ⅻ-10-6** に示す．

1 ● ICU における看護——問題・目標・計画

#1　広範囲熱傷に伴う循環動態の不安定
#2　気道熱傷・換気血流比不均等分布によるガス交換障害
#3　広範囲熱傷による感染のリスクが高い状態
#4　人工呼吸器管理や熱傷の痛みからくる苦痛

看護問題：#1　広範囲熱傷に伴う循環動態の不安定
看護目標：循環血液量が維持できる
OP・TP・EP： 　▶診断後から ICU 移送までの看護#1 に準ずる

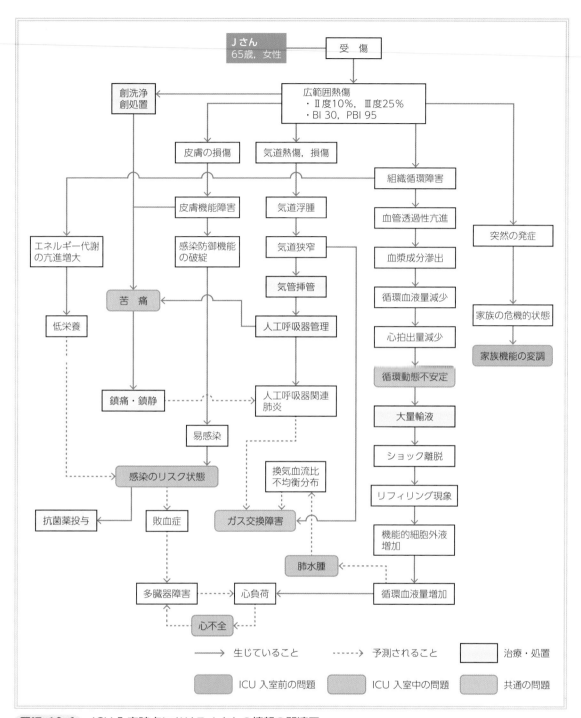

図Ⅻ-10-6 ICU入室時点におけるJさんの情報の関連図

解　説

　血管透過性が亢進しているショック期とは違い，ショック離脱期は血管透過性が回復するため，循環血液量が急激に増加する．また，受傷後7日前後は毛細血管の透過性が回復し循環血液量が増加するため，心不全や肺水腫を合併するおそれがある．そのため循環動態の変動に注意し，確実な輸液投与と尿量や性状の観察を行う．

看護問題：＃2　気道熱傷・換気血流比不均等分布によるガス交換障害

看護目標：良好な酸素化を保つことができる

OP・TP・EP：
　▶診断後からICU移送までの看護＃2に準ずる

解　説

　肺水腫を合併した場合，換気血流比不均等分布*が生じガス交換に変調を与える可能性がある．そのため水分出納や痰の性状を観察し，動脈血ガス分析データやX線検査画像を参考に，肺水腫の状態を評価して行くことも重要である．肺水腫や気管挿管により気道内分泌物も増えてくるためドレナージを実施し，無気肺や人工呼吸器関連肺炎予防に努め，呼吸状態の悪化がないよう管理していく必要がある．また鎮静中は人工呼吸器関連肺炎や無気肺など合併症出現のリスクも高くなるため，注意が必要である．

看護問題：＃3　広範囲熱傷による感染のリスクが高い状態

看護目標：創感染を起こすことなく経過することができる

OP：
　①バイタルサイン
　②輸液量
　③尿量，水分出納
　④滲出液の量・色・性状，臭気，出血の有無
　⑤創部の状態
　⑥摂取エネルギー
　⑦検査所見（WBC，CRP，TP，Alb，血糖）

TP：
　①輸液ラインの管理を徹底する
　②皮膚の清潔を保つために，創洗浄（シャワー浴）を実施する
　③洗浄時にベッドのシーツ交換を実施する
　④標準予防策（スタンダードプリコーション）の徹底
　⑤定期的に創部の培養検査の実施
　⑥摂取エネルギーを計算し，必要なエネルギー量の栄養を投与する．不足しているようであれば医師に相談する
　⑦経管栄養が開始されればギャッジアップを行い，嘔吐を予防する

---

*換気血流比不均等分布：肺への血液の流れと肺胞への酸素の流入のバランスが不十分であるため，酸素の受け渡しが有効にできない状態をいう．

⑧排便があればすみやかに交換する．創部の汚染の有無を確認し，必要があれば洗浄，ガーゼ交換を実施する（肛門部に創がある場合は，ドレッシング材やガーゼを貼付し直接の汚染がないようにする）

⑨下痢や泥状便が続く場合は便失禁管理システムの使用を医師と検討する

⑩口腔ケアの実施

⑪室内環境の整備（ガーゼ交換実施後は床やベッド柵の清拭を実施する）

EP：

①ガーゼ交換の必要性を説明する

②本人・家族へ，手洗い・含嗽（がんそう）の必要性を説明する

解　説

　広範囲熱傷では皮膚損傷による生体の防御機能機構が低下し，細菌感染を生じやすい．さらに，免疫機能が低下する．また，悪寒を伴った高熱が続くことが多く，エネルギー代謝亢進に加えエネルギーの消耗が激しくなることや，タンパク異化が進むことによる筋肉量，脂肪量の減少から低栄養となりやすく，感染悪化，創部の治癒遅延につながることが考えられる．創部だけでなく尿路，血管留置カテーテル，呼吸器などを感染源となりやすく，感染が悪化することで敗血症を起こし，生命予後へ影響をきたすことが予測される．

　感染防止には，創洗浄の継続，感染徴候の早期発見と対応，スタンダードプリコーションの実施などが重要である．さらに，栄養管理，口腔ケアと人工呼吸器関連肺炎予防，室内環境の調整も重要である．創汚染の防止のため排便コントロールの検討も必要となる．

看護問題：#4　人工呼吸器管理や熱傷の痛みからくる苦痛
看護目標：不安や恐怖，痛みなどによる苦痛を表出することができる

OP：

①痛み（有無，部位，程度，持続時間，薬剤使用希望の有無）

②表情

③意識レベル

④睡眠状況，鎮静深度

⑤不安，疑問の有無

TP：

①痛みの程度に合わせて鎮痛薬を投与する

②鎮静状況，意識レベルを評価する

③安全を確保する（必要時，身体抑制の実施）

④処置やケアの前には声かけする

⑤苦痛が強い場合，落ちつくまでそばで付き添い見守るようにする

EP：

①処置や検査の必要性を説明する

②症状があった場合はすぐに知らせてほしいことを説明する

③痛みは我慢せず，すぐに知らせるよう説明する

④本人，家族に対し，抑制の必要性を説明する

解　説

　熱傷受傷時より循環動態が激しく変化していることに加え，低酸素などから身体的に強いストレスを受けている．これに加え，人工呼吸器管理中は気管チューブそのものや人工呼吸器装着による不快感，気管吸引や意思疎通が十分に行えないことによる苦痛，また体位変換に伴う苦痛，熱傷による痛みなどさまざまな苦痛を感じている．これらの苦痛やストレス反応を減少させるため鎮痛・鎮静を効果的に行う．鎮静中であっても処置やケア前には声かけし，痛みなどによる苦痛が強い場合はそばに付き添い，患者に安心感を与えるようなケアが必要である．

　人工呼吸管理中は，鎮静をしていても挿管チューブによる苦痛から自分で管を抜こうとする行動がみられることがある．必要があれば身体抑制を実施し，事故抜去の予防に努める必要がある．

2 ● ICU における J さんの看護の実際

＜ ICU 入室直後～＞

　ICU 入室直後より，J さんは血圧が不安定であり，大量輸液，薬剤の使用で徐々に安定した．尿流出は最低でも 1,700 mL 前後／日は得られていた．呼吸は，鎮静薬と鎮痛薬を持続投与し，人工呼吸器管理を開始した．左上肢を全周性に受傷（Ⅲ度）しており，ICU 入室後，皮下の浮腫の進行が強く血流障害の危険があったため，減張切開を行った．感染予防として抗菌薬投与が開始となった．創部の処置は 1 日 1 回，鎮痛薬（ケタラール®）を経静脈的に投与し，ベッド上で洗浄，ワセリン基材の軟膏を塗布し wet ドレッシング*による湿潤環境を保った．壊死組織に対しては抗菌作用の高い局所療法薬を選択し，毎日ガーゼ交換を実施することで創治癒を促した．創部に摩擦が生じないよう管理することに加え，全身の浮腫が強く皮膚トラブルのリスクが高いことから，耐圧管理のための高機能エアマットレスを使用し，愛護的に管理をした．

　鎮静中ではあるが気管チューブそのものや人工呼吸器装着による不快感，熱傷そのものや気管吸引，体位変換による疼痛，意思疎通が十分に行えないことなどさまざまな苦痛があることが予測された．患者の表情やバイタルサインなどから適切に疼痛評価をしながら，鎮痛・鎮静薬を調整し苦痛が最小限になるよう介入した．安全管理のため人工呼吸器管理中は身体拘束を実施した．

　家族は患者の死に対して不安が強くあったため面会後には必ず声かけを行い，思いが表出できるよう介入した．

＜ ICU 入室 3 日目～＞

　ICU 入室 3 日目（ショック離脱期）に入り尿流出量は増えてくるようになり，CVP は正常範囲内で経過した．X 線画像上，心拡大が認められたため，アルブミン製剤と利尿薬

---

*ドレッシング材（被覆材）などで創部をおおうことをドレッシングという．wet ドレッシング，wet to dry ドレッシング，dry ドレッシングがある．
　・wet ドレッシング：ドレッシング材を使用して湿潤環境を保ち治癒促進を促す方法．滲出液には創傷治癒にかかわる物質が含まれている．
　・wet to dry ドレッシング：生理食塩水に浸したガーゼを創にあて，乾燥させたあと，ガーゼに固着する壊死組織をガーゼ交換とともに除去することでデブリードマンを促す方法．
　・dry ドレッシング：ガーゼなどで創部を乾燥させる方法．治癒遅延などが発生する可能性がある．

が併用され，重症の心不全は併発せず経過した．尿量が確保されたことで腎機能障害併発の可能性は低くなったが，継続して心不全症状を含め循環動態の観察を行った．

　人工呼吸器管理中，状態は安定していたがPaO₂は徐々に低下し，肺間質への体液の滲出が考えられた．しかし，重症の肺水腫を併発することなく経過した．

　引き続き鎮静し人工呼吸器管理を継続したが，熱傷による痛みは持続し，とくにガーゼ交換時には強い苦痛が生じていた．鎮痛・鎮静中であるものの処置やケア前には声かけし，痛みなどによる苦痛が強い場合は傍に付き添い患者に安心感を与えるようなケアの実施を心がけた．

＜ICU入室1週間目以降＞

　入室し1週間（感染期）となり，バイタルサインの変化に注意しながら，前傾側臥位での体位ドレナージなど呼吸理学療法を実施した．咳嗽反射なども認められ，有効な排痰が行えるようになった．また，各勤務帯で口腔ケアや閉鎖式吸引を行った．その結果，無気肺，肺炎，低酸素血症を引き起こすことなく経過した．人工呼吸器関連肺炎も予防でき，全身状態の悪化もなく気管チューブを抜去することができた．その後も，呼吸状態は安定して経過できた．

　しかし創部の痛みは続いており，それが睡眠不足，受傷時の恐怖感，将来への不安感へつながる可能性があった．訴えをよく聞き支持的に接するようにし，Jさんを孤独にさせないように家族にも協力をしてもらった．常にそばに寄り添いJさんの言動に注意していくことで心身の苦痛の要因を早期に発見し，適宜医師に報告しながら緩和対策を図るようにした．

　入室後3日目ごろから創部の一部に感染の徴候が認められ，その後，感染した部分としていない部分の境界が徐々に明瞭になり，7病日目に初回のデブリードマンと植皮が行われた．デブリードマンはその後，計7回実施した．栄養管理に関しては胃管が挿入され，濃厚流動食1,200 kcal/日を投与していた．しかし，消化吸収にバラつきがみられ，確実な注入が困難となることもあって低栄養の状態が持続したため，点滴でアルブミンが投与された．

⬤⬤⬤ コラム

熱傷患者に対する精神面のケア

　重症熱傷患者のケアにおいては，身体的管理以外に精神面での対応が重要だが，ケアにあたっては2つの側面に留意する必要がある．

　1点目は，重症熱傷で搬送された患者は生命の危機に直面し，そこを乗り越えたあとにもしばしば心身ともに長期間の苦痛を体験することである．長期に及ぶ侵襲的治療に伴う痛み，瘢痕による醜貌，機能障害に耐えなければならないことが多い．このため，重症患者の経過中に生じやすい精神症状を理解しておくことが有用である．

　2点目は，重症熱傷を受傷する患者の背景にかかわることである．認知症の高齢者の事故が多く，また衝動的な自傷行為など，受傷の原因に内因性の精神障害が関与しているケースも少なくない．

　救急搬送された熱傷患者の看護にあたっては，疾患そのものが手厚い精神面のケアを必要とすることと，患者の精神面での既往症を把握して対応することが重要である．

　50日目には抜管することができ，一般病棟へ転出となった．家族は毎日面会に来ていたため，面会時に声かけし家族の質問に答えるようにした．家族の表情にも徐々に笑顔がみられるようになり，落ち着いて面会できているようであった．

▌引用文献▐

1) 日本熱傷学会編：熱傷診療ガイドライン(改訂第3版)．熱傷 **47**（Suppl），2021
　〔https://minds.jcqhc.or.jp/docs/gl_pdf/G0001306/4/Burns.pdf〕（最終確認：2022年8月1日）
2) 田中　裕（編著）：熱傷治療マニュアル，改訂第2版，p.49-56，p.441，中外医学社，2013

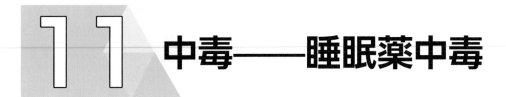

11　中毒——睡眠薬中毒

事例の概要①　救急隊からの情報

・患者はKさん，20歳代の男性.
・同居している友人が帰宅後倒れているのを発見し，救急要請した．ゴミ箱には多量の薬の空袋が捨てられていた.
・意識レベルは，JCS III-200，血圧102/58 mmHg，脈拍90 回/分，呼吸16 回/分微弱，体温36.2℃，SpO₂ 95%，酸素10 L を施行し搬送される.

A. 中毒の病態・診断・治療

1●定　義

　中毒とは，経口，経気道，経皮，経静脈そのほかあらゆる経路を経て，生体に対して毒性をもつ化学物質（表XII-11-1）が許容量を超えて体内に取り込まれることにより，生体の正常な機能が阻害されることである．経過によって急性と慢性に区別する.

　工業薬品，医薬品，農薬，家庭内薬品，自然毒などが急激に体内に摂取され，その物質による障害を起こした状態を**急性中毒**という.

　また，生体が体外からの毒物，毒素，薬物や，ときには体内の毒物，毒素による影響を長期間にわたって受けた結果，機能障害を呈するにいたった状態を**慢性中毒**という.

2●症　状

　中毒症状は原因物質によってさまざまである．特異的な中毒症状は原因物質の特定に有用なため重要である．神経系では，中枢神経症状として，全般的な抑制あるいは興奮症状

表XII-11-1　中毒の種類と主な起因物質・原因となる生物

農薬中毒	パラコート，有機リン，ジクワット
医薬品中毒	睡眠薬，抗精神病薬，抗うつ薬，抗てんかん薬，解熱鎮痛薬，鎮咳薬
工業用品中毒	シアン（青酸），ヒ素，メチルアルコール，シンナー，灯油
自然毒中毒	キノコ，フグ，ハチ，ムカデ
有害ガス中毒	塩素ガス，ホスゲン，一酸化炭素（CO）ガス，サリン
家庭用品中毒	タバコ，ナフタリン，殺虫剤，洗剤，樟脳，基礎化粧品
そのほかの中毒	アルコール，覚醒剤，光化学スモッグ，化学兵器（サリン，ソマン）

（意識障害，精神症状，筋力低下，呼吸麻痺，筋強直，けいれんなど）がある．自律神経症状としては，瞳孔症状と副交感神経症状が特徴的である．抗コリン薬，覚醒剤などでは散瞳し，コリンエステラーゼ阻害薬（有機リン剤，神経ガスなど），麻薬では縮瞳する．また，有機リン剤では外分泌が亢進し発汗や流涎が特徴的な症状である．

　呼吸器系では，刺激性ガスの吸入により直接呼吸器が障害され，咳や痰，咽頭痛，呼吸困難の症状が現れ，肺水腫に進展することがある．また，中枢抑制物質や神経毒は呼吸運動を抑制する．意識障害に伴う気道閉塞や誤嚥によっても障害される．

　循環器系に作用する物質はきわめて多く，不整脈の誘発や，血管の拡張や収縮などにより急性循環不全を呈する．

　悪心・嘔吐といった消化器症状は，頻度は高いが非特異的な症状である．刺激性物質などの経口摂取では，咽頭痛や前胸部痛を生じるほか，上部消化管の出血や穿孔にいたることもある．

　腎臓や肝臓は，曝露直後に異常を示すことは少ないが，1〜2日後から数日の潜伏期を経て，重篤な腎不全・肝不全に進展することがある．

　体温については，睡眠薬や抗精神病薬による交感神経遮断作用で血管が拡張し，長時間倒れている状況が続くと低体温となることが多い．一方，覚醒剤のように交感神経緊張作用のあるものでは，高体温を呈する．

3 ● 中毒を引き起こす主な原因

　中毒の原因としては，自殺（企図）が全体のほぼ半数を占めている．そのほかに，誤用，事故，嗜好・嗜癖，医原性などがある．

4 ● 診断のための検査プロセス

　中毒患者では，意識があって飲んだ薬物やその量などの情報を直接聞くことができる場合と，意識がなく情報を得られないまま処置をしなければならない場合がある．意識がある場合は，注意深く問診し，症状が起こった原因を聴取する．意識がない場合は，現場の状況，患者の周囲に落ちていた薬のびんや空袋などの情報や家族からの聴取により，中毒起因物質を推定する．

　検査は，血液検査（動脈血ガス分析，血算，電解質，総タンパク，ビリルビン，血糖，BUN，Cr，AST，ALT，LDH，CK，ALP，アミラーゼ，コリンエステラーゼ），尿検査，心電図，胸部・腹部X線検査などを行う．

　中毒物質の分析は，中毒起因物質の確定と重症度の判定に有用であるが，すべての医療機関で迅速に測定できるわけではない．そのため，後の分析に備えて，来院時に血液，尿，胃内容物，便などを採取し，保存しておく．

5 ● 主な処置・治療 （表XII-11-2）

a. 中毒の基本的治療

　中毒の基本的治療は，まず意識，気道，呼吸，循環を評価し，安定させることである．意識レベルの低下や呼吸不全がある場合には，気管挿管を行い，必要に応じて人工呼吸管

表XII-11-2　急性中毒の治療・処置

I．全身管理 II．吸収の阻害 　1．活性炭の投与 　2．腸洗浄 　3．胃洗浄 III．排泄の促進 　1．尿のアルカリ化 　2．活性炭の繰り返し投与 　3．血液浄化法 　　・血液灌流法（血液吸着法） 　　・血液透析法 IV．解毒薬・拮抗薬 　1．受容体の競合的拮抗薬 　　・フルマゼニル（ベンゾジアゼピン類中毒） 　　・ナロキソン（オピオイド類中毒） 　　・アトロピン（アセチルコリンエステラーゼ阻害薬 　　　中毒）	2．失活した酵素の活性を回復させる薬物 　　・ヒドロキソコバラミン（シアン化合物中毒） 　　・亜硝酸銀（亜硝酸ナトリウム，亜硝酸アミル） 　　・プラリドキシム（硫化水素中毒） 　3．キレート剤 　　・ジメルカプロール（ヒ素，水銀中毒） 　　・EDTA（エチレンジアミン四酢酸，エデト酸） 　　　2Na・Ca（EDTAカルシウム）（鉛中毒） 　　・デフェロキサミン 　4．毒性代謝物の産生を抑える物質 　　・エタノール（メタノール，エチレングリコール中毒） 　5．その他 　　・アセチルシステイン（アセトアミノフェン中毒） 　　・チオ硫酸ナトリウム（シアン化合物中毒） 　　・メチレンブルー（酸化作用のある薬毒物中毒） 　　・酸素（一酸化炭素（CO）中毒）

［上条吉人：急性中毒．標準救急医学，第5版，日本救急医学会（監），p439-446，医学書院，2014を参考に作成］

理とする．静脈確保を行い，血圧低下がある場合は，輸液，昇圧薬を投与する．不整脈に
対しては，抗不整脈薬を投与する．また，低体温に対しては復温を，高体温には冷却をただ
ちに開始する．

b．急性中毒に特有な治療

（1）吸収の阻害

　水洗や催吐，胃洗浄，緩下薬と吸着剤の投与，腸洗浄がある．体表面の水洗や催吐は，
プレホスピタルケアとして重要であるため，市民に対しても広く啓発していく必要がある．
　胃洗浄は，胃内に残留する薬物を胃管を通して回収する手段で，服用して1時間以内に
実施することが望ましい（p.165，167参照）．胃洗浄後には，緩下薬と吸着剤を投与する．
吸着剤と毒薬物の複合体の腸内滞在時間を短縮させ，再び毒薬物が吸着剤から遊離する前
に，毒薬物を排泄させるために緩下薬を併用する．腸洗浄は，大量の洗浄液を上部消化管
から投与して全腸管を洗い流し，未吸収毒物の排除を早める方法である．

（2）排泄の促進，解毒薬・拮抗薬

　解毒薬・拮抗薬の投与，強制利尿，血液浄化法がある．解毒薬・拮抗薬はできるだけ早
期に投与する．強制利尿は，中毒起因物質の排泄を促進することを目的として，尿量を増
加させる治療法で，時間尿量250〜500 mLを目標に輸液負荷と利尿薬投与を行う．血液
浄化法は，毒性の高い物質の大量服用により，全身状態が悪い，あるいは悪化する可能性
がある場合に適応となる．

B. 中毒が疑われる患者への看護

1 ● 搬送の受け入れ準備

受け入れ準備としては，意識障害や呼吸抑制，血圧低下という状態を想定して，気管挿管，静脈確保などの救急処置が行える準備・介助を行う．服用した時間により胃洗浄，緩下薬・吸着剤の投与と処置が異なるため，必要に応じた準備・介助を行う．また，患者からの二次災害を防ぐために，ガウン・マスク・手袋・ゴーグルなどによる防護対策を行う．

なお，急性中毒の原因は，自殺目的での大量服薬であることが多い．原因不明の意識障害や呼吸不全，循環不全，腎不全などを呈している場合は，自殺企図ではないかを疑う．自殺目的の患者は，精神科に受診歴をもつことも多いため，救急隊や家族より既往歴，服用薬などの情報を収集する準備をする．

2 ● 来院時の看護

患者が来院したら，A（気道），B（呼吸），C（循環），D（意識），を確認することが大切である．バイタルサインをチェックし，意識・呼吸・循環・体温などを観察する．神経症状としてけいれん，瞳孔異常などの症状も観察する．また，呼気臭，口臭に異常がないか，さらに口唇や口腔内のただれや異常，手指の付着物などにも注意して観察する．観察と同時に静脈確保などの処置が開始されるため，すみやかに介助を行う．また，胃洗浄や緩下薬・吸着剤の投与，解毒薬・拮抗薬，排泄促進などの準備を進める．徐々に昏睡の状態になることもあるため，異常がない場合でも，呼吸・脈拍・血圧などのバイタルサインのチェックを経時的に続ける．

意識を失って長時間倒れていた場合は，低体温，循環不全による皮膚障害や横紋筋融解症が生じている可能性もあるため，全身の観察を行う．致死量を超えた大量服薬の場合は，中枢神経系の症状が出現するおそれがあるため，やはり全身状態の管理が最も重要となる．本人から話が聞けない場合は，特定できている起因物質のほかにも服薬などをしている可能性を考慮し，電解質，肝機能，腎機能の評価をする．また，治療方針を決定するためにも，すみやかに尿の検体を採取し簡易キット（**図XII-11-1**）を用いて薬物類を検出する．

患者の意識がある場合や意識障害が軽度の場合は，自殺目的と思われる患者ではとくに再び自傷行為を行う可能性を考慮し，そばに付き添い，ベッド周囲の環境を整える．

患者に意識があり，問診が可能であれば，症状が出現したときの状況を聞く．さらに家族や周囲の人からも状況を聞き，情報収集を行う．中毒の原因は，自殺，誤用，事故とさまざまであるが，自殺企図であることが多いことを前提として，家族から自殺企図が以前からあったかなどデリケートな問題について聞かなければならない．家族は，突然のできごとで動揺している可能性があるため，その気持ちに配慮した病歴の聴取と声かけを行う必要がある．

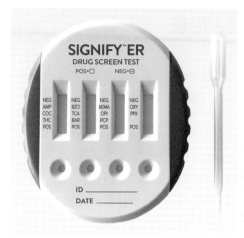

**図XII-11-1　薬物中毒検出用キット（シグ
ニファイ™ ER）**

体外診断用医薬品で，尿中の11種類の乱用薬物およ
びその主要代謝産物が検出可能．尿約100μL（横のス
ポイトで3滴）を4つの検体添加部に滴下すると，検
査結果は5分で判定できる．
[写真提供：アボット]

3 ● 来院時のKさんへの看護の実際

　到着時，心電図モニター，パルスオキシメーターを装着し，意識レベルはJCS III-200,
血圧116/68 mmHg, 脈拍68回/分，呼吸16回/分微弱であった．簡易式キットを用い
て，ベンゾジアゼピン系製剤陽性であることがわかった．本人に意識障害があるため，付
き添いの友人より情報を聴取した．

事例の概要❷　診断　睡眠薬中毒

・同居している友人の証言よりゴミ箱に何種類もの薬の空袋が捨てられていたことがわ
　かった．Kさんは会社員で，営業職として働いていたものの，会社は休みがちであったと
　いう．うつ病と診断を受けていたが，内服や定期的な通院はしていなかった．今回が3
　回目の自殺企図であるとの情報も得られた．また，内服したと思われる空袋が救急隊
　員から提出された．
・空袋より，睡眠薬，抗不安薬を多種類内服しており，ブロモバレリル尿素（ブロバリ
　ン®）は致死量を超える内服量，ほかエチゾラム（デパス®），ロルメタゼパム（エバミ
　ル®），アルプラゾラム（コンスタン®），トリアゾラム（ハルシオン®）などは常用量を超え
　る内服量であった．
・それに伴う意識障害JCS III-200, 到着時にはSpO₂が95％であり，酸素投与を開始し
　ていたことから呼吸抑制状態であった．
・瞳孔反射の異常，けいれんなどの神経症状はなかった．
・尿を用いた乱用薬物スクリーニングキットであるシグニファイ™ ER（**図XII-11-1**）よりベ
　ンゾジアゼピン系製剤が陽性反応を示したことから睡眠薬中毒という診断になった．内
　服時間は不明確であった．

C. 睡眠薬中毒の病態・診断・治療

1●定 義

　睡眠薬中毒は，医薬品中毒の中では最も発生頻度が高く，ベンゾジアゼピン系製剤，バルビツール酸系製剤などが含まれる（**表XII-11-3**）．

2●病態・臨床症状

　主な症状は昏睡，呼吸抑制，血圧低下である．なお，事例であげているブロモバレリル尿素にはほかの睡眠薬と同様に特異的症状はない．そのほか，薬剤の種類によっては，心筋障害による不整脈や，けいれん，高熱あるいは低体温，横紋筋融解症による腎不全などを呈することがある．

3●確定診断

　患者に意識がある場合は，注意深く問診し症状が起こった原因を特定する．意識がない場合は，家族や救急隊から薬のびんや空の薬袋などの情報から中毒物質を特定する．

　また，尿を用いた乱用薬物スクリーニングキットであるシグニファイ™ ER による判定を行う．

　ブロモバレリル尿素のみの内服であれば，臨床症候に特異的なものがなく簡易的スクリーニングでは検出されないため，診断に難渋することも考えられる．

4●治 療

　意識障害や呼吸抑制がある場合は，必要に応じ気管挿管のうえ気道を確保し，人工呼吸による呼吸管理を行う．また，静脈確保し，輸液を行い，血圧低下がある場合は昇圧薬を

表XII-11-3　睡眠薬・鎮静薬の種類

1. ベンゾジアゼピン系製剤	2. バルビツール酸系製剤
1) 超短期作用型 　トリアゾラム（ハルシオン®） 　ゾルピデム酒石酸塩（マイスリー®） 　ゾピクロン（アモバン®） 2) 短期作用型 　ブロチゾラム（レンドルミン®） 　リルマザホン塩酸塩水和物（リスミー®） 　ロルメタゼパム（エバミール®，ロラメット®） 　エチゾラム（デパス®） 3) 中期作用型 　アルプラゾラム（コンスタン®，ソラナックス®） 　エスタゾラム（ユーロジン®） 　フルニトラゼパム（サイレース®） 　ニトラゼパム（ネルボン®，ベンザリン®） 　フルラゼパム塩酸塩（ダルメート®） 4) 長期作用型 　ハロキサゾラム（ソメリン®） 　クアゼパム（ドラール®）	1) 中期作用型 　ペントバルビタールカルシウム（ラボナ®） 　セコバルビタールナトリウム（アイオナール・ナトリウム®） 　アモバルビタール（イソミタール®） 2) 長期作用型 　バルビタール（バルビタール®） **3. そのほか** 1) 超短期作用型 　抱水クロラール（エスクレ®） 2) 短期作用型 　ブロモバレリル尿素（ブロバリン®） 　トリクロホスナトリウム（トリクロリール®） 3) 長期作用型 　臭化カリウム（臭化カリウム®）

投与する．未吸収薬剤の吸収阻止として，十分な胃洗浄を行い，緩下薬・吸着剤を投与する．また，すでに吸収された薬剤の排泄促進として，ブロモバレリル尿素，バルビツール酸系製剤の中毒の場合は，強制利尿，血液透析，血液灌流(かんりゅう)が有効である．ベンゾジアゼピン系製剤の中毒には，フルマゼニル（アネキセート®）を拮抗薬として投与する．

D. 睡眠薬中毒患者に対する救急外来での看護

1 ● 診断後から ICU 移送までの看護——問題・目標・計画

#1　吸収物質の排除中の症状悪化による生命の危機状態
#2　患者の生命危機に対する家族の不安

看護問題：#1　吸収物質の排除中の症状悪化による生命の危機状態
看護目標：適切な処置，治療を受け，生命を維持できる

OP：
　①バイタルサイン（昏睡状態であり呼吸状態，血圧低下および処置中の変化に注意）
　②意識レベル　　　　　　　　　　　　③瞳孔所見
　④けいれん　　　　　　　　　　　　　⑤ミオクローヌス
　⑥筋緊張低下　　　　　　　　　　　　⑦深部反射消失
　⑧咽頭反射消失による誤嚥　　　　　　⑨全身の皮膚状態
　⑩水分出納　　　　　　　　　　　　　⑪嘔吐の有無
　⑫排液の内容物　　　　　　　　　　　⑬刺激による体動の有無
　⑭血液検査データ

TP：
　①モニターを装着する
　②バイタルサインを測定する
　③確実な薬剤投与管理を行う
　④確実な酸素投与管理を行う
　⑤胃洗浄，活性炭および緩下薬の投与がスムーズに行えるよう準備，介助を行う
　⑥救急カートがすぐ使えるよう準備する（バッグ・バルブ・マスク，挿管物品の確認）
　⑦検査データにより，血液浄化の準備について連携する
　⑧興奮状態時，医師との連携を図る

EP：
　①家族に対する説明を行う

解　説

　診断がつき次第治療を開始するが，意識障害が回復するまでは副作用の出現が考えられ生命の危機的状態である．吸収阻止，排泄促進など，適切な治療を受けることで呼吸状態，循環状態が安定し，生命の維持ができるよう援助することが重要である．

　処置中は全身状態の管理が重要となる．処置が加えられることが刺激となり，呼吸状態の悪化，嘔吐の出現や咽頭反射消失による誤嚥が生じることを予測し，挿管や吸引の準備を行いすぐに対応できるようにする．また，興奮状態となった場合は，状況が理解できな

いことにより大きな声を出したり，ベッドからの転落などの危険が伴うので，患者・スタッフの安全が守られるよう配慮する．

看護問題：#2　患者の生命危機に対する家族の不安

看護目標：不安を表出できる

OP：
　①本人と家族のかかわり
　②家族の言動，表情
　③家族の精神面（不安，動揺の有無）

TP：
　①家族の話を傾聴する
　②必要時医師と話ができるよう連携する
　③待合室で待つ家族にも声かけを行う

EP：
　①心配なことや気になることがある場合には，遠慮なく看護師に伝えるよう説明する
　②家族へ，処置中であるため待合室で待つように説明し，処置が終了後，医師から状況の説明があることを伝える

解　説

　家族は突然のできごとに加え，患者が生命にかかわる重篤な状態であると説明を受けることで，動揺し不安を抱える．心配事や不安な気持ちを表出できるよう援助することが重要となる．

　睡眠薬中毒は自殺企図であることが多いため，家族から病歴などを詳しく聴取しなければならない．突然のことで動揺している家族に対して，その気持ちに配慮した声かけは重要である．患者の処置，治療の介助を行いながら，待合室の家族のサポートが必要となる．家族が看護師に話しかけられる機会を作ることや患者の状況を説明することが重要である．

2 ● 診断後からICU移送までのKさんへの看護の実際

　むせこみがあり，呼吸減弱，酸素飽和度が86％へ低下したため，10Lバッグ・バルブ・マスクで換気したが，酸素飽和度が上昇せず，気管挿管となる．

　意識レベルはJCSⅢ-300と低下するが，自発呼吸は10回/分であった．呼吸音は両肺野ともに減弱していたが，副雑音は聞かれなかった．気管挿管後，酸素飽和度97％まで上昇した．血圧92/50mmHgと下降していたが，下肢挙上のみで，昇圧薬の使用にはいたらなかった．

　静脈確保し，乳酸リンゲル液（ラクテック®）を急速投与し，尿道カテーテル，胃管カテーテルを挿入し，12,000mLの水道水にて胃洗浄を行った（摂取後1時間以内を本来は適応とするが，本例では摂取時間不明だが実施）．排液中に錠剤らしきものが認められた．

　血液検査データは，電解質・腎機能は異常値はなく，肝機能はAST 44mg/dLとやや

急性薬物中毒疑いの患者の受け入れに伴う二次災害

　　急性薬物中毒疑いの患者を受け入れる際の教訓となった事例を紹介する.

　　妻からの情報で「夫が農薬を飲んで倒れた」と救急要請があった. 救命救急センターでは, 急性薬物中毒を疑い受け入れの準備が進められた. 患者が到着後, ほぼ同時に情報収集と治療が開始となる. 胃の内容物を吸引するため胃管カテーテルを鼻から挿入したところ突然, 男性は嘔吐した. 現場に刺激臭が広がり, 強い塩素ガスが発生した. それを吸いこんだ医療者, ほかの治療を受けていた患者は目やのどに痛みなどの体調不良を訴えた. 男性はまもなく死亡したが劇物指定の農薬「クロロピクリン」を飲んでいたことがわかった.

　　クロロピクリンは, 刺激臭のある揮発性が高い液体で, 大量に吸い込むと呼吸困難に陥るといわれている. 過去にもクロロピクリンの嘔吐による同様の被害事例が, 少なくとも全国で2件報告されていたものの, このとき処置にあたった医療スタッフは嘔吐物による被害が出るとは想定していなかった. 想定できていればほかの患者を避難させ, 医療スタッフは, 防毒マスクやゴーグルなどを装着する対策が図れたのではないか.

　　医療機関はこのような人命にかかわる事故事例を踏まえて, 急性薬物中毒で原因がはっきりしない患者を受け入れる場合は, 二次災害を防ぐための防護対策の実施と周知, さらに被害を受けてしまったときのシミュレーションを実施しておくことが求められる.

高値を示していた. また, CK（クレアチンキナーゼ）[*]が2,925 IU/Lと高値を示しており, 横紋筋融解症を疑い, 全身の観察を行った. 右内果に1 cm×3 cmほどの水疱があり, ほかに皮膚損傷はみられなかった. その後, 未吸収薬物の排除処置として, 活性炭と緩下薬を注入した.

　K さんは, 同居している友人に付き添われて搬送された. 患者の発見時の状況を聞くことや家族への連絡などを依頼したが, 落ち着かない様子があり, 待合室と院外を行き来している状態であった. 「現在処置をし, 内服した薬剤を洗い流す処置をしています. 処置後医師から説明があるのでお待ちください」と説明した. 現状を伝えることで, 漠然とした不安を軽減できるようにした. また, 家族への連絡や発生時の状況について, 医師や救急隊が付き添いの友人から得た情報を看護スタッフ間で共有し, 担当看護師だけでなく, 協力して声かけができるようにした.

　連絡を受けて遅れて到着した家族には直接看護師が対応できるように, あらかじめ付き添いの友人に説明し, 家族に正確な情報が伝えられるように配慮した.

　意識レベルは昏睡の状況であったが, 呼吸・循環は安定したためICUへ入室した. 気管挿管を行ったことや意識レベルが低下していることに対して友人および到着した家族が不安が強いことをICUの看護師に引き継ぎ, 今後もサポートを継続できるようにした.

E. ICU における看護

　ICU 入室時点における K さんの情報の関連図を**図XII-11-2**に示す.

---

[*]CK（クレアチンキナーゼ）：筋肉や脳に存在する酵素. これらの組織の細胞が障害されると血清中のCKが増加する. 基準値はp.190参照

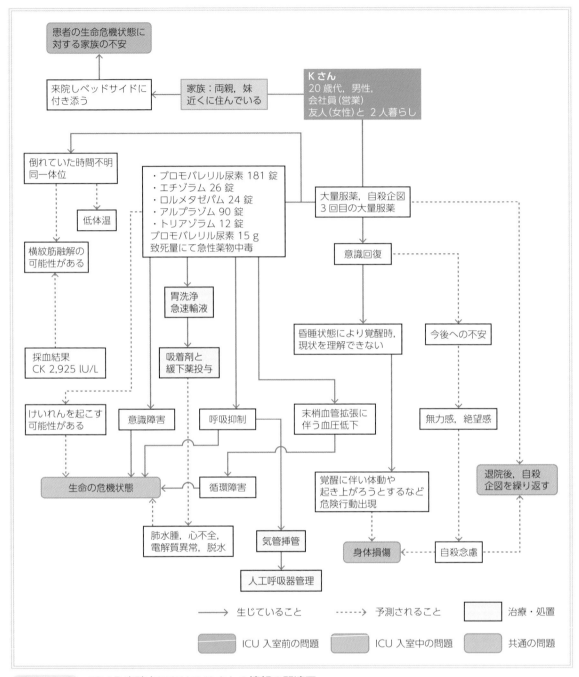

図Ⅻ-11-2　ICU入室時点におけるKさんの情報の関連図

1 ● ICU における看護—問題・目標・計画

#1　大量服薬の中毒症状による生命の危機状態
#2　再度の自殺企図による身体損傷の可能性
#3　退院後，自殺企図を繰り返す可能性

看護問題：#1　大量服薬の中毒症状による生命の危機状態
看護目標：中毒症状が改善し生命が維持できる

OP：

①バイタルサイン（血圧の変動，呼吸状態［呼吸音，副雑音，リズム，1 回換気量，酸素飽和度，痰の性状］，不整脈の有無，体温の低下）

②意識レベル	③けいれん
④ミオクローヌス	⑤筋緊張低下
⑥深部反射消失	⑦瞳孔所見の有無
⑧服薬した薬の随伴症状の有無	⑨全身の皮膚状態
⑩排便の有無（性状，量，色）	⑪胃管カテーテルの排液
⑫尿（性状，量，色）	⑬水分出納
⑭血液検査データ（電解質，CK など）	⑮ X 線所見

TP：

①バイタルサインの測定，モニターの装着を行う
②医師の指示により確実な呼吸器管理を行う
③適切な輸液管理を行う（低血圧時，指示により昇圧薬の使用）
④低体温時，保温輸液，電気毛布を使用する
⑤呼吸音を聴取し，必要時に吸引を行う
⑥口腔内のケアを行う
⑦排便のコントロールを行う
⑧必要時，血液浄化の準備・介助を行う

EP：

①家族に対して説明を行う

解　説

　中毒症状，呼吸抑制が出現しており，生命の危機を脱していない状態である．救急外来に引き続き，経時的な観察と処置を継続して，中毒症状が改善できるように援助することが重要である．

　状態がいったんは安定しても消化管からの吸収が進むにつれて重篤化することがある．常に不安定に陥りやすいことを念頭におき，中毒症状が改善するまでは，患者の頭から足の先までバイタルサインと照らし合わせながら観察を行う．

　ブロモバレリル尿素は腎から排泄される薬物であり，強制利尿を行う場合は，水分出納をチェックし，輸液量と同量の時間尿を得られるよう観察する．また中毒物質を排除するだけでなく，十分な補液により腎血流を維持するためにも不可欠な治療である．このように急激な水分負荷により，肺水腫，心不全，電解質異常や脱水症状などを引き起こす可能性もあるため，モニターを装着し経時的に観察する．

　呼吸抑制により人工呼吸管理下にあれば，誤嚥などによる肺炎を引き起こすおそれがある．呼吸状態以外にも吸引物の内容を観察する．口腔ケアも肺炎予防として大切なこととなる．また，自発呼吸の有無，意識障害の程度を観察し，中毒症状を評価することが人工呼吸器離脱を検討する指標となる．

　血液検査データでは，水分出納に伴う電解質異常の確認，そのほかCKなどは筋肉まで障害が及んでいるか評価し，予後を予測する．

看護問題：#2　再度の自殺企図による身体損傷の可能性
看護目標：自殺企図，自殺念慮がなくセルフケアできる

OP：
　①意識レベルの有無（覚醒時，安静度，現状の理解の有無）
　②患者の言動，表情
　③入眠状況
　④患者の行動（ベッドから起き上がろうとする，落ち着きがない，ルート類を気にしている）
　⑤ベッド周囲の環境
　⑥行動制限による皮膚状況（発赤，表皮剥離）
　⑦行動制限の使用方法，紐のゆるみ

TP：
　①必要時，話の傾聴をする
　②ベッド周囲の環境整備を行い，危険となるものは除去する
　③スタッフの身に着けているもので危険となるものは除去する
　④部屋への訪床を多くする
　⑤興奮状態時，医師と連携を図る（必要時に鎮静薬，行動制限を施行）
　⑥患者との接し方は精神科医師と相談し，対応方法を検討し，統一する

EP：
　①安静度や現状を説明する
　②興奮して落ち着かない場合は，家族に付き添ってもらうことがあることを説明する

解　説

　意識レベルが徐々に改善し，身体的な問題が解決してくると，自殺企図にいたった精神的な問題への具体的な対処が必要となる．自殺念慮が強い場合には，再度の自傷行為や離院などのおそれがある．すみやかに精神的治療が開始され，身体的にも精神的にもセルフコントロールできるように支援する．意識レベルの改善とともに，患者の言動や表情，睡眠状態などから精神的状態を観察する．

　自殺念慮が強いと周囲にあるものが凶器となり自傷行為を起こす可能性があるため，環境を整備し，患者の身体の安全を確保する．また，看護師や家族がそばに付き添えるよう調整する．

　現状が理解できていないことやチューブ類の違和感により興奮状態にある場合は医師と連携し，精神的治療を進めるとともに，身体の安全を保障できるような看護介入を検討する．

薬物や身体拘束による行動制限は，患者の苦痛や家族の思いを念頭におき，慎重に検討する．

看護問題：#3　退院後，自殺企図を繰り返す可能性
看護目標：退院後の精神的サポート体制を整え，退院できる

OP：
　①本人と家族の関係
　②これまでの生活環境
　③家族の言動，表情
　④疲労感，入眠状況
　⑤服薬に対する認識

TP：
　①患者をとりまく支援づくり
　②家族の話を傾聴する
　③患者が動揺するような言葉は避ける
　④必要時医師と話ができるよう連携する
　⑤悩みがあれば1人で考えず誰かに相談できるようにする
　⑥服薬指導は家族を交えて行う
　⑦退院指導（かかりつけ医への受診，服薬指導）

EP：
　①心配なことや気になることがある場合には，遠慮なく看護師に伝えるよう説明する
　②退院後，心配なときは受診相談できるように説明する

解説

　身体的状態が安定してくるとICUでの治療は終了する．通常，入院期間は短期間であり，精神的な問題が解決しないまま退院を迎えることが多い．

　睡眠薬中毒は繰り返されることが多いため，家族を含む人間関係や患者の社会生活についての情報を収集し，周囲の支援が得られるように調整することが必要である．また，精神的な問題の解決に向けて，医療連携を図り継続的な精神的サポートが受けられるようにする．

　家族や友人など患者のキーパーソンとなる人々には，協力を依頼することが多いため，協力者の不安や疲労状況を観察し，相談窓口や社会資源を活用できるように支援する．

2 ● ICUにおけるKさんへの看護の実際

＜ICU入室時＞

　気管挿管後，ジャクソンリースにて換気し，入室となった．入室後，SIMV（同期的間欠的強制換気），FIO$_2$（吸入酸素濃度）40％，PEEP（呼気終末陽圧呼吸）5 cmH$_2$O，F（呼吸回数）5回の設定にて人工呼吸管理となった．自発呼吸があり，呼吸16回/分，呼吸音は良好であった．入室時，血圧120/62 mmHg，脈拍78回/分，体温35.8℃であった．

＜ICU入室から10時間＞

　入室後10時間を経過し，意識レベルはJCS II-30と改善し，瞳孔所見も瞳孔不同なく大きさ3.0 mm，対光反射が確認できた．内服量は致死量に達していたが，自発呼吸が確

認でき，JCS I-3とさらに改善し，人工呼吸器離脱に向けて FIO₂ 30%，PEEP 3 cmH₂O と設定を変更し抜管となった．

抜管後より「帰る，帰る」と帰宅願望が強く，起き上がろうとする行動がみられていた．「お薬をたくさん飲んでしまって，倒れているところをご友人が発見し，救急車で運ばれて入院しています」と現状を認識できるように伝えた．それに対して「警察を呼ぶぞ．何で助かったんだ．死ぬ気満々だった．何だよ，気がつかなくてよかったのに……」と話した．興奮した状態が続き，精神科医師と連携して話を聞こうとしたが，さらに興奮状態になり，患者自身や医療者・家族にとっても危険であると判断し，医師の指示により鎮静薬が投与された．鎮静薬の効果が現れるまでは，医師，看護師，家族がそばに付き添い患者の身体の安全を確認した．

鎮静薬の効果が現れると，比較的落ち着いた状態ですごす時間があるが，たびたび興奮状態となるため，ベッド周囲の環境を整え，自傷行為の防止に努めた．落ち着いては興奮するという状態が繰り返されたが，看護師がなるべくそばに付き添い，また母親にそばにいてもらえるように協力を依頼した．徐々に興奮状態は落ち着いてきた．

＜さらに5時間後（ICU入室から15時間）＞

それから5時間後，酸素飽和度を確認しながら酸素流量を減量し，人工呼吸器終了となる．咽頭部の不快感，呼吸困難感を訴えることなく呼吸状態が安定した．毒物の排泄経路として強制利尿のため乳酸リンゲル液を1時間200 mLの速度で静脈投与した．水分出納のチェックにて1時間あたり200 mLの尿量が確保できた．緩下薬・活性炭により黒色の排便があった．

またICU入室前の血液検査でCK 2,925 IU/Lと高値であったため，四肢の可動により脱力感・しびれ・痛みの有無，また赤褐色尿（ミオグロビン尿）の有無により横紋筋融解症の症状を観察した．筋肉痛，ミオグロビン尿，急性腎不全の症状は出現せず，血液検査の値に大きな変動はなかった．モニター装着のうえ，全身状態を観察し，中毒症状が悪化することなく生命危機を脱することができた．

＜ICU入室3日目：退院時＞

身体的状態は安定してきたため，患者の帰宅願望もあり3日目に退院となった．退院前にも「何で死ねなかったのか．もっと飲んでおけばよかった．いつ死んでもいいのに」との発言があり，これまで3回の自殺企図についての悲痛な思いも吐露し，興奮した状態ではないが，その表情からも十分なサポートが必要であると考えられた．家族に現在の精神的状態について説明し，かかりつけ医と連携して退院の準備を進めた．母親は「いつ死んでもいい」などのKさんの言動に戸惑い，接し方に悩んでいた．客観的には母親がKさんに気遣いをしているような雰囲気が感じられた．

退院指導は本人だけでなく母親も交えて行い，精神的にはまだ問題が解決していない状態であり，退院後，少しの間はそばにいて見守れるような生活がいいのではないかと指導した．また，今回の自殺企図による睡眠薬中毒のことについては，医療者とかかりつけ医とで情報交換して連携することを伝え，理解を得た．

練習問題

Q17 次の文を読み［問1］，［問2］に答えよ．（第94回 看護師国家試験／2005年より一部改変）

　　Aさん45歳男性．出版社に勤務．5年前に職場の健康診断でコレステロール値が高いと指摘されていた．会社で徹夜した午前8時ころ，突然，前胸部に締め付けられるような痛みが起こり，治まらないため，1時間後救急車で来院した．受診時の呼吸数23/分，心拍数98/分，血圧198/112mmHg，心電図でST上昇があり，心エコー検査の結果，左室前壁心筋梗塞と診断され入院した．

［**問1**］Aさんの冠動脈の狭窄部位はどれか．

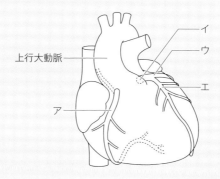

1．ア
2．イ
3．ウ
4．エ

［**問2**］入院当日PCI（経皮的冠動脈インターベンション）が行われ，ステントを留置し，狭窄率0％に改善した．術後3日に足踏み試験を行ったところ，脈拍数が120/分に上昇したため中止した．その後，病室に行くとAさんは「胸の痛みがないので，トイレに行くところです」と言う．脈拍数は66/分であった．看護師の対応として適切なのはどれか．

1．「今日は導尿にしましょう」
2．「ポータブルトイレを使いましょう」
3．「病棟のトイレまで付き添います」
4．「気をつけてトイレまで行ってください」

［解答と解説 ▶ p.383］

Q18 次の文を読み［問1］，［問2］に答えよ．（第96回 看護師国家試験／2007年）

　　Bさん48歳の男性．職場での会議中にこれまで経験したことのない頭痛におそわれ，頭を抱えるように椅子に座り込んだ．さらに猛烈な吐き気により嘔吐した．病院到着後にCT検査が行われた．

［**問1**］来院時の症状・徴候として出現する可能性があるのはどれか．
1. 耳出血
2. 項部硬直
3. 眼底出血
4. 髄液鼻漏

［**問2**］検査後，緊急手術が予定され術前準備が開始された．妻が「だいぶ吐いたようですし，夫はきれい好きなので入浴はできませんか」と看護師に尋ねた．清潔援助の方法で適切なのはどれか．
1. ベッド上に臥床した全身清拭
2. ベッドに腰掛けての全身清拭
3. 椅子を使用したシャワー浴
4. ストレッチャーを使用したリフトバス

Q19 尿管結石症の治療で適切なのはどれか．2つ選べ．（第110回看護師国家試験／2021年）
1. 尿路変更術
2. 血管拡張薬の投与
3. カルシウム製剤の投与
4. 体外衝撃波砕石術〈ESWL〉
5. 非ステロイド系抗炎症薬の投与

Q20 低血糖時の症状はどれか．（第108回看護師国家試験／2019年）
1. 発疹
2. 徐脈
3. 冷汗
4. 多幸感

Q21 特定の抗原となる物質によって生じるアレルギー反応で引き起こされるショックはどれか．
（第105回看護師国家試験／2016年）
1. 心原性ショック
2. 出血性ショック
3. 神経原性ショック
4. アナフィラキシーショック

［解答と解説 ▶ p.383］

Q22 次の文を読み［問1］，［問2］に答えよ．（第107回看護師国家試験／2018年より一部改変）

　　　A君（14歳，男子）は，夏休みのサッカー部の部活動で，朝10時から12時まで屋外で練習した．昼食時におにぎり2個とお茶を500 mL摂取し，休憩後の13時から15時まで再び練習した．この日は晴天で，外気温は32℃であった．15分休憩し練習を再開したところ，A君は突然頭痛と悪心とを訴え，グラウンドの隅に座り込んだ．サッカー部担当のB教諭が，A君を日陰で横にして休ませ様子をみていたが，症状が改善せず，顔面蒼白，冷汗が出現した．A君は「気持ち悪い」と言った後に嘔吐した．

［**問1**］B教諭が病院に電話連絡したところ，熱中症の疑いがあるため，A君をタクシーで病院に連れて行くこととなった．このときのA君の意識は清明で，体温は38.7℃であった．
　　　病院到着までに，看護師がB教諭に指示する処置として適切なのはどれか．
1. A君の体を冷やす．
2. A君に水を飲ませる．
3. A君の上体を高くする．
4. 中枢から末梢に向けてA君の手足をマッサージする．

［**問2**］A君は熱中症と診断された．点滴静脈内注射の後，A君の状態は回復し，家族とともに帰宅することとなった．付き添いのB教諭から，今後の部活動における熱中症予防について看護師に相談があった．熱中症予防のための指導内容で適切なのはどれか．
1. 袖口の狭い服の着用を促す．
2. 口渇がなくても水分摂取を促す．
3. 湿度が高いときに部活動をする．
4. 休憩は90分に1回を目安にする．

Q23 大量の輸液が必要と考えられる救急患者はどれか．2つ選べ．　（第109回看護師国家試験／2020年）
1. 前額部の切創で出血している．
2. オートバイ事故で両大腿が変形している．
3. プールの飛び込み事故で四肢が動かない．
4. デスクワーク中に胸が苦しいと言って倒れている．
5. 火事で顔面，胸腹部，背部および両上肢にⅡ度の熱傷を負っている．

Q24 急性中毒患者の急性期管理で適切なのはどれか．　　　　　　（第94回看護師国家試験／2005年）
1. 一酸化炭素中毒では高濃度酸素を吸入する．
2. 急性アルコール中毒では全身を冷却する．
3. 覚醒剤中毒では全身を十分に保温する．
4. ふぐ中毒では下剤を与薬する．

［解答と解説 ▶ p.383］

練習問題　解答と解説

Q1　**解答 1**［▶p.45］

　初期救急医療体制は入院治療の必要がない救急患者に医療を提供する体制であり，休日・夜間急患センターや在宅当番医などがその役割を担う．第3次救急医療体制は，重篤な救急患者に医療を提供する体制であり，救命救急センターなどがその役割を担う．広域救急患者搬送体制とは，ドクターヘリなどで遠隔地の救命救急センターに患者を搬送する体制であり，へき地巡回診療車は，医療機関の医師などがへき地に出向き診療を行う際に使用する．

第Ⅵ章

Q2　**解答 4**［▶p.115］

　意識レベルの評価には解答のGCSのほか，ジャパン・コーマ・スケール（JCS）も用いられる（p.77）．ボルグスケールは自覚的運動強度（運動時の「辛さ」「きつさ」），フェイススケールは痛みの強さ，ブリストルスケールは便の状態の評価に用いられるスケールである．

Q3　**解答 3**［▶p.116］

　意識レベルの観察では，まず覚醒しているか否かを判定し，次に，徐々に刺激を追加しながら（呼びかけ刺激→揺さぶり刺激→痛み刺激），刺激によって覚醒できるかどうかを判断していく．意識レベルのアセスメント方法を確認しておこう（p.76～77）．

Q4　**解答 3**［▶p.116］

　1.はⅡ-10, 2.はⅡ-30, 4.はⅢ-300と判定できる（p.77）．意識レベルのアセスメント方法を確認しておこう．

Q5　**解答 3**［▶p.116］

　機械のトラブルなどの緊急事態に備えて，アンビューバッグ（バッグ・バルブ・マスク）をそばに置いておく．口腔ケア時，分泌物等が下気道に流れ込まないようカフ圧は適切に保つ必要がある．加温加湿器には滅菌蒸留水を使用する．アラームは患者の異常を知らせるために設定されているので消音にはしない．誤作動でアラームが鳴る場合は，誤作動の原因を解決する．人工呼吸器装着中の患者の看護について確認しておこう（p.98～102）．

Q6　**解答 1**［▶p.116］

　せん妄は，急性に発症する脳の機能障害で，意識障害や見当識障害などの症状を呈する．発症要因は多岐にわたるが，脳の器質的疾患や感染症などの身体疾患も要因と考えられている（p.106～107）．

第Ⅶ章

Q7　**解答 1**［▶p.141］

　右上下肢に力が入らず，ろれつが回らないという症状は，脳梗塞の初期症状である可能性があり，4つの状態の中では緊急度は最も高い．市販の風邪薬（総合感冒薬）は発熱や咳など複数の症状を抑える成分が配合されているが，ひとつひとつの成分量は多くないので，配合されている成分の副作用が生じていないのであれば，緊急度は1.と比べると高くない．

Q8　**解答 4**［▶p.141］

　START法では，最初に歩行可能かどうかを評価し，次に，呼吸（自発呼吸の有無，呼吸数），循環（橈骨動脈触知の有無），意識（従命反応の有無）の順で評価する（p.119～120）．

Q9　**解答 3**［▶p.141～142］

　救急外来では第一印象（重症感）の確認を行ったのち，主訴や症状を確認し，その主訴や症状から可能性のある疾患や病態を考え，その可能性を検証するために関連情報を収集する（p.124～125）．Aさんの場合，救急外来受診時の主訴から，左下肢と左側腹部の外傷であると推測できる．腹部外傷では実質臓器からの出血が問題となり（p.326），また，Aさんは炎天下で長時間サッカーをし，濃縮尿もみられることから脱水状態が疑われる．そのため，循環血液量減少性ショック（p.294）が生じていないかどうか観察を行う必要がある．循環血液量減少性ショックの徴候には，血圧低下，頻脈，脈拍微弱，四肢末梢の冷感，尿量の減少などがある．このため，選択肢の中では「3.脈拍数」が優先される．

Q10　**解答 2**［▶p.142］

　トリアージタグ（タッグ）は傷病者と分離しないよう身体にゴムの輪で装着する．原則として右手首につけるが，不可能な場合には他の場所につける．最優先で治療を行う必要がある者には赤色のトリアージタグを装着する．トリアージはまず災害現場で行われる．また，病状が変化する可能性も踏まえて繰り返し再評価される（p.119～121）．

第Ⅸ章

Q11　**解答 3**［▶p.170］

　救助者が2名以上いる場合は胸骨圧迫30回と人工呼吸2回の組み合わせを1サイクルとし，5サイクルを目安に胸骨圧迫を交代し，疲労による圧迫の深さの低下を防止する（p.158）．

Q12　**解答 3**［▶p.171］

　頸椎損傷を疑う患者の場合は，頸部を屈曲・伸展させないようにする．このため3.の両手による下顎挙上法を第一選択とする（p.155，**図Ⅸ-1-3**）．

Q13 解答 **1** [▶ p.171]
　胸骨圧迫の位置は胸骨の下半分であり，胸のまん中を目安にする．剣状突起に強い力を加えると腹部臓器を損傷するおそれがあるので圧迫してはならない（p.156，**図Ⅸ-1-4**）．

Q14 解答 **3** [▶ p.171]
　電気的除細動の適応となるのは，心室細動と無脈性心室頻拍である（p.159，**図Ⅸ-1-8**）．

Q15 解答 **3** [▶ p.172]
　成人にAEDを使用する場合，未就学児用の電極パッドではエネルギー量が不足するため，成人用の電極パッドを使用する必要がある．電極パッドは，心臓をはさむような位置に貼る必要があり，通常は，右前胸部と左側胸部である．パッドは皮膚に密着させるように貼る．貼付薬や湿布などが貼られている場合は，その上からパッドを貼ると除細動効果が減弱し，熱傷になることもあるので，それらを剥がして貼る（p.159）．

第Ⅺ章

Q16 解答 **3** [▶ p.188]
　法的脳死判定の項目は，「深い昏睡」「瞳孔の散大と固定」「脳幹反射の消失」「平坦な脳波」「自発呼吸の停止」の5項目であり，6時間以上（6歳以上の場合）経過した後，この5種類の一連の検査を再度行う．脳死判定基準の項目を確認しておこう（p.185，**図Ⅺ-1-1**）．

第Ⅻ章

Q17 [▶ p.379]
[問1] 解答 **4**
　左室前壁心筋梗塞は，左前下行枝の狭窄により生じる（p.196，**図Ⅻ-1-3**）．
[問2] 解答 **2**
　心臓リハビリテーションでは，安全な範囲で段階的に身体の活動量を増やしていく．Aさんは，ベッドサイドで行う足踏み試験を受けたところ，脈拍数が120回/分を超え，試験が中止となった．つまり現段階で，トイレ歩行はまだAさんにとっては心臓に負荷がかかりすぎる行為であるといえる．このことから，ポータブルトイレでの排泄が適切であると考えられる．心臓リハビリテーションについて確認しておこう（p.210，コラム）．

Q18 [▶ p.380]
[問1] 解答 **2**
　突然の激しい頭痛，悪心・嘔吐などから，くも膜下出血が疑われる．くも膜下出血の主症状は，突然の激しい頭痛，悪心・嘔吐のほか，髄膜刺激症状などで，項部硬直は髄膜刺激症状の1つである．くも膜下出血の病態・臨床症状を確認しておこう（p.217～218）．
[問2] 解答 **1**
　治療が始まるまでは再出血予防に最大の力を注ぐ必要がある．このため清潔援助も，血圧上昇をきたすような

刺激を最小にして行う必要がある（p.226～229）．

Q19 解答 **4，5** [▶ p.380]
　尿路変向術，血管拡張薬の投与，カルシウム製剤の投与は，尿路結石の治療としては通常行われない．結石はしばしば疝痛発作を伴うので，鎮痛のため，非ステロイド系抗炎症薬（NSAIDs）が用いられることがある（p.273～274）．

Q20 解答 **3** [▶ p.380]
　血糖値が70 mg/dL以下に低下すると，交感神経症状として冷汗のほか，心悸亢進，低体温，振戦などが生じる．さらに50 mg/dL以下に低下すると，中枢神経症状として頭痛や眠気，意識障害などが生じるため，すみやかな血糖の是正が必要である（p.286）．

Q21 解答 **4** [▶ p.380]
　アナフィラキシーショックは，血液分布異常性ショックに分類され，Ⅰ型アレルギー反応によるものである．体内に侵入した起因物質が抗原となって抗原抗体反応を引き起こす．ショックの分類や病態，症状について確認しておこう（p.294～297）．

Q22 [▶ p.381]
[問1] 解答 **1**
　嘔吐しているので，無理に水を飲ませることは避けたほうがよい．まずは体を冷やすことが最優先である（p.316）．
[問2] 解答 **2**
　熱中症は高温環境に曝露されること，発汗能力の障害や発汗に見合う水分や塩分補給が行われないこと等が原因となる．スポーツなどによる労作性熱中症ではほぼ脱水を伴う（p.314）ため，口渇がなくても水分摂取を行う．また，袖口の広い風通しのよい服装の着用や湿度の低いときに部活動を行うことを説明する．休憩はこまめに行う必要があり，90分に1回では休憩間隔が長すぎる．

Q23 解答 **2，5** [▶ p.381]
　オートバイ事故で両大腿が変形しているということは大腿部骨折が考えられる．大腿は血流も多いため，骨折にともない大量出血が予測される．顔面，胸部，腹部，背部，両上肢にⅡ度の熱傷を負っているということは，9の法則（p.348）によれば63%のⅡ度熱傷となり，アルツの基準（p.349～350）によれば重症熱傷となる．重症熱傷は，循環血液量減少性ショックを生じやすく，大量輸液が必要となる．

Q24 解答 **1** [▶ p.381]
　一酸化炭素（CO）中毒ではCOを排出させるために高濃度の酸素を吸入させる（p.367，**表Ⅻ-11-2**）．急性アルコール中毒では体温は低下傾向となるため保温する．覚醒剤中毒では体温は上昇傾向となるため，保温すると高体温を増長させてしまう．ふぐ中毒では催吐を促したり胃洗浄を行うほか，咽頭・喉頭や呼吸筋の麻痺がある場合は人工呼吸管理を行う．

索　引

看護学テキスト NiCE

成人看護学　急性期看護Ⅱ－クリティカルケア（改訂第4版）

2010 年 8 月 15 日	第1版第1刷発行	編集者 佐藤まゆみ，林　直子
2015 年 3 月 20 日	第2版第1刷発行	発行者 小立健太
2019 年 3 月 31 日	第3版第1刷発行	発行所 株式会社 南 江 堂
2021 年 3 月 31 日	第3版第4刷発行	〒113-8410 東京都文京区本郷三丁目 42 番 6 号
2023 年 3 月 15 日	第4版第1刷発行	☎(出版) 03-3811-7189 (営業) 03-3811-7239
2024 年 2 月 10 日	第4版第2刷発行	ホームページ https://www.nankodo.co.jp/

印刷・製本　小宮山印刷工業

ⓒ Nankodo Co., Ltd., 2023

定価は表紙に表示してあります．
落丁・乱丁の場合はお取り替えいたします．
ご意見・お問い合わせはホームページまでお寄せください．

Printed and Bound in Japan
ISBN 978-4-524-23288-8